H. J. Holtmeier · Gesunde Ernährung von Kindern und Jugendlichen

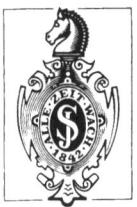

H.-J. Holtmeier

Gesunde Ernährung von Kindern und Jugendlichen

unter Berücksichtigung
des Cholesterinstoffwechsels

3. vollständig überarbeitete Auflage

Mit 70 Abbildungen und 126 Tabellen

Springer-Verlag
Berlin Heidelberg New York London Paris
Tokyo Hong Kong Barcelona Budapest

Prof. Dr. med. H.-J. HOLTMEIER
ehem. Prof. und Leiter der Abteilung Ernährungsphysiologie
der Universität Hohenheim (Stuttgart)
und Prof. (Innere Medizin) der Universität Freiburg i. Br.
Facharzt für Innere Medizin
70839 Gerlingen, Füllerstr. 7

1. Auflg. 1986 Thieme, Stuttgart
2. Auflg. 1989 Thieme, Stuttgart

ISBN-13: 978-3-540-58493-3   e-ISBN-13: 978-3-642-79300-4
DOI: 10.1007/978-3-642-79300-4

Gefördert von der Kommission der Europäischen Gemeinschaft

Die Deutsche Bibliothek – CIP-Einheitsaufnahme
Holtmeier, Hans-Jürgen:
Gesunde Ernährung von Kindern und Jugendlichen: mit 126 Tabellen / H.J. Holtmeier. –
3., vollst. überarb. Aufl. – Berlin; Heidelberg; New York; London; Paris; Tokyo; Hong Kong;
Barcelona; Budapest: Springer, 1995

Dieses Werk ist urheberrechtlich geschützt. Die dadurch begründeten Rechte, insbesondere die
der Übersetzung, des Nachdrucks, des Vortrags, der Entnahme von Abbildungen und Tabellen,
der Funksendung, der Mikroverfilmung oder der Vervielfältigung auf anderen Wegen und der
Speicherung in Datenverarbeitungsanlagen, bleiben, auch bei nur auszugsweiser Verwertung,
vorbehalten. Eine Vervielfältigung dieses Werkes oder von Teilen dieses Werkes ist auch im Einzelfall nur in den Grenzen der gesetzlichen Bestimmungen des Urheberrechtsgesetzes der Bundesrepublik Deutschland vom 9. September 1965 in der jeweils geltenden Fassung zulässig. Sie
ist grundsätzlich vergütungspflichtig. Zuwiderhandlungen unterliegen den Strafbestimmungen
des Urheberrechtsgesetzes.

© Springer-Verlag Berlin Heidelberg 1995

Die Wiedergabe von Gebrauchsnamen, Handelsnamen, Warenbezeichnungen usw. in diesem
Werk berechtigt auch ohne besondere Kennzeichnung nicht zu der Annahme, daß solche Namen im Sinne der Warenzeichen- und Markenschutz-Gesetzgebung als frei zu betrachten wären
und daher von jedermann benutzt werden dürften.

Hersteller: Martha Gründler, Heidelberg
Satz: K+V Fotosatz GmbH, Beerfelden

SPIN 10088929   27/3130 – 5 4 3 2 1 0 – Gedruckt auf säurefreiem Papier

Vorwort

Daß die gesunde Ernährung Voraussetzung für die Volksgesundheit und Leistungsfähigkeit ist, wurde nur in den wenigsten Zeiten der medizinischen Wissenschaften verkannt. Es ist interessant, daß in einem der wichtigsten Bereiche der Ernährungswissenschaften relativ wenig Fachliteratur zu finden ist: Dies betrifft die Ernährung des *heranwachsenden* Organismus, *die gesunde Ernährung von Schulkindern und Jugendlichen* vom 6.– 18. Lebensjahr. Sie steht sozusagen zwischen zwei Bereichen, die relativ gut bearbeitet sind, der Erwachsenenernährung und der Säuglingsernährung, der sich seit jeher die Kinderärzte eingehend angenommen haben. Vielleicht fühlt sich in diesem Altersbereich der 6- bis 18jährigen Schulkinder und Jugendlichen kein Fachgebiet so richtig angesprochen, denn es fällt nicht mehr in die Säuglings- und Kleinkindbehandlung der Kinderärzte und nur zu einem kleinen Teil in den internistischen Bereich.

Dabei unterscheidet sich gerade die Ernährung der *heranwachsenden Jugend* in diesem Alter so maßgeblich von den beiden anderen Bereichen. In keiner Altersstufe legen Kinder und Jugendliche so gewaltige Wachstumsphasen mit einem ungeheuren Bedarf an Energie und Nährstoffen zurück, deren Zufuhr Voraussetzung für ihre spätere körperliche und geistige Leistungsfähigkeit ist. Ernährungsfehler, die in diesen Zeitspannen gemacht werden, sind in späteren Zeiten oft kaum mehr reparabel. In Spitzenzeiten des Wachstums kann ein maximaler Kalorienbedarf von 5700 kcal am Tag von jungen Männern (bei Leichtarbeit) erreicht werden, ein Energiebedarf, den ein Schwerstarbeiter selbst im Erwachsenenalter nicht erreicht und bei Mädchen von 4400 kcal täglich. Das vorliegende Buch möchte die wichtigsten Ernährungsprobleme erörtern. Es kann schon wegen seines von vornherein vom Verlag limitierten Umfangs keinen Anspruch auf Vollständigkeit erheben. Vielleicht kann dies einer späteren erweiterten Auflage vorbehalten sein.

Das Buch bespricht die Ernährung von *gesunden Schulkindern*, beginnend etwa vom 6. Lebensjahr an aufwärts, und widmet sich dann der Ernährung *Jugendlicher* besonders im Wachstumsalter.

Dem Leser wird auffallen, daß sich das Buch besonders mit einigen Schwerpunkten befaßt. Besonders ausgearbeitet wurden die Themen Vitamine sowie Mineralien und Spurenelemente, die eine größere Aufmerksamkeit finden sollten.

Ein besonderer Schwerpunkt lag auf dem Thema „*Cholesterin*" im weitesten Sinne. Hier geht es um die Beantwortung der wichtigen Frage, ob eine generelle Umstellung der Ernährung mit mehr Vegetabilien schon bei Kindern und Jugendlichen im Wachstumsalter zu empfehlen ist und es sinnvoll wäre, tierische Nahrungsträger besser zu reduzieren. Kaum ein Thema hat in den letzten Jahren so sehr die Disziplinen der Medizin beschäftigt wie dieses. Wir haben versucht, alle diese Themen mit wissenschaftlicher Sorgfalt abzuhandeln, zumal *Gesundheitsorganisationen* (Consensus Development Panel, 1985 u. a.) z. B. eine *cholesterinarme Diät* für die *gesamte Bevölkerung* und *sogar für Kinder bereits ab dem 2. Lebensjahr empfehlen* und damit, nach unserer Meinung, ein Eingriff in den physiologischen Bedarf eines aufwachsenden Organismus an bestimmten Nahrungsmitteln droht. Zum anderen sehen wir die Gefahr, daß Ernährung in den letzten Jahren zu einer zunehmenden Art von Geschäft mit der Gesundheit des Menschen geworden ist.

Dem Springer-Verlag danke ich für die saubere Drucklegung des Werkes. Möge das Buch von der Umwelt freundlich aufgenommen werden und seinen Weg gehen.

Norderney, Herbst 1994   H. J. Holtmeier

Inhalt

1 Allgemeines über Ernährung 1
  „Die Dosis macht, daß ein Ding kein Gift ist" 1
  Die „vergiftete" Umwelt 1
  „Es ist uns noch nie so gut gegangen wie heute" 2
  Der wichtigste Satz der modernen Ernährungslehre 3
  Lebenserwartungen 3
  Zu den ökologischen Bewegungen unserer Zeit 3
  „Ich kann nicht gesünder leben als gesund" 7
  Andere Länder, andere Gene und Ernährungsgewohnheiten .. 8
  Krankheiten mit genetischem Defekt 9
  Erfahrungen aus zwei Weltkriegen 10
  Risikofaktoren und koronare Herzkrankheiten (CHK) 11
  Einfluß von Hunger, Krankheiten und Not 14
  Mangel an „essentiellen" Stoffen 16
  Überernährung und Wohlstand 16
  Unterernährung und Zunahme an Infektionskrankheiten 16

2 Zum Wandel von Krankheiten und Todesursachen 17
  Rückläufige Gesamtsterblichkeit 17
  Wieviele Menschen leben in den verschiedenen Altersklassen? 18
  Obergrenze der Lebensfähigkeit des Menschen 19
  Zwei Hauptsterbeursachen 20
  Entwicklung der Sterbeziffern 23
  Sterbefälle an ausgewählten Herz-Kreislauf-Krankheiten 24
  Sterbefälle an Koronarkrankheiten in verschiedenen Altersklassen 25
  Bewertung der Sterbeziffern nach der ICD-Systematik 27
  Sterbefälle an Arteriosklerose, Gehirngefäßleiden und
  Hypertonie 29
  Zusammenfassung von Kapitel 1 und 2 43

3 Nahrungsangebot in Deutschland 46
  Berechnung des Nahrungsverzehrs 46
  Veraltete Berechnungen nach dem *Statistischen Jahrbuch* 51
  Ergebnisse der *Nationalen Verzehrsstudie* 51

4 Empfehlungen für die Nährstoffzufuhr 54
Unterschiedliche Empfehlungen von DGE, Food
und Nutrition Board und FAO/WHO 54
Praktische Anleitungen 68

5 Rückgang an körperlicher Arbeit 69

6 Verdauungsphysiologie 71
Geruchs- und Geschmackssinn 71
Verdauung im Mund und Schluckakt 73
Magen und Duodenum 74
Pankreas, Galle und Dünndarm 78
Dickdarm und Fäzes 88

7 Nahrungsbedarf 92
Nährwertrelationen 92
Grundnährstoffe 94
– Eiweiß 94
– Fette (Lipide) 120
– Kohlenhydrate, Faser- und Ballaststoffe 133

8 Grundumsatz 143
Arbeitsumsatz 143
Ruhegrundumsatz 146

9 Energiebedarf 149
Kalorienbedarf im 1.–18. Lebensjahr 149
Kalorienbedarf der 25- bis 65jährigen 150
Energiebedarf bei Säuglingen 151
Kalorienverbrauch beim Sport 151
„Wechselhafter Appetit ist nicht schädlich" 152

10 Körpergewicht von Kindern und Jugendlichen 155
Ermittlung des Normalgewichts 155
Referenzmaße der DGE 158

11 Übergewicht bei Kindern und Jugendlichen 160

12 Stadien des heranwachsenden Organismus 163

13 Ernährungsgewohnheiten und Geschmack 165

14 Körperwachstum und Gestaltwandlung		166
15 Tisch- und Eßgewohnheiten		168
16 Verteilung der Mahlzeiten		169
Kurze Anleitung für das Schulfrühstück		171
17 Flüssigkeitsbedarf		174
Mineral- und Trinkwasser		174
18 Gefährdung durch Nitrat und Nitrit		176
19 Verbrauch an Genußmitteln		179
Alkohol		179
Nikotin		180
20 Vitamine		184
Vitaminzerstörung durch Medikamente und andere Faktoren		184
Die sogenannten gefährlichen Vitamine		184
Allgemeines		186
Fettlösliche Vitamine		192
Wasserlösliche Vitamine		206
Vitaminoide		230
21 Mineralstoffe		231
Natrium und Chlorid		231
Kalium		237
Kalzium		239
Phosphor		243
Magnesium		244
Sulfat		248
22 Spurenelemente		254
Chrom (Cr)		255
Eisen (Fe)		256
Fluor (F)		258
Jod (I)		262
Kobalt (Co)		265
Kupfer (Cu)		266
Mangan (Mn)		267
Molybdän (Mo)		269
Nickel (Ni)		270

X   Inhalt

Selen (Se) 270
Silizium (Si) 272
Vanadium (V) 272
Zink (Zn) 273
Zinn (Sn) 275

23 Arteriosklerose und Cholesterin 276
„Die Arteriosklerose ist stets multifaktorieller Natur" 276
Morphologie 278
Risikofaktoren 282
Entdeckung des Cholesterins 283
Cholesterin und Arteriosklerose 283
Tierexperimente 284
Die Verletzungstheorie 288
Ist eine Regression der Arteriosklerose möglich? 289
Arteriosklerose und Rauchen 294
Die Rolle der Autooxidation und der Antioxidanzien 296

24 Lipoproteine 298
Chylomikronen 299
VLDL und IDL 300
LDL 300
HDL 302
Aufgaben der Lipoproteine 303

25 Cholesterin 304
Verteilung im Organismus 304
Aufgaben im Körper 306
Ausscheidung und Abbau 308
Verluste übersteigen Nahrungszufuhr 308
Ausscheidung über die Galle 308
Umsatz 310
Rückresorption im enterohepatischen Kreislauf 311
Meinungsverschiedenheiten über das Ausmaß der Resorption   313
Zur Aufrechterhaltung der Normalbereiche 314
Warum eine cholesterinarme Diät „nicht" wirkt 315
Streß erhöht den Cholesterinspiegel 318
Nahrungscholesterin 319

26 Synthese und Stoffwechsel des Cholesterins 326

27 Verhalten des Serumcholesterinspiegels 330
Serumcholesterin als Symptom 330
Ab wann liegt eine Hyperlipidproteinämie vor? 333
Anstieg des Serumcholesterins und Rückgang der
Koronarmortalität 348
Weltweit: unterschiedliche Höhe des Serumcholesterinspiegels 352
Normalverteilungen Gesunder lassen sich nicht aus
Krankenbefunden ableiten 354
Fraglicher Grenzwert von 200 mg% 354
Zur Normalverteilung des Serumcholesterinspiegels 356

28 Cholesterinstoffwechselstörungen und Krankheiten 358
Primäre Hyperlipoproteinämien 358
Bewertung von Interventionsstudien 366

29 Cholesterin, Infektionskrankheiten und Krebs 373
Erniedrigte Cholesterinspiegel bei Krebs und Infektionen 373
Intravenöse Cholesterininjektionen 375

30 Immunologie und Zellstoffwechsel 378
Aufbau und Funktion der Zellmembran 378
Einfluß von Fettsäuren auf die Immunabwehr 381
Cholesterin und Immunabwehr 381

Anhang: Umrechnungstabelle (kcal→J) 385

Literatur 387
a) Zitierte Literatur 387
b) Lehrbücher 398

Sachverzeichnis 401

1 Allgemeines über Ernährung

Es erscheint wichtig, zunächst einige allgemeine Fragen über Ernährung anzuschneiden, die sich jedem Leser stellen wird, der sich für die Ernährung von Kindern und Jugendlichen interessiert. Es taucht immer wieder die Frage auf, ob wir mit einem großen Einfluß von Umweltgiften auf die Nahrung rechnen müssen, ob man heute bestimmte einzelne Nahrungsstoffe besser meiden sollte und ob es ein ganz bestimmtes Ernährungsregime für den heranwachsenden Organismus gibt.

„Die Dosis macht, daß ein Ding kein Gift ist"

Im Mittelalter befand sich auf dem heutigen Gelände der *Universität Hohenheim*, welches den Namen des Hügels einer äußeren Welle der Schwäbischen Alb trägt, ein Adelsitz und Hof. Er gehörte dem Geschlecht der *„Bombaste"*. Ein Sohn, *Wilhelm Bombaste*, hatte in Tübingen Medizin studiert. Er floh wegen eines drohenden Krieges mit Oberösterreich nach Einsiedeln, wo er als Arzt tätig war und die Oberin Els Ochsner heiratete. Am 14. 10. 1493 ging aus ihrer Ehe ein Sohn hervor, den der Vater in Erinnerung an den Gelehrten im Altertum zur Zeit des Aristoteles *Theophrastus* nannte und der sich selber später *„Paracelsus"* nannte. Er starb am 21. 9. 1541 in Salzburg. *Paracelsus* hat wie kein anderer über 500 Jahre die Wissenschaften befruchtet, wobei sein Spruch bis heute Gültigkeit behalten hat:

> „All Ding sind Gift
> und nichts ohne Gift
> alleine die Dosis macht,
> daß ein Ding kein Gift ist"

Die „vergiftete" Umwelt

Sein Hinweis auf *Gift in der Umwelt* könnte heute unverändert täglichen Warnungen und Veröffentlichungen entnommen werden.

Paracelsus hätte auch sagen können: „*Nichts ist Gift*", denn *weder Blei, Quecksilber, noch Cadmium sind Gifte.* Sie sind es erst von einer bestimmten Dosis an.

Viele Publizisten, die heute die Umwelt verunsichern, haben diesen entscheidenden Aspekt nicht begriffen. Wer heute in Nahrungsmitteln Analysen auf Umweltgifte durchführt, ist erschrocken, daß eine Unzahl von Bestandteilen in „*Spuren*" nachgewiesen werden. In den meisten Fällen reicht die Dosis für eine Gesundheitsschädigung nicht aus.

Wenn vor ca. 20 Jahren die gleichen *Analysen* in den gleichen Nahrungsmitteln durchgeführt wurden, waren die Befunde „*negativ*". Die Tatsache, daß heute vermehrt eine Kontamination festgestellt wird, beruht jedoch meistens nicht auf einer Zunahme der Umweltvergiftung, sondern darauf, daß unsere heutigen *Analysengeräte* sehr viel genauer arbeiten als vor 20 Jahren. Ich möchte nicht die Gefahr der Umweltgifte unserer Zeit unterschätzen, aber ich bin der Überzeugung, daß zu wenig auf das Kernproblem Rücksicht genommen wird, daß alleine die Dosis ausschlaggebend ist und daß das Ausmaß der Kontamination nicht so gewaltig ist, daß die Bürger der Bundesrepublik Deutschland allgemein gefährdet werden. Kein Land hat ein so hervorragendes scharfes Lebensmittelgesetz und verfolgt mit solcher Strenge eine Verunreinigung von Nahrungsmitteln, die zu Gesundheitsschädigungen führen könnten, wie die Bundesrepublik Deutschland.

Die Krankheiten, mit denen wir Ärzte heute konfrontiert werden, sind häufig *Folgen des Wohlstandes.* Es handelt sich um Bluthochdruck, Gicht, Zucker- und Fettstoffwechselstörungen, Übergewicht und andere Krankheiten mehr. Die Schäden, die durch Nikotinabusus, Alkoholismus, Drogenkonsum und falsche Lebensweise herbeigeführt werden, sind ungleich größer als das gesamte angebliche „Umweltgiftproblem".

Unabhängig davon hat es in allen Jahrhunderten *kriminelle Elemente* gegeben, die Nahrungsmittel aus Gewinnsucht verfälschten, Wein mit Wasser, Zucker oder schädlichen Alkoholzusätzen versetzten oder sonstige Straftaten begannen, denen auch wir heute ausgesetzt sind.

„Es ist uns noch nie so gut gegangen wie heute"

Noch niemals waren in der Geschichte Deutschlands die *Lebenserwartungen* so hoch (1988 Frauen ca. 78,7 Jahre, Männer ca. 72,2 Jahre) wie heute. Noch nie sind so viele Menschen so alt geworden wie heute (zur Zeit leben bei uns über 150 000 Menschen, die älter als 90 Jahre alt sind). Noch niemals ist es den Menschen, was die Qualität der Ernährung und die allgemeinen Lebensbedingungen angeht, so gut gegangen wie heute, wobei niemand Voraussagen kann, ob dieser Wohlstand weiterhin anhält.

Wenn sich die Lebenserwartungen eines Volkes derart steigern, können die „Gifte der Umwelt" nicht stärker sein. Tabelle 1.1 (S. 4) beweist, daß im Vergleich zu 1952 infolge der erfolgreichen Wissenschaften (Medizin, Naturwissenschaften usw.) in allen Lebensdezennien phantastische Rückgänge in der Gesamtsterblichkeit zu verzeichnen sind. Viele Krankheiten gehen zurück und können erfolgreich behandelt werden (Japanerinnen haben eine mittlere Lebenserwartung von 81 Jahren erreicht).

Der wichtigste Satz der modernen Ernährungslehre

Für die allgemeine Ernährungslehre ist der Ausspruch des *Paracelsus*, daß die Dosis macht, daß das Ding Gift wird, von großer Bedeutung. Ich würde ihn auf die Ernährung folgendermaßen übersetzen:

Ich darf alles essen, aber alles in Maßen.

Lebenserwartungen

Wir können durch gesunde Ernährung und gesunde Lebensweise „Leben nicht verlängern". Durch das Vermeiden von Fehlern, insbesondere von Übermaß, können wir erreichen, daß wir jene Lebensgrenze erreichen, die uns *genetisch* vorgegeben ist. Jeder von uns unterliegt dem Zwang des Schicksals, sterben zu müssen. Niemand ist unsterblich. Wir können ein hohes Alter in Gesundheit erreichen, wenn wir uns karg und gesund ernähren, ausreichend körperliche Bewegung und Muße beachten, vor allem *aber in allen Dingen des Lebens „Maß" halten.*

Zu den ökologischen Bewegungen unserer Zeit

Die Suche nach gesunder Ernährungs- und Lebensweise hat ökologische Bewegungen ins Lebens gerufen, die mit Begriffen wie *Vollwertkost, Biokost* usw. arbeiten. Beschäftigen wir uns kurz damit. Das Wort *„Bio"* oder *„Biologie"* entstammt dem Griechischen und heißt die Lehre vom Leben oder die Lebenslehre. Gemeint ist heute oft die Suche nach *„natürlicher"* Ernährung und Lebensweise, einem *„Zurück zur Natur"* und einer Abwendung von den *„Giften"* unserer Zeit. Es ist gut, daß es derartige Bewegungen gibt, um das Interesse der Bevölkerung an gesunder Ernährung und Lebensweise zu wecken, sofern die Bewegungen wissenschaftlich fundierten Erkenntnissen folgen. Dies ist heute leider nicht immer der Fall.

Tabelle 1.1. Gesamtsterblichkeit in der BRD je 100000 Einwohner (gleichen Alters und Geschlechtes) von 1978 bis 1987 in der ehemaligen BRD. (Aus: „Daten des Gesundheitswesens", Kohlhammer, Stuttgart, 1980 und 1989, S. 187)

Alter	Frauen			Männer		
	Rate 1978	Rate 1987	Differenz in % des Ausgangswertes	Rate 1978	Rate 1987	Differenz in % des Ausgangswertes
unter 5	299,1	180,4	−39,7	388,2	237,7	−38,8
5−15	26,3	15,5	−41,1	39,2	23,5	−40,1
15−25	57,4	34,6	−39,7	145,0	90,8	−37,4
25−35	73,3	49,8	−32,1	148,3	111,0	−25,2
35−45	146,8	119,2	−18,8	290,4	217,1	−25,2
45−55	382,7	258,2	−32,5	725,9	576,8	−20,5
55−65	859,5	730,0	−15,1	1789,3	1528,7	−14,6
65−75	2467,1	1963,7	−20,3	4844,5	3865,6	−20,2
75−85	7616,7	6127,5	−19,6	11203,1	9738,6	−13,1
85 u. m.	19939,4	17327,9	−13,1	23254,6	21444,6	−7,8
Gesamtsterblichkeit	1145,0	1142,5		1217,0	1107,8	

Derartige Bewegungen sind nicht neu. Schon *Christoph W. Hufeland*, geboren am 12. 8. 1762 (Ordinarius der Inneren Medizin in Jena) schrieb ein Buch über „*Makrobiotik oder die Kunst das menschliche Leben zu verlängern*" (1796). Das Werk wurde in fast sämtliche europäischen Sprachen übersetzt, ja selbst ins Chinesische. Hufeland mußte andere Vorstellungen als wir heute darüber gehabt haben, ob man Leben „*verlängern*" könnte. Er lebte in einer Zeit, in der die Lebenserwartungen von Männern und Frauen unter 38 Jahren lagen (Tabelle 1.2, S. 6) und Krankheiten, wie die auslaufende Pest, Hungersnöte, Lepra, Syphilis, Tuberkulose, Kinderlähmung, Naturkatastrophen und eine hohe Säuglingssterblichkeit von 85% bereits in jungen Jahren Krankheit und Tod verbreiteten. Die Einwohnerzahl war auf 20 Millionen in Deutschland beschränkt. In Ermangelung moderner Medikamente spielten Vorstellungen über präventive Ernährungsmaßnahmen therapeutisch eine ganz andere Rolle als heute. Es ist unwahrscheinlich, daß Hufeland eine Entwicklung der Menschheit voraussehen konnte, wie sie sich in unserem Jahrhundert ergab. Die Vorstellung, Leben dadurch zu verlängern, daß man die Ursachen der damaligen Krankheiten beseitigen könnte, mag ihm vorgeschwebt haben.

Damit kommen wir aber zur Frage, ob es heute überhaupt einen Weg „zurück zur Natur" gibt und ob nicht die sog. „alte", reine, saubere Natur, nach der die Menschen sich zu allen Zeiten gesehnt haben, nur in ihren Träumen existierte. In der Tat leben wir Menschen in jedem Jahrhundert in einem ökologischen Gleichgewicht mit allen lebenden und toten Substanzen auf diesem Planeten. Man könnte auch von einem „*Gleichgewicht der Gifte*" sprechen, wobei dahingestellt bleiben mag, ob Seuchen, Krankheiten oder Naturkatastrophen den Menschen vernichten oder ob der Mensch mit seiner modernen Technik und den Mitteln der Naturwissenschaften seine Umwelt „schädigt". Immer stand und steht alles in einem gewissen Gleichgewicht zueinander und ist nicht voneinander zu trennen. Wer in seiner Vorstellung die reine, „saubere" Natur der Vergangenheit sucht, wird diese nie finden. Ein Rückfall in das ökologische Gleichgewicht vor ein- oder zweihundert Jahren, ohne den heutigen Besitz moderner Technik, moderner Medikamente, Düngemethoden, chemischer Produkte usw. (auf die wir dann verzichten müßten), schafft ein Gleichgewicht in dem auf der einen Seite die obengenannten Krankheiten, Hunger- und Energiekrisen herrschen und auf der anderen Seite anteilig der Mensch sich auf eine kleine Einwohnerzahl beschränken muß mit hoher Säuglingssterblichkeit, niedrigen Lebenserwartungen, schlechter Ernährung und niedriger Lebensqualität, weil ihm die Mittel fehlen, sich gegen seine „gefährliche" Umwelt zu wehren. Durch die Entwicklung der modernen Wissenschaften hat sich der Mensch mit seinem Verstand, im Gegensatz zum Tier, über das ökologische Gleichgewicht früherer Jahrhunderte

Tabelle 1.2. Mittlere Lebenserwartung. (Nach Sleeswijk u. de Outerdom 1953/54)

Land Zeitraum	Männer	Frauen	Land Zeitraum	Männer	Frauen
Niederlande			England/Wales		
1840 – 1851	36,2	38,5	1838 – 1854	39,9	41,9
1870 – 1879	38,4	40,7	1871 – 1880	41,4	44,6
1900 – 1909	51,0	53,4	1901 – 1910	48,5	52,4
1921 – 1930	61,9	63,5	1920 – 1922	55,6	59,6
1931 – 1940	65,7	67,2	1930 – 1932	58,7	62,9
1947 – 1949	69,4	71,5	1948	66,4	68,0
1950 – 1952	70,6	72,9	1952	67,1	72,4
1953 – 1955	71,0	73,9	1954	67,6	73,1
Belgien			1955	67,5	73,0
1881 – 1890	43,8	47,0	1956	67,8	73,3
1891 – 1900	45,4	48,8	Frankreich		
1928 – 1932	56,0	59,8	1817 – 1831	38,3	40,8
1946 – 1949	62,0	67,3	1877 – 1881	40,8	43,4
Deutschland (BRD)			1898 – 1903	45,7	49,1
1871 – 1880	35,6	38,5	1920 – 1923	52,2	56,1
1901 – 1910	44,8	48,3	1928 – 1933	54,3	59,0
1924 – 1926	56,0	56,8	1933 – 1938	55,9	61,6
1932 – 1934	59,9	62,8	1946 – 1949	61,9	67,4
1949 – 1951	64,6	68,5	1950 – 1951	63,6	69,3
Deutschland (DDR)			1952 – 1956	65,0	71,2
1952 – 1953	65,1	69,1	Südafrika		
1953 – 1954	65,6	69,5	(europ. Bevölkerung)		
1954 – 1955	66,2	70,2	1920 – 1922	55,6	59,2
1956 – 1957	66,3	71,0	1925 – 1927	57,8	61,5
Schweden			1935 – 1937	59,0	63,1
1841 – 1850	41,7	46,1	1945 – 1947	63,8	68,3
1871 – 1880	45,3	48,6	Vereinigte Staaten v.		
1901 – 1910	54,5	57,0	Nordamerika		
1921 – 1925	60,7	63,0	(Weiße)		
1926 – 1930	61,2	63,3	1900 – 1902	48,2	51,1
1931 – 1935	63,2	65,3	1919 – 1921	56,3	58,5
1936 – 1940	64,3	66,9	1929 – 1931	59,1	62,7
1946 – 1950	69,0	71,6	1939 – 1941	62,8	67,3
1951 – 1955	70,5	73,4	1945	64,4	69,5
			1950	66,6	72,4
			1956	67,3	73,7

zu „seinen Gunsten" erhoben. Es ist ihm gelungen, Krankheiten und Hungersnöte durch moderne Medizin, Techniken, Düngemethoden, Spritzmittel und andere Maßnahmen soweit zu beherrschen und in den Griff zu bekommen, daß noch nie dagewesene hohe Lebenserwartungen erreicht werden, die Bevölkerung (in Deutschland) von 20 auf 60 Millionen anstieg und die Säuglingssterblichkeit drastisch zurückging. Mütter müssen nicht mehr, wie noch vor 200 Jahren, zwölf Kinder gebären, um drei am Leben zu erhalten. *Die „reine, saubere Natur", von der viele Menschen und Ökobewegungen träumen, hat es nie gegeben.* Deswegen können wir auch heute nicht ohne die Errungenschaften der Medizin und Naturwissenschaften so leben und uns ernähren, wie wir es gegenwärtig tun.

„Ich kann nicht gesünder leben als gesund"

Der Organismus hat an bestimmten Bestandteilen der Nahrung, die von außen zugeführt werden müssen, stets nur einen bestimmten Bedarf, der abgedeckt werden muß. Wir können entweder einen Mangel daran beseitigen oder den Bedarf decken.

Eine Überzufuhr ist sinnlos, weil der menschliche Organismus mit Mitteln seiner Stoffwechselorgane im gesunden Zustand seine Bestandteile auf einem äußerst konstanten Normalbereich hält, ohne den Leben nicht möglich wäre.

Könnte man wirklich durch Mehrzufuhr von Kalium den Serumkaliumspiegel erhöhen, so würde rasch der Herztod eintreten.

Viele Menschen hegen die Vorstellung, daß sie durch Essen von bestimmten Nahrungsmitteln ihre Gesundheit verbessern könnten. Sie kaufen unnötige Pollen, Kräutersäfte, hamstern Vitaminpräparate usw. Es mag sie enttäuschen, daß ich als Vertreter der medizinischen Ernährungswissenschaft bekennen muß, wie „wenig" wir für gesundes Leben an Nahrung brauchen und wie gesund eine karge, gut bemessene Ernährung ist. Übermaß auch an „essentiellen" Stoffen kann sogar lebensgefährlich sein. Übermäßige Zufuhr an Vitamin D führt zur Arteriosklerose bis hin zum Schlaganfall und Herzinfarkt, die von Zink zu schweren Nervenläsionen, die Überzufuhr von Vitamin A löst schwere Hirnschädigungen aus usw.

Unter „nichtessentiellen" Stoffen verstehen wir solche, die der Körper selber synthetisieren kann, die keinen oder nur minimalen Einfluß auf den Körperbestand an diesen Stoffen auszuüben vermögen und die wir im Grunde genommen nicht benötigen. Dies gilt für Fermente und Enzyme, die der Körper selber synthetisiert und die wir nicht mit der Nahrung zuführen müssen. Aber die Medien sind voller Vorwürfe, daß durch Erhitzen von Milch Fermente und Enzyme zerstört würden, obwohl dies für die menschliche Ernährung absolut unbedeutend ist. Angeblich wird die Milch durch Erhitzen denaturiert, obwohl jede Milch, die den menschlichen Magen passiert, physiologischerweise durch die Magensalzsäure denaturiert werden muß.

Andere Länder, andere Gene und Ernährungsgewohnheiten

Wir machen heute oft den Fehler, daß wir die Einflüsse der unterschiedlichen genetischen Anlagen und Ernährungsgewohnheiten der Völker der Welt nicht genügend beachten. Die Briten verbrauchen jährlich ca. 45 kg an Zucker, die Deutschen 36 kg, die Amerikaner (USA) 54 kg usw. In Ländern mit hohem Verbrauch an Zucker werden eher Zusammenhänge mit bestimmten Krankheiten angenommen als in Ländern mit niedrigerem Verbrauch. Daraus ergibt sich noch *kein Beweis* für das gehäufte Auftreten von bestimmten Krankheiten z. B. dem Herzinfarkt, allenfalls eine *Korrelation*. Viele Wissenschaftler machen unwissentlich den Fehler, daß sie Korrelationen mit Beweisen verwechseln (die Zunahme der Störche auf dem Kirchturm erklärt noch nicht die Zunahme der Babys im Dorf = Korrelation). Ich selber bin solchen Irrtümern erlegen. Bei uns gilt die „essentielle" Hypertonie grundsätzlich als Risikofaktor für das Auftreten von Herzinfarkt. Das muß aber nicht in allen Ländern der Welt so sein. In einigen Regionen Japans, besonders in den nördlichen Landesteilen, treten fast doppelt soviele Hochdruckleiden auf wie bei uns. Als ich in *Tokio* einen *Pathologen* um Rat fragte, sagte er mir, daß die Japaner als Folge der Hochdruckkrankheiten hauptsächlich am *Schlaganfall* sterben würden, aber nur sehr selten am Herzinfarkt. Dort sei das „Erfolgsorgan" das Gehirngefäß. Ursache sei die genetisch bedingte zarte Bauweise der Gehirngefäße der Japaner. Dann sagte er mir lachend, ihr Amerikaner und Europäer *habt Bleirohre im Kopf*. Ich habe daraus viel gelernt, v. a. vorsichtiger in Interpretationen von scheinbaren Zusammenhängen zu sein. Zu Hause hatte ich meinen Studenten, wie soviele andere Hochschullehrer bei uns auch, stets erzählt, die Japaner hätten wahrscheinlich so selten Herzinfarkte, weil sie soviele Kohlenhydratträger (Gemüse usw.) äßen. Ich war einer Korrelation erlegen.

In Rotchina gibt es beim Neujahrsfest in den chirurgischen Kliniken immer wieder „Platzbäuche", wegen des empfindlichen Schleimhautbaues der Mägen der Chinesen, wenn sie zum Neujahrsfest zuviel Reis gegessen haben; eine für uns unvorstellbare Reaktion. Südlich von China finden sich große Krebsgebiete mit Befall der mittleren Speiseröhre, während im Süden von China und auf Taiwan der Krebs vorwiegend im Rachenraum lokalisiert ist. Auch in Deutschland treten Krebserkrankungen des Magens außerordentlich unterschiedlich auf.

Wir müssen ungeheuer vorsichtig sein, das Auftreten von Krankheiten mit simplen Ernährungsgewohnheiten oder gar mit dem Verzehr einzelner Nahrungsmittel zu korrelieren, wenn wir nicht ganz sicher über den Schadfaktor sind. Ich möchte dies an einem kurzen Problem erläutern. Kein Mensch weiß, in welchem Alter er wann, wo und wie ausgeprägt Arteriosklerose bekommt. Venen sind selten befallen. Der eine Mensch ist noch mit 90 Jahren „hellwach" und ohne Arteriosklerose der Hirngefäße, der andere hat sie bereits mit 50 Jahren. Dies zeigt, daß nicht der Verzehr eines einzigen Nahrungsmittels diesen komplizierten Vorgang erklären kann.

Krankheiten mit genetischem Defekt

Heute überwiegen Krankheiten mit genetischen Defekten. Die Erfolge der Medizin haben zu einer erfolgreichen Bekämpfung zahlreicher Krankheiten geführt. Die meisten Krankheiten, mit denen wir es im Bereich der inneren Medizin heute zu tun haben, sind ohne Erbanlagen oder einen genetischen Defekt nicht erklärbar. Hier sieht sich die Medizin schwierigeren Problemen ausgesetzt.

Eng mit dieser Feststellung ist die Frage nach einer sinnvollen Ernährungsprävention vor den Krankheiten unserer Zeit verbunden. Keine Krankheit ist z. B. so erbabhängig wie die Gicht. England ist das Land der Gicht, Israel das Land der Zuckerkranken. Wer keine Anlage zur Gicht hat, kann sich trotz aller Ernährungsfehler keine Gicht „anessen". Aber wer gichtkrank ist, muß eine entsprechende Diät einhalten. Der Gesunde wird nicht zuckerkrank, wenn er Zucker ißt, aber wenn er die Erbanlage zur Zuckerkrankheit hat und zuckerkrank ist, muß er eine entsprechende Diät berücksichtigen (und keine Gichtdiät, weil er keine Gicht hat).

Ein Großteil der Fettstoffwechselkrankheiten, sofern sie nicht vom Übergewicht und einer allgemein falschen, zu fetten Ernährung stammen oder vom Alkoholabusus, haben einen genetischen Defekt.

Die sog. „Kochsalzempfindlichkeit" wurde solange extrem selten beobachtet, wie die Menschen untergewichtig blieben und trat erst nach der Währungsreform 1948 mit der gebesserten Ernährungs- und Lebensweise wieder auf. Derzeit sind bei uns (das ist in jedem Land anders und abhängig von den vererbten Anlagen) ca. 16% der Frauen und ca. 12% der Männer „essentielle" Hypotoniker mit einer Kochsalzempfindlichkeit.

Mindestens 83 % der Menschen haben diesen Gendefekt nicht und leiden überhaupt an keiner oder an einer anderen Krankheit. Warum sollte man diesen einen vernünftigen Kochsalzkonsum verbieten? 10 – 15 g NaCl-Zufuhr täglich schaden dem Gesunden nicht. Deshalb ist es grundfalsch, alle Menschen mit den gleichen Verboten zu belegen.

Wer sagt mir den überhaupt, ob ich bluthochdruckkrank, gichtkrank, zuckerkrank, fettstoffwechselkrank usw. werde? Die aufgelisteten Krankheiten verteilen sich auf die Bevölkerung stets nur in bestimmten Prozentsätzen, je nach der Verbreitung der Veranlagung, die dann durch falsche Ernährungsweise, insbesondere Übergewicht, aktiviert und ausgelöst wird. Als im Verlauf des 2. Weltkrieges unter der eingeschränkten Ernährung, dem Verbot der Benutzung von Automobilen und dem Zwang zur körperlichen Bewegung die Menschen sich zwangsweise karg ernährten und körperlich bewegen mußten, waren alle heute üblichen „Wohlstandskrankheiten" nahezu verschwunden. Nach 1948 tauchten sie mit der überreichlichen Ernährung sofort wieder auf. Was war geschehen?

Die *genetischen Anlagen hatten* nur „*geruht*", *solange die Fehler der Ernährungs- und Lebensweise beseitigt waren.*

Erfahrungen aus zwei Weltkriegen

Die sog. „Wohlstandskrankheiten" waren im 1. Weltkrieg ca. ab 1916/17 ebenso verschwunden wie ca. ab 1943 im 2. Weltkrieg. Es gab nur noch äußerst selten „essentielle" Hypertonien, Herzinfarkte, Zuckerkrankheit, Gicht, Gallensteine, Übergewichtige usw. Ärzte, die den 1. Weltkrieg noch erlebt hatten, bestätigten diese Erfahrung übereinstimmend für beide Kriege.

Viele Menschen, die vor dem 2. Weltkrieg übergewichtig waren und zugleich Zuckerkrankheit, Gicht oder Bluthochdruck hatten, verloren ungefähr ab 1943 (und nicht erst mit dem strengen Hunger ab 1945) auf Zeit ihre Leiden. Ihre genetische Krankheitsanlage war jedoch nicht verschwunden. Sobald sie in den 50er Jahren wieder zu ihrem alten fehlerhaften Lebenswandel zurückkehrten, traten ihre alten Krankheiten wieder auf.

Als ich in den 50er Jahren Vorlesungsassistent unter Paul Martini an der Medizinischen Universitätsklinik in Bonn war, suchte ich ca. 3 Wochen auf den Stationen vergeblich nach einer „essentiellen" Hypertonie, die den Studenten vorgestellt werden sollte. Eines Tages traf mich Martini auf dem Flur und sagte, haben Sie immer noch keine Hypertonie gefunden? Ich sagte: leider nein. Darauf bemerkte er: Holtmeier, suchen Sie, suchen Sie. Glauben Sie mir, die Krankheit gibt es! Damals waren der Krieg und die schwere Hungersnot schon Jahre vorbei. Erst so langsam kam das Heer an alten Wohlstandskrankheiten wieder zurück, ebenso der langsame ansteigende Wohlstand und die gebesserte Ernährung. Ich meine, daß man daraus etwas lernen kann:

Am wichtigsten erscheint es: Maß zu halten, d. h. weder zur einen noch zur anderen Seite zu übertreiben. Die *Beachtung* einer allgemeinen *gesunden Lebensführung* (d. h. meiden von Nikotin-, Alkoholabusus, von Bewegungsmangel usw.) sowie die Beachtung der Regeln der gesunden Ernährung sind sinnvoll und alleine geeignet, uns präventiv vor Krankheiten zu schützen und ein hohes Alter in Gesundheit zu erreichen. Maß halten in allen Dingen des Lebens, hatte Hippokrates vor über 2000 Jahren gefordert. Wir könnten auch sagen: *Ich darf alles essen, aber alles in Maßen.*

Risikofaktoren und koronare Herzkrankheit (CHK)

Aus pathologisch anatomischer Sicht spielen für die Entstehung der *koronaren Herzkrankheit* (CHK), bei der die Koronarsklerose im Mittelpunkt steht, u. a. vier *Risikofaktoren* (Hort et al. 1972) eine dominierende Rolle:

Zigarettenrauchen, Hypertonie, Diabetes mellitus und *Hyperlipidämie. Übergewicht* alleine zählt *nicht* als *Risikofaktor*. Es steigert aber das Risiko bei vorhandener Hypertonie oder Zuckerkrankheit (S. 282).

Beim Vorliegen mehrerer Risikofaktoren kommt es nicht nur zu einer Addition, sondern einer Potenzierung des Risikos. Da die genannten erbabhängigen Risikokrankheiten (Diabetes mellitus, essentielle Hypertonie etc.) durch Übergewicht ausgelöst werden, verschwanden sie größtenteils unter den schlechten Ernährungsverhältnissen zweier Weltkriege. Damit verschwanden zugleich auch die auslösenden Ursachen für die Koronarsklerose und den Herzinfarkt, den es in den Kriegsjahren äußerst selten gab. Als z. B. nach dem 2. Weltkrieg Wohlstand und Übergewicht zurückkehrten, traten etwa ab 1948 mit dem Einsetzen der Währungsreform, die zu einer Besserung des allgemeinen Wohlstandes führte, erneut Hypertonie und Diabetes mellitus gehäuft in Erscheinung und zugleich damit auch die koronare Herzkrankheit. Dies geht aus Tabellen 1.3 und 2.5, 2.7, 2.8 hervor.

Die Ursachen für die Abnahme der koronaren Herzkrankheit im 2. Weltkrieg sind ebenso *multifaktoreller Natur* wie die Zunahme nach dem 2. Weltkrieg nach 1948 und die spätere Abnahme der Sterbefälle etwa ab ca. 1979. Nach Tabelle 1.3 haben die Sterbeziffern an *Diabetes mellitus* bei Männern, die hauptsächlich vom Koronarversagen bedroht sind, (pro 100 000 Einwohner) bereits seit ca. 1973 bis 1992 in einer Größenordnung

Tabelle 1.3. Statistisches Bundesamt VII D – M. Sterbefälle an Diabetes mellitus Pos.-Nr. 250 der ICD[a]

Altersgruppen von...bis unter... Jahren	Geschlecht	je 100000 Einwohner						Prozentuale Zu- (+) bzw. Abnahme (−) der Sterbefälle zwischen 1973 bis 1992
		1968	1972	1973	1974	1979	1992	
Insgesamt	M	20,2	23,4	24,7	23,6	16,6	14,9	
	W	34,5	40,9	44,0	42,7	29,6	29,4	
	Z	27,7	32,6	34,8	33,5	23,4	22,4	
unter 1[b]	M	–	0,8	1,5	0,3	–	–	
	W	0,4	0,3	–	0,7	–	–	
	Z	0,2	0,6	0,8	0,5	–	–	
1 – 5	M	0,1	0,1	0,1	0,1	–	–	
	W	0,2	0,1	–	0,1	0,4	0,1	
	Z	0,2	0,1	0,0	0,1	0,2	0,0	
5 – 10	M	0,2	0,1	0,1	0,0	0,1	–	
	W	0,1	0,1	0,1	0,0	0,2	–	
	Z	0,2	0,1	0,1	0,0	0,1	–	
10 – 15	M	0,3	0,0	0,1	0,1	0,0	–	
	W	0,3	0,1	0,0	0,2	0,1	–	
	Z	0,3	0,1	0,1	0,1	0,1	–	
15 – 20	M	0,3	0,4	0,2	0,3	0,2	0,1	
	W	0,4	0,4	0,4	0,4	0,1	0,1	
	Z	0,4	0,4	0,3	0,4	0,1	0,1	
20 – 25	M	0,7	0,4	0,5	0,5	0,3	0,3	
	W	0,6	0,6	0,7	0,5	0,3	0,1	
	Z	0,7	0,5	0,6	0,5	0,3	0,2	
25 – 30	M	1,0	0,7	0,7	0,8	0,9	0,3	
	W	0,5	0,5	0,5	0,5	0,7	0,3	
	Z	0,8	0,6	0,6	0,7	0,8	0,3	
30 – 35	M	1,2	1,5	1,2	1,3	1,3	0,7	− 41,7%
	W	0,8	1,0	1,0	0,9	0,8	0,4	− 60,0%
	Z	1,0	1,3	1,1	1,1	1,0	0,6	
35 – 40	M	2,2	3,2	3,2	2,8	2,5	2,0	− 37,5%
	W	1,3	1,5	1,4	1,0	0,9	0,7	− 50,0%
	Z	1,8	2,4	2,3	1,9	1,7	1,4	
40 – 45	M	2,7	4,5	4,3	4,0	4,0	2,4	− 44,2%
	W	2,1	2,2	2,9	2,0	1,8	1,5	− 48,3%
	Z	2,4	3,4	3,6	3,0	3,0	1,9	
45 – 50	M	6,7	6,0	7,3	6,4	6,6	5,2	− 28,8%
	W	4,3	5,1	3,5	4,0	3,5	2,1	− 40,0%
	Z	5,3	5,5	5,3	5,2	5,1	3,7	

Tabelle 1.3 (Fortsetzung)

Altersgruppen von...bis unter... Jahren	Geschlecht	je 100000 Einwohner						Prozentuale Zu- (+) bzw. Abnahme (−) der Sterbefälle zwischen 1973 bis 1992
		1968	1972	1973	1974	1979	1992	
50 – 55	M	10,8	15,0	14,8	14,6	8,9	8,3	− 44,0%
	W	10,5	9,9	10,4	11,0	6,8	3,1	− 70,2%
	Z	10,6	12,1	12,2	12,5	7,8	5,7	
55 – 60	M	25,1	28,4	28,3	26,9	18,0	14,6	− 48,5%
	W	20,5	22,0	25,4	23,4	14,3	7,8	− 69,3%
	Z	22,4	24,7	26,6	24,8	15,8	11,2	
60 – 65	M	48,8	54,6	53,4	50,5	33,1	25,0	− 53,2%
	W	51,0	52,5	54,5	47,7	29,8	19,8	− 63,7%
	Z	50,1	53,4	54,0	48,8	31,1	22,3	
65 – 70	M	84,9	95,1	107,0	100,9	58,0	37,4	− 65,1%
	W	103,8	110,3	116,7	105,3	59,5	38,7	− 66,9%
	Z	95,8	103,9	112,6	103,5	58,9	38,1	
70 – 75	M	135,5	163,1	172,3	162,0	101,7	67,7	− 60,8%
	W	183,8	197,6	205,6	199,4	117,6	69,1	− 66,4%
	Z	166,0	184,2	192,5	184,6	111,6	68,6	
75 – 80	M	207,8	234,7	252,3	229,8	155,8	139,7	− 44,7%
	W	276,9	308,5	320,3	307,3	191,0	148,3	− 53,7%
	Z	252,4	283,8	297,6	281,2	178,5	145,5	
80 – 85	M	259,4	292,3	301,6	294,1	203,7	204,4	− 32,3%
	W	335,5	393,7	434,1	424,9	261,6	241,7	− 44,4%
	Z	308,1	360,5	391,8	384,2	244,5	230,8	
85 – 90	M	251,1	290,8	271,4	300,5	227,9	279,3	
	W	308,3	380,5	400,4	392,5	285,8	362,5	
	Z	287,6	350,6	358,4	363,4	270,0	340,9	
90 und älter	M	199,8	223,1	258,2	210,3	177,0	258,0	
	W	211,5	305,6	338,3	317,2	245,0	381,6	
	Z	207,4	277,6	311,5	282,1	225,2	355,3	

[a] Internationale Klassifikation der Krankheiten.
[b] Je 100000 Lebendgeborene (betrifft die alten Bundesländer und Berlin-West)

zwischen 40 bis 60% (Tabelle 1.3) stark abgenommen, ebenso diejenige bei den Frauen. Wahrscheinlich ist durch die Einführung moderner Therapiemaßnahmen die Gefährlichkeit der Zuckerkrankheit „entschärft" worden und damit auch die Gefahr für das Auftreten einer koronaren Herzkrankheit (CHD). Das Verhalten des weiblichen Geschlechtes bitten wir Tabelle 1.3 zu entnehmen.

Ein ähnliches Verhalten ist in Tabelle 2.5 bei Männern bei den Sterbefällen infolge von Hypertonie und Hochdruckkrankheiten (ICD 401–405) feststellbar. Die standardisierten Sterbeziffern nahmen von 1952 von 11,7 bis 1967 auf 21,7 zu und bis 1992 auf 9,4 ab. Dem entspricht ein Rückgang von ca. 55%. Bei den Frauen nahm die standardisierte Sterbeziffer von 1952 von 16,6 bis 1967 auf 48,4 zu und bis 1992 auf 18,9 ab. Dem entspricht ein Rückgang von ca. 60%.

Obwohl Frauen häufiger infolge von Hypertonie sterben, tritt aufgrund der besonderen Verhältnisse beim weiblichen Geschlecht eine Häufung am Koronarversagen (Tabelle 2.7 und 2.8) erst im hohen Alter auf. Es besteht nicht nur eine *positive Korrelation* zwischen dem Rückgang an Sterbefällen am Diabetes mellitus, der Hypertonie einerseits und der koronaren Herzkrankheit andererseits, sondern auch dem Rückgang im *Nikotinabusus* bei Männern. Eine *negative Korrelation* besteht für beide Geschlechter allerdings in der ehem. BRD zwischen dem Rückgang an koronaren Todesfällen einerseits und dem zeitgleichen Anstieg des Serumcholesterinspiegels von 1984 bis 1989 andererseits (Tabelle 27.4, S. 338).

Unter dem Einfluß der modernen Medizin gingen auch andere Risikofaktoren für das Gefäßsystem, z.B. toxischer und infektiöser Art, stark zurück. Die Syphilis, früher als Verursacher der Arteriosklerose der Aorten bekannt (Mesaortitis luetica), ist bei uns weitgehend verschwunden. Der Anteil an Infektionskrankheiten ist unter den Sterbefällen 1991 insgesamt auf unter 0,8% (Tabelle 2.3) abgesunken.

Der Rückgang an den wichtigsten oben aufgezeigten Risikofaktoren für die koronare Herzkrankheit ist so eindrucksvoll, daß er ausreichen dürfte, den Rückgang an Todesfällen infolge koronarer Herzkrankheit mit zu erklären (vgl. Tab. 1.1 und S. 282).

Einfluß von Hunger, Krankheiten und Not

Es wird häufig vergessen, daß noch im gesamten vergangenen Jahrhundert zahlreiche *Hungersnöte* und weit verbreitet *Infektionskrankheiten* wie Syphilis, Cholera, Tuberkulose, Kinderlähmung, Diphtherie u.a. herrschten, die die Lebenserwartungen stark erniedrigten. Hunger, Krankheiten und Not spielen heute nicht annähernd mehr jenen Einfluß auf Gesundheit und Lebenserwartung der Bevölkerung, wie dies noch vor ca. 100 Jahren der Fall war (Tabelle 1.2).

Nach Daten des *Statistischen Bundesamtes* in *Wiesbaden* betrug um 1880 die *Bevölkerung* im Deutschen Reich ca. 41 Mio. Menschen. *1939* waren es 69,3 Mio. Nach dem 2. Weltkrieg lebten im geteilten Deutschland in der BRD *1950* ca. 50,3 Mio. und *1987* ca. 61,2 Mio. Menschen. Nach der Wiedervereinigung von BRD und DDR *1989* leben dort zusammen ca. 78 Mio. Menschen.

Die *Säuglingssterblichkeit* betrug um *1871* ca. 87,3%, die der Einjährigen ca. 47,3%.

Ebenso unterschiedlich zu heute war die relativ schlechte *Ernährung* vor ca. 100 Jahren. Da man sich tierische Eiweißträger nicht leisten konnte (man muß ca. 15,4 kg Futtereiweiß in ein Rind einfüttern, um 1 kg Fleischeiweiß daraus zu gewinnen, vgl. Tabelle 1.4), mußte man *vorwiegend Kohlenhydratträger* z. B. Getreide als Eiweißlieferanten verzehren (Weizenvollmehl enthält ca. 12,1 g Proteine jedoch nur mit einer biologischen Eiweißwertigkeit von ca. 56%, die sich mit dem Verzehr tierischer Einweißträger aufwerten lassen). Mit dem hohen Kohlenhydratverzehr nahm man automatisch auch große Mengen an Ballaststoffen auf. Alle diese Ernährungsmaßnahmen wurden nicht getroffen, weil man sich „gesund" und deshalb „reich an Vegetabilien" ernähren wollte, sondern weil man dem Hunger entgehen wollte.

Es herrschte in weiten Teilen der Bevölkerung eine allgemein *schlechte Ernährung*, häufig Hunger (Tabelle 1.4). Um 1879/81 wurden täglich hohe Mengen an Kohlenhydratträgern, im Durchschnitt um 865 g an Kartoffeln, 94 g an Weizenmehl, 230 g an Roggenmehl, 41 g an Hülsenfrüchten usw. verzehrt. Wir wissen, daß täglich (berechnet nach Gewichtsmengen) ca. 167 g an tierischen Eiweißträgern (also insgesamt an Fleisch, Fisch, Milch usw.) zur Verfügung standen, bei einer Gesamtkalorienzufuhr von 2700 kcal/Tag, und dies bei überwiegend körperlicher Schwer- und Schwerstarbeit. Heute liegt der Anteil der Schwerstarbeiter unter 1%.

Tabelle 1.4. Durchschnittlicher Verzehr von Ballaststoffen aus Lebensmitteln in Deutschland bzw. der Bundesrepublik Deutschland. (Nach Thomas 1977, zit. nach Holtmeier 1986b, S. 129)

Lebensmittel (g)	1879/81		1925/27		1972/75	
	Lebensmittel	Ballaststoffe (g)	Lebensmittel	Ballaststoffe (g)	Lebensmittel	Ballaststoffe (g)
Kartoffeln	865	18	339	7	203	4
Weizenmehl	94	16	149	9	129	4
Roggenmehl	230	47	147	14	40	5
Nährmittel	20	3	5	1	13	2
Reis	–	–	6	0,1	5	0,1
Hülsenfrüchte	41	11	6	1,5	2,5	0,6
Gemüse	19	8	13	4	59	3
Obst	13	0,3	105	2	253	6

Mangel an „essentiellen" Stoffen

Ganz gleich, unter welchen Umständen (in den Hungerländern der Welt, infolge von Unterernährung im Krieg, als Folge von Alkoholismus, Krankheiten, bei Schlankheitsdiäten, insbesondere aber *infolge einseitiger Ernährungsformen* usw.) es zu einem länger andauerndem Mangel an den sog. *„essentiellen" Elementen* kommt, wird daraus langfristig gesehen immer eine Krankheit entstehen. Menschlicher Stoffwechsel ist unabdingbar auf die Mindestzufuhr mit der Nahrung an „essentiellen" Elementen angewiesen. In den Hungerländern der Welt spielt oft nicht so sehr das Abmagern die entscheidende Rolle, sondern der Mangel an „essentiellen" Elementen, die der Körper nicht selber synthetisieren kann.

Überernährung und Wohlstand

Unter Berücksichtigung des Vorangesagten sollte man meinen, daß möglicherweise *Überernährung und Wohlstand* ungleich gefährlicher wären, als Hunger und Not. So einfach liegt die Situation jedoch nicht. Eine *Mangelzufuhr* an „essentiellen" Nahrungsstoffen („essentielle" Vitamine, Mineralien und Spurenelemente, „essentielle" Aminosäuren u. a.) ist immer schwerwiegender und führt früher oder später zu lebensgefährlichen Krankheiten.

Unterernährung und Zunahme an Infektionskrankheiten

Auf der anderen Seite wissen wir jedoch aus den *Hungerzeiten* beider Weltkriege und den Beobachtungen in den *Hungerländern der Welt*, daß mit zunehmender schlechter Ernährung und der Mangelzufuhr an sog. „essentiellen" Nährstoffen eine Schwächung des Immunsystems und der allgemeinen Infektabwehr folgt, der viele Menschen erliegen. Die Mangelernährung in den Hungerländern eröffnet den Infektionskrankheiten, wie der Tuberkulose u. a. Tür und Tor, wie dies auch bei uns in zwei Weltkriegen zu beobachten war. Allgemein nehmen Infektionskrankheiten, rheumatische Leiden, Folgen von Immunschwächezuständen u. a. Krankheiten unter pathologischem Untergewicht und einer Mangelernährung zu und die Lebenserwartungen werden dadurch verkürzt.

2 Zum Wandel von Krankheiten und Todesursachen

Auch in der Kinderheilkunde wird immer wieder die Frage gestellt, ob man durch Maßnahmen der Ernährung Kinder und Jugendliche vor bestimmten Krankheiten im Erwachsenenalter schützen könne. Die Frage ist grundsätzlich zu bejahen, wenn es sich um prophylaktische Maßnahmen der Hygiene, z. B. zur Vorbeugung von Infektionskrankheiten, vor Mangel- und Unterernährung usw. handelt. Häufig taucht auch die Frage auf, ob man schon im jugendlichen Alter z. B. Vorsorge vor dem Auftreten von Arteriosklerose und Koronarinfarkt u. a. einleiten könnte. Auch das ist grundsätzlich zu bejahen. Aber die Antwort ist mit einer Vielzahl von Aspekten verbunden, auf die wir nachfolgend kurz eingehen möchten.

Rückläufige Gesamtsterblichkeit

Die Frage läßt sich am einfachsten mit Tabelle 2.1 beantworten, die aufzeigt, daß die *Gesamtsterblichkeit* von 1960 (*11,6 Gestorbene*, pro 1000 Einwohner) *bis 1988 (11,2) rückläufig* war. Einige Laien können sich unter dieser statistischen Berechnungsart wenig vorstellen, zumal sie u. a. die Zunahme der Gesamtbevölkerung von 1960 in der ehemaligen BRD von 55 123 Mio. auf 61 715 Mio. Einwohner zu berücksichtigen hat. Tabelle 2.2 zeigt zusätzlich auf, wie sich die lebende Bevölkerung auf die einzelnen Altersklassen verteilt. Danach entfielen 1987 auf die 0- bis 65jährigen Männer 26,1 Mio. und die Frauen 25,6 Mio. lebende Personen, aber auf die über 75jährigen 1,3 Mio. Männer und 3,0 Mio. Frauen. Alle diese Gesichtspunkte fließen letztendlich in die Berechnung der Gesamtsterblichkeit in Tabelle 2.1 ein.

Diese Zahlen besagen, daß sich die *Gesamtzahl der Sterbefälle* in der ehemaligen BRD, und nur von dieser ist in diesem Buch die Rede, verringert hat. So hat auch die Sterblichkeit an koronaren Erkrankungen in den mittleren und geringfügig auch in den höchsten Altersklassen abgenommen. Dies schließt nicht aus, daß innerhalb der Sterbefälle eine Umschichtung im Auftreten von einzelnen Todesursachen eingetreten ist [Abb. 2.1 (S. 19), 2.2 (S. 20)]. Tatsächlich stirbt man heute nicht mehr, wie noch in den 20er Jahren unseres Jahrhunderts, vorwiegend an Infektions-

Tabelle 2.1. Entwicklung der Sterbefälle in ausgewählten Ländern. (Aus: Bundesministerium für Gesundheit 1991, S. 25)

Land	Gestorbene je 1000 Einwohner							
	1960	1965	1970	1975	1980	1985	1987	1988
Bundesrepublik Deutschland	11,6	11,5	12,1	12,1	11,6	11,5	11,2	11,2
Deutsche Demokratische Republik	13,6	13,5	14,1	14,3	14,2	13,5	12,9	12,8
Belgien	12,4	12,2	12,3	12,2	11,6	11,2	10,6	–
Dänemark[1]	9,5	10,1	9,8	10,1	10,9	11,4	11,3	11,5
Frankreich	11,4	11,2	10,7	10,6	10,2	10,1	9,5	9,4
Irland	11,5	11,5	11,4	10,4	9,7	9,4	8,8	8,9
Italien	9,7	10,0	9,7	9,9	9,7	9,6	9,5	9,3
Luxemburg	11,8	12,3	12,3	12,2	11,5	11,0	10,9	10,3
Griechenland	7,3	7,8	8,4	8,9	9,1	9,3	9,5	9,3
Spanien	8,6	8,7	8,3	8,2	7,7	8,0	8,0	–
Niederlande	7,7	8,0	8,4	8,3	8,1	8,5	8,4	8,4
Österreich[2]	12,7	13,0	13,4	12,8	12,3	11,9	11,2	11,0
Schweden	10,0	10,1	9,9	10,8	11,0	11,3	11,1	11,5
Schweiz	9,7	9,3	9,1	8,7	9,2	9,2	9,0	9,3
Großbritannien und Nordirland	11,5	11,5	11,8	11,8	11,7	11,8	11,2	11,4
Vereinigte Staaten	9,5	9,4	9,4	8,9	8,7	8,7	8,6	8,8
Japan	7,6	7,2	6,9	6,4	6,2	6,3	6,2	6,5

[1] Ohne Färöer und Grönland
[2] Heutiger Gebietsstand

krankheiten, sondern zunehmend an Krebs und Herz-Kreislauf-Versagen (vgl. Abschn. S. 20, „Zwei Hauptsterbeursachen").

Wieviele Menschen leben in den verschiedenen Altersklassen?

Tabelle 2.2 (S. 21) zeigt, daß von 1952 bis 1987 die Zahl der Lebenden (vgl. Tabelle 1.1) in allen Altersklassen erheblich zugenommen hat. Dies trifft auch für die höheren Altersklassen zu. Im Alter von *über 75 Jahren* bis zum Lebensende nahm die Zahl der lebenden *Männer* von *1952* (0,58 Mio.) *bis 1987* um mehr als das Doppelte auf 1,3 Mio. zu. Bei den *Frauen* stieg die Zahl von 0,72 Mio., auf 3,0 Mio. also um mehr als das Vierfache. Im Jahre 2000 wird ca. 1/4 der deutschen Bevölkerung älter als

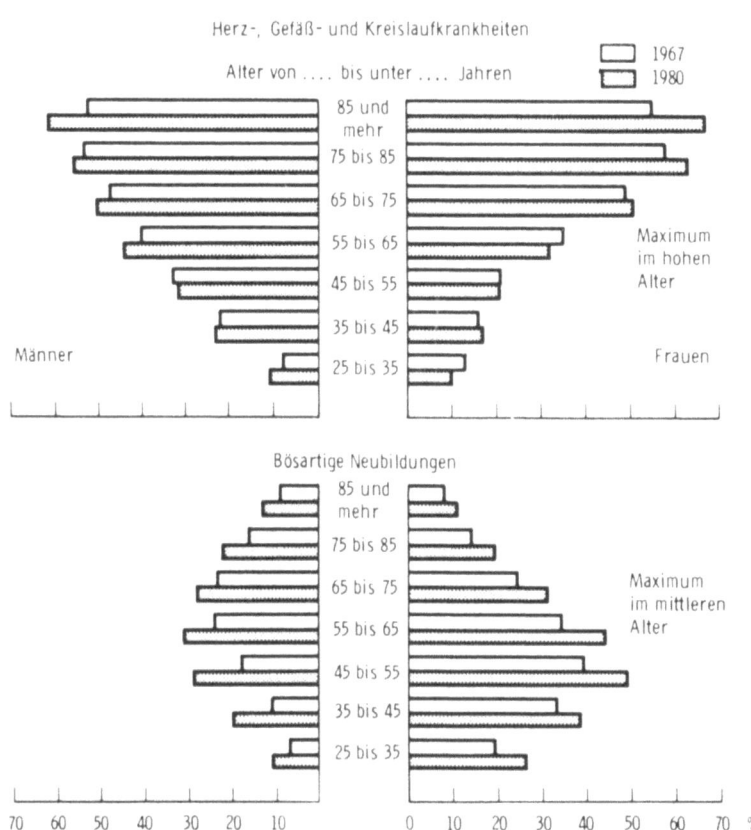

Abb. 2.1. Vorkommen der Sterbefälle an Herz-Kreislauf-Krankheiten in den höchsten Lebensdezennien und von Krebs in jüngeren Jahren am Beispiel von Baden-Württemberg. (Aus: Statistik von Baden-Württemberg, Bd. 302 [UB, Za 248]). (Aus: Holtmeier 1988, S. 14)

65 Jahre sein. Die Zahl an älteren Leuten wird weiter ansteigen. Darauf läßt auch ein Vergleich mit anderen Ländern schließen (Tabelle 2.1).

Obergrenze der Lebensfähigkeit des Menschen

Heute erreichen viele Menschen ein hohes Alter. Der Grund hierfür ist, daß sie nicht mehr, wie noch die früheren Generationen, vorzeitig an einer

20   Zum Wandel von Krankheiten und Todesursachen

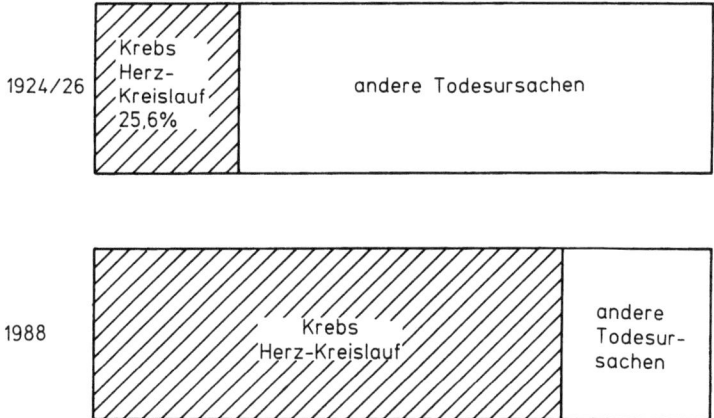

Abb. 2.2. Seit 1924/26 ist es bis 1988 zu einer totalen Umverteilung bei abnehmender Gesamtsterblichkeit unter den Todesursachen in der ehemaligen BRD gekommen. Durch die Erfolge der Medizin sind zahllose Krankheiten heilbar bzw. besser behandelbar geworden und anteilig als Todesursachen stark zurückgegangen. Dafür erreichen immer mehr Menschen ein hohes Alter, in dem sie am Lebensabend am Tod durch Krebs und Herz-Kreislauf-Gefäß-Leiden sterben (72,6%)

noch nicht behandelbaren Krankheit sterben müssen. Man wird heute im Durchschnitt wesentlich älter als noch vor 100 Jahren (Tabelle 2.2). Männer werden ca. 72,2 Jahre alt und Frauen 78,6 Jahre (1988). Viele Krankheiten sind heilbar, besser behandelbar geworden oder sogar verschwunden. Trotzdem sind die Menschen sterblich geblieben. Da die Zellteilungsfähigkeit beim Menschen erlischt, nimmt man derzeit eine Obergrenze für die Lebensfähigkeit von ca. 115 Jahren an. Nur selten erreichen Menschen diese Grenze. Max Bürger (1957) sah im Versagen der feinsten Arterien (Verfettung, Verschluß) das natürliche Lebensende. Er bezeichnete diesen Zustand als „*Physiosklerose*". Sie sei histologisch identisch mit der Arteriosklerose. Das Versagen von Koronar- und Gehirngefäßen könnte im Greisenalter hierzu zählen. Der Mensch würde bzw. sei so alt wie seine Gefäße, postulierte auch Bürger.

Zwei Hauptsterbeursachen

Während *1924/26* noch 21% an Infektionskrankheiten, nur 14,8% an Herz-, Kreislauf-, Gefäßleiden und nur 11,7% an Krebs starben, waren es

Tabelle 2.2. Sterbefälle an „Ischämischen Herzkrankheiten" pro 100 000 Einwohner der entsprechenden Altersgruppen (nach Daten des Statistischen Bundesamtes Wiesbaden) in der BRD unter Berücksichtigung der Bevölkerungszahl (grob schematische Darstellung). Seit 1979 sind die Sterbefälle rückläufig (Tabelle 2.7).

Jahr	0–65 Jahre	65–75 Jahre	über 75 Jahre
Tod durch ischämische Herzkrankheiten	(CHD 410–414)		
Männer			
1952 Koronartote	36,3	394,1	614,7
Lebende Personen [Mio.]	19,3	1,45	0,58
1961 Koronartote	72,6	751,5	1013,8
Lebende Personen [Mio.]	23,1	1,6	0,795
1987 Koronartote	69,3	1027,3	2516,6
Lebende Personen [Mio.]	26,1	1,8	1,3
Frauen			
1952 Koronartote	9,9	198,8	434,8
Lebende Personen [Mio.]	23,4	1,75	0,72
1961 Koronartote	11,1	306,3	1278,6
Lebende Personen [Mio.]	25,0	2,4	1,1
1987 Koronartote	18,2	391,9	1613,9
Lebende Personen [Mio.]	25,6	3,1	3,0

1988 bereits an Herz-, Kreislauf-, Gefäßleiden 49,7%, an Krebs 22,9% und an Infektionskrankheiten nur noch 0,8% (Tabelle 2.3). Bei einer nur gering abnehmenden Gesamtsterblichkeit ist es zu einer *Umschichtung* bei den Todesursachen gekommen. Das Herz-, Kreislauf-, Gefäßversagen dominiert heute unter den Sterbeursachen. Durch die *Erfolge der Medizin*, aber auch der gesamten gebesserten Lebensumstände in der ehemaligen BRD, trat ein massiver Rückgang im Vorkommen zahlreicher Krankheiten ein. Heute erreichen immer mehr Menschen ein immer höheres Alter. Aber im hohen Alter erliegen sie gehäuft anderen, derzeit ebenfalls noch nicht ausreichend beherrschbaren Krankheiten. Mit den Erfolgen der Medizin ist es zu einer *Konzentrierung der Todesfälle* auf *zwei Hauptsterbeursachen* gekommen, die inzwischen *72,6%* aller Todesursachen in der ehem. BRD ausmachen:

- Tod durch *Krebs* mit Maximum der Sterblichkeit ca. um das 55.–65. Jahr (Abb. 2.1) und
- Tod durch Versagen von *Herz-, Kreislauf-, und Gefäßsystem* mit Maximum am Lebensende (Abb. 2.1).

Tabelle 2.3. Häufigste Todesursachen (in Prozent) an der Gesamtsterblichkeit 1924–1988. (Aus: Statistisches Bundesamt 1989)

	1924/26	1961	1972	1982	1986	1988
Infektionskrankheiten einschl. Grippe Pneumorie, Tbc	21,0	6,0	6,0	4,9	0,7	0,8
Herz-Kreislauf-Gefäß-Leiden	14,8 ⎫ 26,5% 11,7 ⎭	41,1 ⎫ 59,2% 18,1 ⎭	46,0 ⎫ 65% 19,0 ⎭	50,4 ⎫ 71,4% 21,0 ⎭	50,1 ⎫ 74% 23,9 ⎭	49,7 ⎫ 72,6% 22,9 ⎭
bösartige Neubildungen (korrig.)						
unnatürliche Todesursachen	5,4	7,0	7,0	5,8	6,5	6,3
	52,9	72,2	78,0	82,1	81,2	79,7

Entwicklung der Sterbeziffern

Diese Entwicklung zeigt Abb. 2.1. Tabelle 2.3 besagt, daß die Sterbefälle an *Krebs und Herz-Keislauf-Versagen 1924/26* zusammen *erst 26,5% unter den Gesamtsterbefällen ausmachten.* Man starb damals häufiger und jünger an anderen Krankheiten als heute. Große Teile der Bevölkerung erlebten gar nicht erst die höheren Altersstufen, in denen sich vornehmlich Tod infolge von Krebs und Krankheiten des Herz-Kreislauf-Systems auszubreiten (Abb. 2.1) pflegt. Dafür starb man zeitlich früher (geringere Lebenserwartungen) an anderen, damals noch nicht behandelbaren Krankheiten. Die starke Zunahme von Krebs und Herz-Kreislauf-Leiden unter den Todesfällen zeigt, wie stark sich diese *anteilig* in der *Gesamtgruppe von Sterbefällen* bis Ende der 80er Jahre *ausgebreitet haben* und wie erheblich dafür andere Krankheiten anteilig rückläufig wurden. Dieses zeigt grob schematisch Tabelle 2.4 auf.

Innerhalb der Gruppe des Herz-, Kreislauf-, Gefäßsystems hat sich vornehmlich der Tod infolge Versagen der feinen Arterienbezirke z. B. unter dem Bild des *Herzinfarktes* (11,2%) und des *Schlaganfalles* (12,3%) etabliert. Die Aufteilung der Sterbefälle geht aus Tabelle 2.4 für 1988 hervor. Sollte einmal die Krebskrankheit erfolgreich behandelbar sein, würden die Menschen die Krebskrankheit überleben und am Lebensende den Tod durch Herz-Kreislauf-Versagen finden. Die Zahl der Sterbefälle dieser Gruppe würde weiter zunehmen und damit auch die Sterbefälle an Herzinfarkt und an Schlaganfällen, die vornehmlich in die hohen Altersklassen fallen (Tabellen 2.7 und 2.8).

Tabelle 2.4. Sterbefälle 1988 in der ehemaligen BRD

0,8%	An *Infektionskrankheiten*
22,9%	An *bösartigen Neubildungen*
1,9%	An *Ernährungs- und Stoffwechselkrankheiten* einschließlich Immunkrankheiten (darunter nahm die Zuckerkrankheit 1,6% ein)
0,2%	An Krankheiten des Blutes
49,7%	An Krankheiten des *Herz-Kreislaufsystems* (darunter 12,3% Gehirngefäßversagen und 11,2% am akuten Herzinfarkt)
5,6%	An Krankheiten der Atmungsorgane
4,7%	An Krankheiten der Verdauungsorgane
4,7%	An Folgen von Verletzungen und Vergiftungen
1,6%	An Selbstmord

Nach Angaben des Statistischen Bundesamtes 1989

Sterbefälle an ausgewählten Herz-Kreislauf-Krankheiten

Die medizinische Wissenschaft hat sich mit der *Deutung der oben geschilderten Zusammenhänge* jahrelang schwer getan und tut es auch heute noch. Man hatte im Hinblick auf die Zunahme der Sterbefälle des Herz-Kreislauf-Gefäß-Systems, hier v. a. des Herzinfarktes und Schlaganfalls, ursächlich v. a. an die Folgen einer ungesunden Lebensweise (ungenügende Beachtung von Risikofaktoren) und die Gefahren von Übergewicht und Fehlernährung nach dem 2. Weltkrieg gedacht. Das „Cholesterinproblem" hat eine große Rolle gespielt. Man hatte dabei übersehen, daß durch die medizinischen Fortschritte einerseits immer mehr Krankheiten verschwanden, aber andererseits zugleich immer mehr Menschen immer älter wurden, diese jedoch nicht unsterblich blieben. Innerhalb weniger Jahrzehnte hatten sich in den hohen Lebensdezennien eine Großzahl von älteren Menschen angesammelt, was vor ca. 30 Jahren noch nicht der Fall war. Mit der Anhäufung dieser Menschen häuften sich auch Krankheiten an, die typischerweise im hohen Alter vermehrt auftreten. Dafür gingen Krankheiten und Todesursachen in den mittleren und jüngeren Lebensjahren, die früher dort vorzeitig zum Tode führten, stark zurück (Tabelle 2.3). Man könnte fast von *einer Anhäufung von Sterbekrankheiten* im hohen Alter sprechen (vgl. Kapitel „Zur Gesamtsterblichkeit"). Vornehmlich dieser Umstand erklärt die starke Zunahme von *Krebs* und von *Herz-Kreislauf-Versagen* im hohen Alter bei einer abnehmenden Gesamtsterblichkeit. Es ist eine Umschichtung der Todesursachen „zugunsten" des Herz-Kreislauf-Systems eingetreten. Ernährungseinflüsse dürften an dieser Entwicklung nur eine untergeordnete Rolle spielen, zumal die Lebenserwartungen insgesamt ja nicht rückläufig sind, sondern ständig zunehmen! Ohne damit die generelle Gefährdung durch falsche Lebens- und Ernährungsweise von Menschen, die sich noch nicht im Sterbealter befinden (besonders jener mit Genanlagen für das Auftreten bestimmter Krankheiten, die durch Fehlernährung ausgelöst werden) in Frage zu stellen, scheinen andere globale Einflüsse bei dieser Entwicklung von wesentlich größerer Bedeutung zu sein.

Die Menschen müssen nicht mehr vorzeitig sterben, sie werden in hohem Ausmaß immer älter. Sie können heute in großer Anzahl uralt werden und verlassen diesen Globus am Lebensabend, weil sie nicht unsterblich sind, vorwiegend am Versagen des Herz-Keislauf-Gefäß-Systems. Hierbei treten *immer stärker der Tod durch Verschlüsse feiner Arterien, z. B. der Koronar- und Gehirngefäße,* in den Vordergrund. Gerade die letztere Todesursache, bei der es sich um das Versagen bzw. den Verschluß der feinsten und empfindlichsten Gefäßbezirke handelt, hat sich zu einer Art *physiologischer Sterbekrankheit* am Lebensabend entwickelt, die an die „*Physiosklerose*" von Max Bürger (1957) erinnert.

Sterbefälle an Koronarkrankheiten in verschiedenen Altersklassen

Wenn man sich darüber Gedanken machen will, ob und welche Beziehungen zwischen einer fehlerhaften Lebens- und Ernährungsweise und dem Auftreten von Koronarkrankheiten bzw. von Todesfällen der ehemaligen BRD bestehen könnten, sollte man zunächst, *unbedingt getrennt nach Altersgruppen*, die Sterbefälle studieren. Statistiken über Krankheiten gibt es aus Gründen des Datenschutzes bei uns nicht. Die hier angefügten amtlichen Dokumente entstammen dem *Statistischen Bundesamt*, Wiesbaden.

Wir möchten eingangs bemerken, daß Berechnungen, die Gesamtzahl der *Sterbefälle betreffend,* nur ausnahmsweise zulässig sind. Alleine die *Berechnung pro 100 000 Einwohnern einer entsprechenden Altersgruppe* an Sterbefällen führt zu einer sicheren Beurteilung, d. h. nur die Betrachtung der Sterbefälle pro 100 000 z. B. einer entsprechenden Altersgruppe z. B. der 50- bis 55jährigen, 100 000 der 60- bis 65jährigen usw. läßt Vergleiche und Aussagen zu. Abbildungen 2.3 und 2.4 zeigen die Änderungen des *Anteils* (absolute Zahlen) an *Sterbefällen* an „ischämischen" Koronar-

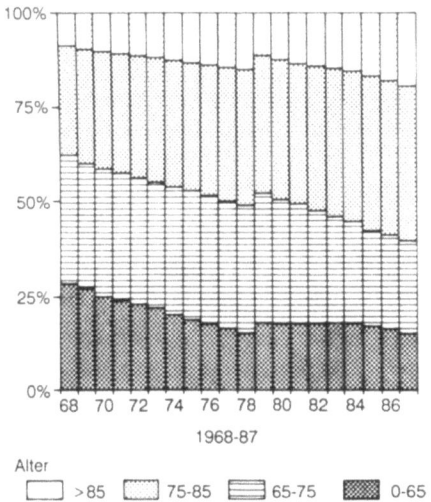

Abb. 2.3. Prozentuale Auflistung der Sterbefälle an ischämischen Herzkrankheiten von 1968–1987. Seit 1968: starke Zunahme in den höchsten Altersklassen über 75 Jahren, während die Sterbefälle von 0–75 Jahren zurückgehen. (Nach Stat. Bundesamt 04/89, Zit. nach Holtmeier 1990, S. 23–25)

26 Zum Wandel von Krankheiten und Todesursachen

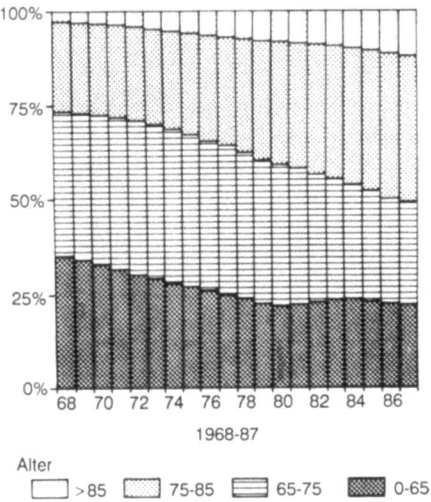

Abb. 2.4. Bestätigt auch am akuten Myokardinfarkt die Ergebnisse von Abb. 2.3. (Nach: Stat. Bundesamt 04/89, Pos.-Nr. 410 der ICD, Zit. nach Holtmeier 1990, S. 23–25)

krankhheiten (ICD 410–414) und am *„akuten Myokardinfarkt"* (ICD *410*) in den verschiedenen Altersklassen auf. Der Myokardinfarkt ist auch Bestandteil der Gruppe der „ischämischen Koronarkrankheiten" (*410–414*). Beide Abbildungen zeigen, daß die Sterblichkeit seit *1968* insgesamt in den jüngeren und mittleren Altersklassen rückläufig ist und sich in die hohen Altersklassen verlagert. Dieser Trend gilt sowohl für das Verhalten an den „ischämischen Herzkrankheiten" als auch für den „akuten Myokardinfarkt". Der „Knick" 1978/79 in den Abbildungen stammt aus einer Umstellung in der 9. Revision der Statistik 1978/79 (hierzu s. „Anmerkungen zu den Statistiken", S. 38).

Tabellen 2.7 und 2.8 zeigen nach Angaben des *Statistischen Bundesamtes*, Wiesbaden 1993, die Sterbefälle pro 100 000 der entsprechenden Altersgruppe an *„ischämischen Herzkrankheiten"* (ICD 410–414) und an *„akutem Myokardinfarkt"* (ICD 410) von 1968 bis 1991 auf (vgl. damit Tabelle 2.1). Selbst unter Berücksichtigung der 9. Revision 1978/79 der Statistik (s. „Anmerkung zu den Statistiken"), läßt sich in allen Altersklassen von der Geburt *bis zum ca. 75. Lebensjahr* ein *erheblicher Rückgang bei den Sterbefällen an Koronarkrankheiten* feststellen, der um so ausgeprägter ist, je jünger die jeweilige Altersgruppe ist. Die derzeitige

Sterberate dürfte in dieser Altersgruppe einem Stand vor 1968 entsprechen. Da die letzte Bereinigung der ICD Systematik 1979 stattfand, *stellt sich der Rückgang an Sterbefällen von 1979 bis 1992* wie folgt dar: Die Sterbefälle bei Männern an „*akutem Myokardinfarkt*" (ICD 410) pro 100 000 (Tabelle 2.8) nahmen im Alter von 45 – 50 Jahren um *−48,4%* ab, im Alter von 50 – 55 um *−51,6%*, im Alter von 55 – 60 um *−49,4%*, im Alter von 60 – 65 um *−38,8%* und im Alter von 70 – 75 Jahren um *−38,6%* ab. Erst danach konzentrieren sich die Sterbefälle im Greisenalter, die ebenfalls ab ca. 1989 leicht abnehmen.

Bewertung der Sterbeziffern nach der ICD-Systematik

Obwohl verschiedenartige Ausdrücke wie Tod durch KHK, Ischemic Heart Diseases usw. existieren, kennt die internationale *ICD Systematik* nur zwei Begriffe:

1. „*Akuter Myokardinfarkt*" (ICD Nr. 410) der *erst 1968* in der Statistik *auftrat*. Vor 1968 war er mit der ICD Nr. 410 unter den sog. „*ischämischen Herzkrankheiten*" (ICD 410 – 414) eingereiht. Erst seit 1968 gibt es Daten über den Tod am akuten Myokardinfarkt. Viel ältere wissenschaftliche Arbeiten beziehen sich auf Sterbefälle (Tabelle 2.7) an „*ischämischen Herzkrankheiten*" (ICD 410 – 414) und sind angreifbar, wenn allzu einseitige Beziehungen zwischen Sterbefällen und Ernährung usw. hergestellt wurden, wie z. T. in den USA mit dem zeitgleichen Rückgang dort an koronaren Sterbefällen von ca. 1950 bis 1975.

2. „*Ischämische Herzkrankheiten*" (die ICD Nr. 410 – 414) stellen eine „*Sammlung*" verschiedener Krankheiten dar, die in einer tödlichen Ischämie der Koronargefäße endeten. Bis zur Revision 1979 zählten hierzu u. a. Arteriosklerose, Bluthochdruck (gutartig, bösartig), rheumatische Herzkrankheiten, Rechts- sowie Linksversagen des Herzens mit Stauungserscheinungen, Anasaker, Ödeme, Herzasthma, verschiedene Arten des Herzblocks usw. Wenn z. B. ein Patient mit einem *Linksversagen* des Herzens einer *Ischämie* erlag, zählte er bis 1979 zu dieser Gruppe. Es läßt sich aus einem solchen Fall keine sichere Verbindung zum Thema Ernährung bzw. „Cholesterin" usw. herstellen, nur weil der Tod durch Koronarversagen eintrat. Der Rückgang an Sterbefällen dürfte in den früheren Jahren bis ca. 1979 und danach in dieser Gruppe (Tabelle 2.7) vor allem Folge der enormen Fortschritte der Medizin seit 1950 sein (Anwendung hochmoderner Herzmittel, β-Blocker, Ca-Antagonisten, ACE-Hemmer, Diuretika und Antibiotika usw.). Erst seit 1979 ist die ICD Statistik grundlegend bereinigt. Ein Blick in die Tabellen 2.7 und 2.8 zeigt, daß der *Anteil am*

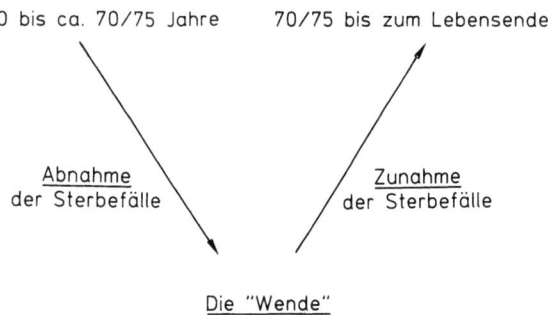

Die "Wende" vollzieht sich um das 70.-75. Lebensjahr

Abb. 2.5. Grob schematische Darstellung über Zu- und Abnahme von Sterbefällen an „ischämischen Herzkrankheiten" und am „akuten Myokardinfarkt". Bei beiden Krankheitsgruppen nehmen die Sterbefälle besonders stark in den jüngeren und etwas weniger stark in den mittleren Altersklassen bis hin etwa zum 70.–75. Lebensjahr ab. Ungefähr um das 70.–75., Lebensjahr tritt ein Stillstand ein (die „Wende"). Danach nimmt die Sterblichkeit in den höheren Altersklassen wieder langsam zu. Die meisten Sterbefälle finden in den höchsten Altersklassen statt. Je älter der Mensch wird, desto häufiger stirbt er am Koronartod (Tabellen 2.7 und 2.8)

„*akuten Myokardinfarkt*" (ICD 410) der 80–85jährigen Männer innerhalb der Gruppe der „*ischämischen Herzkrankheiten" (ICD 410–414)* um 1976 bei nur ca. 31% lag. Gerade in den hohen Altersstufen häufen sich die Koronarinfarkte aber auch andere Krankheiten.

Hier scheint sich die Hypothese von Max Bürger 1957 zu verwirklichen, der sagte, daß das natürliche Lebensende in einem Großteil der Fälle durch die „*Physiosklerose*" erfolgte, d. h. durch die unvermeidliche Verfettung und den Verschluß der feinsten Arterien in den höchsten Altersklassen. Im vorliegenden Fall wird dies am Versagen der Herzkranzgefäße als einer natürlichen Art des Lebensendes dargestellt. Seinen Studenten sagte Max Bürger im Hörsaal in Leipzig, das *Schicksal der Gefäße* könne man mit dem *Wachstum eines Baumes vergleichen*, dessen feinste Äste im hohen Alter als erste verdorren und abfallen. So sei es auch mit dem Schicksal der feinsten Gefäße des Menschen. *Der Mensch würde bzw. sei so alt wie seine Gefäße.*

Auch wenn das Versagen der Herzkranzgefäße im hohen Alter in einem Großteil der Fälle zu einer Art (unvermeidbaren) physiologischen „*Absterbekrankheit*" geworden ist, tritt der Koronartod in einem Teil der Fälle, besonders im mittleren Alter, mit Sicherheit infolge von falscher Ernährung, Lebensweise (Nikotinabusus etc.) und Krankheit (Bluthochdruck, Zuckerkrankheit, Fettsucht usw.) auf, wobei auch genetische Anlagen bedeutsam sein dürften. Ein Zusammenhang mit einem Einzelfaktor wie Cholesterin läßt sich jedoch nicht herstellen.

Dies bedeutet, daß auch weiterhin *alle Menschen Risikofaktoren meiden* und *die Regeln einer gesunden Ernährung und Lebensweise beachten müssen,* um ein hohes Alter in Gesundheit zu erreichen und um sich vor dem Auftreten vor Krankheiten zu schützen, die frühzeitig zum Koronartod führen können. Ich *darf alles essen, aber alles in Maßen,* und jede Krankheit erfordert ihre spezielle Diät.

Warum nehmen die koronaren Todesfälle im mittleren Alter ab?

Sicher spielt die „*Entschärfung*" von Risikokrankheiten eine große Rolle. Dazu gehört die bessere Behandelbarkeit der Zuckerkrankheit, der Gicht, der Hypertonie usw. Tabellen 2.5 und 2.6 zeigen anhand der standardisierten Sterbeziffern beispielhaft, daß die *Todesfälle* infolge der *Hypertonie* bei den Männern von *1981 bis 1992* von *15,6* auf *9,8* pro 100 000 Einwohner zurückgegangen sind, bei den Frauen von *30,2* auf *21,0*. Damit ist eine der wichtigsten Risikokrankheiten für das Auftreten von Herzinfarkt zunehmend entschärft worden. Der Einfluß moderner Therapiemaßnahmen hat einen hohen Stellenwert bezüglich des Rückganges von koronaren Sterbefällen erreicht, ebenso der Einsatz von Rettungswagen, von operativen Methoden, z. B. die Herzkranzgefäße zu dilatieren, und sicher auch bei vielen Menschen die bessere Einsicht zu einer gesünderen allgemeinen *Lebensweise,* zu der die Vermeidung von Fettsucht und Nikotinabusus, insbesondere aber die gesunde Ernährung und Bewegung gehören. *Die Ursachen für den Rückgang an koronaren Zwischenfällen sind stets multifaktoriell.* Mit dem Einzelfaktor „Cholesterin" läßt sich aufgrund dieser Daten weder eine Korrelation noch der Beweis für einen Zusammenhang herstellen.

Sterbefälle an Arteriosklerose, Gehirngefäßleiden und Hypertonie

Eine ausführliche Statistik über die Sterbefälle in der Bundesrepublik Deutschland kann man u. a. dem Band „*Daten des Gesundheitswesens*" entnehmen.

Die nachfolgenden Ausführungen versuchen u. a. die spezifische Frage zu beantworten, ob man Kinder und Jugendliche durch eine spezielle Ernährungsform vor dem Schicksal eines späteren Auftretens von Koronar-

Tabelle 2.5. Mitteilung des Statistischen Bundesamtes, Wiesbaden 1994, über Sterbefälle an ausgewählten Kreislaufkrankheiten in der ehemaligen BRD einschließlich Berlin (West)

Jahr	Kreislauf-krankheiten insgesamt	Darunter						
		Hypertonie und Hochdruck-krankheiten	Ischämische Herz-krankheiten	Akuter Myokard-Infarkt	Lungen-embolie	Krankheiten des zerebrovas-kulären Systems	Krankheiten der Arterien, Arteriolen und Kapillaren	Arterio-sklerose
Pos.-Nr. der ICD/9								
	390–459	401–405	410–414	410	415.1	430–438	440–448	440
Männer Je 100000 Einwohner								
1952[b]		11,9	67,0	–				
1966	504,5	15,9	169,0	–	2,2	164,4	33,8	26,8
1967	509,1	19,1	171,1		2,7	158,3	35,3	28,4
1968	534,1	16,6	201,5	137,8	2,9	160,4	31,7	20,5
1969	544,1	15,4	213,2	145,1	3,1	158,9	28,8	16,6
1970	531,6	14,5	214,7	148,6	3,1	155,5	28,6	15,8
1971	538,1	14,8	224,9	154,4	3,2	154,3	28,1	15,5
1972	537,6	14,8	229,0	156,1	3,2	149,8	30,6	17,5
1973	531,7	14,3	233,3	154,4	3,1	147,8	29,2	16,6
1974	528,2	14,5	237,4	155,7	3,1	142,9	30,2	17,2
1975	543,5	15,5	248,9	161,3	3,5	143,8	29,9	16,7
1976	544,7	14,8	259,2	166,6	3,4	142,8	29,7	16,1
1977	523,6	13,9	253,7	162,3	3,3	134,8	28,7	14,7
1978	540,9	14,4	267,3	168,8	3,2	138,8	29,0	14,1

1980	556,4	15,5	246,1	174,9	4,3	136,9	29,1	18,0
1981	559,7	15,6	248,1	173,0	4,8	135,7	27,6	15,3
1982	547,3	14,1	246,0	168,6	5,2	129,0	28,2	15,1
1983	548,7	13,2	248,3	167,3	5,3	128,8	29,0	16,0
1984	538,1	11,7	249,3	162,8	6,0	121,7	28,6	15,5
1985	542,1	11,5	254,9	164,7	6,5	120,6	27,3	14,6
1986	524,1	9,8	243,1	159,1	6,8	115,1	30,8	17,0
1987	509,6	9,9	243,1	156,8	6,0	110,3	29,0	14,7
1988	498,7	9,5	235,2	148,1	6,0	105,7	29,2	14,9
1989	488,8	8,7	227,4	143,7	6,2	102,3	31,1	17,0
1990	476,9	8,7	223,8	136,8	5,6	99,6	30,6	16,5
1991	468,2	9,6	217,5	131,0	5,6	95,5	32,4	18,7
1992	445,9	9,8	212,0	124,8	5,1	90,6	29,3	16,3

Standardisierte Sterbeziffer[a]

1952[b]		11,7	65,3	—				
1966	591,1	18,2	183,2	—				36,0
1967	592,3	21,7	184,6	146,8	2,4	201,4	44,0	37,5
1968	622,3	19,0	221,9	155,8	3,0	192,0	45,4	27,1
1969	636,6	17,6	237,9	158,2	3,1	194,7	40,0	22,1
1970	614,8	16,5	237,4	165,3	3,4	193,0	36,1	20,7
1971	624,1	16,9	250,1	167,8	3,4	186,0	35,0	20,1
1972	622,0	16,9	255,5	166,3	3,5	185,0	34,3	22,5
1973	614,9	16,2	261,2	167,1	3,6	178,3	37,4	21,2
1974	605,0	16,4	264,1	170,7	3,4	175,0	35,5	21,6
1975	612,5	17,3	273,0	174,7	3,8	167,2	36,1	20,7
1976	604,9	16,3	281,8	169,3	3,6	165,3	35,1	19,5
1977	573,7	15,2	272,4	175,3	3,4	161,7	34,2	17,5
1978	585,6	15,7	279,2	175,8	3,3	150,2	32,4	16,4
1979	588,4	16,5	251,5	179,5	3,9	151,9	32,2	19,9
1980	588,7	16,5	255,6		4,4	148,5	31,1	20,0

Tabelle 2.5 (Fortsetzung)

Jahr	Kreislauf-krankheiten insgesamt	Darunter						
		Hypertonie und Hochdruck-krankheiten	Ischämische Herz-krankheiten	Akuter Myokard-Infarkt	Lungen-embolie	Krankheiten des zerebrovas-kulären Systems	Krankheiten der Arterien, Arteriolen und Kapillaren	Arterio-sklerose
	Pos.-Nr. der ICD/9							
	390–459	401–405	410–414	410	415.1	430–438	440–448	440
1981	587,7	16,4	256,6	177,2	4,8	143,5	29,3	16,7
1982	568,4	14,7	252,6	171,9	5,3	134,5	29,6	16,2
1983	563,0	13,6	252,9	169,5	5,3	132,6	30,0	16,7
1984	542,6	11,8	250,2	163,0	6,0	122,9	29,0	15,9
1985	537,7	11,4	252,5	163,1	6,4	119,6	27,1	14,6
1986	514,8	9,6	238,9	156,5	6,7	113,0	30,2	16,7
1987	495,2	9,6	235,9	152,2	5,9	107,3	28,2	14,3
1988	481,3	9,2	227,5	143,5	5,9	102,0	28,1	14,2
1989	469,2	8,3	219,4	139,1	5,9	98,2	29,6	16,0
1990	457,8	8,4	216,1	132,7	5,5	95,6	29,1	15,4
1991	449,8	9,1	209,5	126,6	5,4	91,9	30,6	17,3
1992	429,7	9,4	205,7	121,5	4,9	88,0	28,0	15,2

[a] Bezogen auf den Bevölkerungsaufbau von 1987
[b] Ohne Saarland und Berlin (West)

Tabelle 2.6. Mitteilung des Statistischen Bundesamtes, Wiesbaden 1994, über Sterbefälle an ausgewählten Kreislaufkrankheiten in der ehemaligen BRD einschließlich Berlin (West)

Jahr	Kreislauf-krankheiten insgesamt	Darunter						
		Hypertonie und Hochdruck-krankheiten	Ischämische Herz-krankheiten	Akuter Myokard-Infarkt	Lungen-embolie	Krankheiten des zerebrovas-kulären Systems	Krankheiten der Arterien, Arteriolen und Kapillaren	Arterio-sklerose
	Pos.-Nr. der ICD/9							
	390–459	401–405	410–414	410	415.1	430–438	440–448	440
Frauen Je 100000 Einwohner								
1952[b]	481,8	17,4	32,6	–				
1966	485,8	26,1	82,9	–	2,8	198,4	35,6	30,3
1967	520,2	31,9	85,1	–	3,1	190,3	36,9	31,6
1968	537,4	28,7	117,0	64,4	3,5	196,2	32,7	23,2
1969	536,9	27,2	131,6	69,6	3,6	197,4	29,4	19,3
1970	549,5	26,2	137,1	71,8	3,9	194,6	30,3	20,0
1971	550,8	27,0	147,1	75,3	3,7	197,4	30,6	19,7
1972	549,7	26,1	155,8	77,5	4,1	192,1	32,3	21,7
1973	558,9	25,9	162,7	78,3	4,0	192,4	32,4	21,7
1974	575,2	27,2	171,1	81,2	4,4	191,7	33,0	22,1
1975	578,7	28,1	184,8	86,2	4,4	192,6	32,7	21,9
1976		28,0	195,3	89,6	4,7	192,8	32,9	22,0

Tabelle 2.6. (Fortsetzung)

Jahr	Kreislauf-krankheiten insgesamt	Darunter						
		Hypertonie und Hochdruck-krankheiten	Ischämische Herz-krankheiten	Akuter Myokard-Infarkt	Lungen-embolie	Krankheiten des zerebrovas-kulären Systems	Krankheiten der Arterien, Arteriolen und Kapillaren	Arterio-sklerose
	Pos.-Nr. der ICD/9							
	390–459	401–405	410–414	410	415.1	430–438	440–448	440
1977	558,7	26,1	192,9	88,0	4,2	182,7	32,5	21,0
1978	584,3	27,9	202,1	93,5	4,5	190,9	33,3	21,6
1979	603,3	30,2	170,8	97,9	4,9	194,9	32,6	25,6
1980	609,1	30,3	177,6	101,7	5,4	193,0	33,4	25,9
1981	628,0	29,9	183,0	102,8	6,1	199,4	31,9	23,7
1982	619,6	28,1	185,0	102,8	6,7	191,4	32,8	24,1
1983	626,3	27,0	193,5	104,6	6,8	188,7	35,3	26,0
1984	611,5	23,6	197,4	103,8	7,8	180,4	35,2	25,9
1985	630,6	23,7	208,0	106,7	8,6	182,7	34,9	25,1
1986	623,0	21,0	202,9	106,1	9,8	179,1	39,2	29,4
1987	608,6	21,3	206,6	106,3	8,7	172,3	37,7	27,2
1988	608,3	19,6	207,5	103,2	8,7	167,6	39,0	28,0
1989	611,4	18,5	206,8	103,3	8,9	164,9	42,0	30,8
1990	615,3	19,1	210,2	98,9	8,5	164,6	43,0	31,6
1991	604,3	19,4	203,9	96,2	8,3	159,8	47,6	36,2
1992	583,7	21,0	202,7	91,5	7,6	152,4	42,3	31,4

Standardisierte Sterbeziffer[a]

Jahr							
1952[b]		16,6	31,0			71,3	62,4
1966	793,0	40,5	117,3	–	3,8	336,5	62,7
1967	781,8	48,4	118,7	–	4,0	315,6	45,6
1968	829,4	42,7	173,4	84,5	4,5	321,7	37,4
1969	842,2	39,7	195,2	90,5	4,6	316,4	37,7
1970	829,9	37,7	200,7	91,8	5,0	306,8	35,8
1971	830,3	38,5	211,9	95,0	4,7	302,8	38,0
1972	816,6	36,8	221,2	97,0	5,1	288,9	37,2
1973	798,7	35,6	227,2	96,9	4,9	282,8	36,4
1974	790,8	36,7	233,6	98,8	5,3	274,6	34,9
1975	791,2	37,0	246,7	103,2	5,3	267,3	33,6
1976	774,6	36,3	254,2	105,3	5,6	260,3	30,7
1977	725,9	33,0	244,6	101,8	4,8	238,9	30,3
1978	735,8	34,4	248,8	106,1	5,0	241,7	34,2
1979	735,7	36,5	199,4	108,8	5,4	238,7	33,1
1980	721,7	35,6	202,9	111,3	5,9	230,0	29,2
1981	724,8	34,4	204,7	110,8	6,5	231,0	28,6
1982	695,0	31,5	202,0	109,1	7,1	215,3	29,6
1983	682,4	29,4	206,8	109,4	7,1	205,9	28,2
1984	645,2	25,1	205,7	106,5	8,0	190,5	26,1
1985	644,8	24,2	211,0	107,1	8,7	187,1	29,5
1986	620,4	21,0	201,4	105,0	9,7	178,6	26,2
1987	591,7 8	20,7	201,4	103,9	8,5	167,6	25,9
1988	577,2 7	18,6	198,7	99,9	8,4	159,1	27,7
1989	569,0	17,2	195,2	99,2	8,6	153,2	27,7
1990	564,4	17,4	196,1	94,4	8,1	151,0	31,2
1991	549,2	17,6	189,2	91,7	7,9	145,2	26,2
1992	524,1	18,9	186,9	87,4	7,2	137,1	

[a] Bezogen auf den Bevölkerungsaufbau von 1987
[b] Ohne Saarland und Berlin (West)

versagen oder vor Arteriosklerose des Gefäßsystems z. B. durch eine cholesterinarme Kost, die reich an Vegetabilien ist, behüten kann. Um diese Frage zu beantworten, muß man auf die *Verteilung der Sterbefälle nach Altersgruppen* beim Erwachsenen zurückkommen. Die Gesamtsterbeziffer besagt wenig. Die Feststellung, daß über 260000 Bürger jährlich den Koronartod erleiden, sagt nichts darüber aus, ob der Tod im Säuglings- oder im Greisenalter als „Sterbekrankheit" auftritt. Die entscheidende Frage ist, in welchem Alter ein Mensch vornehmlich den Koronartod erleidet.

Hierbei greifen wir auf amtliche Dokumente über *Sterbeziffern* nach Angaben des *Statistischen Bundesamtes*, Wiesbaden, zurück, die uns zur Verfügung gestellt wurden. Wir beschränken uns wegen der unterschiedlichen sozialen und genetischen Strukturen unter den Völkern bewußt auf die *Verhältnisse in der ehemaligen BRD*. Die Zeit seit der Wiedervereinigung der ehemaligen BRD mit den neuen Bundesländern (ehemalige DDR) *1989* ist noch zu kurz, als daß wir die dort gewonnenen statistischen Ergebnisse ohne Schwierigkeiten mit in unser Material einfließen lassen könnten.

Tabelle 2.5 und Tabelle 2.6 stellen neben der „Anzahl" und dem Vorkommen pro 100000 Einwohner pro Jahr u. a. die *standardisierten Sterbeziffern* an verschiedenen Todesursachen von 1965 bis 1992 dar. Diese Berechnungsart zählt mit zu den genauesten ihrer Art und berücksichtigt zugleich den Bevölkerungsaufbau von 1987. Wir beschränken uns deshalb auf die Betrachtung der standardisierten Sterbeziffern.

Für *Männer* und *Frauen* ergibt sich, daß seit 1979, dem Zeitpunkt der 9. und letzten Revision der ICD-Nummern, die *Sterbefälle* an den sog. *ischämischen Herzkrankheiten* (410–414) bei Männern von 251,5 auf 205,7 und bei Frauen von 199,4 auf 186,9 eindeutig zurückgingen. Das gleiche gilt für die Sterbefälle an *„akutem Myokardinfarkt"* (410) und an *Bluthochdruckkrankheit* (401–405). Auch die Sterbefälle an Krankheiten der *Gehirngefäße* (430–438) haben bei Männern von 148,5 auf 88,0 und bei Frauen von 238,7 auf 137,1 abgenommen. Diese Entwicklung korreliert mit dem Rückgang der Sterbefälle infolge *„Arteriosklerose"* bei Männern von 19,9 auf 15,2 und bei Frauen von 34,2 auf 26,2. Die aufgezeigte Gesamtentwicklung entkräftet das Argument jener, die von einer ständigen Zunahme von Sterbefällen an Arteriosklerose, Schlaganfällen und Herzkranzgefäßleiden sprechen und damit die Notwendigkeit einer Ernährungsumstellung zu begründen versuchen.

Da 1979 eine Umstellung in der internationalen Statistik erfolgte, die sich z. B. in Abb. 2.2 und 2.3 als „Knick" niederschlägt, ist die Betrachtung von Tabelle 2.8 (S. 39, 40) besonders interessant. Sie wird unverändert seit 1968 ausschließlich für Todesfälle an „akutem Myokardinfarkt" geführt

Tabelle 2.7. Sterbefälle an „ischämischen Herzkrankheiten"* pro 100000 Einwohner der entsprechenden Altersgruppe (ICD 410–414, 9. Revision 1979[a]) nach Stat. Bundesamt Wiesbaden 1994 in der BRD. Es zeigt sich eine starke Häufung der Sterbefälle im hohen Alter jenseits von 80 Jahren und seit ca. 1976–1979 ein Rückgang in den jüngeren Altersklassen bis 75 Jahren

Altersgruppen	Geschlecht	1968	1976	1979[a]	1989	1991	1992	Prozentuale Zu- (+) bzw. Abnahme (−) der Sterbefälle zwischen 1979 bis 1992
Insgesamt	M	201,5	259,2	240,0	227,4	217,5	212,0	
	W	117,0	195,3	170,8	206,8	203,9	202,7	
	Z	157,1	225,7	203,8	216,7	210,5	207,2	
Unter 1	M	0,2	–	–	–	–	–	
	W	0,2	–	–	–	–	–	
	Z	0,2	–	–	–	–	–	
1–5	M	0,1	0,1	–	–	–	–	
	W	–	0,1	–	–	–	–	
	Z	0,0	0,1	–	–	–	–	
5–10	M	–	–	–	–	–	–	
	W	–	–	–	–	–	–	
	Z	–	–	–	–	–	–	
10–15	M	0,0	–	–	–	–	–	
	W	–	–	–	–	–	–	
	Z	0,0	–	–	–	–	–	
15–20	M	0,1	–	0,2	0,2	0,2	0,1	
	W	0,1	0,1	0,0	0,1	–	–	
	Z	0,1	0,1	0,1	0,1	0,1	0,0	
20–25	M	0,9	0,5	0,7	0,5	0,5	0,6	
	W	0,3	0,1	0,3	0,1	0,2	0,2	
	Z	0,5	0,3	0,5	0,3	0,4	0,4	
25–30	M	2,7	2,2	1,9	1,5	1,1	1,2	
	W	0,9	0,6	0,5	0,3	0,6	0,2	
	Z	1,8	1,4	1,2	0,9	0,9	0,7	
30–35	M	7,3	7,1	5,9	4,4	3,4	3,8	
	W	1,6	1,1	0,9	0,7	0,6	0,7	
	Z	4,6	4,2	3,5	2,6	2,0	2,3	
35–40	M	23,7	16,9	17,6	12,8	12,0	11,8	*−32,9%*
	W	2,9	3,1	3,3	1,8	2,0	2,1	
	Z	13,7	10,3	10,7	7,4	7,1	7,1	
40–45	M	56,5	49,5	44,5	30,2	28,7	28,8	*−35,3%*
	W	7,7	8,2	7,7	6,0	4,9	4,3	
	Z	30,3	29,5	26,6	18,4	17,1	16,8	
45–50	M	105,2	117,8	105,3	62,1	61,7	57,0	*−45,9%*
	W	16,1	17,0	16,2	9,7	10,5	10,6	
	Z	53,6	67,6	61,7	36,6	36,8	34,4	

Tabelle 2.7 (Fortsetzung)

Altersgruppen	Geschlecht	1968	1976	1979[a]	1989	1991	1992	Prozentuale Zu- (+) bzw. Abnahme (−) der Sterbefälle zwischen 1979 bis 1992
50–55	M	205,3	213,9	204,6	122,6	113,9	108,1	−47,2%
	W	34,2	35,7	35,0	21,6	22,4	20,0	
	Z	105,8	112,0	115,0	73,0	69,0	64,9	
55–60	M	339,9	351,1	359,0	250,3	226,6	206,3	−42,6%
	W	63,7	68,2	70,9	54,6	48,4	44,2	
	Z	180,9	183,9	188,6	152,4	137,8	125,5	
60–65	M	575,9	609,5	580,8	446,0	425,2	414,4	−28,7%
	W	146,5	155,3	145,9	114,8	116,0	108,9	
	Z	333,4	338,1	318,5	265,3	263,9	257,4	
65–70	M	875,7	992,7	915,2	758,0	693,0	655,7	−28,4%
	W	292,0	332,6	303,4	250,3	234,8	224,7	
	Z	538,9	594,2	540,8	444,0	415,2	402,6	
70–75	M	1177,7	1516,0	1397,4	1188,0	1086,7	1011,0	−22,7%
	W	537,5	681,2	586,5	504,8	439,6	413,5	
	Z	773,5	1009,5	893,2	749,0	672,1	629,0	
75–80	M	1580,3	2173,7	1950,8	1864,8	1833,2	1936,9	+0,3%
	W	877,3	1219,3	997,5	951,0	919,0	964,9	
	Z	1126,3	1550,7	1337,2	1253,7	1219,4	1281,8	
80–85	M	2039,6	3129,5	2629,5	2693,7	2682,3	2597,9	
	W	1384,7	2158,9	1619,2	1686,6	1666,0	1623,7	
	Z	1620,1	2447,7	1917,6	1989,2	1964,9	1908,6	
85–90	M	2521,9	4356,3	3289,2	3668,1	3683,8	3647,9	
	W	1950,5	3600,7	2470,4	2734,0	2701,1	2641,2	
	Z	2156,8	3826,2	2693,5	2982,9	2961,9	2902,7	
90 und älter	M	3076,0	5920,2	3809,1	4992,5	5079,7	4892,2	
	W	2479,5	5033,6	3316,6	4049,0	4176,2	4216,3	
	Z	2685,8	5310,7	3460,0	4244,6	4364,8	4359,8	

ICD-Nummern: Internationale Klassifikation der Krankheiten. M Männer, W Frauen, Z Zusammen

[a] Bis 1978 wurden die Todesursachen nach der 8. Revision der ICD und *ab 1979 nach der 9. Revision* verschlüsselt. Bestimmte chronische Krankheitszustände, die nach der ICD/8 (bis 1978) innerhalb der ischämischen Herzkrankheiten (Positionsnummern 410–414) signiert wurden, zählen ab 1979 (ICD/9) zu der Gruppe der sonstigen Formen von Herzkrankheiten (Positionsnummern 420–429). Diese Umstellung in der Systematik erklärt zunächst mit die Abnahme der Sterbefälle an ischämischen Herzkrankheiten nach 1978, jedoch nicht die spätere fortlaufende Abnahme ab 1979

Tabelle 2.8. Sterbefälle an „akutem Myokardinfarkt" pro 100 000 Einwohner der entsprechenden Altersgruppe (ICD 410, 9. Revision 1979) nach Stat. Bundesamt Wiesbaden 1991 in der ehemaligen BRD. Es zeigt sich eine starke Häufung der Sterbefälle im hohen Alter jenseits von 80 Jahren und seit ca. 1979 ein Rückgang in den Altersklassen bis 75 Jahren

Alters-gruppen	Ge-schlecht	1968	1976	1979	1989	1991	1992	Prozentuale Zu- (+) bzw. Abnahme (−) der Sterbefälle zwischen 1979 – 1992
Insgesamt	M	137,8	166,6	169,9	143,7	131,0	124,8	
	W	64,4	89,6	97,9	103,3	96,2	91,5	
	Z	99,2	126,3	132,2	122,8	113,0	107,7	
Unter 1	M	0,2	–	–	–	–	–	
	W	0,2	–	–	–	–	–	
	Z	0,2	–	–	–	–	–	
1 – 5	M	0,0	–	–	–	–	–	
	W	–	–	–	–	–	–	
	Z	0,0	–	–	–	–	–	
5 – 10	M	–	–	–	–	–	–	
	W	–	–	–	–	–	–	
	Z	–	–	–	–	–	–	
10 – 15	M	0,0	–	–	–	–	–	
	W	–	–	–	–	–	–	
	Z	0,0	–	–	–	–	–	
15 – 20	M	0,1	–	0,1	0,2	0,2	0,1	
	W	0,1	0,1	–	0,1	–	–	
	Z	0,1	0,1	0,0	0,1	0,0	0,0	
20 – 25	M	0,9	0,5	0,6	0,4	0,5	0,5	
	W	0,3	0,1	0,3	0,0	0,1	0,1	
	Z	0,6	0,3	0,4	0,2	0,3	0,3	
25 – 30	M	2,6	1,6	1,7	1,3	1,0	1,0	
	W	0,8	0,5	0,4	0,2	0,4	0,1	
	Z	1,7	1,1	1,1	0,8	0,7	0,6	
30 – 35	M	6,5	6,2	5,4	3,7	3,1	3,5	
	W	1,6	1,1	0,8	0,6	0,4	0,6	
	Z	4,2	3,7	3,2	2,2	1,8	2,1	
35 – 40	M	21,1	15,2	15,7	10,9	10,2	10,2	*−35,1%*
	W	2,5	2,6	2,5	1,6	1,6	1,8	
	Z	12,1	9,2	9,4	6,3	6,0	6,1	
40 – 45	M	49,9	43,9	39,6	26,0	24,0	24,4	*−38,4%*
	W	6,5	7,1	6,4	5,0	4,2	3,3	
	Z	26,6	26,1	23,5	15,7	14,4	14,1	

Tabelle 2.8 (Fortsetzung)

Alters-gruppen	Ge-schlecht	1968	1976	1979	1989	1991	1992	Prozentuale Zu- (+) bzw. Abnahme (−) der Sterbefälle zwischen 1979 bis 1992
45 – 50	M	90,9	102,6	91,4	52,0	49,2	47,2	*− 48,4%*
	W	14,4	14,1	14,1	7,7	8,5	8,3	
	Z	46,6	58,5	53,6	30,4	29,4	28,2	
50 – 55	M	172,1	182,1	176,0	96,8	89,1	85,3	*− 51,6%*
	W	27,8	28,6	28,5	17,4	17,2	15,0	
	Z	88,2	94,3	98,1	57,8	53,8	50,9	
55 – 60	M	278,4	294,9	301,7	193,7	167,6	152,9	*− 49,4%*
	W	51,2	52,9	57,0	39,4	35,2	31,0	
	Z	147,6	151,9	157,0	116,4	101,6	92,2	
60 – 65	M	447,7	482,3	475,0	333,6	303,5	291,0	*− 38,8%*
	W	110,7	114,1	112,0	83,4	78,6	74,8	
	Z	257,3	262,3	256,1	197,1	186,2	179,9	
65 – 70	M	649,5	742,4	704,5	532,4	469,0	429,8	*− 39,0%*
	W	203,4	227,3	224,0	169,0	150,1	141,3	
	Z	392,1	431,5	410,5	307,6	275,7	260,4	
70 – 75	M	797,3	1011,4	1014,3	791,7	697,0	623,3	*− 38,6%*
	W	338,9	399,1	398,7	314,3	264,9	237,5	
	Z	507,9	639,9	631,5	485,0	420,2	376,7	
75 – 80	M	919,7	1200,2	1288,3	1145,6	1073,6	1107,8	*− 14,1%*
	W	459,1	571,6	594,2	538,8	496,8	497,8	
	Z	622,2	789,8	841,5	739,8	686,4	696,7	
80 – 85	M	938,3	1338,4	1427,3	1446,6	1379,5	1288,0	
	W	536,3	734,1	774,8	805,6	766,2	720,6	
	Z	680,8	913,9	967,5	998,2	946,6	886,5	
85 – 90 [a]	M	840,6	1346,4	1416,7	1582,5	1532,0	1495,2	
	W	507,7	841,0	913,7	1038,2	989,0	941,7	
	Z	627,8	991,8	1050,8	1183,7	1133,1	1085,4	
90 und älter	M	748,4	1169,0	1227,8	1664,5	1521,0	1505,3	
	W	487,2	740,4	851,1	1109,1	1099,1	1101,0	
	Z	577,6	874,4	960,8	1224,1	1189,2	1186,9	

ICD-Nummern: Internationale Klassifikation der Krankheiten. − *M* Männer, *W* Frauen, *Z* Zusammen

[a] Während die Sterbefälle an „akutem Myokardinfarkt" von 0 – 80. Lebensjahr von 1979 – 1992 stark rückläufig sind, steigen sie vom 85. bis zum Lebensende noch bis 1989 an und fallen dann erst wieder leicht ab.

und hat keine Änderungen bei den Zuordnungs- und Erfassungsmethoden der ICD Nr. 410 gefunden. Die standardisierten Sterbefälle liegen 1992 bei Männern (Tabelle 2.5) mit 121,5 *weiter unterhalb von 1968* mit 146,8! Ein ähnliches Verhalten ist auch Tabelle 2.8 für Männer zu entnehmen, die die Sterbefälle pro 100 000 der jeweiligen Altersgruppen wiedergibt. Dort haben nicht nur die Sterbefälle in den mittleren und jüngeren Altersklassen von 1968 bis 1992 abgenommen sondern sich bis 1992 zunehmend auf die höchsten Altersklassen konzentriert.

Es mag vielleicht einigen Lesern entgangen sein, daß die *Deutsche Gesellschaft für Ernährung e.V.*, Frankfurt a.M., im *„Ernährungsbericht" 1992* zu einem ähnlichen Ergebnis wie wir kommt. Dort heißt es auf S. 48:

„Gesamtsterblichkeit: In den letzten Jahren hat sich der Abwärtstrend bei den standardisierten Sterbeziffern beschleunigt. Ein *Rückgang von 17% bei Männern und 21% bei Frauen* innerhalb von *8 Jahren* (Abb. 2.6) *stellt einen sehr guten Wert dar.* Das gilt in noch etwas höherem Maße für das Absinken der vorzeitig verlorenen Lebensjahre um jeweils 23% bei beiden Geschlechtern. Der Anstieg des mittleren Sterbealters um je 3% bei Männern und Frauen ist ebenfalls eine begrüßenswerte Entwicklung und betrifft – bis auf Leberzirrhose – praktisch alle aufgeführten Todesursachen im gleichen Ausmaß. In der Vergangenheit sind alle Entwicklungen für Frauen deutlich günstiger als für Männer verlaufen.

Für *Herzkrankheiten* läßt sich inzwischen eine *außerordentlich günstige Entwicklung feststellen:* Sowohl bei *Männern als auch bei Frauen sank* die standardisierte *Sterbeziffer von 1981–1989 um gut 20%*, die Zahl vorzeitig verlorener Lebensjahre sogar um mehr als 30% (Abb. 2.6). Damit ist jetzt das Stadium der Abwärtsentwicklung erreicht, das die USA etwa 10 Jahre früher hatten. Dabei liegen die amerikanischen Sterbeziffern immer noch im Niveau über den deutschen Sterbeziffern.

Hirngefäßkrankheiten sind die Todesursache mit dem höchsten mittleren Sterbealter. Bei standardisierter Sterbeziffer und verlorenen Lebensjahren zeigt sich – wie auch bei den (nicht ernährungsabhängigen) Kraftfahrzeugunfällen – der günstigste Verlauf überhaupt. Allerdings ist bei Hirngefäßkrankheiten weiter ein höheres Niveau der Sterblichkeit im Vergleich zu den USA festzustellen.

Krebs: Für die zusammenfassende Beurteilung gilt dieselbe Einschränkung wie für Kreislaufkrankheiten. Auf zwei Besonderheiten ist hinzuweisen: Das mittlere Sterbealter liegt heute je nach Geschlecht 8–14 Jahre niedriger als das für Kreislaufkrankheiten (ungünstig); es stieg für Frauen stärker (günstig) an als für Männer. Während die Zahl der verlorenen Jahre bei Kreislaufkrankheiten für Männer rund dreimal so hoch ist wie für Frauen, ist sie bei Krebs für beide Geschlechter etwa gleich groß. Die standardisierte Sterbeziffer (für alle Altersgruppen) ist bei Männern und Frauen für Kreislaufkrankheiten etwa 60% höher als für Krebs. Die (vorzeitig) verlorenen Lebensjahre sind dagegen für Krebs höher als für Kreislaufkrankheiten: bei Männern nur um 15%, bei Frauen aber um 150%. Diese relativ hohe vorzeitige Sterblichkeit der Frauen an Krebs ist auffäl-

42 Zum Wandel von Krankheiten und Todesursachen

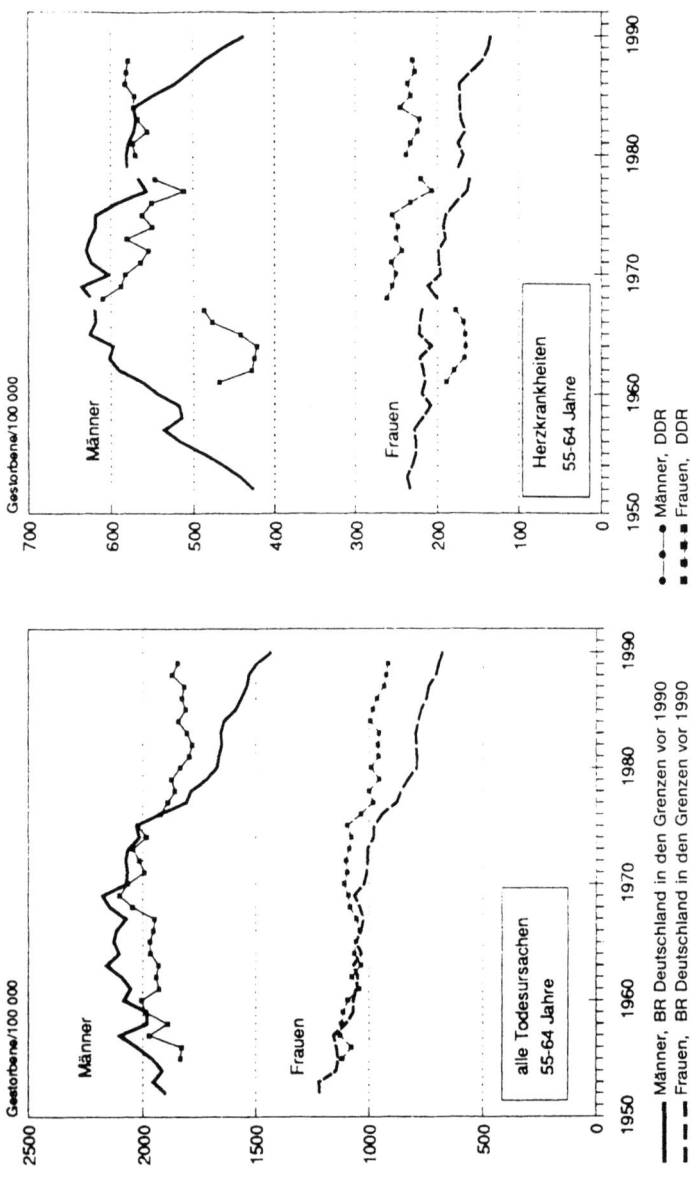

lig. Die Entwicklung der Sterblichkeit an Krebs hat leider praktisch nichts zum Abwärtstrend der Gesamtsterblichkeit beigetragen, bei den verlorenen Lebensjahren betrug der Rückgang 4–8% (Kreislaufkrankheiten 32%!)."

Zusammenfassung von Kap. 1 und 2

Warum wurde einem Buch über die *„Ernährung von Kindern und Jugendlichen"* ein ausführliches Kapitel über die Entwicklung von Krankheiten und Sterbefällen in den letzten Jahrzehnten vorangestellt? Ganz einfach deshalb, weil wir Ärzte vor der Auffassung bewahren möchten, daß sich an den Grundprinzipien einer gesunden Ernährung für Kinder und Jugendliche etwas Grundsätzliches geändert hätte. Schließlich könnte der eine oder andere der Vorstellung erliegen, man könnte oder müßte aus den Erkenntnissen über die Umschichtung von Krankheiten und Todesursachen in den letzten Jahrzehnten neue prophylaktische Wege für eine gesunde Ernährung für Kinder und Jugendliche ableiten. Die *Hauptursache für die Umschichtung von Krankheiten und Todesursachen* ist in den Erfolgen der Medizin zu suchen, die den Menschen ein immer höheres Lebensalter beschert und damit zu einer Änderung im Vorkommen von Krankheiten und Todesursachen beigetragen hat. Der Einfluß einer oft ungesunden Ernährungs- und Lebensweise ist unbestritten, aber nicht die alleinige Ursache. In erster Linie resultieren die Umschichtungen aus den umfassenden Erfolgen von Medizin und Technik usw. (im weitesten Sinne) auf das gesamte menschliche Leben in den letzten Jahrzehnten.

Es wurde in Kap. 1 und 2 geschildert, daß im vergangenen Jahrhundert Deutschland von Hunger, Not betroffen war, aber in neuerer Zeit einen unerhofften Wohlstand erlebte. Die einschneidensten Veränderungen sind in den letzten Jahrzehnten nach dem 2. Weltkrieg geschehen, in denen sich die Bevölkerung vermehrte und die Lebenserwartungen stark zugenommen haben. Es gab noch niemals so viele alte Menschen bei uns wie heute. Dies wurde u. a. durch Erfolge der Medizin, Technik, Hygiene und nicht zuletzt durch eine bessere Lebensweise und Ernährung nach dem 2. Weltkrieg möglich.

Abb. 2.6. Rückgang an allen Todesursachen und an Herzkrankheiten. (Aus: Deutsche Gesellschaft für Ernährung, 1992, S. 51). Entwicklung der Sterblichkeit an ernährungsabhängigen Krankheiten bei 55- bis 64jährigen Männern und Frauen in der Bundesrepublik Deutschland (in den Grenzen vor dem 3. 10. 1990) einschließlich West-Berlin und in der damaligen DDR. Die Lücken im Kurvenverlauf kennzeichnen eine ICD-Revision

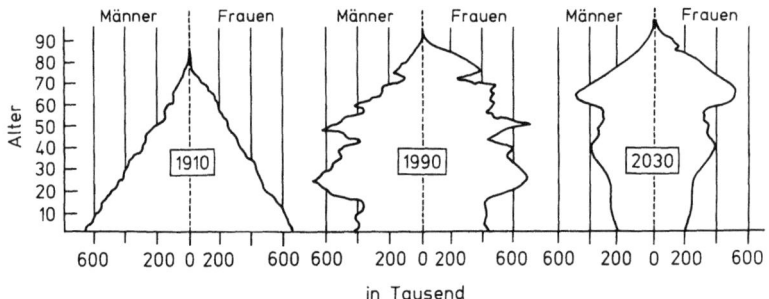

Abb. 2.7. Entwicklung der Alterspyramide in Deutschland. Der Weg zur Vergreisung von 1910 bis vorraussichtlich 2030 (nach Stern Graphik 36/93) und Daten des Gesundheitswesens, Kohlhammer, Stuttgart, verschiedene Jahrgänge)

Viele Krankheiten, an denen Menschen früher vorzeitig sterben mußten, sind behandelbarer bzw. heilbar geworden. Dafür sind *im hohen Alter*, welches früher nur wenige Menschen erreichten, bei gleichzeitiger Abnahme der Gesamtsterblichkeit, andere Krankheiten gehäuft aufgetreten, die heute vornehmlich zum Tode führen: *Krebs* und Versagen des *Herz-Keislauf-Gefäß-Systems*. Da die Menschen früher erst gar nicht so alt wurden wie heute, waren sie von den sog. „Absterbekrankheiten" in ähnlich hohem Ausmaß noch nicht betroffen. Irrtümlich nahm man in den letzten Jahren an, daß die Zunahme der Sterbefälle an Herz-Kreislauf-Gefäß-Leiden in erster Linie Folge einer falschen Ernährungs- und Lebensweise wäre, was nicht für alle Fälle zutrifft. Der Tod infolge von Herz-Kreislauf-Gefäß-Versagen hat sich neben Krebs zu einer der Hauptabsterbeursache des Menschengeschlechtes in den hochmodernen Industrienationen entwickelt. Diese beiden Todesursachen machen heute bei uns ca. 72% aller Sterbefälle aus. Dafür sind andere Krankheiten, die früher als Todesursachen vorherrschten, stark in den Hintergrund getreten und z.T. sogar verschwunden.

Viele Menschen erreichen heute ihr ihnen genetisch vorgegebenes Lebensende und verlassen im Greisenalter den Globus am Versagen der „feinsten" Gefäße unter dem Bild des Schlaganfalls und des Koronarversagens. Man könnte auch von einer Zunahme an physiologisch bedingten „Sterbekrankheiten" sprechen. Im jüngeren und mittleren Alter gehen z.B. die Sterbefälle an Koronarversagen seit 1978 zurück. Es hat sich gezeigt, daß man diese Entwicklung weniger durch spezifische Diätmaßnahmen beeinflussen kann als durch die Befolgung von Ratschlägen über eine allgemeine gesunde Ernährungs- und Lebensweise. Die genetische Anlage für das Auftreten von Krankheiten spielt eine große Rolle. Besonders bei einem ererbten Gendefekt für eine bestimmte Krankheit, z. B. Bluthochdruckleiden, Zuckerkrankheit usw., können falsche Ernährungs- und Lebensweise eine auslösende Ursache haben. Viele Menschen haben die richtigen Gene und werden trotz vieler Sünden auf dieser Welt ein hohes Alter erreichen. Wer das 70. Lebensjahr gesund erreicht hat, sollte so weiterleben wie bisher. Seine Lebenserwartungen werden dadurch i. allg. nicht verkürzt.

Am Ende resultiert aus der Schilderung des Vorangegangenen die Erkenntnis, daß nur eine allgemeine gesunde Ernährung, Maßhalten in allen Dingen des Lebens, v. a. aber eine allgemeine gesunde Lebensweise dem Menschen die Möglichkeit eröffnet, ein hohes Alter in Gesundheit zu erreichen. Diese Erkenntnisse sollten bereits Kinder und Jugendliche beherzigen. Spezielle Diäten, insbesondere einseitige Ernährungsformen, haben allenfalls einen negativen Einfluß. Jede einseitige Ernährung ist falsch. Ich darf alles essen, aber alles in Maßen.

Für die *Ernährung von Kindern und Jugendlichen* heißt dies, daß das gegenwärtige Studium des Lebensablaufs des Erwachsenen dafür keinen Anhalt gibt, daß irgendeine Spezialkost, die Bevorzugung oder das Vermeiden bestimmter Nahrungsmitteln (Genußmittel sind keine Nahrungsmittel) oder Inhaltsstoffe nützlich wäre. Im Wachstumsalter gelten unverändert die klassischen Regeln einer gesunden Ernährung und Lebensweise für den im Aufbau befindlichen Organismus, die nachfolgend geschildert werden.

3 Nahrungsangebot in Deutschland

Berechnung des Nahrungsverzehrs

In den vergangenen Jahrzehnten wurden die Ernährungsverhältnisse in der ehemaligen BRD, d.h. die Zufuhr an *Energie* (Kalorien/Joule), *Eiweiß, Fett, Kohlenhydraten* und an Nahrungsinhaltsstoffen in der Regel z.B. nach Angaben des *Statistischen Jahrbuches über Ernährung, Landwirtschaft und Forsten* (Münster, Hiltrup) ermittelt. Die Daten für die Veröffentlichung stammen vom zuständigen Bundesministerium (BML) in Bonn. Tabelle 3.1 zeigt die Verhältnisse von ca. 1970 bis 1986/87 auf.

Danach wurden 1986/87 an *Energie 3431,2 kcal*, an *Eiweiß 94,1 g*, an *Fett 160,5 g* und an *Kohlenhydratträgern 370,3 g* täglich pro Kopf verbraucht. Diese Daten deuten auf eine erhebliche Überernährung, besonders bedingt durch Fett- und Eiweißträger hin. Alle statistischen Jahrbücher geben stets nur Zahlen des Verbrauchs an Nahrungsmitteln wieder, weil sie nicht den Verzehr einzelner Menschen erfassen können. Deshalb liegen die statistischen Angaben in Tabelle 3.1 über den eigentlichen Verzehrsmengen.

Legt man die Ergebnisse der *Nationalen Verzehrsstudie* (4/1992) zugrunde, die den tatsächlichen Verzehr einzelner Personen ermittelt hat, so lag in der Altersgruppe von 51–65 Jahren der *Energiekonsum* bei Männern nur bei ca. *2895 kcal* und bei Frauen bei ca. 2255 kcal, der *Fettverzehr* bei nur *121 g* (Männer) und bei 97 g (Frauen) und der *Kohlenhydratkonsum* bei 265 g (Männer) und bei 225 g (Frauen). Tabelle 3.2 gibt die genauen Werte in verschiedenen Altersstufen wieder. Der Nahrungskonsum lag insgesamt nach der *„Nationalen Verzehrsstudie"* (Tabelle 3.2) erheblich unterhalb der Angaben des Statistischen Jahrbuches (Tabelle 3.1) und zeigt, wie sehr bisher vertretene Auffassungen über eine allzuhohe Fettzufuhr, von Überernährung usw. änderungsbedürftig sind. Verlag und Herausgeber drucken deshalb diese Tabelle in den neuen Bänden nicht mehr ab.

Wir möchten eine kurze Erläuterung abgeben, wie man zu den Daten in Tabelle 3.1 gelangt ist. Sie beruhen auf der Erfassung der Produktion bzw. des „Verbrauches" Tausender von Tonnen an verschiedenartigsten Nahrungsmittel in unserem Land. Dieses Zahlenmaterial wird auf die

Tabelle 3.1 Energie- und Nährwertgehalt des statistisch errechneten Nahrungsverbrauchs (je Kopf und Tag) aber nicht des tatsächlichen Verzehrs). (Aus: Stat. Jahrbuch für Landwirtschaft, Forsten und Ernährung, Münster, Hiltrup, 1988)

Energie-/Nährwerteinheit		1970/71	1975/76	1980/81	1982/83	1983/84	1984/85	1985/86	1986/87
Nahrungsmittel									
Joule	(kJ)[a]	13206,4	13010,4	13563,2	13781,8	13660,0	13955,6	14227,1	14356,1
darunter tier. Herkunft		5200,6	5067,8	5497,9	5455,4	5533,3	5648,8	5796,2	5863,8
Kalorien	(kcal)[a]	3156,0	3109,6	3241,7	3293,9	3264,8	3335,5	3400,4	3431,2
darunter tier. Herkunft		1243,0	1211,2	1314,0	1303,9	1328,5	1350,1	1385,3	1401,5
Eiweiß	(g)	84,9	85,1	89,6	89,5	90,5	91,7	93,5	94,1
darunter tier. Herkunft		55,9	56,6	60,9	60,1	61,2	61,7	63,2	63,5
Reinfett	(g)	143,7	141,2	151,7	151,9	152,7	154,4	158,2	160,5
darunter tier. Herkunft		98,6	95,3	104,2	103,5	104,7	107,4	110,5	112,1
Kohlenhydrate	(g)	352,1	346,0	349,1	361,5	351,1	363,5	368,9	370,3
darunter tier. Herkunft		17,5	16,1	16,1	16,2	16,6	16,7	16,7	16,6
Rohfaser	(g)	6,0	5,7	5,5	5,8	5,3	5,7	5,6	6,1
Eisen	(mg)	13,5	13,4	13,8	14,0	13,7	14,1	14,2	14,5
darunter tier. Herkunft		6,0	6,2	6,7	6,6	6,6	6,7	6,8	6,8
Vitamin B1	(mg)	1,8	1,8	1,8	1,8	1,8	1,9	1,9	1,9
darunter tier. Herkunft		0,8	0,8	0,9	0,9	0,9	0,9	0,9	0,9
Alkoholische Getränke									
Joule	(kJ)[a]	1073,7	1137,0	1097,2	1091,8	1082,8	1062,5	1061,9	1068,0
Kalorien	(kcal)[a]	256,6	271,8	262,2	261,0	258,8	254,0	253,8	255,3
Eiweiß	(g)	2,1	2,2	2,1	2,2	2,2	2,1	2,1	2,1
Kohlenhydrate	(g)	15,5	16,4	16,0	16,1	16,1	15,7	16,0	15,8
Eisen	(mg)	3,7	4,8	5,0	5,3	5,1	5,1	4,7	5,1

Tabelle 3.1 (Fortsetzung)

Energie-/Nährwerteinheit		1970/71	1975/76	1980/81	1982/83	1983/84	1984/85	1985/86	1986/87
Energie- und Nährwertgehalt insgesamt									
Joule	(kJ)[a]	14280,1	14147,4	14660,4	14873,7	14742,9	15018,1	15289,0	15424,1
Kalorien	(kcal)[a]	3413,0	3381,3	3503,9	3554,9	3523,6	3589,4	3654,2	3686,4
Eiweiß	(g)	87,0	87,3	91,8	91,7	92,6	93,9	95,6	96,2
Reinfett	(g)	143,7	141,2	151,7	151,9	152,7	154,4	158,2	160,5
Kohlenhydrate	(g)	367,6	362,4	365,0	377,6	367,2	379,2	384,8	386,1
Rohfaser	(g)	6,0	5,7	5,5	5,8	5,3	5,7	5,6	6,1
Eisen	(mg)	17,2	18,3	18,8	19,3	18,8	19,2	18,9	19,6
Vitamin B1	(mg)	1,8	1,8	1,8	1,8	1,8	1,9	1,9	1,9

[a] 1 Kilojoule (kJ), 0,239 Kilokalorien (kcal); 1 Kilokalorie (kcal), 4,184 Kilojoule (kJ). (Quelle: BML 215)

Tabelle 3.2. Ergebnisse der Nationalen Verzehrstudie 1991. (Aus Band 18, *Materialien zur Gesundheitsforschung*, Bundesforschungsministerium, Bonn) im Vergleich zu den Empfehlungen der DGE 1985

Altersgruppe	15–18jährig		19–35jährig		36–50jährig		51–65jährig		>65 Jahre	
Zufuhr	Männer	Frauen	Männer	Frauen	Männer	Frauen	Männer	Frauen	Männer	Frauen
Energie kcal/Tag	2983 ±6	2208 ±48	3055 ±30	2284 ±23	2993 ±30	2237 ±24	2895 ±31	2255 ±20	2719 ±43	2196 ±20
DGE 1985	3000	2400	2600	2200	2400	2000	2200	1800	1900	1700
Eiweiß g/Tag	101 ±2	74 ±2	102 ±1	77 ±1	100 ±1	79 ±1	99 ±1	79 ±1	92 ±2	77 ±1
DGE 1985	60	50	55	45	55	45	55	45	55	45
Fett g/Tag	124,3 ±3	91 ±2	125 ±1	95 ±1	121 ±2	95 ±1	121 ±2	97 ±1	115 ±2	94 ±1
DGE 1985	113	90	84	71	77	65	71	58	61	55
Kohlenhydrate g/Tag	323 ±8	244 ±6	313 ±4	239 ±3	285 ±3	223 ±3	282 ±4	225 ±2	265 ±5	225 ±3
DGE 1985	415	331	389	331	356	295	321	262	270	245
Kalzium mg/Tag	994 ±31	747 ±23	927 ±15	794 ±12	861 ±13	765 ±11	844 ±13	765 ±9	833 ±19	745 ±13
DGE 1985	900	800	800	800	800	800	800	800	800	800
Eisen mg/Tag	21,1 ±1	16 ±0,5	22 ±0,3	19 ±0,3	23 ±0,3	20 ±0,3	24 ±0,4	20 ±2	23 ±0,6	20 ±0,4
DGE 1985	12,0	18,0	12	18	12	18	12	12	12	12
Vitamin C mg/Tag	106 ±6	101 ±5	88 ±2	91 ±2	79 ±2	83 ±2	80 ±2	85 ±2	83 ±3	84 ±2
DGE 1985	75	75	75	75	75	75	75	75	75	75
Vitamin B1 mg/Tag	1,61 ±0,10	1,19 ±0,065	1,5 ±0,019	1,16 ±0,027	1,49 ±0,028	1,21 ±0,057	1,46 ±0,021	1,18 ±0,039	1,36 ±0,028	1,14 ±0,020
DGE 1985	1,50	1,30	1,40	1,20	1,30	1,10	1,30	1,10	1,30	1,10

Tabelle 3.3. Regionale Verzehrschwankungen für ausgewählte Lebensmittel. (Aus: der „Nationalen Verzehrstudie" 1991, Band 18, *Materialien zur Gesundheitsforschung*, Bundesforschungsministerium, Bonn)

Verzehrsmenge (g/Tag)	Männer			Frauen			
	Nord	West	Mitte	Süd	Nord	West	Mitte	Süd
Fisch-/waren	18 ± 1	16 ± 1	14 ± 1	13 ± 1	15 ± 1	13 ± 1	12 ± 1	11 ± 1
Fleisch-/Wurstwaren	74 ± 2	75 ± 2	91 ± 3	100 ± 2	48 ± 1	52 ± 1	56 ± 2	62 ± 1
Milch/-produkte	239 ± 9	215 ± 7	183 ± 9	185 ± 6	192 ± 6	178 ± 6	157 ± 6	156 ± 4
alkohol. Getränke	291 ± 15	334 ± 16	372 ± 19	462 ± 17	95 ± 6	106 ± 6	129 ± 9	141 ± 7
Nährmittel	71 ± 3	74 ± 2	90 ± 3	107 ± 3	53 ± 2	62 ± 2	78 ± 2	88 ± 2
Kartoffeln	132 ± 3	130 ± 3	120 ± 3	89 ± 2	107 ± 2	110 ± 2	97 ± 2	78 ± 2
Basis:[a]	2634	3186	1942	3797	3108	3611	2153	4202

[a] Individuelles Ernährungsverhalten über ein 7-Tageverzehrsprotokoll berechnet auf die Anzahl unterrichteter Personen

Gesamteinwohnerzahl von ca. 60 Mio. in der ehemaligen BRD umgelegt, und es werden Rückschlüsse auf den Verzehr von Einzelpersonen gezogen. Dabei geht das Zahlenmaterial davon aus, daß der Neugeborene und der Hundertjährige gleich viel essen.

Bei den Ermittlungen des *Verbrauchs* nach dem *Statistischen Jahrbuch* z.B. an *Fleisch* wird vom erfaßten Gesamtgewicht des Viehs ausgegangen. Es werden nicht nur das Fleischgewicht erfaßt, sondern auch das Gewicht des Skelettes, der Haut, der Innereien (von denen ca. 70% als Katzen- und Hundefutter verkauft werden), von Darm- und Darminhalt, Zubereitungs- und Hauverlusten usw. Man muß ca. 67% an Verlusten bei dieser Form der Berechnung des „Fleischverbrauchs" abrechnen, um einen ungefähren Hinweis auf den Fleischverzehr pro Kopf und Tag zu erhalten. Die Annahme eines gegenwärtig total überhöhten Fleischkonsums (in der ehemaligen BRD) in Höhe von ca. 220 g/Tag und Kopf ist danach hinfällig. Bei einigen anderen Produkten, wie z.B. Butter, Margarine oder Eiern, können die Verluste geringer sein. Sie müssen stets individuell erfaßt und berücksichtigt werden.

Veraltete Berechnungen nach dem *Statistischen Jahrbuch*

Aus der aufgezeigten Art der statistischen Berechnung in Tabelle 3.1 ergeben sich zwangsläufig eine ganze Reihe von Fehlberechnungen, welche die Zufuhr an *einzelnen Nahrungsinhaltsstoffen* betreffen. So wird z.B. in der ehemaligen BRD an *Cholesterin* bei weitem nicht soviel verzehrt (derzeit um 350 mg/Tag), wie man bisher (500–600 mg/Tag) angenommen hatte. Gleichzeitig möchten wir anmerken, daß die Abwendung von der bisher üblichen Berechnungsweise nach Angaben Statistischer Jahrbücher nicht besagen soll, es wäre nun alles in Ordnung und die Masse der Bevölkerung würde sich rundherum „gesund" ernähren.

Ergebnisse der *Nationalen Verzehrsstudie*

Eine Einsicht, welche Nahrungsmengen ein deutscher Bürger tatsächlich täglich verzehrt, kann nur über *Verzehrsstudien* gewonnen werden, die stichprobenhaft an einer Großzahl von Menschen in verschiedenen Altersgruppen gewonnen wurden. Heute gibt es derartige Verzehrsstudien, so die *Nationale Verzehrsstudie* 1992, die im Auftrage des *Bundesministeriums für Forschung und Technologie*, Bonn, stichprobenweise an 24632 Menschen durchgeführt wurde. Diese Studie ergab auszugsweise nachfolgende Resultate, die in Tabelle 3.2 und Tabelle 3.3 und Abb. 3.1 und 3.2 genauer dargelegt sind und unsere gegenwärtige Ernährungssituation beleuchten.

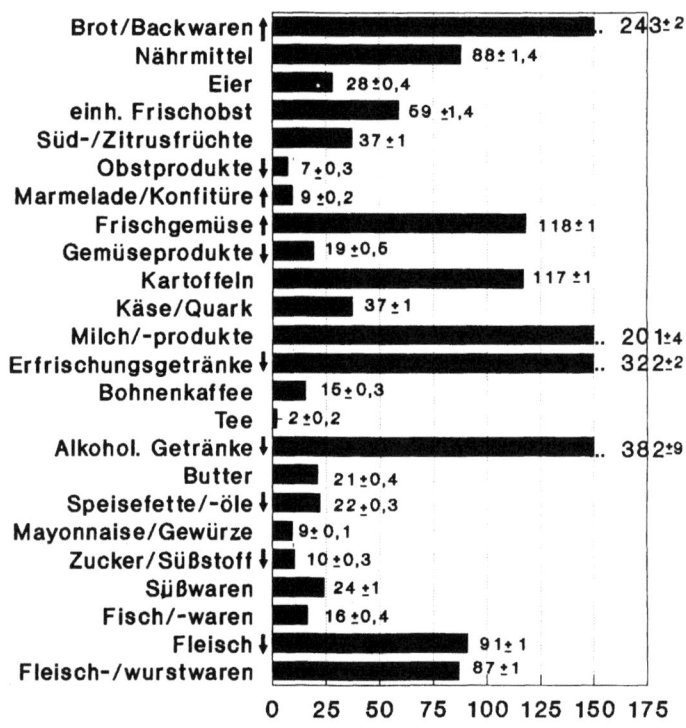

Abb. 3.1. Lebensmittelverzehr der westdeutschen Bevölkerung. Verzehrprofil − Männer insgesamt (g/Tag) ($\nabla \triangle$ = Tendenz des ermittelten Verzehrwertes gegenüber den bisherigen Verbrauchsdaten). (Nach Bundesministerium für Forschung 1991)

Ergebnisse der *Nationalen Verzehrstudie* 53

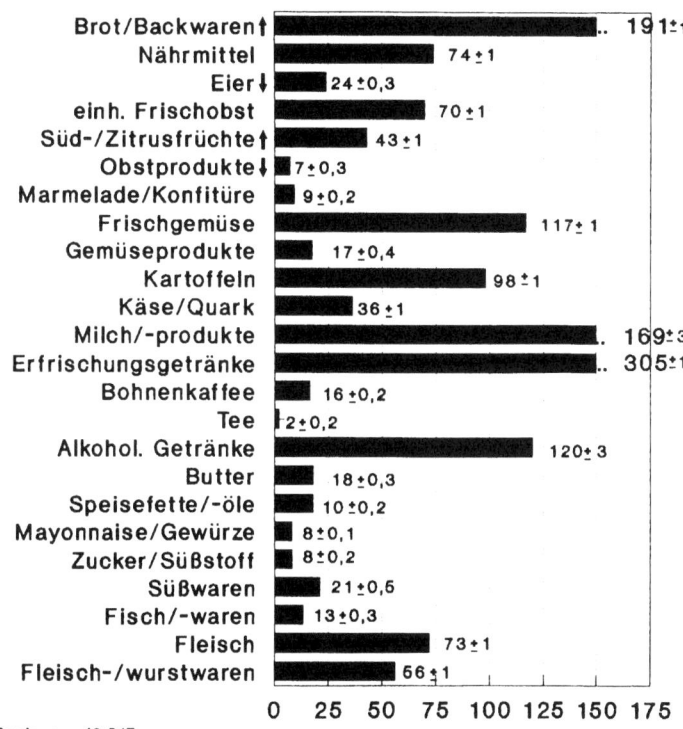

Abb. 3.2. Lebensmittelverzehr der westdeutschen Bevölkerung. Verzehrprofil – Frauen insgesamt (g/Tag) ($\nabla \triangle$ = Tendenz des ermittelten Verzehrwertes gegenüber den bisherigen Verbrauchsdaten). (Nach Bundesministerium für Forschung 1991)

4 Empfehlungen für die Nährstoffzufuhr

Unterschiedliche Empfehlungen von DGE, Food and Nutrition Board und FAO/WHO

Die Ernährungsempfehlungen verschiedener Gesellschaften in den Ländern der Welt gehen von teils unterschiedlichen Voraussetzungen aus, wobei selbstverständlich allen Richtlinien am Herzen liegen, die eine gesunde Ernährung des Menschen garantieren. Nur sind die Möglichkeiten dafür naturgemäß in den Hungerländern der Welt schlechter als in den reichen Industrienationen. Deshalb stellen die Empfehlungen z. B. der *„Deutschen Gesellschaft zur Ernährung e. V."* eine von mehreren internationalen Ernährungsempfehlungen dar, die von dem guten Versorgungsniveau bei uns ausgehen („wünschenswerte Zufuhr"). Huth u. Kluthe haben 1986 eine kurze Übersicht für die Gründe einer unterschiedlichen Nährstoffempfehlung verschiedener Organisationen publiziert, die in Tabelle 4.1 wiedergegeben ist. Der Hauptunterschied der Ernährungsempfehlungen beruht auf der Überlegung, daß z. B. die *WHO/FAO* mit ihren Empfehlungen den *Grundbedarf* an Nahrung und Nahrungsinhaltsstoffen auch für die ärmeren Länder der Welt decken möchte. Hierbei geht es um den äußersten Minimalbedarf, also die notwendige Nahrungszufuhr pro Tag. Die Empfehlungen liegen deshalb niedriger als diejenigen der DGE, sind aber ausreichend.

Alle Gesellschaften geben selbstverständlich auch Anleitungen für die *Ernährung von Kindern- und Jugendlichen* ab. Tabelle 4.2 gibt Richtwerte der DGE (1991) für die *Energiezufuhr* wieder, Tabelle 4.3 für die *Zufuhr von Wasser* und Tabelle 4.4 für die empfohlene *Nährstoffzufuhr*. Tabelle 4.5 gibt die Ernährungsempfehlungen der Food and Nutrition Board (USA), 1989, wieder und Tabelle 4.6 die Empfehlungen der *WHO/FAO* 1977. Zu beachten ist auch eine ältere, aber interessante Tabelle 4.7 von Burke speziell über den Bedarf an Energie und Proteinen im *Spitzenwachstum* von Kindern und Jugendlichen, der natürlich nicht verallgemeinert werden darf. (Die Tabellen sind dem Buch der Deutschen Gesellschaft für Ernährung e. V., Frankfurt a. M., *Empfehlungen für die Nährstoffzufuhr* (5/1991) entnommen, welches einen guten Überblick über den

Tabelle 4.1. Gründe für unterschiedliche Nährstoffempfehlungen verschiedener nationaler und internationaler Organisationen. (Aus: Huth u. Kluthe 1986)

Parameter	Gründe mit ausgewählten Beispielen		
Standard-Körpergewicht, kg (Bedarf wird auch z. T. als Menge/kg KG angegeben)	Kanada BRD FOA/WHO Indien	Mann 72 65 55 70	Frau 57 55 45 60
Zielsetzung	USA: Ernährungsplanung, Puffer für Streß Kanada: Minimum zur Gesundheitserhaltung Südafrika: Minimum Nahrungszufuhr FAO/WHO: Wünschenswerte Zufuhr, um vor Gesundheitsstörungen zu schützen		

Bedarfsdeckungskriterien (z. B. Vitamin C)	UK: 30 mg/Tag Skorbutverhinderung 10 mg/Tag
	                               Optimale Wundheilung 20 mg/Tag
	                               Individuelle Unterschiede 30 mg/Tag
	USA: 60 mg/Tag Körperreserven und Verluste
	BRD: 75 mg/Tag Infektionsschutz		

Natürliches Vorkommen (z. B. Vitamin B_{12})	Empfehlungen für Säuglinge basieren auf Konzentrationen in der Muttermilch und Milchaufnahme		
Zubereitungsverluste	BRD: Thiamin 30%, Vitamin C 30%, Folsäure 50%, Riboflavin, Vitamin A und B_6 20%		
Interpretation experimenteller Befunde	Wenn eindeutige Beweise fehlen, werden die Auffassungen weniger Experten übernommen		
Praktische Überlegungen (z. B. Protein)	UK: 10% der Nahrungsenergiezufuhr = 84 g/Tag für Schwerstarbeiter (entspricht normalen Proteingehalt bei hoher Nahrungszufuhr)		

Tabelle 4.1 (Fortsetzung)

Parameter	Gründe mit ausgewählten Beispielen
	USA: Unabhängig von Arbeitsschwere = 56 g/Tag auch für Schwerstarbeiter (bei hoher Nahrungszufuhr nur möglich mit proteinfreien Nahrungsmitteln, z. B. Zucker und Fett)
Politische Überlegungen (z. B. Protein)	FAO/WHO: Empfehlungen des Minimalbedarfs von 0,56 g/Tag/kg KG für Männer (0,52 g/Tag/kg KG für Frauen), weil eine höhere Menge, obgleich wünschenswert, nicht realisierbar ist

Tabelle 4.2. Richtwerte für die Energiezufuhr[a] (DGE 1991)

Alter	kcal/Tag		MJ/Tag		kcal/kg		kJ/kg		Bereich der Empfehlungen in anderen europäischen Ländern[c] kcal/Tag	
	m	w	m	w	m	w			m	w
Säuglinge										
0 bis unter 4 Monate	550		2,3		112		470		550 –	
4 bis unter 12 Monate	800		3,3		95		400			– 1000
Kinder										
1 bis unter 4 Jahre	1300		5,4		102		430		1100 – 1400	
4 bis unter 7 Jahre	1800		7,5		90		380		1500 – 1800	
7 bis unter 10 Jahre	2000		8,4		73		300		1900 – 2800	

10 bis unter 13 Jahre	2250	2150	9,4	9,0	61	54	260	230	2300–2800	2000–2600
13 bis unter 15 Jahre	2500	2300	10,5	9,6	53	46	220	190	2700–3300	2200–2800
Jugendliche u. Erwachsene[b]										
15 bis unter 19 Jahre	3000	2400	12,5	10,0					2800–3700	2200–1800
19 bis unter 25 Jahre	2600	2200	11,0	9,0					2600–3500	2200–3000
25 bis unter 51 Jahre	2400	2000	10,0	8,5					2400–3500	2000–3000
51 bis unter 65 Jahre	2200	1800	9,0	7,5					2200–3500	1800–3000
66 Jahre und älter	1900	1700	8,0	7,0					–	–
Schwangere										
ab 4. Monate		+300		+1,2						+200 bis +350
Stillende	bis	+650 bis		+2,7						+500 bis +1000

[a] Unter Berücksichtigung der Werte von Tabelle 1 und 2
[b] Die Werte gelten für Personen mit vorwiegend sitzender Tätigkeit (Leichtarbeiter). Für andere Berufsschweregruppen sind folgende Zuschläge erforderlich: Mittelschwerarbeiter: 2,5 MJ (600 kcal); Schwerarbeiter: 5,0 MJ (1200 kcal); Schwerstarbeiter: 6,7 MJ (1600 kcal)
[c] Aus Truswell et al.: Rev. Clin. Nutr. 53 (1983) 939 ff

Tabelle 4.3. Richtwerte für die Zufuhr von Wasser[a] (DGE 1991)

Alter	Gesamtwasser-aufnahme[b] ml/Tag	Oxidations-wasser ml/Tag	Wasserzufuhr durch Getränke ml/Tag	Wasserzufuhr durch feste Nahrung[c] ml/Tag	Wasserzufuhr durch Getränke und feste Nahrung[d] ml/kg u. Tag
Säuglinge					
0 bis unter 4 Monate	780	70	710	–	140
4 bis unter 12 Monate	1000	100	400	500	110
Kinder					
1 bis unter 4 Jahre	1550	150	950	450	110
4 bis unter 7 Jahre	1900	200	1100	600	90
7 bis unter 10 Jahre	2000	250	1100	650	65
10 bis unter 13 Jahre	2200	250	1200	750	50
13 bis unter 15 Jahre	2400	300	1300	800	40
Jugendliche					
15 bis unter 19 Jahre	2700	350	1450	900	35
Erwachsene					
19 bis unter 25 Jahre	2400	300	1300	800	30
25 bis unter 50 Jahre	2300	300	1250	750	30
51 bis unter 65 Jahre	2000	250	1100	650	25
65 Jahre und älter	1800	200	1000	600	25
Schwangere	2500	300	1350	850	35
Stillende	3200	300	1950	950	45

[a] Bei normaler Energiezufuhr und durchschnittlichen Lebensbedingungen
[b] Gestillte Säuglinge etwa 1,5 ml Wasser/kcal, Kleinkinder etwas 1,2 ml/kcal, Schulkinder und junge Erwachsene etwa 1,0 ml/kcal einschließlich Oxidationswasser (etwa 0,125 ml/kcal)
[c] Wasser in fester Nahrung etwa 0,33 ml/kcal
[d] Wasserzufuhr durch Getränke und feste Nahrung = Gesamtwasseraufnahme – Oxidationswasser

Tabelle 4.4. Empfohlene Nährstoffzufuhr pro Tag[a] (DGE 1991)

Alter	Protein (g/kg[b])		Protein (g)		Ess. Fettsäuren % der Energie	Calcium (mg)		Magnesium (mg)		Eisen (mg)		Jod (µg)	Zink (mg)	
	m	w	m	w		m	w	m	w	m	w[e]		m	w
Säuglinge														
0 bis unter 4 Monate	2,2		11		4,5	500		40		6[f,g]		50	5	
4 bis unter 12 Monate	1,6		13		3,8	500		60		8		80	5	
Kinder														
1 bis unter 4 Jahre	1,2		16		3,5	600		80		8		100	7	
4 bis unter 7 Jahre	1,1		21		3,5	700		120		8		120	10	
7 bis unter 10 Jahre	1,0		27		3,5	800		170		10		140	11	
10 bis unter 13 Jahre	1,0		38	39	3,5	900		230	250	12	15	180	12	12
13 bis unter 15 Jahre	1,0		51	50	3,5	1000		310	310	12	15	200	15	12
Jugendliche u. Erwachsene														
15 bis unter 19 Jahre	0,9	0,8	60	47	3,5	1200		400	350	12	15	200	15	12
19 bis unter 25 Jahre		0,8	60	48	3,5	1000		350	300	10	15	200	15	12
25 bis unter 51 Jahre		0,8	59	48	3,5	900		350	300	10	15	200	15	12
51 bis unter 65 Jahre		0,8	58	48	3,5	800		350	300	10	15	180	15	12
65 Jahre und älter		0,8	55	47	3,5	800		350	300	10	10	180	15	12
Schwangere			58[c,d]		58[c] 3,5		1200				300		30 230		15[c]
Stillende			63[d]		63 3,5		1300[h]				375		20[h] 260		22

Tabelle 4.4 (Fortsetzung)

Alter	Vit. A (mg RÄ[j])		Vit. D (µg)	Vit. E (mg) TÄ[j]	Vit. K (µg)		Thiamin (mg)		Riboflavin (mg)	
	m	w			m	w	m	w	m	w
Säuglinge										
0 bis unter 4 Monate	0,5		10	3	5		0,3		0,3	
4 bis unter 12 Monate	0,6		10	4	10		0,4		0,5	
Kinder										
1 bis unter 4 Jahre	0,6		5	6	15		0,7		0,8	
4 bis unter 7 Jahre	0,7		5	8	20		1,0		1,1	
7 bis unter 10 Jahre	0,8		5	9	30		1,1		1,2	
10 bis unter 13 Jahre	0,9	0,9	5	10	40	40	1,2	1,2	1,4	1,3
13 bis unter 15 Jahre	1,1	1,0	5	12	50	50	1,4	1,2	1,5	1,4
Jugendliche u. Erwachsene										
15 bis unter 19 Jahre	1,1	0,9	5	12	70	60	1,6	1,3	1,8	1,7
19 bis unter 25 Jahre	1,0	0,8	5	12	70	60	1,4	1,2	1,7	1,5
25 bis unter 51 Jahre	1,0	0,8	5	12	80	65	1,3	1,1	1,7	1,5
51 bis unter 65 Jahre	1,0	0,8	5	12	80	65	1,3	1,1	1,7	1,5
65 Jahre und älter	1,0	0,8	5	12	80	65	1,3	1,1	1,7	1,5
Schwangere		1,1[c]	10[c]	14[c]		65[c]		1,5[c]		1,8[c]
Stillende		1,8	10	17		65		1,7		2,3

Niacin (mg NÄ[k])		Vit. B$_6$ (mg)		Folsäure (µg) [l]	Vit. B$_{12}$ (µg)	Vit. C (mg)	Alter
m	w	m	w	m			
							Säuglinge
5		0,3		–	40	0,5	40	0 bis unter 4 Monate
6		0,6		80	40	0,8	50	4 bis unter 12 Monate
							Kinder
9		0,9		120	60	1,0	55	1 bis unter 4 Jahre
12		1,2		160	80	1,5	60	4 bis unter 7 Jahre
13		1,4		200	100	1,8	65	7 bis unter 10 Jahre
15	14	1,6	1,5	240	120	2,0	70	10 bis unter 13 Jahre
17	15	1,8	1,6	300	150	3,0	75	13 bis unter 15 Jahre
							Jugendliche u. Erwachsene
20	16	2,1	1,8	300	150	3,0	75	15 bis unter 19 Jahre
18	15	1,8	1,6	300	150	3,0	75	19 bis unter 25 Jahre

Tabelle 4.4 (Fortsetzung)

Niacin (mg NÄ[k])		Vit. B$_6$ (mg)		Folsäure (µg)		Vit. B$_{12}$ (µg)	Vit. C (mg)	Alter
m	w	m	w	l	m			
18	15	1,8	1,6	300	150	3,0	75	25 bis unter 51 Jahre
18	15	1,8	1,6	300	150	3,0	75	51 bis unter 65 Jahre
18	15	1,8	1,6	300	150	3,0	75	65 Jahre und älter
17[c]		2,6[c]		600	300	3,5[n]	100[c]	*Schwangere*
20		2,2		450	225	4,0	125	*Stillende*

[a] Richtwerte für die Zufuhr von Wasser, Energie, Fett, Cholesterin, Saccharose, Ballaststoffe, Natrium, Kalium und β-Carotin sowie Angaben zu Chlorid und Phosphor befinden sich im Text
[b] g/kg Sollgewicht und Tag
[c] Ab 4. Monat der Schwangerschaft
[d] g/Tag
[e] Nichtmenstruierende Frauen, die nicht schwanger sind oder stillen: 10 mg
[f] Ausgenommen Unreifgeborene
[g] Ein Eisenbedarf besteht infolge der dem Neugeborenen von der Plazenta als Hb-Eisen mitgegebenen Eisenmenge erst ab dem 4. Monat
[h] Zum Ausgleich der Verluste während der Schwangerschaft
[i] 1 mg Retinol-Äquivalent = 6 mg all-trans-β-Carotin = 12 mg andere Provitamin A-Carotinoide = 1,15 mg all-trans-Retinylacetat = 1,83 mg all-trans-Retinylpalmitat
[j] 1 mg RRR-α-Tocopherol-Äquivalent = 1,1 mg RRR-α-Tocopherylacetat = 2 mg RRR-β-Tocopherol = 4 mg RRR-γ-Tocopherol = 100 mg RRR-δ-Tocopherol = 3,3 mg RRR-α-Tocotrienol = 1,49 mg all-rac-α-Tocopherylacetat
[k] 1 mg Niacin-Äquivalent = 60 mg Tryptophan
[l] Berechnet auf „Gesamtfolat" (Summe folatwirksamer Verbindungen in üblicher Nahrung)
[m] Folat-Äquivalente bzw. freie Folsäure (Pteroyl-monoglutamat)
[n] Insbesondere zur Erhaltung der Nährstoffdichte

Tabelle 4.5. Food and Nutrition Board, National, Academy of Sciences – National Research Counch. Recommended dietary allowances, revised 1989. Desgined

Category	Age (years) or Condition	Weight[b]		Height[b]		Protein	Fat-Soluble Vitamins			
		(kg)	(lb)	(cm)	(in)	(g)	Vitamin A (μg RE)[c]	Vitamin D (μg)[d]	Vitamin E (mg α-TE)[e]	Vitamin K (μg)
Infants	0.5 – 0.5	6	13	60	24	13	375	7.5	3	5
	0.5 – 1.0	9	20	71	28	14	375	10	4	10
Children	1 – 3	13	29	90	35	16	400	10	6	15
	4 – 6	20	44	112	44	24	500	10	7	20
	7 – 10	28	62	12	52	28	700	10	7	30
Males	11 – 14	45	99	157	62	45	1000	10	10	45
	15 – 18	66	145	176	69	59	1000	10	10	65
	19 – 24	72	160	177	70	58	1000	10	10	70
	25 – 50	79	174	176	70	63	1000	5	10	80
	51 +	77	170	173	68	63	1000	5	10	80
Females	11 – 14	46	101	157	62	46	800	10	8	45
	15 – 18	55	120	163	64	44	800	10	8	55
	19 – 24	58	128	164	65	46	800	10	8	60
	25 – 50	63	138	163	64	50	800	5	8	65
	51 +	65	143	160	63	50	800	5	8	65
Pregnant						60	800	10	10	65
Lactating	1st 6 months					65	1300	10	12	65
	2nd 6 months					62	1200	10	11	65

[a] The allowances, expressed as average daily intakes over time, are intended to provide for individual variations among most normal persons as they live in the United States under usual environmental stresses. Diets should be based on a variety of common foods in order to provided other nutrients for which human requirements have been less well defined

[b] Weights and heights of Reference Adults are actual medians for the U.S. population of the designated age, as reported by NHANES II. The median weights and heights of those under 19 years of age were taken from Hamill et al. (1979). The use of these figures does not imply that the height-to-weight ratios are ideal

for the maintenance of good nutrition of practically all healthy people in the Unites States

Water-Soluble Vitamins									Minerals					
Vitamin C (mg)	Thiamin (mg)	Riboflavin (mg)	Niacin (mg NE)[f]	Vitamin B_6 (mg)	Folate (µg)	Vitamin B_{12} (µg)	Calcium (mg)	Phosporus (mg)	Magnesium (mg)	Iron (mg)	Zinc (mg)	Iodine (µg)	Selenium (µg)
30	0,3	0,4	5	0,3	25	0,3	400	300	40	6	5	40	10
35	0,4	0,5	6	0,6	35	0,5	600	500	60	10	5	50	15
40	0,7	0,8	9	1,0	50	0,7	800	800	80	10	10	70	20
45	0,9	1,1	12	1,1	75	1,0	800	800	120	10	10	90	20
45	1,0	1,2	13	1,4	100	1,4	800	800	170	10	10	120	30
50	1,3	1,5	17	1,7	150	2,0	1200	1200	270	12	15	150	40
60	1,5	1,8	20	2,0	200	2,0	1200	1200	400	12	15	150	50
60	1,5	1,7	19	2,0	200	2,0	1200	1200	350	10	15	150	70
60	1,5	1,7	19	2,0	200	2,0	800	800	350	10	15	150	70
60	1,2	1,4	15	2,0	200	2,0	800	800	350	10	15	150	70
50	1,1	1,3	15	1,4	150	2,0	1200	1200	280	15	12	150	45
60	1,1	1,3	15	1,5	180	2,0	1200	1200	300	15	12	150	50
60	1,1	1,3	15	1,6	180	2,0	1200	1200	280	15	12	150	55
60	1,1	1,3	15	1,6	180	2,0	800	800	280	15	12	150	55
60	1,0	1,2	13	1,6	180	2,0	800	800	280	10	12	150	55
70	1,5	1,6	17	2,2	400	2,2	1200	1200	320	30	15	175	65
95	1,6	1,8	20	2,1	280	2,6	1200	1200	355	15	19	200	75
90	1,6	1,7	20	2,1	260	2,6	1200	1200	340	15	16	200	75

[c] Retinol equivalents. I retinol equivalent = 1 µg retinol or 6 µg β-carotene. See text for calculation of vitamin A activity of diets as retinol equivalents

[d] As cholecalciferol. 10 µg cholecalciferol = 400 µg of vitamin D

[e] α-Tocopherol equivalents. 1 mg d-α-tocopherol = 1 α-TE. See text for variation in allowances an calculation of vitamin E activity of the diet as α-tocopherol equivalents

[f] 1 NE (niacin equivalent) is equal to 1 mg of niacin or 60 mg of dietary tryptophan

Tabelle 4.6. Empfohlene tägliche Zufuhr von Energie und Nährstoffen (FAO/WHO). (Aus: „Wissenschaftliche Tabellen" Geigy A.G., Basel, 8. Aufl., 1977)

Alter	Geschlecht	Körpermasse kg	Energie kcal	Energie MJ	Vitamine Protein[a] g	Vitamin-A- Aktivität[b] µg	D[c] µg	Thiamin mg	Riboflavin mg	Niacin mg	Folsäure[d] µg	B12 µg	Ascorbinsäure mg	Elemente Calcium g	Eisen[e] mg
< 1 Jahr		7,3	820	3,4	14	300	10	0,3	0,5	5,4	60	0,3	20	0,5–0,6	5–10
1–3 Jahre		13,4	1360	5,7	16	250	10	0,5	0,8	9,0	100	0,9	20	0,4–0,5	5–10
4–6 Jahre		20,2	1830	7,6	20	300	10	0,7	1,1	12,1	100	1,5	20	0,4–0,5	5–10
7–9 Jahre		28,1	2190	9,2	25	400	2,5	0,9	1,3	14,5	100	1,5	20	0,4–0,5	5–10
10–12 Jahre	Knaben	36,9	2600	10,9	30	575	2,5	1,0	1,6	17,2	100	2,0	20	0,6–0,7	5–10
	Mädchen	38,0	2350	9,8	29	575	2,5	0,9	1,4	15,5	100	2,0	20	0,6–0,7	5–10
13–15 Jahre	Knaben	51,3	2900	12,1	37	725	2,5	1,2	1,7	19,1	200	2,0	30	0,6–0,7	9–18
	Mädchen	49,9	2490	10,4	31	725	2,5	1,0	1,5	16,4	200	2,0	30	0,6–0,7	12–24
16–19 Jahre	Knaben	62,9	3070	12,8	38	750	2,5	1,2	1,8	20,3	200	2,0	30	0,5–0,6	5–9
	Mädchen	54,4	2310	9,7	30	750	2,5	0,9	1,4	15,2	200	2,0	30	0,5–0,6	14–28
Erwachsene	Mann (mäßig aktiv)	65,0	3000	12,6	37	750	2,5	1,2	1,8	19,8	200	2,0	30	0,4–0,5	5–9
	Frau (mäßig aktiv)	55,0	2200	9,2	29	750	2,5	0,9	1,3	14,5	200	2,0	30	0,4–0,5	14–28
Schwangerschaft, 2. Hälfte		–	+350	+1,5	38	750	10	+0,1	+0,2	+2,3	400	3,0	50	1,0–1,2	*
Laktation, erste 6 Monate		–	+550	+2,3	46	1200	10	+0,2	+0,4	+3,7	300	2,5	50	1,0–1,2	*

[a] Als Ei- oder Milchproteine; [b] Als Retinoäquivalente; [c] Als Cholecalciferol (2,5 µg entsprechen 100 IE); [d] (Freie) Folsäure (Pteroylmono-, Pteroyldi- und Pteroyltriglutaminsäure); [e] Der niedrigere Wert hat Gültigkeit, wenn mehr als 25%, der höhere Wert, wenn weniger als 10% des Energiebedarfs durch tierische Nahrungsmittel gedeckt werden

* Während der Schwangerschaft und der Laktation wird die gleiche Eisenzufuhr empfohlen wie bei nichtschwangeren, nichtstillenden Frauen im gebärfähigen Alter, sofern der Eisenbedarf vor der Schwangerschaft immer nach den Angaben dieser Tabelle gedeckt war. Bei Frauen mit schlechtem Eisenstatus ist der Bedarf erhöht, bei Frauen ohne Eisendepot kann der Eisenbedarf nicht durch die Nahrung allein gedeckt werden, sondern es werden Supplemente benötigt

Tabelle 4.7. Kalorien- und Proteineinnahme bei Kindern und Jugendlichen[a]. (Nach Burke, Pediatrics 24, Suppl. 923 [1959])

Alter (Jahre)	Kalorieneinnahme (kcal/Tag)						Proteineinnahme (g/Tag)					
	Mittel	Knaben Bereich	s	Mittel	Mädchen Bereich	s	Mittel	Knaben Bereich	s	Mittel	Mädchen Bereich	s
1– 2	**1287**	800–1700	198	**1273**	850–1800	173	**43,6**	25,0– 60,0	7,7	**44,3**	32,5– 57,5	7,0
2– 3	**1403**	800–1900	205	**1377**	950–1800	188	**46,1**	27,5– 62,5	8,1	**46,9**	30,5– 72,5	8,3
3– 4	**1544**	1050–2000	210	**1483**	1050–1950	183	**50,0**	32,5– 70,0	8,4	**49,1**	29,0– 70,0	8,4
4– 5	**1629**	1200–2200	208	**1605**	1150–2500	251	**53,2**	32,5– 72,5	8,6	**53,6**	34,0– 80,0	9,3
5– 6	**1792**	1200–2400	252	**1704**	1200–2350	245	**57,7**	40,0– 77,5	9,8	**56,7**	33,0– 85,0	10,2
6– 7	**1971**	1450–2890	304	**1845**	1250–2450	276	**63,6**	42,5– 97,5	11,7	**60,3**	35,0– 90,0	11,8
7– 8	**2013**	1450–2650	299	**1930**	1350–2650	297	**65,4**	45,0– 97,5	11,5	**63,4**	37,5–100,0	12,9
8– 9	**2159**	1400–3925	391	**2026**	1400–2800	291	**69,5**	45,0–107,5	12,9	**65,4**	40,0– 85,0	10,9
9–10	**2235**	1500–3225	388	**2125**	1350–3300	376	**72,5**	45,0–105,0	13,9	**69,4**	37,5–110,0	14,3
10–11	**2403**	1700–3800	427	**2264**	1400–3400	407	**77,9**	50,0–127,5	15,7	**73,6**	45,0–105,0	14,4
11–12	**2619**	1750–3775	474	**2450**	1900–3250	373	**82,8**	55,0–120,0	15,7	**76,5**	50,0–120,0	14,3
12–13	**2878**	1950–3850	482	**2529**	1800–4000	466	**87,4**	60,0–113,5	13,3	**78,2**	57,5–132,5	13,7
13–14	**3117**	1900–4400	493	**2575**	1625–3850	479	**96,4**	55,0–142,5	16,8	**81,4**	45,0–122,5	14,5
14–15	**3338**	2100–5700	674	**2592**	1500–4400	502	**101,7**	57,5–165,0	20,7	**80,9**	60,0–140,0	15,0
15–16	**3467**	1700–5070	668	**2575**	1600–4350	522	**106,6**	70,0–175,0	22,9	**81,6**	52,5–145,0	18,5
16–17	**3343**	2275–5350	631	**2437**	1400–3900	505	**107,8**	62,5–145,0	20,7	**77,7**	50,0–130,0	15,9
17–18	**3532**	1900–5000	718	**2390**	1775–3475	461	**110,6**	65,0–185,0	24,4	**76,8**	52,5–135,0	16,5

[a] Die mittlere tägliche Einnahme von Kalorien und besonders Proteinen ist höher als die vom National Research Council empfohlene Menge (Tabelle aus Wiss. Tab. Geigy, Basel 1960 S. 469)

Anmerkung: Die empfohlene Eiweißzufuhr liegt mit gewissen Schwankungen stets bei ca. 12,3% der jeweils zugeführten Kalorien am Tag (vgl. Kapitel Nährwertrelationen)

Anmerkung der *Redaktion der Geigytabellen* zu allen Tabellen (die ihrem Werk entnommen wurden)

„Wenn unter Bereich ein Normalbereich zu verstehen ist, das heißt, wenn er nach der Formel: Mittelwert ± 2 × Standardabweichung ($\bar{x} \pm 2s$) berechnet wurde, ist der **Mittelwert fett gedruckt**, der *Bereich in Kursiv*; Mittelwerte und Bereiche in gewöhnlichen Ziffern bezeichnen experimentelle, statistisch nicht untersuchte Ergebnisse."

Tabelle 4.8. Versorgung verschiedener Bedarfsgruppen (Vorschläge nach Richtwerten von DGE, Geigy, Ketz, Randoin, London und eigene Empfehlungen)

Nahrungsmittel	Kleinstkinder 1–3 Jahre		Kleinkinder 4–6 Jahre		Schulkinder 7–9 Jahre		Schulkinder 10–12 Jahre		Schulkinder 13–14 Jahre		Jugendliche 15–18 Jahre		Leichtarbeiter ca. 70 kg KG	
	g/Wo	g/Tg	g/Wo	g/Tg	g/Wo	g/Tg	g/Wo	g/Tg	g/Wo	g/Tg	g/Wo	g/Tg	g/Wo	g/Tg
1. Fleisch und Fisch	140	20	210	30	350	50	560	80	560	80	560	80	560	80
2. Milchsorten	2800	400	3500	500	3500	500	3500	500	3500	500	3500	500	2100	300
3. Käse bis 45% F.i.T.	70	10	70	10	140	20	140	20	175	25	210	30	140	20
4. Magerquark	105	15	105	15	105	15	140	20	175	25	210	30	350	50
5. Ei ganz	70	10	70	10	70	10	105	15	175	25	175	25	105	15
6. Kochfette	–	–	–	–	21	3	35	5	35	5	35	5	35	5
7. Pflanzenöle	21	3	49	7	49	7	49	7	70	10	70	10	70	10
8. Butter oder Margarine	105	15	105	15	105	15	140	20	140	20	210	30	175	25
9. Brot (vorzugsweise Vollkorn)	560	80	700	100	1050	150	1400	200	1575	225	1750	250	1575	225
10. Getreideprodukte	350	50	420	60	280	40	280	40	280	40	350	50	350	50
11. Kartoffeln	560	80	1050	150	1225	175	1400	200	1750	250	1750	250	1750	250
12. Hülsenfrüchte	–	–	–	–	35	5	35	5	70	10	70	10	35	5
13. Sojaprodukte	–	–	–	–	–	–	35	5	70	10	70	10	35	5
14. Frischobst	700	100	1050	150	1400	200	2800	400	2800	400	2800	400	2800	400
15. Frischgemüse	700	100	1050	150	1400	200	2100	300	2100	300	2100	300	2100	300
16. Trockenobst	35	5	105	15	105	15	105	15	105	15	105	15	–	–
17. Nüsse	21	3	35	5	35	5	35	5	35	5	35	5	–	–
18. Schokolade	35	5	35	5	35	5	35	5	70	10	70	10	–	–
19. Zucker oder Honig	175	25	175	25	175	25	175	25	210	30	280	40	350	50
20. Konfitüre	–	–	70	10	70	10	70	10	105	15	105	15	105	15
zugeführte Kalorien	1220		1610		1850		2290		2570		2800		2400	
Kilojoule	5110		6750		7750		9600		10770		11730		10060	
Nährwertrelationen	13-33-54		13-32-55		14-32-54		14-32-54		14-31-55		14-32-54		14-28-58	

Tabelle 4.8 (Fortsetzung)

Nahrungsmittel	Schwangere 2200 + 300 kcal (10460 kJ)		Stillende 2200 + 500 kcal (11300 kJ)		Mittlerer Schwerarbeiter ca. 3000 kcal (= 12600 kJ)		Schwerarbeiter 3600 – 3800 kcal (= 15100 – 15900 kJ)		Schwerstarbeiter 4000 – 4200 kcal (= 16800 – 17600 kJ)		Ältere Menschen ca. 2100 kcal (= 8800 kJ)	
	g/Wo	g/Tg	g/Wo	g/Tg	g/Wo	g/Tg	g/Wo	g/Tg	g/Wo	g/Tg	g/Wo	g/Tg
1. Fleisch und Fisch	700	100	700	100	560	80	700	100	840	120	560	80
2. Milchsorten	4200	600	4200	800	3500	500	3500	500	4900	700	1750	250
3. Käse bis 45% F.i.T.	140	20	140	20	210	30	210	30	210	30	140	20
4. Magerquark	350	50	350	50	350	50	350	50	350	50	350	50
5. Ei ganz	105	15	105	15	175	25	175	25	175	25	105	15
6. Kochfette	35	5	35	5	70	10	70	10	105	15	35	5
7. Pflanzenöle	35	5	35	5	70	10	70	10	70	10	49	7
8. Butter oder Margarine	140	20	140	20	210	30	350	50	350	50	140	20
9. Brot (vorzugsweise Vollkorn)	1575	225	1750	250	2100	300	2800	400	2800	400	1400	200
10. Getreideprodukte	280	40	280	40	350	50	350	50	420	60	280	40
11. Kartoffeln	1750	250	1750	250	2100	300	2450	350	2450	350	1400	200
12. Hülsenfrüchte	–	–	–	–	35	5	35	5	70	10	35	5
13. Sojaprodukte	–	–	–	–	35	5	35	5	70	10	35	5
14. Frischobst	2800	400	2800	400	2800	400	2800	400	3500	500	2100	300
15. Frischgemüse	2100	300	2100	300	2100	300	2100	300	2450	350	1750	250
16. Trockenobst	70	10	70	10	70	10	70	10	140	20	35	5
17. Nüsse	35	5	35	5	70	10	140	20	140	20	35	5
18. Schokolade	35	5	35	5	70	10	140	20	140	20	35	5
19. Zucker oder Honig	280	40	280	40	350	50	350	50	420	60	245	35
20. Konfitüre	105	15	105	15	105	15	105	15	140	20	105	15
zugeführte Kalorien	2540		2730		3050		3670		4120		2100	
Kilojoule	10640		11440		12780		15380		17260		8800	
Nährwertrelationen	15-30-55		15-30-55		13-32-55		13-34-53		13-34-53		14-30-50	

Bedarf an allen Nährstoffen gibt und dem wir Näheres zu entnehmen bitten.) Über den Bedarf an *Vitaminen, Mineralien, Spurenstoffen, Linolsäure* usw. wird unter den entsprechenden Kapiteln im Buch genauer eingegangen (s. dort).

Praktische Anleitungen

Praktische Anleitungen, die von uns für die gesunde Ernährung von Kindern und Jugendlichen erarbeitet wurden, bitten wir Tabelle 4.8 zu entnehmen.

5 Rückgang an körperlicher Arbeit

Infolge der Industrialisierung und Automation ist in den vergangenen Jahren ein völliger *Wandel der Arbeitsverhältnisse* in Westdeutschland, wie in den meisten Industrienationen, eingetreten. Während früher etwa 80% der Bevölkerung körperliche Arbeit in Schwer- und Schwerstarbeiterberufen leisteten, entspricht heute der Anteil der Leichtarbeiter ungefähr dem gleichen Verhältnis. Im vergangenen Jahr gab es unter 1% Schwerstarbeiter. Während früher Mittelschwerarbeiter mit 3000 Kalorien ein ausreichendes Energieangebot erhielten, dürfen heute erwachsene Männer im mittleren Alter als Leichtarbeiter nicht mehr als 2500 Kalorien und Frauen (benötigen leider immer weniger) nicht mehr als 2100 Kalorien erhalten.

Im Zuge des *Rückganges an körperlicher Arbeit* (Tabelle 5.1) hätte man nun erwarten müssen, daß auch die Kalorienzufuhr entsprechend sinken müßte. Das Gegenteil ist jedoch häufig der Fall und erklärt mit die Verbreitung von Übergewicht. Dabei ist diese im Vergleich zu den USA in Deutschland noch mäßig ausgeprägt.

Der unterschiedliche Kalorienbedarf zwischen Mann und Frau (ca. 20% weniger), aber auch unter Kindern verschiedenen Lebensalters je nach Geschlecht, bringt für die Familie zahlreiche Probleme. Dies zeigt sich häufig dadurch, daß Patienten in die Sprechstunde kommen und der Mann bei einem noch tolerierbaren Gewicht eine übergewichtige Ehefrau mitbringt, die nicht versteht, warum sie fettsüchtig wurde, etwa weil sie die gleiche Menge wie der Ehemann ißt, der mehr Kalorien verzehren darf,

Tabelle 5.1. Prozentualer Anteil der Bevölkerung an Berufen mit körperlicher Arbeit bzw. Leichtarbeit

Jahre	1882	1925	1950	1974	1991
Leichtarbeiter	21	24	58	68	78
Mittelschwerarbeiter	39	39	21	23	13
Schwerarbeiter	26	25	16	8	8
Schwerstarbeiter	14	12	5	1	1

und die zugleich stark übergewichtige Kinder mitbringt, die an der relativ hochkalorischen, meist zu fettreichen Kost der Eltern teilnehmen. Man darf nicht vergessen, daß Kinder außerhalb der Wachstumsphasen, in denen sie große Energiemengen benötigen, bei Überernährung rasch fettsüchtig werden. Nicht das dicke Kind ist gesund, sondern das normalgewichtige, sportlich trainierte. Meist begegnet man einem übergewichtigen Elternpaar mit übergewichtigen Kindern, denen man schon aus Entfernung ansieht, wie falsch die Mutter die Familie „bekocht".

In der Regel ist die *Mutter am Übergewicht der Kinder „schuld"*, weil sie sich nicht für moderne Ernährungslehre interessiert, falsch kocht und die Kinder nicht aufklärt. Auch sie hat die falsche Ernährung oft bereits von ihrer Mutter gelernt (vgl. S. 162).

6 Verdauungsphysiologie

Geruchs- und Geschmackssinn

Visuelle Wahrnehmung und Riechen von Speisen

Schon vor der eigentlichen Nahrungsaufnahme beginnen durch Wahrnehmungsvorgänge und alleinige Vorstellungskraft bedingt bereits wichtige Teile der Verdauung. Vor allem Kinder und Jugendliche sind in verstärktem Maße von Einflüssen des Auges und der Nase abhängig, so daß das appetitliche Äußere und der angenehme Geruch einer Speise für das Wohlbefinden eine große Rolle spielen.

Wie jeder aus eigener Erfahrung weiß, läuft einem beim Anblick einer Speise das „Wasser im Munde" zusammen. Pawlow gelang es 1889 diesen erlernten Reflex bei Hunden nachzuweisen, indem er jede Nahrungsgabe mit einem akustischen Signal koppelte. Bei alleinigem Glockenton (akustisches Signal), ohne jegliche Nahrungsgabe kam es nach einiger Zeit zur Auslösung der Speichel- und Magensekretion. Analog dazu wird beim Menschen die Speichel- und Magensekretion durch zentralnervöse Einflüsse (zephalische Phase), die wiederum den N. vagus stimulieren, beeinflußt. Einen weiteren entscheidenden Einfluß haben die Riech- und Geschmackssensoren im Rachenraum und Nasenbereich. Jeder weiß, wie unangenehm es ist, wenn, durch einen Schnupfen oder entzündliche Vorgänge im Mund und Rachenraum, die Speisen nicht mehr in vollem Maße gerochen oder geschmeckt werden können.

Hieraus wird ersichtlich, daß der Geschmack einer Speise von mehreren Einflüssen modifiziert wird. Nicht nur die Geschmacksknospen, die süß, salzig, sauer und bitter identifizieren können, sondern auch die Geruchsnerven und die optische Wahrnehmung bilden den Geschmack. Aus Versuchsanordnungen, bei denen man die Speisen mit farbigem Licht entstellte, wurde dieses deutlich. Grünes Fleisch und blaue Kartoffeln führten zu einer erheblichen Beeinträchtigung des Geschmackes.

Aus diesen vielfältigen Einflußnahmen wird klar, wie sehr eine ungestörte Verdauung auch vom psychischen Wohlbefinden und einer appetitlichen, wohlriechenden Nahrungszubereitung abhängt. Deshalb sollten

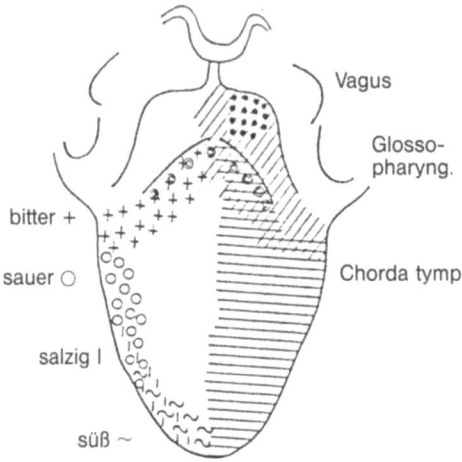

Abb. 6.1. Schematische Darstellung der unterschiedlichen Auslösbarkeit der 4 Geschmacksqualitäten (links) und der sensiblen Innervation (rechts) der Zunge beim Menschen

beim Essen keine Streitereien ausgefochten werden, da gerade Kinder sehr sensibel darauf reagieren.

Als *Rezeptoren* für den Geschmackssinn gelten die *Geschmacksknospen* auf der *Zunge*, möglicherweise aber auch andere Gebilde in der Nähe. Gehäuft sind diese an der *Spitze*, den *Rändern* und der *Basis der Zunge* anzutreffen, seltener am Zungenrücken (Rein u. Schneider 1966). Sie stehen am dichtesten beim *Kind*, nehmen vom 20. Lebensjahr an kontinuierlich ab und sind mit ca. 80 Jahren auf 1/3 reduziert. Abbildung 6.1 zeigt die Verhältnisse auf der Zunge an. Daraus resultiert, daß im höheren Alter gelegentlich Streitereien zwischen z. B. den Schwiegereltern und den Kindern auftreten, die diese mit Essen versorgen, weil die Älteren die Jüngeren verdächtigen, daß diese die Speisen absichtlich „versalzen". Ein Test kann hier weiterführen.

Mit Hilfe von Rohrzucker, Essigsäure, Kochsalz und einem Bitterstoff (z. B. Chinin) kann man jede reine Geschmacksempfindung testen. Aus diesen 4 Geschmacksrichtungen bildet der Mensch die jeweilige Geschmacksempfindung für eine bestimmte Speise. Der Geschmack mancher Speisen (z. B. Tomaten) kommt oft erst zum Vorschein, wenn die Speise gesalzen wird. Bei Ausfall oder Verletzung eines Nerven kann eine *„Geschmackslähmung"* folgen. Bei Ausfall der Chorda tympani kann es zum Ausfall aller Geschmacksempfindungen bis auf die bittere kommen, so daß diese Geschmacksrichtung stark dominiert. Die Menschen zeigen erhebliche Unterschiede im Hinblick auf die Empfindung der Geschmacksschwellen. So empfinden viele Personen ein Nahrungsmittel eher als bitter, andere eher als ohne Geschmack. Es gibt offenbar eine „*Geschmacksblindheit*" wie bei den Farbblinden. In den ersten Säuglingsmonaten ist der Geschmackssinn noch nicht ausgereift. Auch können starke Varianten in der Entwicklungsphase bis zum 15. Lebensjahr bei Kindern auftreten. Hierfür müssen die Eltern Verständnis haben.

Verdauung im Mund und Schluckakt

Im *Mund* beginnt die *erste große Verdauungsstufe der Kohlenhydrate* durch die enzymatische Aufspaltung (Ptyalin, α-Amylase) der Stärke in Maltose und Glucose, wie folgende Übersicht zeigt:

Ptyalin   Maltase
(α-Amylase oder Diastase)
Stärke ——————→ Maltose ——————→ Glukose

Speichelsäfte

Bestandteile: Die Zusammensetzung hängt von der Beschaffenheit der Nahrung und vom Nervenreiz ab. Bestandteile sind:
Eiweißstoffe: hauptsächlich *Mucin* (Schleim).
Fermente: *Ptyalin* (Amylase, Diastase) und evtl. *Maltase*.
Leukozyten, Lymphozyten (zusammen als Speichelkörperchen), abgestoßene Epithelien.
Salze: Natriumchlorid, Kaliumchlorid, Natriumbikarbonat, Phosphate, Kalziumsalze und Rhodankalium.

Die intensive Aufspaltung wird dadurch verdeutlicht, daß ein Nachtisch (z. B. Pudding), von dem man ein wenig genascht hat, über Nacht flüssig wird. In Südamerika durchkauen Indianerfrauen mit ihrem Speichel für ihre älteren Mitmenschen (zur vereinfachten Nahrungsaufnahme) eine Kartoffelart (Maniok). Diese durchkaute Kartoffel wird in einen Bottich geschüttet, wo sie sich zu einer Suppe zersetzt.

Täglich wird eine Speichelmenge zwischen 0,5 und 2 l durch die Speicheldrüsen (Parotis, Glandulae submandibularis und sublingualis) produziert. Außer der kohlenhydratspaltenden α-Amylase enthält der Speichel Mucopolysaccharide (Schleim), Glykoproteide (Muzin), Eiweißkörper und Elektrolyte. Zum einen wird durch den Flüssigkeitsanteil des Speichels die Verdünnung und das Schlucken der Nahrung ermöglicht, zum anderen können die Geschmacksknospen erst durch die Lösung der Nahrungsbestandteile wirksam werden. Darüber hinaus erfüllt der Speichel eine Spülfunktion und eine desinfizierende Wirkung. Abwehrstoffe wie Immunglobulin A und Lysozyme eliminieren Krankheitserreger. Der *alkalische pH-Wert von 7−8*, der durch den hohen HCO_3-Gehalt (Bikarbonat) entsteht, schützt den Zahnschmelz und bildet das *ideale Milieu für die α-Amylase*. Da die Speichelproduktion vom Wassergehalt des Körpers bestimmt wird, führt ein Wassermangel zu einem trockenen Mund, und es entsteht das Durstgefühl. Dieses ist für die Regulation des Flüssigkeitshaushaltes von großer Bedeutung (Tabelle 6.1).

Durch den Kauvorgang wird die Nahrung mechanisch zerkleinert und mit dem Speichel durchmischt. Hierbei entstehen maximale Kaukräfte von bis zu 600 Newton, wie sie zur Zerkleinerung von festen Zellulose- und Bindegewebsbestandteilen benötigt werden. Dem Kauvorgang schließt sich der Schluckvorgang an, der reflektorisch durch Berührung der Nahrung mit dem Gaumenbogen und der Rachenhinterwand eingeleitet wird. Es kommt zum Verschluß des Kehldeckels, da sonst die Nahrung in das Bronchialsystem gelangen würde, und zur Öffnung des oberen Ösophagussphinkters. Die Nahrung wird schließlich durch peristaltische Wellen im Ösophagus in den Magen transportiert. Diese Vorgänge sind äußerst kompliziert und entziehen sich dem Bewußtsein.

Magen und Duodenum

Bevor die Nahrung in den Magen gelangt, ist die Sekretion des Magensaftes durch die oben beschriebenen Vorgänge schon in vollem Gange. Je nach Nahrungsmenge und -bestandteilen wird die Sekretion jedoch durch mehrere Mechanismen dem Bedarf angepaßt (s. unten!).

Täglich produzieren die Magenzellen eine Menge von 2−3 l Magensaft, der aus Salzsäure (HCl), Enzymen (Pepsine), Magenschleim (Muzin) und dem Intrinsicfaktor besteht (Tabelle 6.1).

Da die α-Amylase des Speichels die Kohlenhydrate nur im alkalischen Bereich abbauen kann, wird die Kohlenhydratverdauung im Magen unterbrochen. Im Magen vollzieht sich die *erste große Stufe der Eiweißverdauung*. Sie kann bei reichlicher Eiweißzufuhr bis zu 4 h andauern (Abb. 6.2). Deswegen ist man nach einer eiweißreichen Mahlzeit lange gesättigt. Da die Kohlenhydrate im Magen nicht weiter verdaut werden, versteht es sich,

Tabelle 6.1. Übersicht über die Wirkung der Verdauungssäfte und ihre Bestandteile

	Fermente:	*Fermentative Wirkung:*	
Speichel	Ptyalin (Amylase oder Diastase), evtl. Maltase	Stärke in *Maltose* und *Glukose*	1/2–1 l täglich; schwach sauer; Muzin, Salze (NaCl, KCl, Ca-Salze, Rhodankalium; Lymphozyten, Leukozyten, Epithelien
Magensaft	Pepsin-Lab-Kathepsin-Komplex (etwas Lipase)	*Eiweiß* nur bis *Polypeptide*; Milchgerinnung (*Caseinogen* in *Casein*)	1,5 l tgl., sauer, pH 1–2 (0,5% HCl), Muzin, Salze (KCl, NaCl usw., Intrinsic-Faktor)
Pankreassaft	Verschiedene Proteasen (Trypsin, Chimotrypsin, Pankreaserepsin), Amylase (Diastase), Maltase, Lipase	*Eiweiß* bis *Dipeptide* und *Aminosäuren*; *Stärke* bis *Glukose*; *Fette* in *Glyzerin* und *Fettsäuren*	1–1,5 l tgl., alkalisch Salze: NaHCO$_3$, NaCl
Galle	Kein Ferment (spezifisch wirksame Bestandteile sind die Gallensäuren)	Emulsionsbildung der Fette; Ermöglichung der Fettsäurenresorption; Aktivierung der Pankreaslipase	1 l tgl., alkalisch; Muzin, Cholesterin, Lecithin; Gallenfarbstoffe: Bilirubin, Biliverdin, Salze
Darmsaft	Darmerepsin (Gemisch von Peptidasen), Amylase, Maltase, Laktase, etwas Lipase, Nucleasen	Peptide in *Aminosäuren*; *Stärke, Maltose, Laktose* und *Saccharose* in ihre *Bausteine*	Menge unterschiedlich NaHCO$_3$, NaCl usw. Hormone: Enterokinease, Sekretin, Enterogastron, Cholezystokinin-Pankreozymin

76 Verdauungsphysiologie

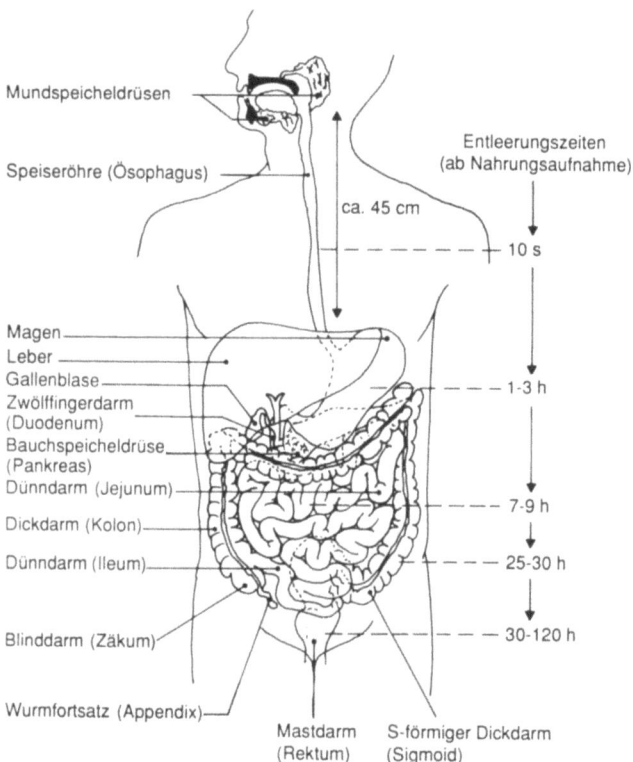

Abb. 6.2. Schematische Darstellung des Verdauungstraktes mit Entleerungszeiten (*s* Sekunde, *h* Stunde) (Nach Kahle, Leonhardt u. Platzer aus Silbernagel u. Despopoulos 1983)

daß sie auch keine Ausschüttung von Magensalzsäure einleiten. Normalerweise ist der gesunde Magen leer oder schwach sauer. Die Nahrungsmittel, die die Säure locken, sind, soweit es die Nahrung angeht, die hochkonzentrierten *Eiweißträger* wie Fleisch, Fisch, Eiweißextraktivstoffe wie Bouillon, Hülsenfrüchte u. a., die auch im Rahmen einer Diät bei Hyperazidität zu meiden wären. Die Eiweiße locken die Salzsäure, weil sie von dieser denaturiert und mit Hilfe des Pepsins bis zu den Polypeptiden und Peptonen abgebaut werden.

> *Magensaft*
>
> *Bestandteile: Salzsäure:* Konzentrationen etwa 0,5%; Mucin (Schleim); Fermente: *Pepsin-Lab-Kathepsinkomplex*; etwas Lipase, Salze (KCl, NaCl u. a.).
> Die Magendrüsen sezernieren keine kohlenhydratspaltenden Fermente, aber den Castleschen Faktor (Magenfaktor, Intrinsicfaktor).

Eiweißverdauung. In den Hauptzellen, die im Magenfundusbereich lokalisiert sind, werden die Pepsinogene produziert, die erst im Magenlumen in die aktive Form, das Pepsin, überführt werden. Zusammen mit der Salzsäure (Belegzellen), die ein stark saures Milieu bis zu einem pH-Wert von 1 ermöglicht, werden die Eiweiße denaturiert und bis hin zu Polypeptiden gespalten. Die eigentliche Verdauung von Peptiden in Aminosäuren geschieht erst durch die Fermente des Pankreas. Das stark saure Milieu des Magensaftes führt auch zur Zerstörung von Krankheitserregern und spielt deshalb eine große Rolle im Abwehrsystem des Körpers (s. unten!).

Schutzschicht. Die Synthese des Magenschleims (Muzin) erfolgt in den Nebenzellen des Magens. Dieser Schleim soll eine Schutzschicht für die Magenmukosa gegen die Salzsäure darstellen. Diese Funktion ist jedoch noch nicht ganz klar und umstritten.

Vitamin-B_{12}-Resorption. Der Intrinsic-Faktor, der in den Belegzellen gebildet wird, verbindet sich mit dem Vitamin B_{12} zu einem Komplex, der im terminalen Ileum resorbiert wird. Bei Fehlen des Faktors kommt es zur perniziösen Anämie.

Wenn die Nahrung im distalen Magen in kleinste Teilchen von ca. 0,3 mm Durchmesser zerkleinert ist, gelangen kleine Speiseportionen, auch Chymus genannt, in das Duodenum. Dort herrscht ein alkalisches Milieu, welches für das Wirksamwerden der Pankreasfermente benötigt wird. Durch die Papilla vateri gelangen die Pankreasfermente und Bikarbonate (Abpufferung des sauren Nahrungsbreis) in das Duodenum, wo sie sich mit dem Chymus vermischen.

Regulation der Magensaftsekretion

Man unterscheidet 3 Phasen der Verdauung: Eine zephalische, zentralnervöse Phase, die bereits oben angesprochen wurde, eine gastrale und eine intestinale Phase.

Zephale Phase. Durch visuelle, optische, gustatorische Reize wird über zentralnervöse Verschaltungen der N. vagus (parasympathisches Nervensystem) aktiviert, so daß vermehrt Acetylcholin am Magen ausgeschüttet wird, welches direkt die Beleg- und Hauptzellen stimuliert. Zusätzlich kommt es zu einer vermehrten Freisetzung von *Gastrin* aus den G-Zellen des Magenantrums. Dieses *Hormon* gelangt über den Blutweg zu den Belegzellen und stimuliert abermals die HCl-Sekretion. Weiterhin werden auch die benachbarten Histaminzellen stimuliert (parakriner Mechanismus), wodurch zusätzlich die Belegzellen zur HCl-Produktion angeregt werden (Tabelle 6.6).

Gastrale Phase. Im Magen findet eine mechanische und chemische Wirkung der Nahrung statt. Durch die mechanische Dehnung des Magens, werden Rezeptoren stimuliert, die eine Freisetzung des Gastrins bewirken. Diese Gastrinfreisetzung wird zusätzlich durch chemische Faktoren (v. a. Aminosäuren, Alkohol und Fette) gefördert. Herrscht ein sehr saures Milieu, wird die HCl-Sekretion durch einen Rückkopplungsmechanismus gehemmt.

Intestinale Phase. Tritt der saure Chymusbrei (pH < 4) ins Duodenum über, wird reflektorisch über eine Hormonausschüttung (Sekretin, GIP) die HCl-Produktion gehemmt. Ist der Nahrungsbrei im Duodenum jedoch alkalisch, wird über eine Gastrinausschüttung die HCl-Produktion wieder „angekurbelt". Wahrscheinlich spielen noch weitere, unbekannte Hormone oder nervöse Einflüsse eine Rolle bei der Regulation.

Pankreas, Galle und Dünndarm

Prankreas

Der Pankreas besitzt sowohl eine exokrine als auch eine endokrine Funktion. In den Langerhans-Inseln (endokrine Drüsen) wird das Insulin produziert, welches in die Blutbahn zur Regulation des Blutzuckers ausgeschieden wird. In den exokrinen Drüsen werden täglich bis zu 2 l Pankreassaft hergestellt, der über die Papilla vateri in das Duodenum abfließt. Dieser Saft besteht aus Verdauungsenzymen und Bikarbonat. Diese Fermente sind für die Fett-, Eiweiß- und Kohlenhydratverdauung zuständig und liegen im Pankreas zumeist in einer inaktiven Form vor, da es sonst zur Selbstandauung des Organes käme.

Proteinspaltung. Bereits im Magen fand eine Vorverdauung der Eiweiße durch die Pepsine statt. Zur Aufspaltung der Polypeptide in ihre einzelne

Aminosäuren werden jedoch noch die Proteasen Trypsinogen und Chymotrypsinogen des Pankreas benötigt. Die Aktivierung der Enzyme in Trypsin und Chymotrypsin erfolgt jedoch erst im Darm nach Kontakt mit der Galle.

Kohlenhydratspaltung. Die Kohlenhydrate (Stärke, Glykogen), die durch die α-Amylase des Speichels noch nicht gespalten wurden (Stärke), werden nun durch die α-Amylase des Pankreas in ihre weiteren Bestandteile zerlegt (Oligosaccharide). Zur endgültigen Resorption sind jedoch Monosaccharide (Glukose) erforderlich, die erst durch eine enzymatische Spaltung in der Mucosa des Ileum entstehen.

Pankreassäfte

Bestandteile: Muzin; *Fermente:* verschiedene *Proteasen* (Trypsin, Chymotrypsin, Pankreaserepsin); *Amylase, Lipase* (Steapsin), *Nukleasen und Phosphatasen. Salze:* besonders $NaHCO_3$ und NaCl.
Der *Pankreassaft* (Bauchspeichel) ist die *wichtigste Quelle der Verdauungsfermente;* er enthält eiweiß-, kohlenhydrat- und fettspaltende Fermente.

Fettverdauung. Die Lipase des Pankreas ist das wichtigste Enzym zur Fettspaltung. Der Speichel enthält kleine Mengen an Zungengrundlipase durch die 10–30% der Fette aufgeschlüsselt werden. Die restlichen 70–90% der Triglyzeride werden erst durch die Pankreaslipase zu Monoacylglyceriden und freien Fettsäuren gespalten. Für die Entfaltung der Enzymaktivität ist jedoch die vorherige Emulgierung der Fette durch die Galle Voraussetzung (s. unten). Wie im Kapitel „Vitaminzufuhr" beschrieben wird, sind die Vitamine A, D, E und K an die Fettresorption gebunden (Tabelle 6.2).

Wie auch der Magensaft einem Regelmechanismus unterliegt, so wird auch der Pankreassaft durch Hormone und nervale Reize gesteuert. Sobald der saure Nahrungsbrei vom Magen ins Duodenum gelangt, wird von der Duodenalschleimhaut Sekretin und Cholezystokinin (CCK entspricht Prankreozymin) sezerniert. Der auslösende Reiz ist der niedrige pH-Wert und der Fettgehalt. Sekretin stimuliert über den Blutweg die Bikarbonatproduktion des Pankreas, wodurch die Nahrung neutralisiert wird (gleichzeitig wird aber auch die HCl-Produktion des Magens gehemmt). Außerdem fördert Sekretin direkt die Gallebildung der Leber. Cholezystokinin (CCK) führt dagegen zur Enzymfreigabe aus dem Pankreas, die eine Aufspaltung aller drei Nahrungskomponenten bewirkt. Zusätzlich kommt es

Tabelle 6.2. Aktivierung der Pankreassekretion

Stimulator	Freisetzung durch	Wirkung auf Volumen + Bic.	Wirkung auf Enzymausschüttung
Acetylcholin	vagale Stimulation	+	+ + + +
Secretin	pH < 4,5, Peptone, Fett	+ + + +	+ ?
Cholezystokinin-Pankreozymin	Fettsäuren, Aminosäuren, Peptone	+	+ + + +
Gastrin	Vagus (Dehnung des Antrums) Kontakt Nahrung–Magenschleimhaut	+	+ + +

zu einer Kontraktion der Gallenblase, so daß genügend viel Galle zur Emulgierung der Fette ausgeschüttet wird. Diesen Mechanismus macht man sich in der Radiologie zunutze, indem bei der Darstellung der Gallengänge (nach Gabe jodhaltiger Substanzen zur Kontrastdarstellung) eine Reizmahlzeit („Eigelb, Fett") verabreicht wird, und es so durch die angeregte Cholezystokininproduktion zur Gallenblasenkontraktion kommt.

Gallenblase

Die Gallensekretion wird v. a. durch Reizung des Vagus (wie bei der Magensaftproduktion), Sekretin und bei erhöhter Gallensalzkonzentration im Blut, angeregt. Die Galle besteht neben Wasser und Elektrolyten aus Cholesterin, Lezithin (Phosphatidylcholin) und Gallensalzen. Eine Veränderung des Verhältnisses dieser drei Inhaltsstoffe zueinander kann zu Gallensteinen führen. Aber auch Bilirubin (Abbauprodukt des Hämoglobins, Gallenfarbstoff) und Arzneistoffe sind in der Galle gelöst.

Bei Bedarf (Fettmahlzeit) kommt es durch den oben beschriebenen Mechanismus zu einer Kontraktion der Gallenblase, und die Galle fließt häufig aus dem selben Ausmündungsgang (Papilla vateri) wie der Pankreassaft in das Duodenum. Da die Lipide schlecht wasserlöslich sind, dieses aber Voraussetzung zur Resorption ist, müssen durch die Fettemulgierung mit Gallesalzen zuerst Mizellen gebildet werden. Bei diesen winzigen Fetttröpfchen ist der polare, wasserlösliche Teil der Moleküle nach außen gekehrt. Die in den Mizellen enthaltenen Fette können somit nach Spaltung in Monoglyceride (durch Lipasen) im Dünndarmepithel resorbiert werden. Die Gallensäuren sind neben der Magensalzsäure die wichtigsten

> *Gallensäfte*
> *Bestandteile:* Muzin. Gallenfarbstoffe: *Bilirubin, Biliverdin.*
> *Gallensäuren: Cholesterin; Lecithin.*
> Gepaarte Schwefel- und Glukuronsäure; Salze.
> Die *Galle* ist Sekret der Leber, das sich mit dem Pankreassaft in den Zwölffingerdarm ergießt (Einmündungsstelle: Papilla duodeni bzw. vateri). Die Galle enthält *keine wirksamen Verdauungsfermente.* Die *Lebergalle* wird in der Gallenblase durch Resorption von Wasser eingedickt: *Blasengalle.* Die Lebergalle ist gelb und die Blasengalle gelbgrün bis dunkelgrün gefärbt.

physiologischen stuhlgangwirksamen Mittel und zugleich für das Leberparenchym hochgiftig, sollten diese bei einer Gelbsucht übertreten. Abführmittel enthalten oft die beiden genannten Bestandteile. Soweit es die Nahrungsmittel angeht, führen die Fette, besonders *Eigelb,* Sahne, Öle, wie Olivenöl und Rizinusöl, ätherische Öle, alle Sulfatverbindungen, wie Natrium- und Magnesiumsulfat, Paprikapreßsaft u. a. zur Kontraktion der Gallenblase und zur Ausschüttung von Gallensäften. Diese Nahrungsmittel müßten im Bedarfsfall diätetisch gemieden werden. Eine spasmolytische Wirkung besitzen Pfefferminztee, Fenchel u. a.

Gallenblase als Ausscheidungsorgan für überschüssiges Cholesterin
In der Leber werden aus Cholesterin die *Gallensäuren* synthetisiert. Davon beträgt die Konzentration in der noch nicht eingedickten *Lebergalle* im Mittel etwa 5 – 10 g/l, in der eingedickten *Blasengalle* im Mittel etwa 30 – 37 g/l (Tabelle 6.4). Sie hat jedoch nur ein Fassungsvermögen von 80 – 100 ml. Die tägliche Sekretion von *Gallensäuren* liegt beim Gesunden, abhängig von endogenen und exogenen Faktoren, bei ca. 12 – 24 g (30 – 60 mmol). Diese hohe Sekretionsrate ist nur dadurch möglich, daß der relativ kleine Gallensäurepool 6 – 10mal täglich den enterohepatischen Kreislauf durchläuft. Von den ausgeschiedenen Gallensäuren werden bis zu 90% im Darm retiniert, der Rest wird mit dem Kot ausgeschieden. Der Organismus kann *Cholesterin* sowohl auf diesem Wege als auch *direkt* als sog. „freies" Cholesterin *über die Galle* in den Darm ausscheiden, von dem allerdings physiologischerweise nur ein kleiner Teil im Rahmen des enterohepatischen Kreislaufs rückretiniert wird. Die Konzentration in der Lebergalle beträgt im Mittel ca. 1,4 g/l, in der Blasengalle ca. 4,02 g/l (Tabelle 6.4). Die Konzentration pro Liter entspricht jedoch nicht der physiologisch ausgeschiedenen Menge. Daneben ist die Gallenblase auch Ausscheidungsorgan für zahlreiche in der Leber entgiftete Stoffe.

Tabelle 6.3. Lipidmuster der Galle (Mittelwert und s). (Aus: Wiss. Tabellen, Geigy, 8, 1977)

	Stoffmengenprozent		
	Cholesterin	Phospholipid	Gallensäuren
Galle aus dem Duodenum			
Erwachsene	7,2	20,6	72,2
Kleinkinder	5,0	14,7	80,3
Blasengalle			
25 Erwachsene	6,0	20,4	73,5
	s 1,3	s 3,6	s 3,9
Männer	8,0	20,6	71,3
Frauen	7,4	20,4	72,2
Post mortem	9,1	29,0	61,9

Ausscheidung von Cholesterin über die Galle in den Darm. Die menschliche Leber sezerniert nach Buddecke (1985) täglich ca. 500 bis 1000 ml an Lebergalle. Die *Wissenschaftlichen Tabellen, Geigy* (8, 1968), nennen eine tägliche Galleproduktion von ca. 600 ml, die an 100 Patienten mittels T-Drainage erhoben wurde (Extremwert 1600 ml).

Die Galleproduktion ist während der Nacht geringer als während des Tages. Sie ist nach Mahlzeiten gesteigert. Verschiedene Autoren sprechen von einer täglichen Produktion von ca. 800 – 1100 ml. Die *Lebergalle* wird *kontinuierlich* in der Leber *produziert*, weshalb man davon ausgehen kann, daß ihr *Cholesteringehalt* letztendlich auch täglich in den Darm ausgeschieden wird. Nach Tabelle 6.5 würde die Ausscheidung von Cholesterin nach Schmidt u. Thews (1976) zwischen 0,5 und 1,0 g/Tag (bzw. 500 – 1000 mg/Tag) liegen. Die Lebergalle wird nicht sofort in das Darmlumen sezerniert, sondern in der Gallenblase gespeichert und konzentriert. Die *Lebergalle*, die über den ganzen Tag mit der Bildung eines *Volumens* von ca. 0,5 – 1 l (Schmidt u. Thews 1976) *kontinuierlich* abläuft, ist dünnflüssig, hat eine goldgelbe, gelborangene Farbe und einen pH-Wert von 7,8 – 8,6. Die Blasengalle ist braunschwarz bis braungrün. Einige wichtige *Inhaltsstoffe der Lebergalle* gehen aus Tabelle 6.6 hervor. Die Gallenblase hat ein Fassungsvermögen von 50 – 80 ml, bei Kleinkindern von 8,5 ml Galle in der Blase, welches die in 12 h sezernierte Lebergalle aufzunehmen vermag. Ihre Entleerung erfolgt *diskontinuierlich*, z. T. in Abhängigkeit von der Nahrungszufuhr. Die Zusammensetzung der Blasengalle weicht erheblich von der Lebergalle ab, zumal die Gallenblasen-

Tabelle 6.4. Einige wichtige Inhaltsstoffe der Gallenflüssigkeit. (Aus: Wiss. Tabellen, Geigy, 8, 1977)

	Material	Stoffmenge				Masse			
		Einheit	Mittelwert	s	(Extrembereich)	Einheit	Mittelwert	s	(Extrembereich)
Cholesterin	Lebergalle, Kinder	mmol/l	–	–	–	g/l	–	–	(0,20 – 0,22)
	Lebergalle, 8 Personen	mmol/l	3,6	–	(0,52 – 0,57)	g/l	1,4	–	(0,8 – 2,1)
	Lebergalle	mmol/l	4,63	–	(2,1 – 5,4)	g/l	1,79	–	(0,45 – 6)
	Blasengalle, Kinder	mmol/l	–	–	(1,2 – 16)	g/l	–	–	(0,78 – 0,81)
	Blasengalle, 10 Personen	mmol/l	10,1	6,33	(2,0 – 2,1)	g/l	3,90	2,45	(0,5 – 8,5)
	Blasengalle, 11 Personen	mmol/l	10,4	3,70	(1,3 – 22)	g/l	4,02	1,43	(2,2 – 7)
	Blasengalle, 14 Personen	mmol/l	10,4	5,48	(5,7 – 18)	g/l	4,02	2,12	(1,9 – 8,1)
Phospholipide	Lebergalle, 8 Personen	mmol/l	3,2	–	(4,9 – 21,0)	g/l	2,5	–	(1,0 – 4,3)
	Blasengalle, 10 Personen	mmol/l	26,2	19,9	(1,3 – 5,6)	g/l	20,3	15,4	(2,0 – 48,2)
	Blasengalle, 14 Personen	mmol/l	33,3	16,5	(2,6 – 62,3)	g/l	25,8	12,8	(9,7 – 52,2)
Gallensäuren – gesamt	Lebergalle, 8 Personen	mmol/l	25	–	(12,5 – 67,5)	g/l	10	–	(6,5 – 14)
	Lebergalle	mmol/l	13	–	(16 – 35)	g/l	5,1	–	–
	Blasengalle, 10 Personen	mmol/l	94,8	51,5	–	g/l	37,9	20,6	(7,1 – 64)
	Blasengalle, 11 Personen	mmol/l	75,3	32,3	(17,8 – 160)	g/l	30,1	12,9	(5,6 – 47)
					(14 – 118)				

Faktoren für die Umrechnung von mmol in g: Phospholipide 0,774, freie Gallensäuren 0,4
Die Gallenblase enthält fast ausschließlich organische Substanzen. Die Lipide machen 90% (Gallensäuren 40 – 70%, Phospholipide 20 – 25%, Cholesterin 3 – 5%), das Bilirubin 2% und die Proteine 5% der Trockensubstanz aus

Tabelle 6.5. Zusammensetzung der Leber- und Blasengalle. (Aus: Schmidt u. Thews 1990)

	Lebergalle	Blasengalle
Wasser	95 – 98 g-%	92 g-%
Gallensalze	1,1 g-%	3 – 10 g-%
Bilirubin	0,2 g-%	0,5 – 2 g-%
Cholesterin	0,1 g-%	0,3 – 0,9 g-%
Fettsäuren	0,1 g-%	0,3 – 1,2 g-%
Lecithin	0,04 g-%	0,1 – 0,4 g-%
Na^+	145 mval/l	130 mval/l
K^+	5 mval/l	9 mval/l
Ca^{++}	5 mval/l	12 mval/l
Cl^-	100 mval/l	75 mval/l
HCO_3^-	28 mval/l	10 mval/l

wand für Lipide durchlässig ist und Mukopolysaccharide absondert (Tabelle 6.5). Außer reflektorischen, nervösen und hormonellen Einflüssen bilden Fette, Eigelb, Sulfatverbindungen u. a. wirksame Anreize für die Gallenausschüttung.

In der *Blasengalle* werden einige Inhaltsstoffe der Lebergalle auf das 5- bis 10fache konzentriert, so z. B. die Gallensäuren, das *Cholesterin*, das Bilirubin u. a. Stoffe. Die *Blasengalle* wird unter Einwirkung von Cholezystokinin in den Dünndarm ausgeschieden, das bei Erscheinen von Fett oder Aminosäuren freigesetzt wird. Sie enthält ein Konzentrat, welches bei kleinem Volumen eine große Menge an spezifischen Gallenbestandteilen enthält. Ein Teil ihrer Inhaltsstoffe wird im Rahmen des enterohepatischen Kreislaufes wieder rückresorbiert. In der Leber entstehen aus *Cholesterin* die sog. *primären Gallensäuren*, die Cholsäure und Chenodesoxycholsäure. Die sog. *sekundären Gallensäuren* (Desoxycholsäure und Litocholsäure) werden erst durch bakterielle Einwirkung im Darm gebildet. Zweifellos sind die *Gallensäuren* das wichtigste Endprodukt des Cholesterinstoffwechsels. Überschüssig (z. B. parenteral) zugeführtes Cholesterin wird z. B. in Form von Gallensäuren in den Darm ausgeschieden. Daneben darf man jedoch nicht die tägliche Ausscheidung von Cholesterin mit der Galle in den Darm übersehen, welches z. T. in einem ständigen Zyklus im Rahmen des enterohepatischen Kreislaufs auch ohne jede Nahrungscholesterinzufuhr rückretiniert wird. Schließlich stammt der Namen Cholesterin aus: „*Chol*" = *Galle* und „*Stearin*" = *Fettwachs*. Die täglichen *Verluste von Cholesterin* mit dem *Stuhlgang* (als Koprosterin) und über die abgeschlilferte Haut betragen nach Silbernagel u. Despopoulos (1991) *ca.*

Pankreas, Galle und Dünndarm 85

Tabelle 6.6. Magenentleerungszeit und Totalazidität bei verschiedenen Nahrungsmitteln. (Aus Wiss. Tabellen, Geigy, 1953)

Nahrungsmittel 100 g-Portionen, wenn nichts anderes vermerkt	Zahl der Boebachtungen	Mittelwert der größten Totalacidität cm³ 0,1 n NaOH pro 100 cm³	Mittelwert der Entleerungszeit	
			Stunden	Minuten
Brote und Cerealien	25	120	3	00
Cakes	29	90	3	00
Eier und Eierspeisen	90	80	2	40
Eiscrème	7	105	3	15
Fleisch				
Fisch	75	130	2	50
Huhn	20	125	3	15
Kalb	7	140	2	50
Rind	25	120	3	00
Schaf	14	135	3	00
Schwein	31	120	3	15
Truthahn	2	140	3	30
Gelatine (Früchte-)	5	70	2	00
Gemüse	124	75	2	15
Glaces	4	65	2	35
Joghurt	4	65	2	25
Torten	29	90	2	30
Milch				
Kuh 400 cm³	50	100	2	30
Kuh 75 cm³	3	45	1	15
Mensch 150 cm³	5	60	1	40
Mensch 225 cm³	2	90	2	25
Nüsse (25 bis 50 g)	22	100	3	30
Pudding	23	90	2	20
Zucker und Bonbons	28	70	2	05

600 mg und liegen damit über der üblichen Nahrungszufuhr bei uns (ehemalige BRD).

Mit der Galleflüssigkeit werden außer den *körpereigenen Stoffen*, wie Jod, Zink, Kupfer, *Cholesterin*, Gallensäuren und Farbstoffen u. a. auch zahlreiche *körperfremde Stoffe*, wie Medikamente, Gifte, Schwermetalle (Hg u. a.) und Paraminohipursäure, Phenolrot, Sulfobromphtalein, Penezillin, Glykoside, in konjugierter und damit in entgifteter Form Chloramphenicol, Naphthalin, Phenanthren usw. ausgeschieden.

In der Blasengalle sind etwa 4% des *Gesamtcholesterins* verestert. Der Hauptteil liegt als *freies Cholesterin* vor. Nur dieses kann rückresorbiert werden. Der Gehalt an Cholesterin in der Blasengalle läßt sich, wie bereits erwähnt, aus Tabelle 6.4 und 6.5 errechnen und dürfte zwischen 500 und 1000 mg/Tag liegen. Die Konzentrationsangaben für die Blasengalle etc. werden häufig in g/l angegeben. Hierbei ist zu berücksichtigen, daß die Sekretion der eingedickten Blasengalle mengenmäßig unter der Produktion der dünnflüssigen Lebergalle liegt und kaum 1 l täglich erreichen dürfte.

Wissenschaftliche Tabellen, Geigy, nennen einen Gehalt von *6,3 g Cholesterin/l Blasengalle* (Streubereich 3,1 – 16,2 g/l) an. Die 8. Aufl. (1977) des gleichen Werkes gibt in Tabelle 6.4 übersichtlich Gehalte an verschiedenen Inhaltsstoffen in der Leber- und der Blasengalle wieder. Die Wertangaben beziehen sich auf die Messungen verschiedener Autoren. Sie nennen einen *Mittelwert von 3,90 bis zu 4,02 g/l Blasengalle an Cholesterin* und Streubereiche von 0,5 – 8,5 g/l und von 1,9 bis 8,1 g/l. Hier fin-

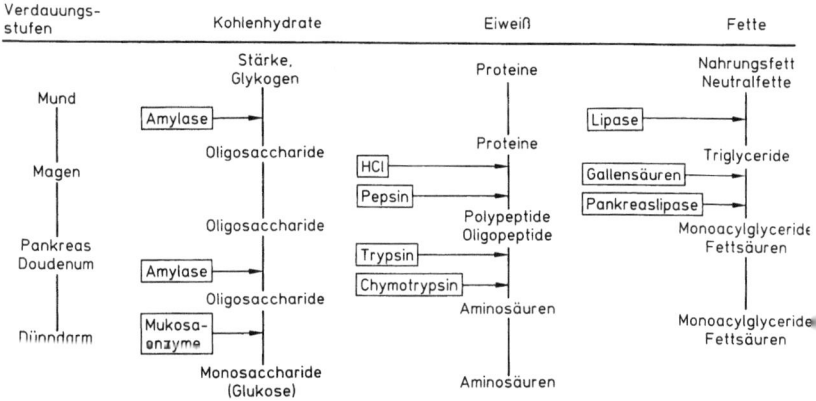

Abb. 6.3. Enzymatischer Abbau der Nahrungsstoffe im Verdauungstrakt

den sich auch Angaben über den Gehalt an Gallensäuren in einer Größenordnung von 30,1 – 37,9 g in 1 l Blasengalle.

Dies würde bedeuten, daß der tägliche *physiologische Schwankungsbereich* der Cholesterinausschüttung über die Galle in den Darm in einer Größenordnung von ca. 500 – 1000 mg liegt und damit den Bereich der bei uns üblichen Nahrungszufuhr überschreiten würde (ca. 345 mg/Tag). Damit würde a priori ein möglicher Einfluß des Nahrungscholesterins (welches „nicht essentiell" ist) stark eingeschränkt, denn es werden mindestens täglich 500 mg an Cholesterin auch ohne jede Nahrungszufuhr in den Darm über die Galle sezerniert.

Dünndarm

Der Dünndarm enthält kaum Mikroorganismen. Deswegen können im Gegensatz zum Tier dort bakteriell *keine Vitamine* gebildet werden. Vitamine die im Dickdarm bakteriell gebildet werden, können dort in der Regel nicht mehr resorbiert werden. Insoweit sind die Vitamine für den Menschen sog. „essentielle" Stoffe, die er mit der Nahrung von außen erhalten muß. Im Dünndarm findet die hauptsächliche *Resorption der aufgespaltenen Nährstoffe* statt. Im Gegensatz dazu werden im Dickdarm nur noch Wasser, Mineralstoffe und einige Spurenelemente resorbiert.

Darmsäfte

Bestandteile: Muzin.
Fermente: *Erepsin,* vorwiegend *Maltase,* etwas *Amylase* (Diastase), *Lactase* und evtl. *Saccharase,* ferner *Nuklease* und etwas *Lipase,* Salze ($NaHCO_3$ u. NaCl).
In der Darmschleimhaut werden gebildet: *Enterokinase, Sekretin, Cholezystokinin-Pankreozymin, Enterogastron* und *Villikinin.*

Nachdem im Mund die Vorverdauung der Kohlenhydrate, im Magen diejenige der Eiweiße eingesetzt hat, geschieht im Dünndarm die Restverdauung von Eiweiß, Fett und Kohlenhydraten unter Zufügung von Sekreten des Pankreas (Bauchspeicheldrüse), der Galle und der Sekrete der im Dünndarm gelegenen Drüsen (Brunner- und Lieberkühn-Drüse). Im Dünndarm befindet sich ein *alkalisches* Milieu. Durch die Alkalien der Verdauungssäfte wird der saure Mageninhalt neutralisiert, so daß die Fermente der Bauchspeicheldrüse und der Dünndarmdrüsen wirken können. Bekanntlich ist für die Wirkung eines jeden Fermentes ein optimaler pH-

Gehalt notwendig. Im Darmsaft finden wir neben Muzin (Schleim) als *Fermente* Erepsin, Maltase, etwas Amylase (Diastase), Lactase und evtl. Saccharase, Nuclease, etwas Lipase sowie verschiedene Mineralsalze wie NaCl, $NaHCO_3$. Diese Fermente (Maltase und Amylase usw.) führen zu einer weiteren Aufspaltung der Kohlenhydrate, gemeinsam mit den Fermenten der Bauchspeicheldrüse, bis zur Endstufe der Monosaccharide, die dann im Dünndarm resorbiert werden. Die Lipase spaltet gemeinsam mit den Fermenten der Bauchspeicheldrüse die Fette in Glyzerin und Fettsäuren, die vorher mit Hilfe der Fermente der Bauchspeicheldrüse und der Gallensäuren emulgiert wurden und dann resorbiert werden können. Weiterhin finden sich im Darmsaft wichtige *Hormone*, wie das *Sekretin*, welches Bauchspeicheldrüse und Gallenblase zur Ausschüttung eines großen Saftvolumens mit hoher Bikarbonat- und geringer Enzymkonzentration aktiviert, das *Cholecystokinin-Pankreozymin*, welches auf dem Blutweg die Sekretion eines stark enzymhaltigen Pankreassaftes auslöst und in höheren Konzentrationen die Entleerung der Gallenblase bewirkt, sowie das *Enterogastron*, welches die Sekretion der Darmdrüsen, wie der Brunner- und Lieberkühn-Drüsen, in Gang bringt.

Durch die Dünndarmmotorik werden Misch- und Pendelbewegungen ermöglicht, so daß die Darmzotten mit allen Anteilen des Nahrungsbreis in Berührung kommen. Durch die Peristaltik gelangt die Mahlzeit innerhalb von 4–10 h in den Dickdarm.

Dickdarm und Fäzes

Im Dickdarm werden dem Chymus Wasser und Elektrolyte entzogen. Die Resorption von Nährstoffen ist inzwischen weitgehend abgeschlossen, bzw. nicht mehr möglich. So wird der Chymus ca. auf 1/10 seiner ursprünglichen Menge *eingedickt* (180 ml). Zählt man die obengenannten Mengen an verschiedenen Sekreten zusammen, die von der Speicheldrüse, dem Magen, der Galle, dem Pankreas und den Darmdrüsen ausgeschieden werden, so ergibt sich eine Gesamtmenge von bis zu 8 l täglich. 94% dieser Menge wird jedoch im Dünndarm rückresorbiert.

Weiterhin erfüllt der Mastdarm eine wichtige *Speicherfunktion*. Das wichtigste Moment für die Auflösung der *Darmbewegung* stellt die Füllung des Darmkanals dar, der zu einem lokalen Reflex führt. Je stärker der Darm gefüllt ist, um so lebhafter werden die lokalen Reflexe und damit auch die Fortbewegung des Fäzes. Daraus wird die Bedeutung der *Ballaststoffe* (Zellulose) ersichtlich (s. Kap. „Ballaststoffe").

Das Thema *„Ballaststoffe"* wird heute *oft* falsch gedeutet. Tabelle 1.4 zeigt, wie sich seit ca. 100 Jahren (S. 14) die Aufnahme daran verringert hat. Nur ist zu bedenken, daß vor ca. 100 Jahren eine *äußerst schlechte Ernährung* (bis hin zum Hunger) mit einem Mangel an tierischen Eiweißträgern herrschte. Die Menschen waren aus Not gezwungen, sich ihre Nährstoffe, besonders ihr Eiweiß, durch billige Pflanzenträger zuzuführen. Man mußte große Mengen an Getreide und Kartoffeln essen, um dies zu erreichen (vgl. S. 14). Um an 1 kg Fleischeiweiß zu gelangen, müssen ca. 15 kg an Pflanzeneiweiß verfüttert werden, so unrentabel ist dieses Verfahren.

In *Asien* wird seit Jahrtausenden eine *sehr vegetabilienreiche Kost* verzehrt. Viele Japaner und Chinesen haben deshalb einen angeborenen verlängerten Dickdarm, um die großen Mengen, die an Ballast anfallen, aufnehmen zu können. Wenn ein Europäer dort längere Zeit typisch japanisch oder chinesisch ißt, bekommt er mit seinen Verdauungsorganen bald große Probleme. Die Ernährung, die man hierzulande in einem Chinarestaurant erhält, entspricht ja nicht der typischen chinesischen Ernährung. Es treten schwere Blähungen usw. auf. Ich habe selber in beiden Ländern gearbeitet und weiß dies zu beurteilen.

Bestandteile des Kotes

Unverdaute Nahrungsbestandteile: Zellulose, elastische Fasern, Keratin, pflanzliche Zelltrümmer.
Gärungs- und Fäulnisprodukte: Indol, Skatol, Schwefelwasserstoff, Fettsäuren.
Reste der Verdauungssäfte: Fermentreste, Muzin.
Abbauprodukte des Blutfarbstoffes und von Gallenbestandteilen: Koproporphyrine; Koprosterin, Sterkobilin, Bilifuszin.
Abgestoßene Darmepithelien.
Große Mengen von Bakterien.
Kotfarbstoffe: Sterkobilin, Bilifuszin.
(*Fäzes* von faex, faecis (lat.) = Bodensatz, Hefe)

Eine wichtige Funktion erfüllt die physiologische Darmflora, die $10^{10}-10^{12}$ (Tabelle 6.7) anaerobe Bakterien pro ml Stuhl ausmachen. Durch diese Bakterien kommt es zur Gärung von Kohlenhydraten, und auch Eiweiße werden durch Fäulniserreger weiter abgebaut. Als Endprodukte entstehen u. a. Milchsäure, Alkohol, Amine sowie Wasserstoff und Methan. Kommt es zu einer Störung der physiologischen Darmflora, treten gärende und faulig riechende Stühle auf. Bei durchschnittlicher Nahrungsaufnahme werden täglich ca. 100–200 ml Stuhl ausgeschieden, der

Tabelle 6.7. Bakterielle Besiedlung unterschiedlicher Abschnitte des menschlichen Gastrointestinaltraktes. (Angabe in Zahl der Mikroorganismen pro ml oder g Darminhalt

Organismen	Magen	Jejunum	Ileum	Kolon
aerob und fakultativ anaerob lebende Bakterien				
Enterobakterien	$0-10^2$	$0-10^3$	10^2-10^6	10^4-10^{10}
Streptokokken	$0-10^3$	$0-10^4$	10^2-10^6	10^5-10^{10}
Staphylokokken	$0-10^2$	$0-10^3$	10^2-10^5	10^4-10^7
Laktobazillen	$0-10^3$	$0-10^4$	10^2-10^5	10^6-10^{10}
Pilze	$0-10^2$	$0-10^2$	10^2-10^3	10^2-10^6
anaerob lebende Bakterien				
Bacteroides	selten	$0-10^2$	10^3-10^7	$10^{10}-10^{12}$
Bifidobakterien	selten	$0-10^3$	10^3-10^5	10^8-10^{12}
Streptokokken	selten	$0-10^3$	10^2-10^4	10^8-10^{11}
Clostridien	selten	selten	10^2-10^4	10^6-10^{11}
Eubakterien	selten	selten	selten	10^9-10^{12}

Simon, G.L., S.L. Gorbach: Intestinal flora and gastrointestinal function. In: Johnson, L.R. (ed.): Physiology of the Gastrointestinal Tract. 2nd ed. pp. 1729–1747. Raven Press, New York 1987

aus ca. 75% Wasser und 25% festen Bestandteilen besteht. Die festen Bestandteile enthalten unverdauliche Bestandteile (Zellulose), 10–30% (!) Bakterien, anorganisches Material, abgeschilferte Epithelien und Schleim.

Der Vorgang des Stuhlganges wird wie der Schluckakt durch Druckrezeptoren und zentralnervöse Einflüsse gesteuert. Hierbei ist ein kompliziertes Zusammenspiel unterschiedlichster willkürlicher und unwillkürlicher Muskeln beteiligt. Einen großen Einfluß hat auch die psychische Verfassung.

Während im Dünndarm keine pathologisch wirksamen Bakterien vorkommen sollten, werden im Dickdarm Gärungs- und Fäulnisvorgänge der restlichen Nahrungsbestandteile festgestellt. Nachdem der Rest der unverdauten Nahrungsbestandteile bzw. nichtresorbierbaren Substanzen, abgestoßene Epithelien, Reste von Verdauungssekreten in den Dickdarm gelangt sind, werden sie *mit Hilfe von Bakterien in Kot umgewandelt.* Nachdem bereits im Dünndarm zu 90% das Wasser entfernt wurde, wird weiteres *Wasser* im Darm *rückresorbiert* und dem Kot entnommen. Der Dickdarm scheidet nicht, wie die anderen Darmbereiche, Verdauungssekrete aus, sondern nur noch Schleim. Dieser dient als Gleitmittel des Stuhls. Die bakterielle Tätigkeit im Dickdarm hat einen bestimmten Sinn. Kohlenhydrate, besonders *Zellulose*, werden durch Mikroorganismen und die von ihnen produzierten Fermente umgewandelt. Man spricht von *Gärung*. Die bedeutendste Gärung ist die Milchsäure- und die Essigsäuregärung. An diesem Vorgang ist das Bakterium Coli beteiligt. Die Zellulose wird im Rahmen des Gärungsprozesses durch die Wirkung von Fermenten, die die Darmbakterien liefern, in den Gärungsprozeß einbezogen. Das restliche *Eiweiß* wird im Dickdarm gleichfalls durch Mikroorganismen zu Kot verarbeitet. In diesem Fall spricht man von einem *Fäulnisvorgang*. Die Eiweiße werden zu Aminosäuren gespalten unter Mitwirkung von Fermenten, welche die Bakterien liefern. Weiterhin finden wir im Kot unverdaute Nahrungsbestandteile, die aus Zellulose, elastischen Fasern usw. bestehen.

7 Nahrungsbedarf

Der lebende Organismus steht in einem ständigen Austausch von Stoffen mit der Natur. Er verzehrt zur Lebenserhaltung tierische und pflanzliche Produkte, roh wie die Natur sie bietet oder durch Kochkunst zu Speisen verarbeitet. Die zugeführten Nahrungsmittel lassen sich nach Nährwertträgern mit ihren „essentiellen" Inhaltsstoffen einteilen in:

Eiweiß, Mineralsalze, Fett, Spurenelemente, Kohlenhydrate, Vitamine, Wasser.

Alle Nahrungsstoffe enthalten eine mehr oder minder große Menge von „Kräften" gespeichert, welche bei der Verbrennung im Körper frei werden, und die wir als *Kalorien* bezeichnen. Internationale Vereinbarungen empfehlen an Stelle der Begriffes „Kalorie" den Begriff *„Joule"* (1 kcal = 4,184 kJ, 1 kJ = 0,239 kcal; s. Umrechnungstabelle Kalorien – Joule im Anhang).

Eine Kilokalorie (kcal) ist diejenige Energie, welche benötigt wird, um 1 l Wasser um 1 °C zu erwärmen. Um den Energiebedarf des Menschen zu errechnen, muß man grob schematisch wissen, daß der Kraftvorrat von:

Eiweiß	*4,1 kcal,*
Fett	*9,3 kcal,*
Kohlenhydrate	*4,1 kcal,*
Alkohol	*7,1 kcal pro g beträgt.*

Eiweiß und Kohlenhydrate sind demnach in ihrer Wärmebildung nahezu gleichwertig, während die gleiche Menge zugeführten Fettes dem Organismus die doppelte Menge an Energie bzw. Kalorien bringt. Ähnliches gilt auch für Alkohol, so daß besonders bei übermäßiger Fett- und Alkoholzufuhr leicht Übergewicht oder Fettsucht entsteht.

Nährwertrelationen

Unter Nährwertrelationen versteht man das prozentuale Verhältnis der drei Nährwertträger unter sich, bezogen auf den Kalorienbedarf. Die

Nährwertrelationen ändern sich je nachdem, ob es sich um den Bedarf des Leichtarbeiters oder den des Schwer-/Schwerstarbeiters oder um Abmagerungsdiäten handelt. Grundsätzlich gilt, daß bei Erwachsenen *bei ca. 2500 Kalorien ca. 12,3% an Eiweiß*, nicht mehr als *ca. 30% an Fett* und *ca. 57,7% an Kohlenhydraten* zugeführt werden sollen. Die früher gültige Empfehlung, 15% an Eiweiß zuzuführen, um 12,3% zu erreichen, resultierte aus der Erfahrung, daß nach dem Kriege bei einem noch relativ hohen Anteil an pflanzlichen Eiweißen mit einem höheren Gehalt an biologisch minderwertigen Trägern von Aminosäuren zwangsläufig eine quantitativ höhere Eiweißzufuhr empfohlen werden mußte, um die optimale Zufuhr an „essentiellen" Aminosäuren zu erreichen. Nachdem heute anstelle von 33% (in Hungerzeiten) an tierischem Eiweiß fast 60% erreicht sind, reicht *eine Zufuhr von 12,3% an Proteinen aus*. Man liest häufig, daß die hier genannten *Nährwertrelationen auch für Schwer- und Schwerstarbeiter Gültigkeit haben*. Dies ist jedoch *in keiner Weise der Fall*. Bei körperlicher Arbeit ist lediglich der Energiebedarf höher und nicht der Eiweißbedarf. Es müssen lediglich vermehrt Kohlenhydrate und Fette für die Verbrennung geliefert werden. Da aber die hochkalorischen Kohlenhydratträger (Brot, Kartoffeln, Hülsenfrüchte) stets neben Stärke auch viel Eiweiß besitzen, steigert sich automatisch auch die Eiweißzufuhr. Dies gilt auch für Kinder und Jugendliche bei körperlicher Arbeit.

Nährwertrelationen im Wachstumsalter

Der Unterschied zum Schwerarbeiter besteht im Wachstumsalter darin, daß der hohe Energiebedarf bei Leichtarbeit infolge des Wachstums von Körper und Organen entsteht und nicht durch energetische Verbrennung aufgrund körperlicher Arbeit. Trotzdem *treffen die Nährwertrelationen im Prinzip auch für Kinder und Jugendliche* zwischen 4 und 18 Jahren mehr oder weniger *zu*. Das Grundprinzip heißt: Immer muß der Hauptteil der Nahrungskalorien (57,7%) aus Kohlenhydraten (Kohlenhydratträgern wie Gemüse, Obst, Salate, Vollkorngetreideprodukte, Kartoffeln, Hülsenfrüchte usw.) gedeckt werden.

> In der gesunden Ernährung von Kindern und Jugendlichen muß stets der Kohlenhydratanteil mit 57,7% alle anderen Nährstoffe überflügeln.

Ein weiterer Leitsatz heißt, daß *von den 12,3%* empfohlenen *Eiweißkalorien* beim Erwachsenen nie mehr als 45% vom tierischen Eiweißträgern stammen dürfen. Bei *Kindern und Jugendlichen* darf der Anteil an tierischen Eiweißträgern *bei 50–55%* liegen. Bei einer Gesamteiweißzufuhr von 106 g dürften z. B. 53 g Eiweiß über Milchprodukte, Fleisch, Fisch usw. bezogen werden und 53 g (50%) aus Brot, Hülsenfrüchten, Kartoffeln usw.

Grundnährstoffe

Unter den Grundnährstoffen versteht man das *Eiweiß*, die *Kohlenhydrate* und die *Fette*. Diese drei Stoffe decken v. a. den *Energiebedarf* des Organismus, wobei der Energiegehalt unterschiedlich ist, aber ein Stoff den anderen in der Energiebereitstellung ersetzen kann.

Neben der Energiebereitstellung erfüllen die einzelnen Stoffe jedoch auch vielfältige Funktionen, z. B. als Bausteine der Zellen. Substanzen, die vom Körper nicht selber synthetisiert werden können, werden als essentielle Stoffe bezeichnet. Hierbei handelt es sich um essentielle Aminosäuren, u. a. mit essentielle Fettsäuren, Vitamine, Spurenelemente und Mineralien. Der Anteil solcher Stoffen in der Nahrung bestimmt u. a. mit die biologische Wertigkeit.

Eiweiß

Chemische Eigenschaften
Eiweiße (Proteine) bestehen aus einer bzw. mehreren Polypeptidketten und diese wiederum aus aneinandergereihten *Aminosäuren*. Man unterscheidet hierbei die Primär- (einzelne Aminosäuren), Sekundär- (Peptidkette), Tertiär- (räumliche Proteinkonformation) und Quartärstruktur (mehrere Polypeptidketten = funktionelle Einheit). Die *Grundbausteine* der Proteine bestehen aus *20 verschiedenen Aminosäuren*, die durch eine Aminogruppe und eine saure Carboxylgruppe gekennzeichnet sind.

Aus dem jeweils spezifischen *Aufbau der Aminosäuren* ergeben sich ihre physikalischen und chemischen Eigenschaften. So entsteht die dreidimensionale Form der Proteine durch die Summe aller möglichen chemisch/physikalischen Anziehungs- und Abstoßungskräfte, die sich aufgrund der verschiedenen Anordnungen der Moleküle ergeben.

Es kommt zu Wasserstoffbrückenbildungen, kovalenten Bindungen (Disulfidbindungen) und heteropolaren bzw. apolaren van der Waals-Kräfte. Ein gutes Beispiel für eine Quartärstruktur ist das Humanhämoglobin A, welches aus vier Polypeptidketten zusammengesetzt ist.

Beim Erhitzen, Zusatz von Salzlösungen oder starken Säuren kommt es zur Ausfällung und Denaturierung der Proteine. Hierbei werden die geordneten Strukturen des Proteins zerstört, wodurch es zum Funktionsverlust kommt. Im Organismus werden die Peptide während des Verdauungsvorganges durch die Magensäure (HCl) *denaturiert* und zusätzlich durch Enzyme gespalten.

Da auch Enzyme überwiegend Proteine sind, können durch die Nahrung aufgenommene *Enzyme* nicht mehr wirksam werden, da sie in ihre einzelne Bestandteile zerlegt werden. Oft werden Nahrungsmittel als Enzymreich angepriesen. Solche Werbungen sind unseriös.

Klassifizierung
Nach Löslichkeit, Form, chemischer Zusammensetzung und einem evtl. vorhandenen Nichtproteinanteil werden die Proteine in verschiedene Gruppen eingeteilt.

Tabelle 7.1. Klassifizierung der Proteine

Globuläre Proteine	Fibrilläre Proteine	Proteine mit Nichtproteinanteil
Albumin	Kollagen	Glykoproteine
Globuline (Enzyme)	Elastin (Elastisches Gewebe)	Nucleoproteine
Histone	Seidenfibroin	Phosphoproteine
Protamine	Keratin (Haare, Horn)	Chromoproteine
Prolamine (Getreideprotein)	Fibrinogen (Blut)	Lipoprotein
	Myosin (Muskel)	Metalloproteine

Funktionen
Proteine sind die wichtigsten Bausteine der lebenden Substanzen. Auch Kollagen, Elasting, Hornsubstanzen und das Keratin der Haare bestehen aus Proteinen.

Weiterhin bilden sie in ihrer Tertiär- oder Quartärstruktur Enzyme, ohne die der gesamte Stoffwechsel zum Erliegen käme. Durch Enzyme werden Reaktionsabläufe beschleunigt (katalysiert) und auch bei niedriger Temperatur ermöglicht.

Zusammen mit den Kohlenhydraten und Fetten decken sie den Energiebedarf des Organismus.

Stoffwechsel

Alle Proteine im menschlichen Organismus müssen aus den Aminosäuren vollständig neu aufgebaut werden. Nahrungsproteine, (z. B. Enzyme) werden immer zu Aminosäuren abgebaut und können erst dann resorbiert werden. Die menschliche Erbinformation besteht aus Nukleinsäuren (DNA), die den Bauplan der Proteine kodieren. Eine Einheit dieser Erbinformation, die für ein Protein steht, nennt man ein Gen. Benötigt der Organismus ein Protein, so wird eine Matrize des entsprechenden Gens erstellt (messenger RNA), die aus dem Zellkern herausgeschleust wird. Mit Hilfe der Ribosomen und transfer-RNA wird die durch die Nukleinsäuren codierte Erbinformation in Aminosäuren und damit auch in das Protein übersetzt (Abb. 7.1).

Abbau

Die Peptide werden in ihre kleinsten Bestandteile, die *Aminosäuren* zerlegt. Die Aminosäuren werden weiter zu Ammoniak bzw. Harnstoff abgebaut. Da Ammoniak bereits in kleinen Mengen toxisch ist (>150 µg/dl), ist die Überführung in den ungiftigen Harnstoff, der leicht renal eliminierbar ist, eine wichtige Schutzmaßnahme. Deshalb kommt es bei Ausfall der Leber (Zirrhose), die Ort dieser Umwandlung ist, zur Enzephalopathie bis hin zum Koma. Einige Aminosäuren besitzen auch ketogene und glukogene Eigenschaften, d. h. sie können zur Glukoneogenese verwendet werden, oder zu Ketonkörpern (Acetyl-CoA) umgewandelt werden. Nach längerem Fasten steht dem Organismus zur Aufrechterhaltung des Gluko-

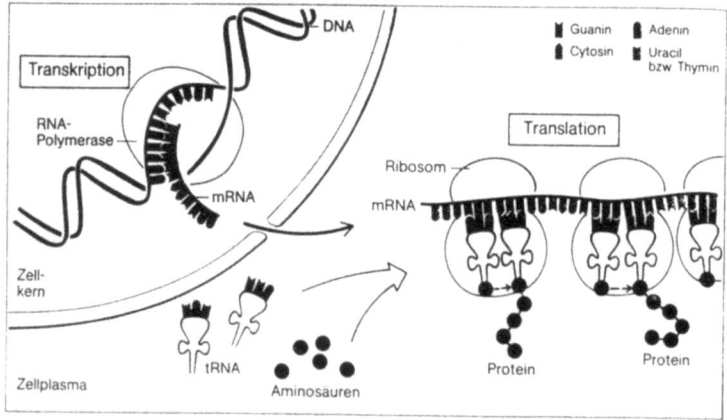

Abb. 7.1. Proteinsynthese. (Aus: Lang, 1987, S. 270)

sespiegels nur noch der Abbau der Proteine zur Verfügung. Da gleichzeitig die sauren Ketonkörper (ketoplastische Aminosäuren) anfallen, tritt eine metabolische Azidose auf.

Einzelne Aminosäuren sind auch *Vorstufen verschiedener Hormone*, biogener Amine, Purinen und Pyrimidinen. So ist die Aminosäure Tyrosin, die aus Phenylalanin gebildet wird, Ursubstanz für Schilddrüsenhormone, Adrenalin, Melanin und Dopamin.

Für die verschiedensten familiären Stoffwechselkrankheiten wie die Phenylketonurie oder Zystinurie wird auf spezielle Kinderlehrbücher verwiesen.

Aminosäuren
Die *Bausteine der Eiweißstoffe sind Aminosäuren*. Die „essentiellen" Aminosäuren sind in Tabelle 7.2 übersichtlich dargestellt. Außer Kohlenstoff, Wasserstoff und Sauerstoff enthalten alle Eiweißstoffe Stickstoff, die meisten außerdem noch Schwefel, Phosphor und einige Eisen, Kupfer, Halogene usw. Die chemische Konstitution zahlreicher Eiweißkörper ist noch nicht geklärt. Diese sog. „essentiellen" Aminosäuren Isoleucin, Leusin, Lysin, Methionin, Phenylalanin, Threonin, Tryptophan und Valin können vom Organismus selber nicht gebildet werden.

Mit der Nahrung müssen 9 der in den Körperproteinen enthaltenen Aminosäuren zugeführt werden. Der Methioninbedarf kann z.T. durch Cystin gedeckt werden, der Bedarf an Phenylalanin durch Tyrosin. Histidin ist möglicherweise nicht nur für den Säugling, sondern auch für Erwachsene „essentiell". Für Frühgeborene, die Methionin nicht oder nicht

Tabelle 7.2. Ernährungsphysiologische Bedeutung der L-Aminosäuren für den Menschen. (Aus: Lang, 1979)

„Essentiell" (müssen mit der Nahrung zugeführt werden)	Semiessentiell	Nichtessentiell (werden im Organismus gebildet)
Histidin	Arginin	Alanin
Isoleucin	(Prolin)	Asparaginsäure
Leucin		Cystin
Lysin		Glutaminsäure
Methionin		Glykokoll (Glycin)
Phenylalanin		Hydroxyprolin
Threonin		Prolin
Tryptophan		Serin
Valin		Tyrosin

Tabelle 7.3. Bedarf des gesunden Erwachsenen mit ca. 70 kg Gewicht an essentiellen Aminosäuren (sofern durch eine ausreichende Stickstoffzufuhr die Bildung der nichtessentiellen Aminosäuren gesichert ist[a]. (Aus Wiss. Tabellen, Geigy, 1968)

	Mindestbedarf [g/Tag]	Empfohlene Zufuhr [g/Tag][b]
L-Tryptophan	0,25	0,5
L-Phenylalanin[c]	1,10	2,2
L-Lysin	0,80	1,6
L-Threonin	0,50	1,0
L-Methionin[c]	1,10	2,2
L-Leucin	1,10	2,2
L-Isoleucin	0,70	1,4
L-Valin	0,80	1,6

[a] Nach Rose, W.C., Fed. Proc. 8 (1949) 546 und Nutr. Abstr. Rev. 27 (1957) 631
[b] Für werdende und stillende Mütter ist eine noch höhere Zufuhr angebracht
[c] Der Bedarf an Phenylalanin kann zu 70–75% durch Tryosin, der von Methionin zu 89–90% durch Zystin gedeckt werden

in genügender Menge in Cystin und Taurin umwandeln können, sind vielleicht auch diese beiden Aminosäuren essentiell.

Tabelle 7.2 gibt eine Übersicht über die sog. „essentiellen" und einige „nicht essentielle" Aminosäuren. Tabelle 7.3 schildert den Bedarf des Erwachsenen daran und Tabelle 7.4 denjenigen für Kinder und Jugendliche.

Biologische Wertigkeit
Wie bereits anfangs besprochen, sind Aminosäuren die Grundbausteine der Eiweiße. Ein Teil dieser Aminosäuren kann vom menschlichen Organismus selber synthetisiert werden. Einige müssen jedoch durch die Nahrung zugeführt werden und werden deshalb als „essentielle Aminosäuren" bezeichnet.

Kinder haben einen höheren Bedarf an essentiellen Aminosäuren, da ihr Organismus am Heranwachsen ist. Den größten Anteil an „essentiellen" Aminosäuren, und damit die höchste biologische Wertigkeit, besitzen die tierischen Eiweißträger wie Milch und Fleichprodukte. Deshalb wird bei der Gesamteiweißzufuhr von Kindern ein Anteil von mindestens 50% an tierischen Eiweißträgern gefordert (Tabelle 7.8). Fehlt auch nur eine einzige essentielle Aminosäure, so treten schwere Mangelerscheinungen auf.

Die biologische Wertigkeit kann dadurch erhöht werden, daß zwei Nahrungsmittel, z.B. Getreide und Milch, zusammen verzehrt werden, von denen jedes für sich verschiedene essentielle Aminosäuren liefert und

Tabelle 7.4. Empfohlene Aufnahmen an „essentiellen" Aminosäuren bei Kindern und Jugendlichen. (Aus: Renner, E, *Milch und Milchprodukte in der Ernährung des Menschen.* Volkswirtschaftlicher Verlag 1982 und nach Food and Nutrition Board. Recommended Dietry Allowances National Academy of Sciences, 1974)

Aminosäure	Empfohlene Aufnahme		Gehalt in 1/2 l Vollmilch [g]
	bei Kindern [g/Tag]	bei Jugendlichen [g/Tag]	
Tryptophan	0,2	0,2	0,2
Phenylalanin + Tyrosin	1,1	1,6	1,8
Leucin	1,2	1,7	1,7
Isoleucin	0,7	1,0	1,1
Threonin	0,7	1,0	0,9
Methionin + Cystin	0,7	1,0	0,6
Lysin	1,0	1,4	1,4
Valin	0,8	1,0	1,1
Histidin	0,1	0,2	0,5

sich somit komplettieren kann. Nach Untersuchungen von Kofrányi u. Jekat (1964) genügen 0,346 g eines Gemisches aus 35% Eiprotein und 65% Kartoffelprotein je kg Körpergewicht, um den Bedarf an Eiweiß zu decken. Diese Erkenntnis ist für die Ernährungshilfe in den Entwicklungsländern von großem Wert, da es eine ganze Reihe von günstigen Kohlenhydratträgern gibt, die bei einer geeigneten Kombination alle „essentiellen" Aminosäuren in ausreichenden Mengen liefern.

Die Erfahrung zeigt, daß eine *optimale Ernährung* von Kindern und Jugendlichen nur *im Rahmen einer gemischten Kost zu erreichen ist.* Diese sollte sowohl die hochwertigen „essentiellen" Aminosäuren aus tierischen Produkten zuführen als auch die (meistens minderwertigen) Aminosäuren aus pflanzlicher Kost.

Die Anwesenheit von *„nichtessentiellen"* Aminosäuren *verbessert die Kost.* Wenn nur „essentielle" Aminosäuren mit der Nahrung angeboten würden, würde der Organismus für die Synthese der „nichtessentiellen" Aminosäuren, für die er Stickstoff (N) benötigt, diesen stickstoffhaltigen Nahrungsstoffen entziehen, die auch Lieferanten der „essentiellen" Aminosäuren sind.

Einige Personen meinen, daß sich für die gesunde Ernährung von Kindern und Jugendlichen eine vorwiegend an *Vegetabilien angereicherte Kost* eigne. Einige Empfehlungen reichen bis zur Empfehlung einer streng *vegetarischen Kost* („kein Nahrungsmittel vom lebenden Tier essen"). Diese Einstellung ist problematisch.

Tabelle 7.5. Einige pflanzliche Eiweißträger, teils mit hohem Fettgehalt

	Eiweiß [g/100 g]		Eiweiß [g/100 g]
Sojamehl	37,30	Paprika	1,17
(Fett 20,6 g)		Rettich, Radieschen	1,05
Linsen	23,50	Aprikosen tr.	5,00
Erbsen gelb	22,90	Feigen tr.	3,54
Hülsenfrüche D.	22,56	Pflaumen tr.	2,30
(Fett 1,5 g)		Rosinen	2,46
Bohnen weiß	21,30	Himbeeren	1,30
Erbsen grün	6,55	Johannisbeeren schw.	1,28
Knoblauch	6,05	Brombeeren	1,20
Rosenkohl	4,45	Johannisbeeren rot	1,13
Petersilie	4,43	Bananen	1,15
Grünkohl	4,30	Orangen	1,00
Schnittlauch	3,48	Kirschen	0,90
Broccoli	3,30	Stachelbeeren	0,80
Wirsing	2,95	Reineclauden	0,79
Eßkastanien	2,92	Aprikosen	0,90
Champignons	2,74	Pfirsiche	0,76
Spinat	2,52	Weintrauben	0,68
Blumenkohl	2,46	Pflaumen	0,60
Fenchel	2,43	Birnen	0,47
Artischocken	2,40	Ananas	0,46
Lauch	2,24	Äpfel	0,34
Mangold	2,13	Weizenkleie	16,00
Kartoffeln	2,05	(Fett 4,7 g)	
Spargel	1,90	Weizenkeime	26,00
Feldsalat	1,84	(Fett 9,2 g)	
Kohlrabi	1,94	Mandeln süß	18,00
Endivien	1,75	(Fett 54,1 g)	
Kresse	1,60	Walnüsse	14,40
Sellerie	1,55	(Fett 62,5 g)	
Rote Rüben	1,53	Haselnüsse	14,00
Sauerkraut	1,52	(Fett 61,6 g)	
Rotkohl	1,50	Kokosnuß	3,92
Schwarzwurzeln	1,39	(Fett 36,5 g)	
Aubergine	1,24	Bucheckern tr.	22,30
Zwiebel	1,25	(Fett 31,8 g)	
Chicorée	1,30	Sonnenblumenkerne	15,20
Kopfsalat	1,25	(Fett 28,8 g)	
Zucchini	1,20		

Tabelle 7.6. Ausnutzungsgrad von Eiweiß [%]. (Nach Kofrányi et al. 1965)

Wirsing	1,9	Weißkohl	0,9
Blumenkohl	1,6	Kopfsalat	1,0
Artischocken	2,1	Chicorée	0,8
Grünkohl	2,8	Tomate	0,1
Rosenkohl	2,8	Radieschen	0,7
Grüne Erbsen	5,2	Apfel	0,2
Kresse	2,3	Birne	0,4
Kohlrabi	1,2	Karotte	0,7
Pfifferlinge	1,5	Erdbeere	0,7
Kartoffeln	1,4	Mais, Vollmehl	7,5
Sonnenblumenkerne	24,0	Mais, fein	6,7
Soja	36,7	Reis, Vollmehl	7,5
Haferflocken	13,8	Reis, fein	6,7
Hülsenfrüchte	25,5	Roggen, Vollmehl	10,4
Nüsse i.d. Dose	14,8	Roggen, fein	7,4
Erdnüsse	26,2	Weizen, Vollmehl	12,1
Rotkohl	0,9	Weizen, fein	10,5

Man muß wissen, daß die Proteinzufuhr durch Pflanzenkost rein *quantitativ berechnet*, ausreichend sein kann (Tabelle 7.5), daß jedoch, mit Ausnahme der *Kartoffel*, alle pflanzlichen Eiweißträger (Tabelle 7.8) von einer minderwertigen biologischen Eiweißwertigkeit sind. Der herangewachsene Organismus ist jedoch auf die Zufuhr von hochwertigen Eiweißträgern (Tabelle 7.8) d.h. solchen mit *hoher biologischer Eiweißwertigkeit* und mit einem hohen Anteil an „essentiellen" Aminosäuren, angewiesen.

Tabelle 7.5 gibt eine Übersicht über den *Eiweißgehalt* an einigen Pflanzen, der, jedoch alleine betrachtet, nicht viel aussagt. Tabelle 7.6 zeigt, in welchem Ausmaß Eiweiß in verschiedenen pflanzlichen Eiweißträgern *ausgenutzt* werden kann. Tabelle 7.7 gibt einen Überblick, welche Aminosäuren die biologische *Wertigkeit* in den wichtigsten Pflanzenträgern *limitieren*. Die biologische Wertigkeit ließe sich dadurch aufwerten, daß man den Produkten z.B. „essentielle" Aminosäuren künstlich zusetzen würde. Tabelle 7.8 gibt einen Überblick, welche Nahrungsmittel den höchsten und welche eine minderwertige biologische Eiweißwertigkeit besitzen. Diese Kenntnisse dürften unter besonderen Bedingungen (Wachstumsphase, Not- und Krisenernährung) auch in der Ernährung von Kindern und Jugendlichen bedeutsam sein.

Da nicht alle Nahrungsmittelkombinationen ein hochwertiges Eiweißgemisch ergeben, werden im folgenden für die praktische Ernährung der

Tabelle 7.7. Die biologische Wertigkeit limitierenden Aminosäuren. (Aus: Lang, 1979, S. 238)

Protein	In erster Linie limitierend	Dann folgend entsprechend der Reihenfolge
Fibrin	Leucin, Isoleucin, Valin, Histidin (gleichwertig)	Methionin, Phenylalanin, Lysin, Threonin, Arginin, Tryptophan
Mais (Mensch)	Lysin	Tryptophan, Isoleucin
Reis	Lysin	Threonin, Methionin, Isoleucin, Tryptophan
Brot (etwa 70% ausgemahlen)	Lysin	Threonin
Weizenmehl (Kind)	Lysin	Tryptophan, Methionin, Isoleucin, Valin, Threonin
Hafer (Ratte)	Lysin	Methionin, Threonin, Histidin, Tryptophan
Casein	Methionin	Tryptophan, Isoleucin, Leucin, Histidin, Valin, Phenylalanin, Arginin
Erdnußprotein	Lysin, Threonin, Methionin (gleichwertig)	
Weizengluten	Lysin	Threonin
Roggen	Lysin	Threonin, Methionin, Isoleucin

Schulkinder und Jugendlichen einige Beispiele für gute und schlechte Eiweißkombinationen aufgezeigt.

Beispiele für Nahrungsmittelkombinationen mit hohem Gehalt an wertvollem Eiweiß (nach Kofrányi u. Jekat, 1964):

Kartoffeln mit
    Ei   Bratkartoffeln mit Rührei
    Milch   Kartoffelbrei
    Milchprodukten   Pellkartoffeln mit Quark
    Fleisch ⎫   Kartoffeln und Kartoffelprodukte
    Fisch   ⎭   als Beilage

Tabelle 7.8. Biologische Eiweißwertigkeit von Nahrungsmitteln und der Bedarf an (reinem) Nahrungseiweiß/Tag der genannten Nahrungsmittel für einen 70 kg schweren Menschen. (Nach: Kofrányi et al., 1965) (Der Einweißbedarf kann entsprechend der unterschiedlichen biologischen Eiweißwertigkeit der Nahrung abgedeckt werden. 37 g Eiereiweiß [nicht 37 g Ei] erfüllen den gleichen Zweck wie 63 g Weizeneiweiß [nicht 63 g Weizen als Masse])

Nahrungsmittel	Biologische Wertigkeit [%]	Durchschnittlicher Bedarf an reinem Nahrungseiweiß/pro 70 kg Körpergewicht [g/Tag]
Vollei	100	35,0
Kartoffel	100	35,0
Rindfleisch	92	38,0
Milch	88	39,7
Quark	88	40,0
Käse	85	41,2
Sojamehl	84	41,7
Reis	81	43,2
Roggenmehl	76	46,1
Bohnen	72	48,6
Maisgries	72	48,6
Weizenmehl	56	61,8
Hafer	60	58,3
Hülsenfrüchte	45 – 50	77,7 – 70,0
Fisch	80	43,8
Nüsse und Samen	55	63,6
Fettkäse	80	43,8
Magerkäse	80	43,8
Edamerkäse	85	41,2
Schweizerkäse	84	41,2
Grünalgen	81	43,2
Gelatine	0	0
35% Eiweiß und 65% Kartoffeleiweiß	136	26,0

Getreideprodukte mit
   Milch   Grießauflauf
   Milchprodukten   Käsebrot
   Ei   eihaltige Teigwaren, Pfannkuchen

Hülsenfrüchte mit
   Ei   Eiergerichte mit Bohnen
   Getreideprodukten   Erbsen oder Bohneneintopf mit Brot
   Milchprodukten   Hülsenfrüchte, als Nachtisch Quarkspeise

Beispiele für gute Ergänzungswerte mit z. T. biologisch primär minderwertigen Eiweißträgern:

Mehl, Brot	mit Fleisch, Fisch oder Milch
Kartoffeln	mit Milch, Quark, Käse, Ei
Leguminosen	mit Ei, Weizen oder Roggen

Beispiele für schlechte Ergänzungswerte:

Mehl, Brot	mit Kartoffeln, Soja oder Gemüse
Kartoffeln	mit Leguminosen
Leguminosen	mit Fleisch oder Fisch

Ergänzungsvorschläge bei minderwertigen Eiweißträgern

Kinder, Jugendliche und alte Leute sollten grundsätzlich zur *Hauptmahlzeit 1 Glas Milch trinken*, da hierdurch stets minderwertige Kohlenhydratträger in ihrer biologischen Eiweißwertigkeit aufgebessert werden können. So besitzt z. B. *Weizenmehl* einen biologischen Eiweißwert von nur 56%, weil ihm die essentielle Aminosäure *Lysin* fehlt. Kombiniert man Weizenmehl oder ein Produkt daraus (Brötchen, Weißbrot usw.) mit *Milch* (75%:25%) so liefert die Milch das Lysin und verbessert dadurch den Eiweißwert des Weizens auf 96%!

Sinnvoll ergänzt werden z. B. 50 g Erbseneiweiß, mit einer biologischen Wertigkeit von 30%, mit 50 g Rindfleisch, mit einer biologischen Wertigkeit von 76%. Zusammen ergibt sich ein Eiweißgemisch mit einer biologischen Wertigkeit von 73%. Werden zu einer Mahlzeit *Kartoffeln mit Eiern* (im Verhältnis 64%:36% Kartoffeleiweiß zu Eieiweiß) kombiniert, so wird der biologische Eiweißbedarf der beiden Produkte, die bereits einen Wert von 100% besitzen, um weitere 36% *gesteigert*. Das Gemisch erhält den biologischen Eiweißwert von 136%! Milch und Eier haben also in der Ernährung von Kindern und Jugendlichen als „Veredler" anderer besonders pflanzlicher Eiweißträger eine hohe Bedeutung und sind dazu preiswert.

Als geeigneter Eiweißträger in der Ernährung von Kindern und Jugendlichen gelten v. a. Magerquark, Magermilch, Magerkäse, Eier, magerer Fisch und magere Fleischprodukte.

Eiweißbedarf von Kindern und Jugendlichen

Man ist sich darüber einig, daß der Mindestbedarf an Eiweiß bei ca. 30 g/Tag und Kopf liegt (Tabelle 7.9 und 7.10). Bei dieser Zufuhr wird jedoch lediglich der Grundstoffwechsel aufrechterhalten. Tabelle 7.13 gibt den *Eiweißbedarf für Kinder, Jugendliche und Erwachsene* nach den Empfehlungen der *Deutschen Gesellschaft für Ernährung 1991* wieder (vgl. mit Tabelle 4.4). Die Empfehlungen der DGE haben sich insoweit geändert, daß früher für Erwachsene noch *0,9 g* Eiweiß pro 1 kg Körpergewicht täglich empfohlen wurden, ab 1991 jedoch nur noch 0,8 g. Wir halten die alte Empfehlung von 0,9 g für Erwachsene für besser. Unter extremen Wachstumsbedingungen kann der Eiweißbedarf nach Tabelle 4.7 nach Burke erheblich höher liegen. Tabelle 7.4 nennt für Kinder und Jugendliche den Bedarf an *„essentiellen" Aminosäuren*. Im Wachstumsalter müssen die „essentiellen" Aminosäuren ausreichend zugeführt werden. Dazu kann, im Gegensatz zur Erwachsenenernährung mit einem Anteil von nur ca. 45%, der Anteil an *tierischem Eiweiß* bei Kindern und Jugendlichen höher liegen *(50 – 55%)*.

Die Empfehlungen des Ausschusses für Nahrungsbedarf der Deutschen Gesellschaft für Ernährung (DGE) für die wünschenswerte Eiweißzufuhr im Alter von 7 – 18 Jahren ist in Tabelle 7.13 angegeben.

Derartige Empfehlungen können sich stets nur auf eine relativ einheitlich gewachsene Gruppe von Kindern und Jugendlichen gleichen Alters beziehen, die es meistens wegen der unterschiedlichen Wachstumsphasen nicht gibt.

Eine der *wichtigsten Regeln der Ernährungslehre* ist die Forderung, daß *bei Erwachsenen nicht mehr als 45% an Eiweiß durch tierische Eiweißträger geliefert werden dürfen*. Die hochwertigen pflanzlichen, bei uns üblichen Eiweißträger (Kartoffel, Getreide, Hülsenfrüchte), sind extrem fettarm. Die heutige erhöhte Fettzufuhr stammt nicht aus einem zunehmenden Verzehr an Reinfetten (Butter, Margarine, Öl) sondern aus der Zunahme an versteckten Fetten. *55% der täglichen Eiweißzufuhr muß aus der Pflanze stammen*, da sie neben der Eiweißlieferung zugleich noch Aufgaben zu erfüllen hat, die tierische Eiweißträger nicht oder nur ungenügend erledigen können. Die Pflanzen liefern den größten Teil der „essentiellen" *wasserlöslichen* Vitamine, Spurenelemente und Mineralien und die Faser- und Ballaststoffe. Um diesen Aufgabenkatalog erledigen zu können, muß der Anteil der pflanzlichen Eiweißträger 55% von allen Eiweißlieferanten ausmachen.

Tabelle 7.9. Minimaler Eiweißbedarf (Überlebensbedarf) bei ausreichender Energiezufuhr (Kalorien) bezogen auf eine 70 kg schwere Person. (Nach Kofrányi u. Wirths, 1987)

Nahrungsmittel	Mindestbedarf an purem Eiweiß [g]	Biologische Eiweiß-Wertigkeit [%]	Eiweißanteil in 100 g des Trägers [%]	Nahrungsbedarf[a] [g/Tag]
Vollei	35	100	12,9	271 (5 Eier)
Kartoffeln	35	100	2,0	1750
Rindfleisch				
(mittelfett)	39	92	17,5	223
(Filet)	39	92	19,0	205
Milch	40	88	3,3	1212
Quark	40	88	13,5	296
Edamerkäse	41	85	24,8	165
Schweizerkäse	42	84	28,7	146
Soja (Mehl)	42	84	37,3	113
Grünalgen	44	81	12,0	367
Reis	44	81	7,4	595
Roggenmehl	46	76	8,9	513
Bohnen	49	72	21,3	230
Maisgrieß	49	72	8,9	547
Weizenmehl	63	56	10,6	594
35% Eiereiweiß	24,2	136	12,9	61 (1 1/2 Ei)
u. 65% Kartoffeleiweiß			2,0	695 (Kartoffeln)

Haferflocken[b]	58	60	13,8	420
Hülsenfrüchte i.D.[b]	77–70	45–50	22,5	342–311
Fisch	44	80	18,6	237
Nüsse und Samen	64	55	12,7	504
Fettkäse (Rahmkäse)	44	80	14,6	301
Gelatine	0	0	85,6	–

[a] In der *rechten Spalte* „Nahrungsbedarf" ist diejenige Nahrungsmenge zu ermitteln, die verzehrt werden muß, um den Tagesbedarf an Überlebenseiweiß zu erhalten. Natürlich kann man seinen Bedarf aus verschiedenen Nahrungsmitteln dieser Tabelle zusammenstellen. Man könnte z.B. 163 g Rindfleisch (50%) und 875 g Kartoffeln (50%) zusammenstellen
[b] Werte nach anderen Autoren

Tabelle 7.10. Sichere Deckung des täglichen Proteinbedarfs (FAO/WHO, aus Geigy, 1977)

Alter	Geschlecht	Körpermasse [kg]	Proteinbewertung [%]			
			100[a]	80	70	60
			Proteinzufuhr			
			g/kg g	g	g	g
<3 Monate		–	2,40	–	–	–	–
3–6 Monate		–	1,85	–	–	–	–
6–11 Monate		9,0	1,53	14	17	20	23
1–3 Jahre		13,4	1,19	16	20	23	27
4–6 Jahre		20,2	1,01	20	26	29	34
7–9 Jahre		28,1	0,88	25	31	35	41
10–12 Jahre	Knaben	36,9	0,81	30	37	43	50
	Mädchen	38,0	0,76	29	36	41	48
13–15 Jahre	Knaben	51,3	0,72	37	46	53	62
	Mädchen	49,9	0,63	31	39	45	52
16–19 Jahre	Knaben	62,9	0,60	38	47	54	63
	Mädchen	54,4	0,55	30	37	43	50
Erwachsene[b]	Mann	65,0	0,57	37	46	53	62
	Frau	55,0	0,52	29	36	41	48
Schwangerschaft, 2. Hälfte		–	–	+9	+11	+13	+15
Laktation, erste 6 Monate		–	–	+17	+21	+24	+28

[a] Ei oder Milchprotein
[b] Nach Kofrány reichen bereits 35 g (anstelle von 37 g) für eine 70 kg schwere Person bei einer Proteinbewertung von 100% aus

Zur Frage einer überhöhten Eiweißzufuhr bei Kindern und Jugendlichen

Man könnte sich vorstellen, daß es zu *Meinungsverschiedenheiten* über den *hohen Bedarf an Eiweiß* in verschiedenen Altersstufen kommen könnte, wenn man Tabelle 4.7 nach Burke zur Rate zieht. Die Kontrolle zeigt, daß dort 12,3% an Eiweißkalorien gefordert werden. Alle sind sich darüber einig, daß Jugendliche sehr rasch einen mittleren Kalorienbedarf von 3000 kcal/Tag erreichen. Ein 18jähriger Jüngling, der 185 cm groß ist, benötigt im Durchschnitt diese Menge.

Tabelle 7.11. Nährwert verschiedener Nahrungsmittel (Völkerbundkommission). (Aus: Holtmeier, 1986, S. 34)

Nahrungsmittel	Als Energieträger bes. wertvoll	Biolog. hochwertiges Eiweiß	Mineralstoffe	Vitamin A	B	C	D
Milch		++	+++	+	+	+⊘	+⊘
Käse		++	++	+	+	-	-
Eier	+	++	++	+	++	-	++
Leber	+	++	++	+	++	-	+
Fette Fische (Heringe usw.)	+	+		+	+	-	++
Grüne Gemüse (Salat)			+++	+*	+	++	-
Rohes Obst, Fruchtsäfte		+	+++	+	+	++	-
Butter	+	-	-	+	-	-	+⊘
Dorschlebertran		-		+++	-	-	+++
Hefe		+	+	-	++	-	-
Fleisch (Muskel)		+	×	+*	+	×	-
Wurzeln, Knollen			-		+	+	-
Gemüse (trockene Erbsen, Linsen)							
Vollkornbrot	+	+	×	×	+	-	-
Weißbrot	+		-	-	-	-	-
Geschälter Reis	+	×	-	-	-	-	-
Nüsse	+			-	++	-	-
Zucker, Kompott, Honig	+			-	-	-	-
Margarine, Olivenöl und andere pflanzliche Fette				-	-	-	-

Erklärung der Zeichen in den Spalten betreffend die Schutzstoffe: + + + sehr viel; + + viel; + vorhanden; × kleine Mengen oder Spuren; − fehlt; ⊘ im Sommer, wenn das Vieh auf die Weide geht; * vorhanden, wenn die Nahrungsmittel gelb gefärbt sind

Tabelle 7.12. Kombinationen von Nahrungsmitteln zur Erhöhung der biologischen Wertigkeit des Proteins. (Aus: Kofrányi u. Wirths, 1987)

Kombination	Verhältnis (Tassen)	Entsprechung in Beefsteak [g]		
		einzeln	kombiniert	Aufwertung
Reis u. Hülsenfrüchte	4:1 1/2	440	540	+43%
Reis u. Sojabohnen	5:1/2	400	525	+32%
Reis, Weizen, Sojabohnen	1:3/4:2/3	270	330	+24%
Reis u. Hefe	2:1/2	200	310	+57%
Reis u. Milch	1 1/2:1/2	170	230	+29%
Weizen u. Bohnen	2 1/2:1/2	200	265	+33%
Weizen u. Sojabohnen	8:2	730	965	+32%
Weizen, Sesam, Soja	6 1/2:1:1	575	795	+42%
Mais u. Bohnen	2:1/2	105	155	+50%
Erdnüsse, Milch, Weizen	1:1/2:7 1/2	645	865	+25%
Sesam u. Milch	1 1/2:1/4	145	170	+20%
Weizen u. Milch	1/4:3/4			+ 9%
Kartoffeln u. Ei	3/4:1/4			+36%

Beispiele für gute Ergänzungswerte mit z. T. biologisch primär minderwertigen Eiweißträgern:

Mehl, Brot	mit Fleisch, Fisch oder Milch
Kartoffeln	mit Milch, Quark, Käse
Leguminosen	mit Ei, Weizen oder Roggen

Beispiele für schlechten Ergänzungswert:
Mehl, Brot	mit Kartoffeln, Soja oder Gemüse
Kartoffeln	mit Leguminosen
Leguminosen	mit Fleisch oder Fisch

Bei der *Zufuhr derart großer Nahrungsmengen* läßt sich eine *hohe Eiweißzufuhr* überhaupt *nicht verhindern*, weil der hohe Anteil an hochkalorischen Kohlenhydratträgern stets automatisch eine erhebliche Eiweißzufuhr bewirkt.

Meistens denkt man an tierische Eiweißträger, wenn man von eiweißhaltigen Nahrungsmitteln spricht. In der Ernährungslehre heißt es, daß Schwer- und Schwerstarbeiter nicht mehr Eiweiß als Leichtarbeiter benötigen (70–80 g/Tag), da sie ihre Energie aus Kohlenhydraten und Fetten zwecks Verbrennung beziehen sollen. Als unsere Studenten derartige Tagesmenükarten berechnen sollten, kamen sie in keinem Fall unter 130–140 g Eiweiß am Tag, weil Getreide, Hülsenfrüchte, Kartoffeln usw.

Tabelle 7.13. Protein, empfohlene Zufuhr (DGE 1991/92)

Alter	Protein				[g/MJ][b] (Nährstoffdichte)	
	[g/kg][a]		[g/Tag][a]			
	m	w	m	w	m	w
Säuglinge						
0 bis unter 4 Monate	2,2		11		4,8	
4 bis unter 12 Monate	1,6		13		3,9	
Kinder						
1 bis unter 4 Jahre	1,2		16		3,0	
4 bis unter 7 Jahre	1,1		21		2,8	
7 bis unter 10 Jahre	1,0		27		3,2	
10 bis unter 13 Jahre	1,0		38	39	4,0	4,3
13 bis unter 15 Jahre	1,0		51	50	4,9	5,2
Jugendliche u. Erwachsene						
15 bis unter 19 Jahre	0,9	0,8	60	47	4,8	4,7
19 bis unter 25 Jahre		0,8	60	48	5,5	5,3
25 bis unter 51 Jahre		0,8	59	48	5,9	5,6
51 bis unter 65 Jahre		0,8	58	48	6,4	6,4
65 Jahre und älter		0,8	55	47	6,9	6,7
Schwangere						
ab 4. Monat				58		5,7
Stillende				63[c]		5,4

[a] Bezogen auf das Sollgewicht Tabelle 1, S. 18
[b] Berechnet für Jugendliche und Erwachsene mit überwiegend sitzender Beschäftigung   [c] Ca. 2 g Protein-Zulage pro 100 g sezernierter Milch

automatisch nicht nur Stärke als Energie, sondern auch Eiweiß liefern. Ich möchte dies deshalb erwähnen, weil sich durch die Darlegung dieser Zusammenhänge manche Debatte über eine angeblich zu hohe Eiweißzufuhr bei Kindern und Jugendlichen erübrigt. *Eine Kalorienzufuhr zwischen 3000 bis teils über 5500 kcal ist automatisch mit einer hohen Eiweißzufuhr gekoppelt.*

Eiweißgewinnung und -verbrauch in aller Welt

Arme Länder müssen sich mit pflanzlichen Eiweißträgern ernähren, weil sie nicht die Zufuhr der ca. 15fachen Menge an Pflanzeneiweiß zur Gewinnung von nur 1 kg Fleisch bezahlen können (Abb. 7.2).

Nahrungsbedarf

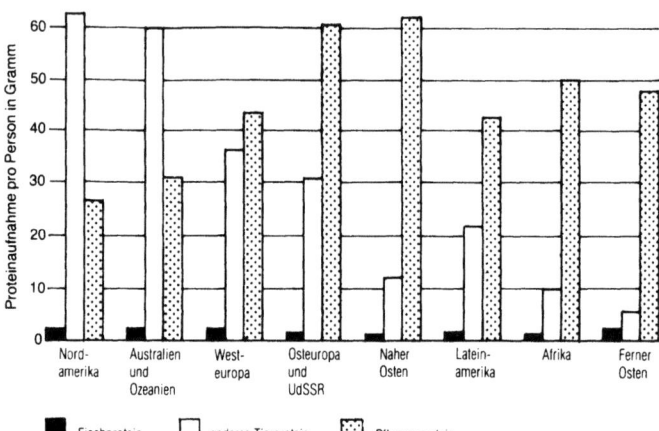

Erzeugnis	Eier	Süßwasserfisch	Schweinefleisch	Milch	Rindfleisch
Erzeugtes Eiweiß in Kilogramm pro Hektar	182	51	65	59	51
Aufgewendetes Futtereiweiß in Kilogramm pro Kilogramm	3,7	9,5	10,6	3,2	15,4
Erdölverbrauch in Liter pro Kilogramm erzeugtes Eiweiß	5,7	15,0	15,4	15,8	33,8
Verhältnis zwischen Energie-Einsatz und Eiweißerzeugung in Joule	13	35	35	36	78

Ganz allgemein gilt, daß in *armen Ländern* mit großen Bevölkerungsmassen die *Vegetabilien in der Ernährung bei weitem überwiegen*, so etwa in Pakistan, Indien und anderen Ländern. Auch in der deutschen Ernährung bestand während der „Hungerzeit" des 2. Weltkrieges von 1939–1945 und danach bis 1948 ein starkes Überwiegen des Anteils an Kohlenhydratträgern mit ca. 467 g/Tag/Person.

Einer der Gründe hierfür ist, daß man ca. *15 kg Futtermitteleiweiß aufwenden muß, um ca. 1 kg Rindfleisch zu gewinnen*. Dafür fehlt den armen Ländern das Geld und die landwirtschaftlichen Möglichkeiten. Um 1 kg Eiereiweiß zu erhalten muß man ca. 5 kg Futtermitteleiweiß aufwenden. Die *Eiergewinnung* ist noch die günstigste Methode. Alle anderen Methoden, tierisches Eiweiß zu gewinnen, erfordern einen höheren Einsatz von Futtereiweiß. *Seefisch* macht hier eine natürliche Ausnahme. In Kriegs- und Krisenzeiten oder bei Armut ist es stets das billigste, wenn die Menschen selber pflanzliche Eiweißträger in Form von *Getreide, Hülsenfrüchten* und *Kartoffeln* essen. Man lebt in den *„unterentwickelten" Ländern* also nicht bewußt *„gesünder"*, also reich an Vegetabilien, sondern gehorcht dem Zwang der Armut. Das seltene Auftreten von tödlichen *Herzinfarkten* ist ebenfalls nicht die Folge dieser „gesunden" Ernährung, sondern die *Menschen sterben* dort *vorzeitig an Infektionskrankheiten* wie Tuberkulose, Typhus, Paratyphus, Meningitis usw. und haben eine geringere Lebenserwartung als wir. Der Tod durch Herzinfarkt tritt vornehmlich im hohen Alter auf (S. 39). Mütter sollten also nicht Heilslehren glauben, daß für die Ernährung von Kindern und Jugendlichen eine ausschließliche Pflanzenkost, etwa der strenge *Vegetarismus*, gesund sei. Das Kind benötigt einen hohen Anteil an tierischen Eiweißträgern!

◄───

Abb. 7.2. Eiweiß aus den Erzeugnissen von Fischerei und Aquakultur spielt für die gegenwärtige Welternährung nur eine untergeordnete Rolle. Nur rund 6% des Welteiweißbedarfs oder 1% der Weltnahrung werden aus Fischprodukten und Meeresfrüchten gewonnen. Es gibt kaum regionale Unterschiede. Nur einzelne Länder wie Island, Japan und Israel verbrauchen traditionell einen hohen Anteil an Fischeiweiß. Dagegen ist die Verwendung von sonstigem tierischen Eiweiß stark vom Kaufkraft bestimmt wie in Nordamerika, Australien und Westeuropa. Zur Erzeugung der verschiedenen Eiweißarten sind unterschiedliche Mengen fossiler Energieträger aufzuwenden. Während bei der Erzeugung von Eiern 13 J fossile Energie zur Gewinnung von 1 J Eiweiß eingesetzt werden müssen, sind es beim Fischfang 20, bei der Fischzucht 35. Dagegen beträgt der Aufwand für 1 J eßbares Pflanzeneiweiß bei Sojabohnen 2 J, bei Reis 10 J an fossiler Energie. (Aus „Welt der Wissenschaft", Dez. 1982, Zit. nach Holtmeier, 1986, S. 42)

Tabelle 7.14. Herkunft der Nährstoffe (Welt) in %. (Nach Wirths, 1972)

Lebensmittel	Protein	Fett	KH	Energie
Getreideprodukte	59	13	72	61
Kartoffeln	4	–	7	5
Zucker	–	–	11	7
Hülsenfrüchte	7	1	3	3
Gemüse	3	1	1	2
Früchte	1	–	3	2
Fleisch	9	16	–	4
Eier	2	3	–	1
Fisch	2	–	–	–
Milch	13	19	3	7
Fette, Öle	–	47	–	3

Die Tabelle zeigt, daß in der Welt Getreide (Weizen, Mais, Reis u. a.) der Hauptlieferant für Eiweiß ist

---

In der Wachstumsphase ist die Zufuhr an hochwertigen tierischen Eiweißträgern unerläßlich. Pflanzliche Eiweißträger sind überwiegend biologisch unterwertig.

Praktische Empfehlungen für die tierische Eiweißzufuhr

Fleisch

Man sollte bedenken, daß die Leber eine gewisse entgiftende Funktion beim Tier ausübt. Kranke Tiere gelangen in der Regel nicht zum Nahrungsverzehr. Sie unterliegen einer ständigen scharfen Kontrolle der Behörden. Kein Land hat eine so strenge Kontrolle wie Deutschland.

Die deutsche Auffassung, daß der *gesundheitliche Wert* von Nahrungsmitteln Vorrang vor allen anderen Gesichtspunkten haben müsse, wird in neuerer Zeit durch Mitglieder der europäischen Gemeinschaft hintergangen, die der *„Freiheit des Handels"* die höchste Priorität beimessen, wobei der Verkauf von Rindfleisch aus England („Rinderwahnsinn") für Schlagzeilen gesorgt hat. Diese Erfahrung zeigt, daß man in Zukunft nicht immer davon ausgehen kann, daß Nahrungsmittel frei von Giften sind. Deshalb ist es zu begrüßen, daß in letzter Zeit auf Fleischprodukten das Herkunftsland anzugeben ist.

Muskelfleisch, besonders von *jungen Tieren* (hat einen relativ höheren Eiweißgehalt), vom *Rind, Kalb, Schwein* und *Geflügel* enthält zwischen 15 und 22% Eiweiß und hat eine biologische Eiweißwertigkeit von ca. 92%. *Puten- und Geflügelfleisch* ist relativ preiswert. Die Stücke sollten nicht zuviel Fett enthalten, damit im Speiseplan noch genügend Raum für Kohlenhydratträger bleibt, die die wichtigen wasserlöslichen Vitamine, Spurenelemente und Mineralien liefern.

Der Kohlenhydratanteil des Fleisches ist unwesentlich (0,05 – 0,19%). Nur Pferdefleisch besitzt einen etwas höheren Anteil (0,94%), worauf sein etwas süßlicher Geschmack beruht.

Muskelfleisch ist, im Gegensatz zu den Innereien, weniger reich an Vitaminen. Ausreichend vertreten sind lediglich die B-Vitamine. Der Anteil von fettlöslichen Vitaminen A und D ist abhängig vom Fettgehalt und von der Fütterung. Der Vitamin-C-Gehalt ist praktisch Null. Konservierungsverfahren, wie Räuchern, Pökeln, Trocknen, vermindern den Vitamingehalt des Fleisches. Bei den küchentechnischen Zubereitungsarten, wie Kochen, Braten, Sterilisieren, wird ein Vitaminverlust von 20 – 25% angenommen.

Innereien

Innereien liegen mit ihrem bemerkenswert hohen Mineral- und Vitamingehalt weit über den Werten dieser Inhaltsstoffe bei Muskelfleisch.

Wurstwaren

Man darf annehmen, daß etwa 40% des Schlachtviehs in Deutschland zu Wurst verarbeitet werden. Angebot und Nachfrage sind entsprechend bedeutend (Tabelle 7.15).

Man unterscheidet nach ihrer Herstellungsart 4 verschiedene Wurstsorten:

a) *Brühwürste* werden aus rohem Fleisch unter Wasserzusatz hergestellt. Die Wurstmasse wird kurz gebrüht und evtl. geräuchert. Brühwürste sind nur begrenzt haltbar. Sorten: Fleischwurst, Mortadella, Jagdwurst, Wiener, Frankfurter, Dosenwürstchen u. a.

b) *Rohwürste*, auch Dauerwürste, werden aus rohem Fleisch und Fett hergestellt und durch Wasserentzug und Räuchern haltbar gemacht. Sorten: Salami, Katenwurst, Landjäger, Schlackwurst usw.

c) Zur Herstellung von *Kochwurst* werden alle genießbaren Teile vom Schlachtvieh verwendet. Zusätze wie Mehlprodukte sind gegendweise gesetzlich geregelt. Sorten: Leberwurst, Blutwurst, Grützwurst, Schwartenmagen, Preßkopf u. a.

Tabelle 7.15. Fettanteil der verschiedenen Wurstsorten

In 100 g sind enthalten	Kalorien/Joule		Fett in g	Fettkalorienanteil in %
Bratwurst	364	1523	32,4	82,7
Knackwurst	373	1561	33,7	83,9
Plockwurst	512	2142	45,0	81,8
Mettwurst	483	2021	45,0	86,7
Rohwürste	548	2293	47,3	80,3
Salami	550	2301	49,7	84,0
Bierschinken	251	1050	19,2	71,3
Dosenwürstchen	243	1017	19,6	74,9
Fleischwurst	316	1322	27,1	79,7
Wiener	297	1243	24,4	76,4
Jagdwurst	366	1531	32,8	83,3
Mortadella	366	1531	32,8	83,3
Weißwurst	305	1276	27,0	82,3
Bockwurst	294	1230	25,3	79,9
Lyoner	329	1536	28,8	81,5
Fleischkäse	367	1536	31,9	80,9
Gelbwurst	363	1519	32,7	83,7
Leberpastete	334	1397	28,6	79,6
Leberwurst	450	1883	41,2	85,1
Blutwurst	424	1774	38,5	84,4

d) Die Herstellung von *Bratwurst* ähnelt der der Brühwurst, nur ist der Wassergehalt geringer, und Rindfleisch findet kaum Verwendung. Sorten: Bratwurst, Weißwurst u. a.

Fisch

Der Nährwert von Fischen und Meeresfrüchten ist hoch. Sie enthalten alle „essentiellen" Aminosäuren. Im Fischfett sind die Vitamine A und D und reichlich Polyenfettsäuren vertreten. Hervorzuheben sind noch der Gehalt an Mineralstoffen und Mikroelementen. Fischfleisch ist gut verdaulich, und seine Bestandteile sind gut assimilierbar. Der Fettgehalt der einzelnen Fischarten schwankt je nach Jahreszeit. Zu den Fettfischen zählt man vor allem Heringe und Aal, Salm und Makrele mit einem Fettgehalt von 12–25 g%. Je jünger der Fisch, desto geringer der Fettanteil. Magerfische mit einem Fettgehalt von 0,5–5 g% sind Flunder, Heilbutt, Rotbarsch, Schellfisch, Kabeljau, Scholle, Seezunge u. a. mit einem Eiweißgehalt von

16–18 g%. Fisch besitzt einen niedrigeren Sättigungswert als Fleisch, ist jedoch preisgünstiger. Der Kohlenhydratanteil der Fische ist unerheblich. Der Mineralstoffgehalt bei Fischen ist höher als der des Fleisches. Der Natrium- und Chloridgehalt sind höher, dagegen ist der Eisengehalt geringer. Fisch spielt als Jodquelle eine bedeutende Rolle. Andere wichtige Spurenelemente, die in wesentlichen Mengen im Fischfleisch vorkommen, sind Kupfer, Zink, Mangan, Fluorid u. a..

Eier
Den höchsten biologischen Eiweißwert (100%) besitzen nur das Ei- und Kartoffeleiweiß. Der Wert des Eiklar liegt über dem von Fleisch, Fisch und Milch. Eifett, hauptsächlich im Dotter, enthält Cholesterin (410 mg%) wie auch Polyenfettsäuren (2,0 g%) und Lezithin (1,5 g in 1 Dotter). Die Nährstoffe sind voll assimilierbar. Eier zählen zu den vitaminreichsten Nahrungsmitteln.

An Mineralstoffen sind vor allem zu erwähnen: Kalium, Kalzium, Magnesium, Chlor, Phosphor; an Spurenelementen: Eisen, Kupfer, Mangan, Zink, Jod, Fluor u. a.

Der Kaloriengehalt von einem Ei entspricht etwa 80 Kalorien. Die gelbe Farbe des Eidotters kann z. B. durch Karotinzusatz zum Hühnerfutter erreicht werden. Für den Erwachsenen ist der Genuß von ca. einem Ei täglich gestattet.

Die Klassenbezeichnung der Eier bezieht sich nur auf das Gewicht. *1 Ei täglich* ist für *Jugendliche und Kinder empfehlenswert* (1 Durchschnittsei wiegt ca. 48 g). *Das Ei ist als Nahrungsmittel von allerhöchstem Wert.* Nur aus dem Ei entsteht ein komplettes Leben. Es ist nicht gerechtfertigt, dem Ei wegen seines Cholesteringehaltes ein negatives Image anzuhängen (S. 315 u. 317). Sein Colesterin ist „nicht essentiell" und hat so gut wie keinen Einfluß auf den Serumcholesterinspiegel.

Auch das *Eiklar* ist von höchstem biologischen Eiweißwert. Besonders nach oder während Krankheiten können 2 *Eiklar* täglich (wenn es geschmacklich toleriert und eiskalt und roh getrunken wird, evtl. mit Milch versetzt) eine hochwertige Eiweißzufuhr auch dann bringen, wenn große Inappetenz vorliegt, weil das rohe Eiweiß einen qualitativ höheren Wert als das gekochte hat. Gekochte Eier sind schwer verdaulich. Der Eiweißgehalt des *ganzen Eis* beträgt ca *12,8%* der des *Eiklars 10,9%* (0,2% Fett). Eiklar kann auch in *Suppen* (nach dem Kochen) eingeschlagen werden, z. B. in eine Tasse *Bouillon* (möglichst echte Knochenbrühe oder Liebigextrakt), die bei fiebrigen Kindern und Jugendlichen die Kochsalzverluste ersetzt und Kalium und besonders Eiweiß zuführt. Oft ist dies bei appetitlosen Kindern die einzige Möglichkeit, das notwendige Eiweiß usw. zuzuführen.

Milch

Milch gehört zu den Grundnahrungsmitteln. Ihre Qualitätsmerkmale, hygienische Vorschriften und Bearbeitungsverfahren sind in allen Einzelheiten im Lebensmittelgesetz festgelegt. Milch ist ein außerordentlich empfindliches Nahrungsmittel und muß entsprechend rasch bearbeitet werden, um eine gewisse Haltbarkeit zu gewährleisten.

Milch und Milchprodukte sind für den wachsenden Organismus unentbehrlich. Ihre tägliche Verwendung im Speiseplan garantiert die Zufuhr von Kalzium in leicht assimilierbarer Form ebenso von Vitaminen A und D.

Milcheiweiß enthält alle „essentiellen" Aminosäuren in bedeutendem Maße. Erwachsene und ältere Leute sollen regelmäßig Milch und Milchprodukte verzehren (vgl. Tabelle 4.8, S. 66).

> Mit dem Trinken von 1/2 – 1 l Milch täglich wird der Bedarf an allen „essentiellen" Aminosäuren abgedeckt. Die Menge richtet sich nach Bedarf und Alter.

Milch und Milchprodukte sind wertvolle Träger von biologisch hochwertigem *Eiweiß*, aber auch von *Vitaminen, Spurenelementen* und v. a. von *Kalzium* für den Knochenaufbau während des Wachstums.

Wir haben nicht die geringsten Bedenken, daß *Kinder und Jugendliche* während der beiden Wachstumsschübe *täglich einen Liter Milch* trinken, weil damit bei dem hohen Energiebedarf nur ca. 610 kcal, zugleich jedoch alle „essentiellen" Aminosäuren zugeführt werden u. a. mehr. Der Einwand, daß dadurch der Appetit für andere pflanzliche Nährwertträger genommen würde, zieht schon rein rechnerisch nicht. Daß man die Milch auf die *einzelnen Mahlzeiten aufteilen sollte*, ist selbstverständlich.

Milchprodukte

Die wichtigsten Milchprodukte sind *Käse und Quark*. Die Faustregel lautet: *Je weniger Fett, Quark oder Käse hat, desto preiswerter und eiweißreicher also wertvoller ist das Produkt.*

Der Eiweißanteil im Käse kann 15 – 37 % ausmachen. Man bevorzuge also die fettärmeren Stufen, es sei denn, daß im Spitzenwachstum höhere Kalorienmengen benötigt werden. Die biologische Wertigkeit von Käseeiweiß ist ähnlich der der Milch und liegt bei 80 – 85 %.

Käse stellt für den Verbraucher eine relativ preiswerte Eiweißquelle dar. Der Eiweißgehalt beträgt je nach Fett- und Wassergehalt etwa

14 – 36 g%. Fettärmste Sorten sind Sauermilchkäse. Fettreiche Sorten sind unter den Weich- und Schnittkäsen zu finden, wie folgende Übersicht zeigt.

Übersicht über die wichtigsten Käsesorten

Zu bevorzugen: Käsesorten mit niedrigem Fettgehalt (eiweißreich):
Magerkäse unter 10% Fettgehalt in der Trockenmasse (unter 10% F.i.T.) (auf 100 g Käse entfallen ca. 2,7 g Fett und ca. 39,0 g Eiweiß) *Harzer, Mainzer, Thüringer, Spitzkäse.*

Viertelfettkäse mit 10% Fettgehalt in der Trockenmasse (10% F.i.T.) (auf 100 g Käse entfallen ca. 4,4 g Fett und ca. 38,4 g Eiweiß) *Schichtkäse.*

Halbfettkäse mit 20% Fettgehalt in der Trockenmasse (20% F.i.T.) (auf 100 g Käse entfallen ca. 10,3 g Fett und ca. 37,8 g Eiweiß) *Schmelzkäse, Limburger.*

Dreiviertelfettkäse mit 30% Fettgehalt in der Trockenmasse (30% F.i.T.) (auf 100 g Käse entfallen ca. 18,6 g Fett und ca. 33,7 g Eiweiß) *Hart-, Schnitt-, Streichkäse.*

Fettkäse mit 40% Fettgehalt in der Trockenmasse (40% F.i.T.) (auf 100 g Käse entfallen ca. 25 g Fett und ca. 27,8 g Eiweiß) *Hart-, Schnitt-, Streichkäse.*

Käsesorten mit höherem Fettgehalt:
Käsesorten über 40% Fettgehalt i.T.:
Vollfettkäse mit 45% Fettgehalt in der Trockenmasse (45% F.i.T.) (auf 100 g Käse entfallen ca. 28,3 g Fett und ca. 27,5 g Eiweiß) *Hart-, Schnitt-, Streichkäse* (z.B. oft *Emmentaler, Schweizer, Münster, Camembert).*

Rahmkäse mit 50% Fettgehalt in der Trockenmasse (50% F.i.T.) (auf 100 g Käse entfallen ca. 32 g Fett und ca. 24,3 g Eiweiß) *Bel Paese* (Butterkäse), *Rahmbrie, Stilton, Rahmcamembert.*

Doppelrahmkäse mit 60 – 70% Fettgehalt in der Trockenmasse (60% F.i.T.) (auf 100 g Käse entfallen ca. 37,8 g Fett und ca. 19,6 g Eiweiß) *Doppelrahm-Frischkäse.*

Bedeutend sind noch der Kalzium- und Phosphorgehalt. Fetthaltige Sorten zeichnen sich durch einen nennenswerten Vitamin-A-Gehalt aus.

Milchunverträglichkeit
Bei gewissen Personen kann eine Milchunverträglichkeit bestehen. Hierbei können Allergien eine Rolle spielen, vor allem aber ein *Laktasemangel*.

Mir begegneten im Amazonasstromgebiet einige Indiostämme (im Oberlauf), bei denen die Mehrzahl der Kinder keine Milch vertrugen. Es treten Magen-Darm-Beschwerden auf, Blähungen, Durchfälle und Erbrechen. Während des Verdauungsvorganges von laktosehaltigen Milchprodukten entsteht bei einem Laktasemangel vermehrt Wasserstoff, der in der Ausatmungsluft bestimmt werden kann.

Betroffene Personen *können dennoch Joghurt essen*, da bei diesem der Laktosegehalt stark reduziert ist. Bei der Joghurtherstellung wird heutzutage meist *Milchpulver* verwendet, welchem – im Gegensatz zu anderen Milchprodukten – *Lactobacillus bulgaricus* und *Streptococcus thermophilus* zugesetzt wird. Diese beiden galaktosidasebildenden Organismen reduzieren den Laktosegehalt der Milch. Deshalb können die betroffenen Personen meist Joghurt ohne Beschwerden vertragen.

Wegen des hohen Wertes des Milchproteins sollte im Notfall unbedingt auf Joghurt zurückgegriffen werden. Joghurt hat mit 3,3% Eiweiß fast den gleichen Gehalt wie Milch mit 3,4%.

Fette (Lipide)

Chemische Eigenschaften

Bei den Fetten (Lipiden) handelt es sich um wasserunlösliche Stoffe, die in verschiedenen Lösungsmitteln wie Alkohol löslich sind und aus Wasserstoff (H), Sauerstoff (O_2) und Kohlenstoff (C) zusammengesetzt sind. Bei den Nahrungsfetten, die in diesem Buch interessieren, handelt es sich überwiegend um Neutralfette, die aus Glyzerin und Fettsäuren bestehen.

Die Übersicht zeigt die *Einteilung der Lipide* (Fettstoffe).

Einfache Lipide	Komplexe Lipide (Lipoide)
Neutralfette	Steroide
Wachse	Karotinoide
Phosphatide	
Zerebroside	

Klassifizierung

1. Neutralfette: Drei Moleküle Fettsäuren sind mit Glyzerin esterartig verknüpft (Triglyzeride). Depotfett und Nahrungsfett bestehen größtenteils aus Neutralfetten. Beim Abbau werden Fettsäuren und Glyzerin frei.

2. *Glyzerinphosphatide:* Anstelle der Fettsäuren enthalten sie einen Phosphorsäurerest. Lezithin ist der wichtigste Vertreter zahlreicher Glyzerinphosphatide und ist in großen Mengen in Nervengewebe, Zellmembranen und Eigelb vorhanden.

3. *Sphingolipide:* Langkettige Fettsäure und ein Molekül Sphingosin. Sie sind im besonderen Maße am Aufbau der Zellmembranen beteiligt. Sphingomyeline und Glyzerinphosphatide bilden die Gruppe der Phosphatide.

4. *Steroide:* Das Grundgerüst dieser großen Lipiduntergruppe ist das Steran. Der wichtigste Steroidvertreter ist das Cholesterin, aus dem wiederum Hormone (Östrogene, Androgene, Kortison), Gallensäuren und das Vitamin D hervorgeht (s. Kap. „Cholesterin", S. 304).

5. *Karotinoide:* Polymere des Isoprens. Ihre Biosynthese findet ausschließlich in Pflanzen statt. Als Provitamin A (s. Kap. „Vitamine") sind sie essentielle Nahrungsbestandteile.

Funktionen

Die Gruppe der Fette besteht aus den unterschiedlichsten Stoffen mit unzähligen biologischen Funktionen:

1. *Energie.* Wie die Proteine und Kohlenhydrate tragen auch die Fette zur Energieversorgung des Organismus bei und dienen in Form der Depotfette als Energiereserven. Vor allem in der Bauchhöhle und im Unterhautgewebe werden große Lipidmengen (Neutralfetten) gespeichert und bei Bedarf mobilisiert. Gleichzeitig dienen die Depotfette auch als Isoliermaterial gegen Kälte und als mechanische Schutz.

2. *Zellmembrane.* Lipide sind unverzichtbare Bestandteile einer jeden Zellmembran (s. Kap. „Cholesterin"). Weitere wichtige Stoffe sind Proteine und Cholesterin. Neben dem Aufbau wird auch eine innere Strukturierung der Zelle ermöglicht, so daß durch Trennung in lipophile und hydrophile Bezirke selektive Stoffwechselprozesse ablaufen können.

3. *Nervengewebe.* Der hohe Anteil der Lipide beim Nervengewebe (40% der Trockensubstanz!) weist auf die besondere Bedeutung der Fette hin.

4. Organfette. Durch Organfette werden innere Organe regelrecht anatomisch fixiert. Sie unterscheiden sich von den Depotfetten durch ihre Konsistenz und ihr Mobilisierbarkeit. Bei Hungerzuständen wird erst sehr spät auf die Organfette zurückgegriffen.

5. Wirkstoffe. Lipide sind Bestandteile zahlreicher Vitamine, Hormone, Farbstoffe und Gallensäuren.

6. Fettlösliche Vitamine A, D, E und K. Zur Resorption der fettlöslichen Vitamine wird Fett benötigt (s. Kap. „Vitamine").

Stoffwechsel

Acetyl-CoA ist Ursubstanz der Fettsäuren, des Sphingosins und auch der Steroid- (Cholesterin) und Karotinoidbiosynthese (Abb. 7.3). Die Fettsäurenkettenverlängerungen findet in den Mitochondrien statt, während die Neusynthese aus Acetyl-CoA und C_2-Einheiten (Malonyl-CoA) im Zytoplasma stattfindet. Nach Erreichen der gewünschten Kettenlänge werden die Fettsäuren für weitere Syntheseprozesse verwendet. Dort werden für die Bildung von Neutralfetten (Triglyzeride) drei Moleküle Fettsäuren mit Glyzerin verbunden. Diese Neutralfette werden überwiegend im Unterhautgewebe in Form von Depotfett gespeichert. Jede überkalorische Ernährung führt zu einer Energiespeicherung in Form von Triglyzeriden in Neutralfetten. Auch die Kohlenhydrat- und Eiweißüberschüsse werden zu Acetyl-CoA abgebaut, die wiederum zur Fettsäuresynthese verwendet werden können.

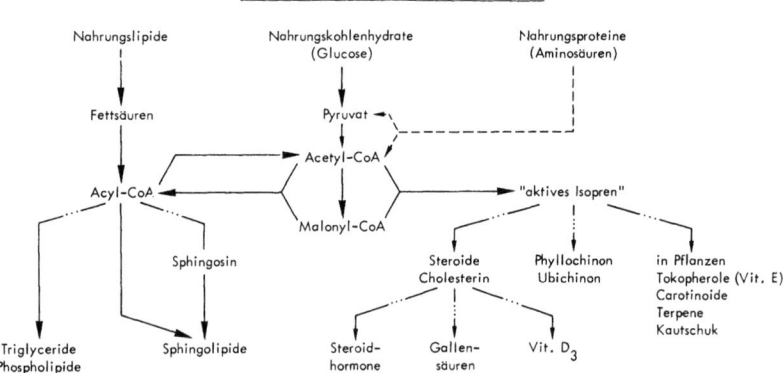

Abb. 7.3. Biogenetische Beziehungen der Lipide. (Aus: Buddecke, 8, 1989, S. 207)

Fette (Lipide) 123

Fettsäurenabbau

Der in den Mitochondrien stattfindende Abbau wird als β-Oxidation bezeichnet. Bei diesem schrittweisen Abbau werden wieder Acetyl-CoA-Moleküle und Energie (NADPH^2) frei. Bei Hungerzuständen werden zur Energiegewinnung die Fettreserven mobilisiert. Hierbei kommt es zur überschießenden Ketonkörperbildung, da mehr Acetyl-CoA anfällt, als der Zitratzyklus verarbeiten kann. Überschüssiges Acetyl-CoA wird in Ketonkörper umgewandelt (Acetoacetat, Aceton und β-Hydroxybutyrat). Bei der diabetischen Stoffwechselentgleisung liegt eine Glukoseverwertungsstörung vor, die indirekt zur Ketonkörperbildung führt. Aufgrund des gehemmten Glukoseabbaus wird zur Sicherung der Energiegewinnung der Fettsäureabbau angekurbelt, der wiederum zur vermehrten Ketonkörperbildung führt. Zusätzlich fehlt NADPH^2, welches zur Fettsäuresynthese gebraucht wird. Die Folge der vermehrt anfallenden Acetyl-CoA-Moleküle ist ihr vermehrter Abbau in Ketonkörper. Überschreitet ihre Menge im Blut 2 mg/100 ml so entsteht eine Stoffwechselentgleisung durch eine metabolische Azidose.

Fettbedarf

Fett liefert doppelt so viel Kalorien (1 g = 9,3 kcal oder 38,9 kJ) wie Kohlenhydrate und Eiweiß. Deshalb führte der Anstieg des Fettkonsums in den letzten Jahren zu vermehrtem Auftreten von Übergewicht. Empfohlen wird für den Erwachsenen bis zu 1 g Fett pro 1 kg Normalgewicht. Dabei ist zu berücksichtigen, daß ein Großteil der Fette nicht als Reinfette (Butter, Öl), sondern als versteckte Fette konsumiert wird. Versteckte Fette enthalten Fleisch-, Wurstwaren, Käse, Milchprodukte u. a. Für die heranwachsenden Kinder und Schwerstarbeiter ist der Fettkonsum jedoch lebenswichtiger Energielieferant. Insgesamt sollte die Fettzufuhr ca. 30% der täglichen Kalorienzufuhr ausmachen. Bei Nahrungsfett handelt es sich überwiegend um Neutralfette, d. h. um Triglyzeride, bei denen 3 Moleküle Fettsäuren mit einem Molekül Glyzerin verbunden sind.

Als Faustregel gilt: Normalerweise befinden sich 50% des Fettes als *versteckter Fettanteil* im fertigen Nahrungsmittel. 50% dürfen als *Reinfett* (Butter, Margarine, Öl) verwendet werden.

Beispiel: Eine Person, die 180 cm lang ist, dürfte im Erwachsenenalter ca. 80 kg wiegen und insgesamt 80 g Fett aufnehmen. Davon dürfte der Anteil an Reinfett 40 g betragen.

Essentielle Fettsäuren

Fettsäuren sind Bestandteile einiger der oben aufgezählten Lipide (Neutralfette und Sphingolipide) und befinden sich im Zentrum der gegenwärtigen Diskussion. Während der Organismus gesättigte und ungesättigte Fettsäuren selber bilden kann, ist er zur Synthese sog. hochungesättigter, essentieller Fettsäuren (Tabelle 7.16) nicht in der Lage. Zu den hochungesättigten Fettsäuren zählen die Linol-, Linolen- und Arachidonsäure, die in großen Mengen in pfanzlichen Ölen vorhanden sind. Aus der Nahrungszufuhr gilt nur die Linolsäure als „essentiell".

Die *Geschichte der essentiellen Fettsäuren* geht auf tierexperimentelle Entdeckungen von Burr u. Burr zurück. Sie beobachteten im Jahr 1929, und viele nach ihnen, bei *jungen Ratten*, die fettfrei, aber mit ausreichenden Mengen fettlöslicher Vitamine und anderer Nährstoffe gefüttert wurden, nach 3 Monaten charakteristische Mangelerscheinungen, die sich folgendermaßen beschreiben lassen:

- Schuppen an der Haut
- Eiterherde und Geschwüre
- Abfallen von Gliedmaßenenden, äußeren Enden von Schwanz, Ohren und Schnauze
- Rückgang der Wasserausscheidung durch die Nieren
- Zunahme der Wasserausscheidung durch die Haut
- Blutungen aus den Nieren
- Wachstumshemmungen
- Entwicklungshemmungen des Zentralen Nervensystems

Durch die Verfütterung von Schmalz, Lebertran und anderen Fetten ließen sich die geschilderten Symptome heilen bzw. verhüten.

Nach 6–7 Monaten *fettfreier Ernährung* trat der Tod der Tiere ein. Als Ursache erkannte man einen Mangel an 3 mehrfach ungesättigten Fettsäuren:

- Linolsäure
- Linolensäure
- Arachidonsäure

die *für die Ratte lebensnotwendig sind* wobei aber die Linolsäure alleine in der Lage ist, sämtliche Mangelerscheinungen zu beseitigen. Ergebnisse von Tierversuchen lassen sich allerdings grundsätzlich nicht ohne weiteres auf den Menschen übertragen.

Fettsäuren bestehen aus langen Ketten aneinandergereihter C-Atome. Der einfachste Baustein ist die Essigsäure, die nur aus 2 C-Atomen besteht (Formel). Je nach Anzahl der verbundenen Essigsäuremoleküle (Tabel-

Tabelle 7.16. Gesättigte und ungesättigte Fettsäuren. (Aus: Buddecke, 1989, S. 206)

Trivialname	Chemischer Name	Formel	Mol.-Gew.	Vorkommen
a) Gesättigte Fettsäuren				
Essigsäure	Ethansäure	$C_2H_4O_2$	60,05	Im Intermediärstoffwechsel als CoA-Verbindung, Stoffwechselprodukt bei Bakterien
n-Buttersäure	Butansäure	$C_4H_8O_2$	88,11	In Spuren in vielen Fetten (z. B. Butter)
Capronsäure	Hexansäure	$C_6H_{12}O_2$	116,16	In Spuren in vielen Fetten
Caprylsäure	Octansäure	$C_8H_{16}O_2$	144,22	In pflanzlichen und tierischen Fetten
Caprinsäure	Decansäure	$C_{10}H_{20}O_2$	172,27	Häufiger Bestandteil von Tier- und Pflanzenfetten
Laurinsäure	Dodecansäure	$C_{12}H_{24}O_2$	200,32	Hauptbestandteil von Pflanzenfetten, in tierischen Depotfetten, in Milchfett und Fischtranen
Myristinsäure	Tetradecansäure	$C_{14}H_{28}O_2$	228,38	1–5% fast aller Fette pflanzlichen und tierischen Ursprungs, besonders Milchfett, Palmöl, Fischtran
Palmitinsäure	Hexadecansäure	$C_{16}H_{32}O_2$	256,43	Bestandteil aller natürlichen Fette pflanzlichen und tierischen Ursprungs
Stearinsäure	Octadecansäure	$C_{18}H_{36}O_2$	284,49	Hauptbestandteil vieler tierischer Fette, in Pflanzenfetten
Arachidinsäure	Eicosansäure	$C_{20}H_{40}O_2$	312,45	In Fetten pflanzlicher Samen (z. B. Erdnuß)
Behensäure	Docosansäure	$C_{22}H_{44}O_2$	340,59	In Pflanzensamen, in Sphingolipiden, pathologisch vermehrt bei Lipidosen
Lignocerinsäure	Tetracosansäure	$C_{24}H_{48}O_2$	366,65	In Sphingomyelinen und Sphingoglykolipiden, Pflanzenfetten, Bakterien und Insektenwachsen
Cerotinsäure	Hexacosansäure	$C_{26}H_{52}O_2$	396,70	Frei und gebunden in Bienenwachs und Wollfett

Tabelle 7.16 (Fortsetzung)

Trivialname	Chemischer Name	Formel	Mol.-Gew.	Vorkommen
b) *Einfach ungesättigte Fettsäuren*				
Crotonsäure	Transbutensäure	$C_4H_6O_2$	86,09	Als Crotonylrest Zwischenprodukt im Fettsäurestoffwechsel
Palmitoleinsäure	Δ^9-Hexadecensäure	$C_{16}H_{30}O_2$	254,42	Im Depot- und Milchfett der Tiere, in Fisch- und Pflanzenölen
Ölsäure	Δ^9-Octadecensäure	$C_{18}H_{34}O_2$	282,47	In allen natürlichen Fetten, am weitesten verbreitete ungesättigte Fettsäure (z. B. 1/3 der Fettsäuren des Milchfettes)
Erucasäure	Δ^{13}-Docosensäure	$C_{22}H_{42}O_2$	338,58	In Samenölen (Rapsöl, Erdnußöl)
Nervonsäure	Δ^{15}-Tetracosensäure	$C_{24}H_{46}O_2$	366,63	Cerebroside
c) *Mehrfach ungesättigte Fettsäuren*				
Linolsäure	$\Delta^{9,12}$-Octadecadiensäure $(\omega\text{-}6)$	$C_{18}H_{32}O_2$	280,45	In Pflanzenölen, reichlich in Lein-, Hanf- und Baumwollsamenöl, im Depotfett der Tiere
Linolensäure	$\Delta^{9,12,15}$-Octadecatriensäure $(\omega\text{-}3)$	$C_{18}H_{30}O_2$	278,44	In Pflanzenölen (Leinöl, Färberdistelöl) und Phosphatiden tierischer Fette
Arachidonsäure	$\Delta^{5,8,11,14}$-Eicosatetraensäure $(\omega\text{-}6)$	$C_{20}H_{32}O_2$	304,48	In Fischölen und Phosphatiden tierischer Fette (z. B. Leber)
Eicosapentaensäure	$\Delta^{5,8,11,14,17}$-Eicosapentaensäure $(\omega\text{-}3)$	$C_{20}H_{30}O_2$	302,48	In Fischölen
Clupanodonsäure	$\Delta^{4,8,12,15,19}$-Docosapentaensäure $(\omega\text{-}3)$	$C_{22}H_{34}O_2$	330,51	In Fischölen

le 7.16) unterscheidet man kurz- und langkettige Fettsäuren: Buttersäure (C_4), Palmitinsäure (C_{16}). Ein weiteres Merkmal ist der Sättigungsgrad. Ungesättigte Fettsäuren besitzen eine Doppelbindung zwischen 2 C-Atomen der langen Fettsäurenkette und könnten noch ein H-Atom binden (Formel). Je nach Anzahl dieser Doppelbindungen (Tabelle 7.16) unterscheidet man zwischen einfach (Ölsäure, Ω 9) und mehrfach ungesättigten Fettsäuren: Linolsäure (2fach, Ω 6), Linolensäure (3fach, Ω 3) und Arachidonsäure (4fach). Der menschliche Körper ist in der Lage, Ölsäuren, aber nicht die mehrfach ungesättigten Fettsäuren zu synthetisieren. Reich an essentiellen Fettsäuren sind Pflanzen. Aufgrund der unterschiedlichen Konsistenz der Fettsäurearten ist das pflanzliche Öl flüssig (hoher Anteil an essentiellen Fettsäuren) und die tierischen Fette eher fest (hoher Anteil an gesättigten Fettsäuren).

Gefahren der Überdosierung von essentiellen Fettsäuren
Die Folgen und Gefahren einer übermäßigen Zufuhr an essentiellen Fettsäuren sind noch nicht abzusehen. Der Organismus benötigt pro 0,6 g aufgenommene Linolsäure 1 mg α-Tokopherol (Vitamin E), um die Autooxidation durch molekularen Sauerstoff zu verhindern. Eine überhöhte Zufuhr an ungesättigten Fettsäuren könnte somit einen Mangel an Vitamin E hervorrufen, wodurch die Autooxidationsrate im Organismus ansteigen würde.

Folgende Wirkungen wurden beschrieben:

- Bei Fütterungsversuchen an Hühnern mit hohen Dosen an ungesättigten Fettsäuren wurden Erkrankungen produziert.
- Die American Heart Association (1986) beschrieb ein erhöhtes Risiko der Gallensteinbildungen.
- Neuere Forschungsergebnisse weisen auf eine mögliche kanzerogene Wirkung, Hemmung des Immunsystems und negative Veränderungen der Zellmembran hin (S. 307).
- Ein Vitamin-E-Mangel, der durch eine Überzufuhr von ungesättigten Fettsäuren hervorgerufen ist, könnte zur Autooxidation der cholesterinreichen LDL-Moleküle führen. Es gibt aus der Forschung Hinweise, daß diese oxidierten LDL-Moleküle zytotoxisch wirken und sogar zu einer vermehrten Cholesterinablagerung im Gewebe führen.

Bedarf an essentiellen Fettsäuren
Der tägliche Mindestbedarf an essentiellen Fettsäuren beträgt ca. 1,2 g Linolsäuren pro 1000 kcal Nahrung. Daraus ergäbe sich bei 3000 kcal ein Bedarf von ca. 3,6 g. Als optimale Tageszufuhr sollte an essentiellen Fettsäuren etwa 7–8 g zugeführt werden (Tabellen 7.17 und 7.18) wobei die

Tabelle 7.17. Essentielle Fettsäuren, empfohlene Zufuhr (DGE 1991)

Alter	Essentielle Fettsäuren % der Energie
Säuglinge	
0 bis unter 4 Monate	4,5
4 bis unter 12 Monate	3,8
Kinder	
1 bis unter 4 Jahre	3,5
4 bis unter 7 Jahre	3,5
7 bis unter 10 Jahre	3,5
10 bis unter 13 Jahre	3,5
13 bis unter 15 Jahre	3,5
Jugendliche und Erwachsene	
15 bis unter 19 Jahre	3,5
19 bis unter 25 Jahre	3,5
25 bis unter 51 Jahre	3,5
51 bis unter 65 Jahre	3,5
65 Jahre und älter	3,5
Schwangere	3,5
Stillende	3,5

Tabelle 7.18. Empfehlenswerte Höhe der Zufuhr an essentiellen Fettsäuren. (Nach DGE)

		Essentielle Fettsäuren in g/Tag/Person
Erwachsene		10
Säuglinge	0 – 6 Monate	2
	7 – 12 Monate	3
Kinder	1 – 3 Jahre	4
	4 – 6 Jahre	5
	7 – 9 Jahre	6
	10 – 12 Jahre	7
	13 – 14 Jahre	9
Jugendliche	15 – 18 Jahre	10
Schwangere	ab 6. Monat	11
Stillende		13

DGE zur Sicherheit 10 g/Tag empfiehlt. Derzeit werden in Deutschland bei einer durchschnittlichen Nahrung täglich etwa 12–14 g an Linolsäure zugeführt, so daß in unseren Breiten Mangelsymptome nur sehr selten vorkommen.

Alleine ca. 6,3 g enthalten Nahrungsmittel wie Fleisch, Fisch, Milchprodukte täglich *ohne Verzehr von Öl, Margarine, Butter*, also ohne Reinfette. Bei einer *gemischten Kost* dürfte es also bei *Kindern und Jugendlichen* (besonders wenn diese einer hohen Kalorienzufuhr bedürfen) *keinerlei Mangel an Linolsäure* geben. Eine Fettmodifikation zugunsten von Pflanzenfetten ist deshalb absolut unnötig. Auch für *gesunde Kinder und Jugendliche gilt der medizinische Kernsatz*, daß man mit der Ernährung *stets nur einen Mangel beseitigen*, bzw. den Bedarf an einem bestimmten Stoff decken kann. *Darüber hinaus hat sich eine Überzufuhr noch niemals als gesundheitlich sinnvoll erwiesen!* Ich kann also meinem gesunden Kind „*nichts Gutes tun*", wenn ich ihm von irgendeinem Nahrungsinhaltsstoff mehr gebe, als es benötigt. Dieser Kernsatz gilt für alle Nahrungsbestandteile.

Empfehlungen für die Fettzufuhr bei Kindern und Jugendlichen

Während die Fettzufuhr für *Erwachsene auf maximal 30% der täglichen Kalorienzufuhr* beschränkt wird oder 1 g Fett pro 1 kg Normalgewicht, liegt dieser Wert bei *Kindern und Jugendlichen höher*. Einige Autoren befürworten eine Fettzufuhr von 56% wie im Säuglingsalter. Die *Deutsche Gesellschaft für Ernährung* empfiehlt für Schulkinder von 7–14 Jahren einen Fettanteil von 35–40%, für 15–18jährige von 30–40%.

Dies entspricht auch den Empfehlungen in *England, Holland, den USA*, so auch des „*Commitee on Nutrition American Academy of Pediatrics*".

Wie bereits gesagt, werden auch dann genügend „*essentielle" Fettsäuren* (Linolsäure) durch Fleisch, Fisch, Milchprodukte usw. für Kinder und Jugendliche zugeführt, *wenn auf alle Reinfette wie Butter, Margarine und Öl verzichtet wird*. Besonders bei den hohen Energiezufuhren im Wachstum steht ein Linolsäuremangel (auch ohne Reinfette) außerhalb jeder Debatte.

Die meisten Fettmengen werden Kindern und Jugendlichen mit den „*versteckten" Fetten* zugeführt. Über 60% der Fettzufuhr stammt aus versteckten Fetten. Ca. 30% stammen aus Fleisch- und Wurstwaren, Milch, Käse, 15% aus Eiern und 15% aus Fetten in Backwaren, zubereiteten Süßigkeiten usw.

Tabelle 7.19. Durchschnittlicher Gesamtfettbedarf verschiedener Altersstufen ohne Berücksichtigung des Mehrbedarfs im Wachstum

Alter [Jahre]	g Fett/Tag
1	ca. 30
7–9	ca. 48
10–14	ca. 54–85
über 14	ca. 85–90

Tabelle 7.20. Richtwerte für die Zufuhr von Fett (DGE 1991)

Alter	Fett [% der Energie]
Säuglinge	
0 bis unter 4 Monate	45–50
4 bis unter 12 Monate	40–45
Kinder	
1 bis unter 4 Jahre	35–40
4 bis unter 7 Jahre	30–35
7 bis unter 10 Jahre	30–35
10 bis unter 13 Jahre	30–35
13 bis unter 15 Jahre	30–35
Jugendliche und Erwachsene	
15 bis unter 19 Jahre	30–35[a]
19 bis unter 25 Jahre	25–30[a,b]
25 bis unter 51 Jahre	25–30[a]
51 bis unter 65 Jahre	25–30
65 Jahre und älter	25–30
Schwangere	
ab 4. Monat	25–35
Stillende	30–35

[a] Schlanke Hochleistungssportler oder Schwerstarbeiter können höhere Prozentsätze benötigen
[b] Entsprechen 67–80 g Gesamtfett bei einer Energiezufuhr von 10 MJ

Tabelle 7.19 gibt grob schematisch an, wieviel Gramm Fett täglich in verschiedenen Altersgruppen bei Kindern und Jugendlichen unter der Annahme einer einheitlichen altersgemäßen Körperstrukturierung gestattet sind, wobei auch hier immer wieder auf die großen Schwankungsbereiche in Wachstumsphasen verwiesen werden muß (Empfehlungen der DGE 1991 s. in Tabelle 7.20).

Es ist sehr schwierig, genaue Angaben über den Fettbedarf zu machen. Während der Eiweißbedarf wegen seiner Wichtigkeit relativ genau angegeben werden kann, mit tierischen Eiweißträgern immer auch gewisse Fettmengen geliefert werden, schwankt der Fettbedarf in Abhängigkeit von den Wachstumsphasen, der körperlichen Betätigung der Betroffenen usw. sehr stark. Diese Werte können also nur Anhaltspunkte liefern. Sie unterstellen jeweils eine statistisch völlig identisch zu behandelnde Gruppe Jugendlicher, gleichen Alters, gleicher Durchschnittsgröße usw.

Praktische Ernährungsempfehlungen für die Fettzufuhr

Speisefette. Der Kaloriengehalt der Fette bestimmt nicht allein ihren Nährwert. Dieser ist abhängig von ihrer Assimilierbarkeit (Schmelzpunkt), dem Gehalt an Polyenfettsäuren, fettlöslichen Vitaminen A, D, E und K, Wasser und anderen Stoffen.

Tierische Fette. Der Fettanteil der Butter ist gesetzlich festgelegt und darf 80% nicht unterschreiten. Die Zusammensetzung an Vitaminen und Fettsäuren schwankt je nach Jahreszeit (Sommerbutter – Winterbutter). Butter ist das am leichtesten verdauliche Fett und von hohem ernährungsphysiologischen Wert für Kinder und Jugendliche.

Pflanzliche Fette. Diese Fette werden aus Ölsamen oder Ölfrüchten hergestellt. Wie Margarine werden Pflanzenöle häufig nach ihrem Gehalt an Polyenfettsäuren bewertet, befinden sich vornehmlich in Maiskeimöl, Sonnenblumenöl, Distelöl usw.

Margarine besteht aus pflanzlichen und tierischen Fetten und ist von volkswirtschaftlicher Bedeutung als Butterersatz.

Der Erwachsene darf 1 g Fett täglich pro kg Normalgewicht verzehren (verstecktes und Reinfett zusammen), d. h. ca. 60–70 g/Tag.

Der Bedarf von *Kindern und Jugendlichen* ist in Tabelle 7.19 und 7.20 dargestellt. Für gesunde Kinder und Jugendliche ist Milchfett am leichtesten verdaulich und am wertvollsten.

132 Nahrungsbedarf

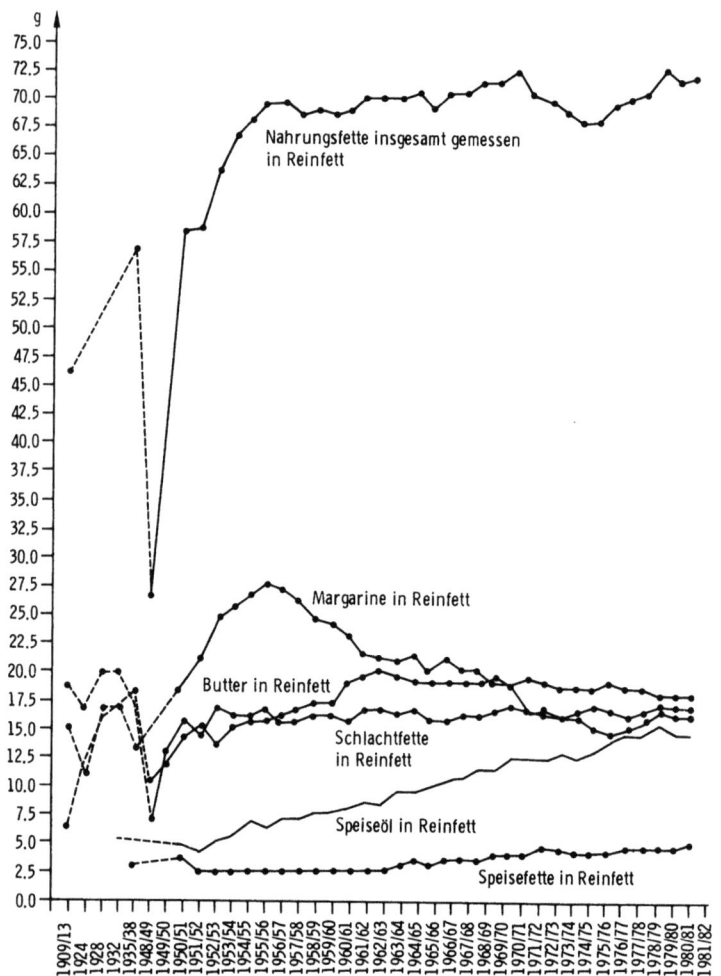

Abb. 7.4. Durchschnittlicher Fettverbrauch der deutschen Bevölkerung (in g je Kopf und Tag). (Aus: Maschlanka, 1985)

Kohlenhydrate, Faser- und Ballaststoffe

Chemische Eigenschaften

Wie die Proteine, so sind auch die Kohlenhydrate Energielieferanten und Grundbausteine von Zellmembranen und Gerüstsubstanzen. Der nicht benötigte Anteil von Kohlenhydraten wird beim Menschen in eine Speicherform (Glykogen, Stärke) umgewandelt oder nach Abbau in Fettdepos überführt.

Kohlenhydrate bestehen aus Kohlenstoff (C), Wasserstoff (H) und Sauerstoff (O_2), mit der allgemeinen Summenformel $C_n(H_2O)_n$. Es handelt sich um Aldehyd- bzw. Ketonderivate mehrwertiger Alkohole.

Je nach Anzahl der Grundbausteine unterscheidet man Monosaccharide, Di- und Oligosaccharide und Polysaccharide (Speicherformen, Gerüstsubstanzen).

Klassifizierung

Mono- und Disaccharide
Die kleinsten Bausteine der Kohlenhydrate sind die Monosaccharide. Beim Menschen hat die *Glukose*, die *Fruktose* und die *Galaktose* die größte Bedeutung. Die wichtigsten Disaccharide (2 Bausteine) sind die *Maltose* (2×Glukose), die *Saccharose* (Glukose und Fruktose) und die *Laktose* (Glukose und Galaktose). Aus diesen 3 Monosacchariden entstehen durch Aneinanderreihen die Oligo- und Polysaccharide (s. unten).

Oligosaccharide
Ab 3 bis 10 Monosacchariden spricht man von Oligosacchariden. Sie entstehen meist als Zwischenprodukte im Auf- und Abbau von Polysacchariden. Sie finden sich auch als Teil der *Glykoproteine* und *Glykolipide* wieder.

Polysaccharide
Ab 10 Monosacchariden spricht man von Polysacchariden. Sie bilden die Speicherform und Gerüstsubstanz im pflanzlichen und tierischen Organismus. Stärke ist die pflanzliche Speicherform für Kohlenhydrate, während *Glykogen* vom tierischen Organismus und damit auch vom Menschen gespeichert wird. Obwohl Stärke und Glykogen ausschließlich aus Glukosebausteinen bestehen, setzen sie sich jedoch aus strukturell ver-

schiedenen Kettentypen zusammen. Diese Kettentypen entstehen aufgrund der unterschiedlichsten Bindungen der Moleküle untereinander. Stärke besteht aus den Polysacchariden *Amylose* und *Amylopectin*. Pflanzliche Stärke muß zuerst durch die Verdauungsvorgänge in ihre Glukoseeinheiten zerlegt werden, bevor im tierischen Organismus ein Aufbau in Glykogen (Glukoneogenese) erfolgt. Auch die *Zellulose*, die das Gerüst bei Pflanzen bildet, ist nur aus Glukose aufgebaut. Aufgrund der starken intermolekularen Bindungen ist sie für den Menschen nicht spaltbar. Deshalb können sie vom Menschen nicht verwertet werden, spielen aber als Ballaststoffe eine große Bedeutung in der Verdauung. Weitere Polysaccharide sind die *Pektine* (Galaktose), das *Inulin* (Fruktose), das *Dextran* (Glukose) und das *Chitin* (Glukose).

Funktionen

Folgende Hauptaufgaben erfüllen die hochwertigen Kohlenhydratträger besonders bei Kindern und Jugendlichen:

1. Beschränkung einer überhöhten Fettzufuhr. Pflanzenkost liefert kaum Fett, im Gegensatz zu den tierischen Eiweißträgern, wie Fleisch und Wurstwaren, die hohe Anteile an versteckten Fetten enthalten können.
2. Lieferung des Hauptanteils an wasserlöslichen „essentiellen" Nahrungsstoffen wie Vitamine, Mineralien und Spurenelemente.
3. Lieferung von Faser- und Ballaststoffen (Tabelle 7.21 und 7.22). Durch den erhöhten Füllungsdruck wird die Darmbewegung angeregt und somit eine schnellere Darmpassage erzielt. Dadurch können Übergewicht und lange Einwirkungszeiten von schädlichen Substanzen vermieden werden.
4. Energiebereitstellung durch Glykolyse: Durch Zufuhr von Stärke und anderen Zuckern stehen dem Organismus rasch verfügbare, energieliefernde Kohlenhydrate zur Verfügung. Wichtig ist hierbei, daß die Nervenzellen und das Gehirn zur Energielieferung nur Glukose (teilweise Ketonkörper) und nicht Fette nützen können.
5. Kohlenstoffatomlieferant für zahlreiche Biosynthesen im Intermediärstoffwechsel.

Tabelle 7.21. Wichtige pflanzliche Ballaststoffe. (Aus: Menden, 1990, S. 27)

Ballaststoffe	Vorkommen in Pflanzen	Funktion/Mitwirkung bei
Zellulose	Zellwandbestandteil	Füllstoff; Wasserbindung
Lignin	Holzbestandteil	Füllstoff; Bindung organischer Substanzen
Hemizellulosen	Zellwandbestandteil	Quellstoffe; Wasser- und Kationenbindung
Pektine	Zellwandbestandteil (bes. bei Zitrusfrüchten, Äpfeln)	Quellstoffe; Wasser-, Kationen-, Gallensäurebindung; Gelbildung
Gummiarabikum	Akazienrinde	Quellstoff; Gelbildung; Verwendung als Gelier- und Dickungsmittel
Galaktomannane (z. B. Karoben-, Guarkernmehl)	Samen von Johannisbrotbaum (Karoben), Guarpflanze	Quellstoffe; Gelbildung; Verwendung als Gelier- und Dickungsmittel
Algenpolysaccharide (z. B. Agar-Agar, Carrageenan, Alginat)	Zellwandbestandteile (bei Rot-, Braunalgen)	Quellstoffe; Gelbildung; Verwendung als Gelier- und Dickungsmittel

Stoffwechsel der Glukose

Der Kohlenhydratstoffwechsel muß sehr fein abgestimmt sein, damit der Organismus einen konstanten Blutzuckerspiegel (Glukose) aufrechterhalten kann. Hierzu sind unzählige Regelmechanismen von Bedeutung, wobei das Insulin und sein Gegenspieler, das Glukagon, die größte Rolle spielen. Kohlenhydrate können nur in Form von Monosacchariden vom Intestinaltrakt resorbiert werden. Die Monosaccharide gelangen über die Pfortader in die Leber, wo sie überwiegend als Glykogen (Glukoneogenese) gespeichert werden und bei Bedarf wieder mobilisiert werden. Diese Speicherform der Glukose (Glykogen) ist wichtig, da bei großen Mengen freier Glukose ein osmotischer Druck entstehen würde und die Zellen zerplatzen würden. Bei reichlicher Aufnahme hochkalorischer Kohlenhydratträger werden die Glykogendepots schnell gefüllt und die überschüssigen Kohlenhydrate in Fettsäuren umgewandelt und im Körperfett abgelagert

Tabelle 7.22. Physikalische und chemische Eigenschaften der Ballaststoffe und ihre positiven Wirkungen auf Verdauung und Stoffwechsel. (Aus: *Der Kassenarzt 24/17* [1984] 53)

Eigenschaften	Wirkung
Faserstruktur	Längere Kautätigkeit größerer Speichelfluß erhöhte Magenfüllung verstärktes Sättigungsgefühl
Kationenaustausch	Pufferung der Magensäure
Adsorption	Cholesterinbindung Gallensäurebindung Schadstoffbindung
Wasserbindung	Verzögerte Magenentleerung
Quellfähigkeit	Verzögerte Dünndarmpassage
Gelbildung	Verzögerte Resorption geringerer Gallensäureabbau größeres Stuhlvolumen kürzere Transitzeit geringerer Dickdarmkontakt leichteres Absetzen

(Kohlenhydratmast). Von den in Menschen durchschnittlich 700 g vorkommenden Kohlenhydraten, entfallen 150–200 g auf Muskelglykogen, ca. 30–100 g auf Leberglykogen, ca. 20–30 g auf Gewebsglukose und ca. 5 g auf die Blutglukose. Die restlichen 300 g werden als Baustoffe im Skelett und für die Schleimbildung benötigt. Kohlenhydrate sind keine essentiellen Nährstoffe, denn sie können aus bestimmten Aminosäuren (glykogenen AS) synthetisiert werden. Eine Mindestmenge von ca. 10% der Energiezufuhr aus Kohlenhydraten ist jedoch erforderlich, damit es nicht zu Stoffwechselentgleisungen kommt. Normalerweise „verbrennen die Fette im Feuer der Kohlenhydrate". Sonst kommt es zur überschießenden Bildung der Ketonkörper aus Fettsäuren und damit zur metabolischen Azidose.

Abbau der Glukose (Glykolyse)
Glukose wird über einen anaeroben Stoffwechsel über Pyruvat zum Laktat (Milchsäure) abgebaut. Dabei wird Energie in Form von ATP frei. Die

größten Energiemengen werden jedoch durch den oxidativen Abbau im Zitratzyklus (hauptsächlich in den Mitochondrien) gebildet. Dabei wird das Pyruvat in Acetyl-CoA umgewandelt, welches in den Zyklus eingespeist wird. Hierbei wird nicht nur Energie frei, sondern es entstehen auch Zwischenprodukte, aus denen Aminosäuren und Fettsäuren hervorgehen.

Bedarf an Kohlenhydraten

Der Energiebedarf des Menschen sollte, berechnet auf 2600 kcal, mit ca. 57,7% durch Kohlenhydrate gedeckt werden. Seit dem 2. Weltkrieg (1949) geht der Anteil der Kohlenhydratversorgung bei uns ständig zurück. Er liegt bei Schulkindern gegenwärtig bei ca. 45–50%. Kohlenhydrate werden vorwiegend mit Pflanzennahrung als Stärke und Zucker aufgenommen. Unter den tierischen Nahrungsprodukten enthalten nur die Milchprodukte bedeutende Mengen an Kohlenhydraten (Glukose, Laktose). Von Kindern werden bis zu 25% der Kohlenhydrate durch „minderwertige" Kohlenhydratträger wie Süßigkeiten und Limonaden verzehrt, die einen Nullgehalt an Eiweiß und Fett, aber einen hohen Kaloriengehalt enthalten. Diese Form der Nahrungszufuhr ist aus ernährungsphysiologischer Sicht nicht wünschenswert.

Faser- und Ballaststoffe

Kohlenhydrate werden meistens über Kohlenhydratträger aufgenommen, die eine außerordentlich unterschiedliche Struktur hinsichtlich der Zusammensetzung des Kaloriengehaltes, der biologischen Wertigkeit usw. haben (Tabelle 7.21). So enthalten kohlenhydratreiche Nahrungsmittel (außer reinem Zucker und Süßigkeiten!) meist hohe Mengen an Ballaststoffen (Zellulose), aus denen keine Energie gewonnen werden kann. Eine unzureichende Zufuhr an Kohlenhydraten bewirkt also stets auch eine ballaststoffarme Kost. Dieses ist heute der Fall. Außer der hohen Kalorienzufuhr kommt es zu einem Rückgang der Darmbewegungen und damit zu Verstopfungen.

Außerdem wird eine Zunahme der Darmkrebserkrankungen diskutiert, da sich die Einwirkungszeit krebserzeugender Substanzen an den Darmschleimhäuten erhöht. Es werden durch eine ballaststoffarme Ernährung nicht nur mehr Kalorien zugeführt, sondern es findet auch eine bessere kalorische Ausnutzung der Nahrung durch weitreichende Stille-

138 Nahrungsbedarf

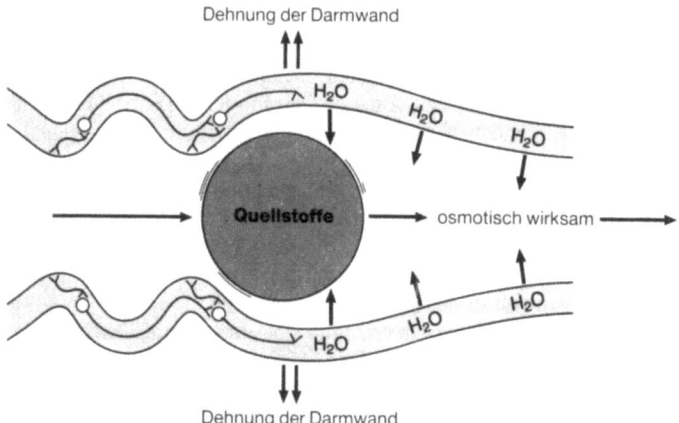

Abb. 7.5. Vergrößerung des Stuhlvolumens: Die Dehnung der Darmwand verstärkt die Darmtätigkeit. (Nach Menden, 1990, S. 27)

gung der (Abb. 7.5) Darmbewegungen statt. Deshalb führen ballaststoffarme Abmagerungskuren nach Beendigung zu einer raschen Gewichtszunahme, weil die dann einsetzende normale Ernährung, aufgrund der noch bestehenden Darmträgheit, kalorisch sehr gut ausgewertet wird. Eine Abmagerungskur sollte aus diesen Gründen stets große Mengen an Gemüsen, Salaten und anderen ballaststoffreichen Nahrungsmitteln enthalten.

Praktische Ernährungsempfehlungen für die Kohlenhydratzufuhr

Getreideprodukte
Getreideprodukte sind in erster Linie Kohlenhydratträger. Eiweißgehalt, Vitamine und Mineralstoffe sind abhängig von den Reinigungsprozessen und dem Ausmahlungsgrad. In den Randschichten befinden sich die wertvolleren Aminosäuren. Hochausgemahlene Mehle sind also wesentlich wertvoller. In der Kleie sind die wertvollsten Bestandteile enthalten. Getreide enthält 8–11% Eiweiß.

Der Kohlenhydratanteil liegt etwa zwischen 67% (Haferflocken) und 87% (Maisstärke). Im wesentlichen liegen Kohlenhydrate in Form von

Stärke vor. Der Fettgehalt der einzelnen Getreidearten übersteigt nicht 2%. Fettreiche Getreidesorten sind lediglich Hafer, Mais und Hirse. Größere Fettmengen enthalten die Randschichten des Korns und des Keimlings. Die daraus gewonnenen Öle sind biologisch wertvoll.

Brot ist das weitverbreitetste tägliche Nahrungsmittel. Der Nährwert des Brotes entspricht dem des verwendeten Mehls und dem Wasseranteil. Brot galt in den schlechten Ernährungszeiten als „Fleisch" des armen Mannes.

Gemüse

Gemüse sind weniger Kalorienträger als vielmehr wichtige Mineralstoff- und Vitaminquellen.

Ihre Bedeutung für die Ernährung liegt außerdem in ihrem Einfluß auf die Verdauung: Normalisierung der Magen-Darm-Sekretion, Stimulierung der Darmperistaltik, Gewähr einer normalen Darmmikroflora. Eine ballastarme Ernährung kann zu schweren Verdauungsstörungen führen und die Bildung von Dickdarmkrebs fördern.

Kartoffeln

Zusammensetzung und Nährwert der Kartoffel sind abhängig von Boden- und Anbaubedingungen. Der Wassergehalt liegt bei etwa 75%, der Stärkegehalt bei 18–20%. Der prozentuale Eiweißanteil der Kartoffel ist zwar nur gering (2%), doch gewinnt er als pflanzlicher Eiweißlieferant Bedeutung, wenn man den hohen täglichen Verbrauch berücksichtigt. Sie liefern wichtige Vitamine (C) und Mineralien (K). Kartoffeleiweiß hat den höchsten pflanzlichen biologischen Eiweißwert von 100%.

Hülsenfrüchte

Eine Ausnahme unter den Gemüsen bilden die Hülsenfrüchte. Ihre chemische Zusammensetzung unterscheidet sich von den übrigen Sorten durch einen vorherrschenden Anteil an Eiweiß (bis 23%, Sojabohnen 37%), bei Sojabohnen und Erdnüssen durch einen hohen Fettanteil, der wiederum zur Ölherstellung ausgenützt wird.

Gewürze

Sie haben keinen Energiewert. Ihre Bedeutung für die Ernährung liegt in der appetitanregenden Wirkung und in ihrem Einfluß auf die Sekretion der Verdauungsdrüsen, wodurch eine bessere Ausnutzung der begleitenden Nahrungsmittel gesichert ist.

Obst

Neben den Gemüsen stellen die Früchte die wichtigste Quelle für Karotin und Vitamin C dar. Außerdem enthalten sie leicht assimilierbare Kohlenhydrate und Mineralien, v. a. Kalium und Eisen. Eine wichtige Rolle spielen der hohe Gehalt an organischen Säuren, Gerbstoffen und Pektinen. Pektine haben eine günstige Wirkung auf die Verdauungsvorgänge, wie Normalisierung der Darmperistaltik, Unterbindung von Fäulnisprozessen, Entgiftung. Der Pektingehalt einiger Früchte ist so bedeutend, daß sie zur Pektingewinnung herangezogen werden.

Die Anteile an Vitaminen und Kohlenhydraten sind abhängig von der Witterung vor der Reife, dem Reifegrad bei der Ernte und Art und Dauer der Lagerung.

Tabelle 7.23. Rohfaser und unverdaubare Substanzen in Nahrungsmitteln. (Aus: Holtmeier, 1986, S. 128)

	Rohfaser	Unverdaubare Substanzen
	g in 100 g Trockenmasse	
	Rohfaser	Unverdaubare Substanzen
Endivien	13,0	21,7
Karotten	9,0	9,9
Kartoffeln	2,8	9,9
Kohl		
– Weißkohl	17,5	21,5
– Wirsingkohl	9,0	30,2
Zwiebeln	10,0	10,5
Bohnensamen, weiße	2,8	15,0
Erbsen	2,3	13,2
Erdnüsse, geröstet	2,6	8,0
Sojabohnen	2,4	5,1
Haferflocken	1,7	8,5
Reis, glasiert	0,7	1,6
Roggenbrot	1,6	21,0
Vollweizenbrot	2,0	15,5
Weißbrot	0,8	4,0
Weizenkleie	10,4	56,0

Süßigkeiten und Zahnschäden

Eine der größten Volksseuchen bei Kindern und Jugendlichen bei uns ist die Karies. Obwohl die Ursachen noch nicht in allen Punkten geklärt sind, ist doch bekannt, daß der Genuß von klebrigen Süßigkeiten, die sich am Zahn festsetzen, einen großen Einfluß hat. Dies ist besonders dann der Fall, wenn ein Kind sich nicht anschließend die Zähne putzt oder die Nachtruhe mit ungeputzten Zähnen verbringt.

Sinnvoll wäre, in den einzelnen Gemeinden den Fluoridgehalt des Trinkwassers festzustellen und nur dort zu fluoridieren, wo das Trinkwasser nicht ausreichend Fluor liefert.

Es wird angenommen, daß in der Bundesrepublik ca. 0,5 mg/Tag/Person Fluorid durch Nahrungsmittel ohne Trinkwasser usw. geliefert werden. Es wäre deshalb gut, wenn fluoridarmes Trinkwasser zusätzlich 0,7 mg Fluorid/Liter liefern würde. Die Mutter kann aber auch durch zweimal wöchentlichen Genuß von magerem Fisch, z. B. Kabeljau, Schellfisch, auf natürlichem Wege Fluorid zuführen. Geeignet ist auch der Verzehr von Vollkornbrot, nicht poliertem Reis, Hülsenfrüchten, Spinat usw. Da heute in der Ernährung allgemein eher eine zu geringe Zufuhr an Fluorid erfolgt, welches für die Vorbeugung von Karies eine große Rolle spielt, sollten bis zum 10. Lebensjahr Kinder je nach ärztlichem Rat zunächst *1/4 mg* und später *1 mg Fluorid* täglich (in Tablettenform evtl. in Kombination mit Kalzium) erhalten.

Es darf jedoch nicht vergessen werden, daß sich viele kariogene Prozesse nur auf der Basis einer allgemeinen *unzureichenden gesunden Ernährung* entwickeln können. Die Beachtung der ausreichenden Zufuhr an allen essentiellen Nahrungsinhaltsstoffen, hier v. a. an Mineralien, Spurenstoffen und Vitaminen etc. ist zur Vorbeugung vor Karies unverzichtbar.

8 Grundumsatz

Der Umsatz an Energie hängt von Alter, Geschlecht, Gewicht, Körpergröße, Raumtemperatur, Körperoberfläche, psychischen Einflüssen usw. ab. Bei Frauen ist der Grundumsatz um ca. 7–10% niedriger als bei Männern. In den ersten Schwangerschaftsmonaten ist er bei Frauen nicht verändert, entspricht aber später der Summe des Grundumsatzes von Mutter und Kind.

Bei *Fieber* kann der Grundumsatz bis zu 15% erhöht sein. Der Grundumsatz des Neugeborenen ist sehr niedrig. Im Schlaf ist der Grundumsatz um etwa 10% erniedrigt. Auch in der Narkose findet man erniedrigte Werte.

Umgebungstemperaturen können den Grundumsatz erheblich beeinflussen. Mit erhöhter Wärmeabgabe durch Verdunstung ist eine erhöhte Energieproduktion verbunden. Die Wärmeabgabe hängt von der Verdunstung ab. Sie ist um so günstiger, je trockener die Luft ist. Wenn der Schweiß verdunsten kann, wird pro 1 Liter Flüssigkeit eine Wärmemenge von 585 kcal abgegeben.

Zugeführte Nahrung bewirkt zusätzlich zum Brennwert der Nahrungsstoffe eine Umsatzsteigerung. Dieser Vorgang wird als *spezifisch-dynamische Wirkung* bezeichnet. Man kann etwa 10% an Umsatzsteigerung bei Aufnahme einer gemischten Kost annehmen.

Eine Steigerung des Grundumsatzes wird auch durch *Muskeltätigkeit* bewirkt, so bei zahlreichen krankhaften Prozessen durch gesteigerte neuromuskuläre Erregbarkeiten wie Schüttelfrost oder durch Störungen endokriner Organe, z. B. bei Schilddrüsenüberfunktion.

Arbeitsumsatz

Im Sitzen ist der Umsatz um ca. 50%, im Stehen um ca. 100% gegenüber dem Ruhegrundumsatz gesteigert. Da bei bettlägerigen Patienten oft eine bessere Durchblutung und Stoffwechselleistung angestrebt wird, kann aufrechtes Sitzen oder gar Stehen und leichte Bewegung bereits eine Umsatzsteigerung um ein Mehrfaches bedeuten.

Tabelle 8.1. Empfohlene tägliche Kalorienzufuhr für Personen verschiedenen Alters und Gewichts bei mittlerer Umgebungstemperatur von 20 °C (68 °F) und durchschnittlicher körperlicher Tätigkeit. Die Werte wurden auf 50 kcal abgerundet. Die kalorischen Richtwerte sollten zwischen 35 und 55 Jahren um 5% je Dekade, und zwischen 55 und 75 Jahren um 8%, über 75 Jahre um 10% reduziert werden. Weiterhin sollten Körpergewicht und Körperbau Beachtung finden. (Nach Food and Nutrition Board, National Academy of Sciences – National Research Council, Washington, DC [USA])

Wünschenswertes Gewicht [kg]	Kalorische Richtwerte [kcal (kJ)]		
	25 Jahre	45 Jahre	65 Jahre
Männer	(1)	(2)	(3)
50	2300 (9660)	2050 (8610)	1750 (7350)
55	2450 (10290)	2200 (9240)	1850 (7770)
60	2600 (10920)	2350 (9870)	1950 (8190)
65	2750 (11550)	2500 (10500)	2100 (8820)
70	2900 (12180)	2600 (10920)	2200 (9240)
75	3050 (12810)	2750 (11550)	2300 (9660)
80	3200 (13440)	2900 (12180)	2450 (10290)
85	3350 (14070)	3050 (12810)	2550 (10710)
Frauen	(4)	(5)	(6)
40	1600 (6720)	1450 (6090)	1200 (5040)
45	1750 (6720)	1600 (6720)	1300 (5460)
50	1900 (7980)	1700 (7140)	1450 (6090)
55	2000 (8400)	1800 (7560)	1550 (6510)
58	2100 (8820)	1900 (7980)	1600 (6720)
60	2150 (9030)	1950 (8190)	1650 (6930)
65	2150 (9030)	2050 (8610)	1750 (7350)
70	2400 (10080)	2200 (9240)	1850 (7770)

Tabelle 8.2. Kalorienmengen (kcal bzw. kJ), die in 1 h bei Leicht- bis zur Schwerstarbeit benötigt werden. Nach diesen Angaben würde ein Schwerstarbeiter pro Stunde nur 220 kcal (924 kJ) benötigen ($\triangleq$ 1/2 l Bier). (Nach DGE)

	Männer		Frauen	
	kcal/h	kJ/h	kcal/h	kJ/h
Leichtarbeiter	unter 75	unter 315	unter 60	unter 250
Mittelschwerarbeiter	75 – 150	315 – 630	60 – 120	250 – 500
Schwerarbeiter	150 – 200	630 – 840	über 120	über 500
Schwerstarbeiter	über 200	über 840		

Tabelle 8.3. Beitrag des Stoffwechsels verschiedener Organe zum Grundumsatz (Aus Dokumenta Geigy, 1977)

Organ	Organmasse kg	Anteil an der Körpermasse %	Sauerstoffverbrauch ml min^{-1} kg^{-1}	Sauerstoffverbrauch des Organs ml min^{-1}	Anteil am Grundumsatz %
(a) Leber	1,5	2,1	44	66	26,4
(b) Hirn	1,4	2,0	33	46	18,3
(c) Herz	0,3	0,43	94	23	9,2
(d) Nieren	0,3	0,43	61	18	7,2
Subtotal (a) – (d)	–	–	–	153	61,1
(e) Skelettmuskel	27,8	39,7	2,3	64	25,6
Total (a) – (e)	–	–	–	217	86,7

Tabelle 8.4. Energiebedarf in Abhängigkeit von der Körpermasse und vom Grad körperlicher Aktivität (FAO/WHO)

Körpermasse [kg]	Leichtarbeiter		Mittelschwerarbeiter		Schwerarbeiter		Schwerstarbeiter	
	kcal	MJ	kcal	MJ	kcal	MJ	kcal	MJ
Männer								
50	2100	8,8	2300	9,6	2700	11,3	3100	13,0
55	2310	9,7	2530	10,6	2970	12,4	3410	14,3
60	2520	10,5	2760	11,5	3240	13,6	3720	15,6
65	2700	11,3	3000	12,5	3500	14,6	4000	16,7
70	2940	12,3	3220	13,5	3780	15,8	4340	18,2
75	3150	13,2	3450	14,4	4050	16,9	4650	19,5
80	3360	14,1	3680	15,4	4320	18,1	4960	20,8
Frauen								
40	1440	6,0	600	6,7	1880	7,9	2200	9,2
45	1620	6,8	800	7,5	2120	8,9	2480	10,4
50	1800	7,5	2000	8,4	2350	9,8	2750	11,5
55	2000	8,4	2200	9,2	2600	10,9	3000	12,6
60	2160	9,0	2400	10,0	2820	11,8	3300	13,8
65	2340	9,8	2600	10,9	3055	12,8	3575	15,0
70	2520	10,5	2800	11,7	3290	13,8	3850	16,1

Frauen benötigen aus zwei besonderen Gründen weniger Kalorien bzw. Nahrung. Einmal, weil sie einen physiologisch um 7–10% niedrigeren Grundumsatz als Männer haben und zum anderen, weil sie in der Regel nicht so groß sind wie Männer und, bezogen auf das geringere Körpergewicht, auch weniger Nahrung benötigen. In Krisenzeiten ist dies ein gewisser Vorteil zum Überleben der Frauen, in Friedenszeiten erklärt es teilweise die vielen übergewichtigen Damen jenseits des 45. Lebensjahres, die genausoviel essen wie ihre Männer und sich wundern, daß sie übergewichtig werden. Nach dem 45. Lebensjahr kommt erschwerend hinzu, daß Frauen in der Regel weniger arbeiten (Kinder sind aus dem Haus), sich jährlich der Energiebedarf in natürlicher Weise senkt, die ursprüngliche Körpergröße sich reduziert und nach dem Klimakterium mit hormonellen Umstellungen eine gewisse Neigung zum Fettansatz auftritt. All dies führt zu einem ständig geringeren Nahrungsbedarf der Frau (im Gegensatz zum Mann), die extrem niedrige Bedarfswerte erreichen kann. Tabelle 8.1 zeigt, daß eine 65jährige Frau mit einem Normalgewicht von 40 kg bei leichter körperlicher Arbeit mit 1200 kcal am Tag auskommt. In Hungerzeiten sind ältere Leute im Hinblick auf die Anpassung an den Energiebedarf bessergestellt.

Ruhegrundumsatz

Da in *totaler Ruhe* der *Energiebedarf* bzw. *Grundumsatz bei 1650 kcal beim Mann und bei 1450 kcal bei der Frau* mittleren Alters liegt, wird der

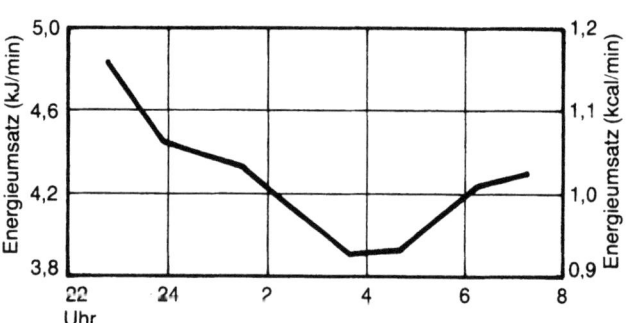

Abb. 8.1. Energieumsatz eines Erwachsenen während der Nachtruhe. (Aus Dokumenta Geigy, 1977, hier zit. nach Holtmeier, 1986, S. 143)

Energiebedarf bei Arbeit je nach Schweregrad gesteigert. Dies geht aus Tabelle 8.2 und aus Tabelle 8.4 hervor. Der Grundumsatz (Tabelle 8.3) nimmt vom 25. Lebensjahr an ständig ab. Er kann auch durch Medikamente vermindert werden (z. B. Tranquilizer) (Abb. 8.1).

9 Energiebedarf

Kalorienbedarf im 1.–18. Lebensjahr

Tabelle 4.2 und 4.7 zeigen wie stark sich der Kalorienbedarf von Kindern und Jugendlichen in gewissen Phasen von denen des Erwachsenen oder gar alternden Menschen unterscheiden kann. Der erwachsene Leser dieses Buches sollte stets daran denken, daß Kinder und Jugendliche sich in der Entwicklung und im Aufbau befinden. Man kann sich leicht vorstellen, welche Mengen an Eiweißen, Fetten, Kohlenhydraten und Kalorien zugeführt werden müssen, um in wenigen Jahren das Wachstum eines 10jährigen Jungen von vielleicht 45 kg zu einem stattlichen jungen Mann mit 70 kg zu ermöglichen. Alle Organe wie Leber, Milz, Hirn, Hormondrüsen müssen sich entwickeln und vergrößern. Hierzu bedarf es der Zufuhr hochwertiger „essentieller" Inhaltsstoffe durch die Nahrung, um Entwicklung und Wachstum ungestört zu ermöglichen. Heute ist bekannt, daß sich eine *Fehlernährung von Kindern und Jugendlichen auf ihr gesamtes späteres Wohlbefinden, die Leistungsfähigkeit* in der Schule, im Studium und im späteren Leben, aber auch auf die Entwicklung sehr nachteilig *auswirken kann.* Den Tabellen 4.2 und 4.7 kann deswegen nicht genügend Beachtung geschenkt werden.

Sie zeigen, daß im Bereich der „ersten Streckung" bereits bei Jungen und Mädchen eine Kalorienzufuhr erreicht wird, die ungefähr derjenigen einer erwachsenen 40jährigen Frau bei leichter körperlicher Arbeit zusteht. Auch bei Jugendlichen tritt in zunehmendem Maße ab dem 10. Lebensjahr ein differenter Bedarf an Kalorien und Proteinen *je nach Geschlecht* auf. *Knaben* brauchen in der Regel in bestimmten Phasen *mehr Kalorien* und Eiweiße als Mädchen. Im Gegensatz zum Erwachsenen, bei dem relativ konstante Energiemengen bei körperlicher Leichtarbeit, so beim erwachsenen Mann um 2400 Kalorien, bei der erwachsenen Frau 2100 Kalorien täglich zugeführt werden müssen, können bei Kindern und Jugendlichen außerordentliche Schwankungen im Nahrungsbedarf auftreten. Wie drastisch diese sein können, zeigt, daß ein 14- bis 15jähriger Junge bei leichter körperlicher Arbeit im Mittel 3338 Kalorien benötigt. Als *Spitzenwert* kann bei leichter körperlicher Arbeit (nicht etwa bei Schwer- oder Schwerstarbeit) ein Bedarf bis 5700 Kalorien auftreten und beim gleichaltrigen Mädchen ein Bedarf bis zu 4400 Kalorien täglich (Tabelle 4.7). Im gleichen Zeitraum kann der Junge, der im Durchschnitt 101,7 g Eiweiß täglich benötigt (der Eiweißbedarf eines erwachsenen Mannes oder einer erwachsenen Frau, dem ein wünschenswertes Gewicht von 80 kg – sehr hoch – zugrundeliegen würde, würde maximal 80 g Eiweiß benötigen) einen *Spitzenbedarf bis zu 165 g Eiweiß* haben, und das gleichaltrige Mädchen bis zu 140 g Eiweiß täglich. Zwischen 17 und 18 Jahren können die höchsten Eiweißmengen benötigt werden, und zwar beim Jungen bis zu 185 g Eiweiß und beim Mädchen bis zu 135 g Eiweiß. Wenn auch diese Spitzenwerte nur selten erreicht werden, so zeigt doch die gesamte Tabelle, wie ungemein der Eiweißbedarf von Kindern und Jugendlichen während des Wachstums von dem des Erwachsenen abweichen kann, und daß im Ernährungsplan der Familie besonders für die aufwachsenden Kinder in diesem Alter vornehmlich ausreichende Eiweißzufuhren gewährleistet sein müssen.

Erfahrene Mütter kennen die Situation, wenn Jugendliche im Wachstum in diesem Alter ganze Torten verschlingen und der Eisschrank am anderen Morgen leer ist. In dieser Situation *dürfen Eltern auf keinen Fall den Nahrungsbedarf der Kinder mit der Bemerkung stoppen, diese müßten sich vor Übergewicht hüten*, wenn gar kein Übergewicht existiert. Anders ist das natürlich, wenn die Kinder zu dick sind, was man leicht erkennen kann.

Die Wachstumsphasen der „ersten" und „zweiten Streckung" eignen sich im übrigen ideal dazu, vorhandenes Übergewicht rasch abzubauen, indem dem Kind nur 2500 kcal täglich gewährt werden (anstelle der benötigten 4000–5700 kcal). Der Organismus wird dann seinen Energiebedarf aus dem Körperspeck decken.

Kalorienbedarf der 25- bis 65jährigen

Den wenigsten Erwachsenen, geschweige denn Kindern und Jugendlichen, ist bekannt, wie außerordentlich stark der *unterschiedliche Kalorienbedarf* in den verschiedenen *Lebensjahren* ist. Dies geht besonders deutlich aus Tabelle 8.1 und Tabelle 8.4 hervor, während Tabelle 8.2 den Kalorienmehrbedarf bei Arbeit/Stunde für Männer und Frauen aufzeigt.

Ich möchte deshalb allen jugendlichen Mädchen anraten, dafür zu sorgen, daß sie bis zum 30. Lebensjahr möglichst das Körpergewicht erreicht haben, welches sie auch in späteren Jahren beibehalten wollen. Weil die Frau so viel weniger Energie in späteren Jahren als der Mann benötigt, wird für sie eine Abmagerungskur zu späterer Zeit zu großen Entbehrungen führen, weil die Diät, besonders für sie, um so strenger ist, je älter sie wird.

Energiebedarf bei Säuglingen

Obwohl mit zunehmendem Wachstum der Mensch ständig mehr Energie benötigt, hat der Säugling, bemessen an seiner kleinen Körpermasse, den *höchsten Energieumsatz*. Dies zeigt Abb. 9.1. Der Energiebedarf wird durch die Faktoren Wachstum, Körpergewicht und -zusammensetzung, körperliche Betätigung, Nahrungszusammensetzung (speziell dynamische Wirkung), Energieverluste im Stuhl und v. a. dem Energiebedarf in Ruhe (sog. Ruhegrundumsatz) bestimmt. Abbildung 9.1 zeigt, daß der Ruhegrundumsatz eines Säuglings noch ca. 60 kcal/Tag pro kg Körpergewicht, bei einem 15jährigen nur noch 30 kcal beträgt. Unter *Ruhegrundumsatz* versteht man den Verbrauch an Energie (Kalorien) in völliger Ruhe ohne Nahrungsaufnahme. Einen fast ebenso *großen Anteil an Energie* fordert in den ersten Lebensjahren das Wachstum. Er beträgt beim Säugling fast 50 kcal/Tag pro kg Körpergewicht (Abb. 9.1).

Kalorienverbrauch beim Sport

Sport ist gesund und sollte von allen Kindern und Jugendlichen *möglichst täglich* (wenn auch nur für kurze Zeit) betrieben werden. Von vornherein

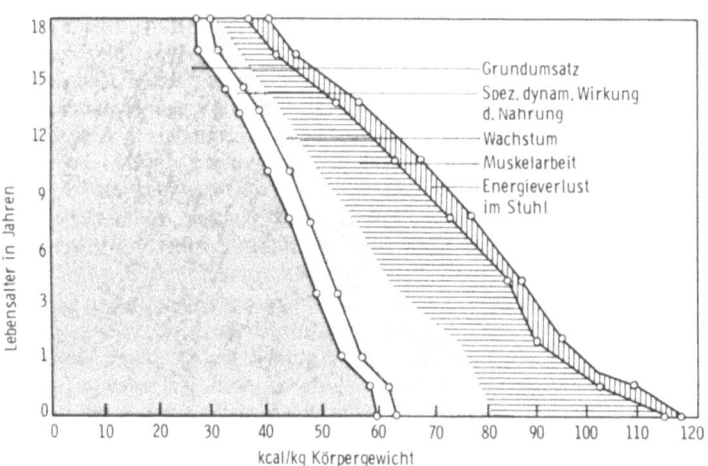

Abb. 9.1. Ursachen des Energiebedarfs nach Lebensalter. (Nach Hansen et al., 1963)

möchte ich aber allen „den Zahn ziehen" die meinen, die einfachste Art abzunehmen, geschehe durch Sport. Gewichtsverluste beim Fußball betragen bis zu 3 kg bei einem Spiel. Der *„echte"* Gewichtsverlust könnte dabei auf einer Briefmarkenwaage gemessen werden. 95% des Gewichtsverlustes entstehen durch Schwitzen, also Verluste von Wasser nebst Salzen. Mit 1 Liter Schweiß gehen ca. 3,3 g Kochsalz verloren.

Der Gewichtsverlust beim Joggen oder dem heute so beliebten Waldlauf berechnet sich ähnlich. Gewichtsverluste in der Sauna sind vornehmlich durch Schwitzen bedingt.

Der Körper ist eine ungemein sparsame Maschine. Nach Tabelle 9.1 und 8.2 benötigt er pro Stunde Schwerstarbeit (z. B. Dauerlauf) nur ca. 225 kcal. Da *1 kg „Körperspeck"* vom 4.– 12. Lebensjahr ungefähr einen *„Wert"* von *5743 – 6566 kcal* hat, im Erwachsenenalter von 5859 kcal, müßten wir, grob geschätzt, ca. *18 Stunden Dauerlaufen* (ohne etwas Energiereiches zu essen und zu trinken), um 1 kg Fettgewebe abzubauen. 1/2 Liter Exportbier hat etwa den Energiegehalt von 1 h Dauerlauf. (Wer den genauen Bedarf errechnen will, muß zunächst den Ruhegrundumsatz berechnen und zuzüglich ermitteln, wieviel Stunden Schwerstarbeit zu ca. 225 kcal anzusetzen sind). Natürlich können täglich z. B. 2 h Tennis mit zum Abnehmen beitragen, sofern man den Sport regelmäßig betreibt, aber leider nur geringfügig.

„Wechselhafter Appetit ist nicht schädlich"

Ein junger Mensch kann im Verlaufe mehrerer Tage, wie dies Abb. 9.2 zeigt, *mehr oder weniger Energie aufnehmen, ohne daß ihm dies schadet,* denn er ist bei einer normalen (nicht einseitigen) Mischkost *in der Lage, Energieschwankungen zu verkraften.* Dies wird besonders in Abb. 9.2 am Beispiel eines 13jährigen Jungen sichtbar, dessen *mittlere Kalorienzufuhr* nach 80 Tagen bei 2775 kcal lag. Damit war der Energiebedarf voll gedeckt. An einigen Tagen lag die Zufuhr unter 2000 kcal. Eine unerfahrene Mutter würde ein solches Kind dann rasch zum *„schlechten Esser"* abstempeln. *Hier begegnen wir einem Kardinalproblem mehr der Mütter als der Kinder.* Im Wachstumsalter ist das Kind großen psychischen Einflüssen ausgeliefert, die sich sehr auf den Appetit auswirken. Appetit und Mehrbedarf an Kalorien hängen davon ab, wie lebhaft junge Menschen sind, ob sie Sport treiben oder sich wenig bewegen, viel lesen, einen anstrengenden Schulweg haben usw. Hier ergeben sich für jeden Einzelfall Zuschläge oder Abzüge.

Der Energiebedarf bei Schulkindern und Jugendlichen wird hauptsächlich von den Faktoren Wachstum, Körpergewicht, Körperzusammensetzung und körperliche Arbeit bestimmt. Darüber hinaus ist in diesem

Tabelle 9.1. Energieverbrauch bei verschiedenen Tätigkeiten

	Männer[a]		Frauen[a]	
	kcal/min	kJ/min	kcal/min	kJ/min
Bettruhe	1,08	4,52	0,90	3,77
Sitzen	1,39	5,82	1,15	4,82
Stehen	1,75	7,32	1,37	5,73
Gehen (4,9 km/h)	3,7	15,5	3,0	12,6
Gehen (4,9 km/h, 10 kg Gepäck)	4,0	16,7	3,4	14,2
Leichte Büroarbeit	1,8	7,5	1,6	6,7
Hausarbeit (Kochen, Reinemachen, Fensterputzen usw.)	2,1 – 43,3	8,8 – 18,0	1,7 – 3,5	7,1 – 14,6
Leichte Industriearbeit (Druckerei, Schneiderei, Bäckerei, Elektroindustrie, Chemie)	2,3 – 4,1	9,6 – 17,2	1,9 – 3,2	7,9 – 13,4
Bauarbeit	3,2 – 6,0	13,4 – 25,1		
Arbeit in der Landwirtschaft (Traktorfahren, Umstechen, Füttern, Dreschen usw.)	2,4 – 9,1	10,0 – 38,1	2,4 – 6,8	10,0 – 28,4
Forstarbeit	4,1 – 8,6	17,2 – 36,0		
Arbeit im Bergbau	5,6 – 6,9	23,4 – 28,9		
Sport: Golf, Segeln, Billard, Kegeln	2,5 – 5,0	10,5 – 21,0	2,0 – 4,0	8,3 – 16,7
Tanzen, Reiten, Schwimmen, Tennis	5,0 – 7,5	21,0 – 31,5	4,0 – 6,0	16,7 – 25,1
Leichtathletik, Rudern, Fußball	≥ 7,5	≥ 31,5	≥ 6,5	≥ 25
Militärdienst (Putzen, Drill, Marschieren usw.)	2,7 – 6,5	11,1 – 27,2		

[a] Die Werte beziehen sich auf eine Körpermasse von 65 kg beim Mann und von 55 kg bei der Frau

154 Energiebedarf

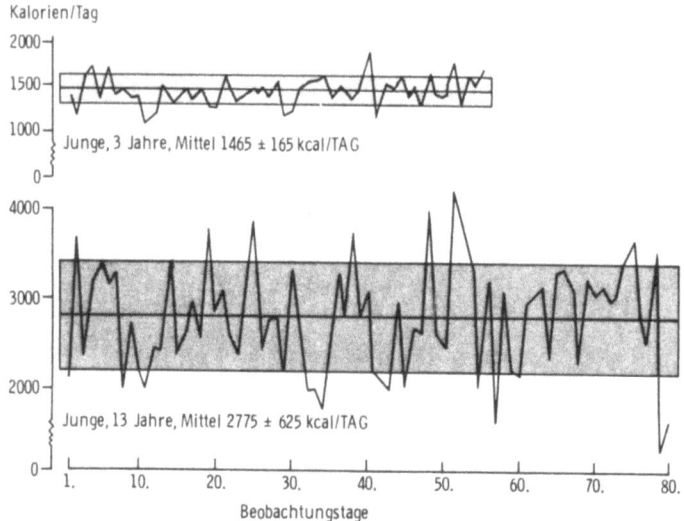

Abb. 9.2. Tägliche Energieaufnahme während 8–10 Wochen (s. Holtmeier 1988)

Altersabschnitt als weiterer Faktor die Entwicklungsbeschleunigung, die sog. Akzeleration, zu berücksichtigen. Diese äußert sich in der Zunahme des durchschnittlichen Körpergewichts, der Körperhöhe wie auch in einem frühen Eintritt der Geschlechtsreife. Außerdem ist die Akzeleration von Veränderungen des Stoffwechsels in der physischen und psychischen Leistungsbreite und von einer funktionellen Anpassung begleitet.

Wie Abb. 9.2 zeigt, kann ein junger Mensch über mehrere Tage für seinen Bedarf zu wenig Energie aufnehmen, ohne deshalb energetisch unterversorgt zu sein oder als „schlechter Esser" abgestempelt zu werden. Umgekehrt gilt ebenso, daß ein Kind über mehrere Tage wesentlich mehr essen kann, als sein durchschnittlicher Energiebedarf erfordert, ohne gleich adipös (fettleibig) zu werden.

Schulkinder und Jugendliche, die mit einer vernünftig ausgewählten Mischkost ernährt werden, sind ohne Schwierigkeiten in der Lage, Schwankungen in der Energiezufuhr auszugleichen.

Die relativ große Schwankungsbreite im Falle des 13jährigen Jungen (Abb. 9.2) macht deutlich, daß die psychogenen Einflüsse auf die Nahrungsaufnahme mit fortschreitendem Lebensalter zunehmend an Bedeutung gewinnen. So können die abwechselnden Gefühlsstimmungslagen, wie Erfolgs-, Bestätigungsfreude, Ärger mit der Bezugsgruppe, Versagensgefühl usw. die Nahrungsaufnahme beeinflussen.

10 Körpergewicht von Kindern und Jugendlichen

Wegen des unterschiedlichen Wachstums je Kind und Lebensalter macht die Messung des Körpergewichtes alleine keine exakte Angabe darüber, ob Über- oder Untergewicht vorliegt. Im Wachstumsalter kann *scheinbares Übergewicht* durch eine *starke Muskel- oder Skelettentwicklung* entstehen, ohne daß eine Fettanreicherung vorzuliegen braucht. In der Regel wird eine erfahrene Mutter bei der Körperinspektion sich schon ein eigenes Urteil machen können, ob ihr Kind zu „dick" ist. Besonders wenn bei Mädchen im Pubertätsalter „Striae" (Streifen) am Hinterteil zu beobachten sind, spricht dies für übermäßigen Fettansatz. Eine genaue Messung erhält man durch die *röntgenologische Weichteilbestimmung* oder die Messung der *Hautfettfaltendicke*, die durch die *WHO* standardisiert wurde. Mit einem *Meßzirkel* wird an drei Körperstellen gemessen. Für die Auswertung stehen Normwerte nach Tanner et al. 1984 zur Verfügung. Im wissenschaftlichen Bereich wird zur exakten Bestimmung des Ernährungszustandes von Kindern und Jugendlichen stets auf eine Messung der Hautfettfaltendicke gedrungen.

Ermittlung des Normalgewichtes

Das sog. *„Normalgewicht"* läßt sich also bei *Kindern und Jugendlichen* nicht so einfach wie beim „ausgewachsenen" Erwachsenen, etwa mit der Formel nach Broca (Körperlänge in cm minus 100 = wünscheswertes Körpergewicht in kg), bestimmen, die übrigens nur für einen begrenzten Bereich im mittleren Alter anwendbar ist. Das *„richtige Gewicht"* für Kinder und Jugendliche ist als *„Median"* definiert, ein Körpergewicht, welches bei den meisten Gleichaltrigen gleichen Geschlechts und gleicher Körpergröße zu finden ist. Da es stets Abweichungen gibt, wird der *„Median"* mit einem bestimmten *Toleranzbereich* angewendet (Abb. 10.1 und Tabelle 10.1). Alter, Körperlänge und Gewicht werden in eine graphisch erstellte Tabelle (Somatogramm) eingezeichnet. Im Idealfall sollte die Verbindungslinie eine Gerade ergeben. Weichen die Werte nach oben oder unten um 10% oder gar 20% ab, so besteht der Verdacht auf Fettsucht (+20%) oder Magersucht (−20%).

Knaben

Jahre		cm	2σ	kg	2σ
		190		77.0	
		189		76.3	
		188		75.6	
		187		74.9	
		186		74.2	
		185		73.5	
		184		72.8	
		183		72.1	
		182		71.4	
		181		70.7	
		180		70.0	
		179		69.3	
		178		68.6	
19		177	13	67.9	
		176		67.2	
		175		65.0	
		174		63.0	
		173		61.0	
		172		59.0	
		171		57.8	
		170		56.7	
		169		55.6	
		168		54.5	
		167		53.5	
		166		52.5	
		165		51.6	+20.0
		164		50.9	−14.0
14		163	16	50.2	
		162		49.4	
		161		48.5	
		160		47.6	
		159	16	46.7	+20.0
		158		45.8	−14.0
		157		45.0	
13		156		44.2	
		155		43.5	
		154		42.7	
		153		42.0	+17.0
		152	14	41.3	12.0
		151		40.6	
12		150		39.9	
		149		38.9	
		148		38.0	
		147	13	37.4	+15.5
		146		36.8	−11.0
11		145		36.0	
		144		35.5	
		143		35.0	
		142	12	34.4	+11.5
		141		33.9	− 8.5
10		140		32.4	
		139		31.7	
		138		31.1	
		137	12	30.5	+10.5
		136		30.0	− 7.5
9		135		29.6	
		134		29.1	
		133		28.5	
		132		28.0	+ 8.5
		131	11	27.4	− 6.5
		130		26.9	
8		129		26.4	

		128		25.9	
		127		25.4	
		126	11	25.0	− 7.0
		125		24.5	5.5
7		124		23.9	
		123		23.5	
		122		23.1	
		121		22.7	
		120	11	22.3	+ 4.5
		119		21.9	
6		118		21.5	
		117		21.0	
		116		20.6	
		115	11	20.2	4.0
		114		19.8	
		113		19.4	
5		112		19.2	
		111		18.8	
		110		18.4	
		109		18.1	
		108	9	17.8	3.5
		107		17.5	
		106		17.2	
4		105		17.0	
		104		16.7	
		103		16.3	
		102		16.0	
		101		15.7	
		100	8	15.4	3.0
		99		15.1	
		98		14.8	
3		97		14.5	
		96		14.3	
		95		14.1	
		94	7	13.9	3.0
2½		93		13.7	
		92		13.6	
		91		13.4	
		90	7	13.3	2.5
		89		13.1	
2		88		12.9	
23 Monate		87		12.7	
22		86		12.4	
21		85	7	12.1	2.5
20		84		11.9	
19		83		11.7	
18		82		11.6	
17		81		11.4	
16		80		11.2	
15		79	6	11.0	2.5
14		78		10.8	
13		77		10.6	
12		76		10.4	
11		75		10.2	
10		74		9.7	
9		73	5	9.2	1.5
8		72		8.6	
7		70		8.0	
6		68		7.6	
5		66		7.2	
4		63		6.6	
3		60		5.8	
2		57	4	5.0	0.8
1		54		4.1	
0		52		3.5	

a

Abb. 10.1. Somatogramm für die Körpermaße normaler Jungen (**a**) und Mädchen (**b**). (Nach Kunze, 1975). Als Beispiel eingezeichnet: knapp 7 1/2jähriger Knabe mit wohlproportioniertem Kleinwuchs (links); 10jähriges Mädchen mit Adipositas (rechts). (Aus: Keller u. Wiskott, 1984)

Mädchen

Jahre		cm	±2σ	kg	±2σ
		177		67.5	
		176		66.8	
		175		66.1	
		174		65.4	
		173		64.7	
		172		64.0	
		171		63.0	
		170		62.0	
		169		61.0	
		168		60.0	
		167		59.0	
19		166	11	58.0	
		165		56.0	
		164		54.5	+ 19.0
		163		53.5	− 13.5
14		162	13	52.5	
		161		50.8	
		160		49.2	+ 19.0
		159	13	47.6	− 13.5
13		158		46.0	
		157		45.1	
		156		44.2	
		155	14	43.3	+ 19.0
		154		42.4	− 13.0
12		153		41.5	
		152		40.9	
		151		40.3	
		150		39.4	+ 16.5
		149	14	38.5	11.0
		148		37.5	
11		147		36.6	
		146		35.8	
		145		35.2	
		144		34.6	
		143	13	34.1	+ 15.0
		142		33.6	10.0
		141		33.0	
10		140		32.5	
		139		31.7	
		138		31.0	
		137	13	30.2	+ 11.0
		136		29.4	8.0
9		135		28.9	
		134		28.4	
		133		27.9	
		132	12	27.4	+ 10.0
		131		26.8	7.5
8		130		26.3	
		129		26.0	
		128		25.6	
		127		25.1	+ 8.0
		126	12	24.6	− 5.5
		125		24.1	
7		124		23.6	

		cm	±2σ	kg	±2σ
		123		23.2	
		122		22.8	
		121		22.4	+ 5.0
		120	12	22.0	3.5
		119		21.5	
6		118		21.1	
		117		20.9	
		116		20.6	
		115		20.2	
		114	12	19.8	4.0
		113		19.4	
		112		19.0	
5		111		18.6	
		110		18.3	
		109		18.0	
		108		17.7	
		107	10	17.4	3.5
		106		17.1	
		105		16.8	
4		104		16.5	
		103		16.2	
		102		16.0	
		101		15.6	
		100	8	15.2	
		99		14.9	3.0
		98		14.7	
		97		14.5	
3		96		14.3	
		95		14.1	
		94		13.9	
		93	7	13.6	3.0
		92		13.3	
2¼		91		13.0	
		90		12.8	
		89		12.6	
		88	7	12.4	2.5
		87		12.2	
2		86		12.1	
23 Monate		85		11.9	
22		84		11.7	
21		83	7	11.5	2.5
20		82		11.3	
18		81		11.2	
17		80		10.9	
16		79		10.7	
15		78		10.4	
14		77	6	10.2	2.5
13		76		10.0	
12		75		9.8	
11		74		9.6	
10		73		9.3	
9		72		8.9	
8		70	5	8.5	1.5
7		68		8.0	
6		66		7.4	
5		64		6.7	
4		62		6.0	
3		60		5.4	
2		57	4	4.8	0.8
1		54		4.1	
0		51		3.4	

Abb. 10.1 b

Außerdem steht zur Vereinfachung eine Tabelle (Tabelle 10.2) zur Verfügung, die eine Überprüfung des Körpergewichtes nach der Körperlänge rasch erlaubt.

Pudel et al. entwickelten für Pädiater, Eltern und auch Kinder ein tabellarisches und graphisches Verfahren, mit dem festzustellen ist, ob ein Kind oder Jugendlicher mit seinem Gewicht noch im Rahmen seiner Normalwerte liegt, oder ob sie eher zu leicht oder zu schwer sind.

Referenzmaße der DGE

Tabelle 10.1. Referenzmaße von Körpergröße und Körpergewicht für die Berechnung des Grundsatzes. (Nach DGE, 1991)

Alter	Körpergröße [cm]		Körpergewicht [kg]	
	m	w	m	w
Säuglinge				
0 bis unter 4 Monate	57,9	56,5	5,1	4,7
4 bis unter 12 Monate	70,8	68,9	8,7	8,1
Kinder[a]				
1 bis unter 4 Jahre	90,9	90,5	13,5	13,0
4 bis unter 7 Jahre	113,0	111,5	19,7	18,6
7 bis unter 10 Jahre	129,6	129,3	26,7	26,7
10 bis unter 13 Jahre	146,5	148,2	37,5	39,2
13 bis unter 15 Jahre	163,1	160,4	50,8	50,3
Jugendliche und Erwachsene[b]				
15 bis unter 19 Jahre[c]	174,0	166,0	67,0	58,0
19 bis unter 25 Jahre[d]	176,0	165,0	74,0	60,0
25 bis unter 51 Jahre[d]	174,0	165,0	73,0	60,0
51 bis unter 65 Jahre[d]	173,0	164,0	72,0	59,0
65 Jahre und älter[d]	169,0	163,0	68,0	58,0

[a] Die Referenzwerte entsprechen den 50er Perzentilen der Wachstumsdaten des amerikanischen National Center for Health Statistics (NCHS), die auch in den RDA 1989 als Referenzwerte verwendet werden. Angegeben sind die interpolierten Werte für die Mitte des jeweiligen Altersbereiches, d.h. für 2,0; 8,0 Monate sowie 2,5; 5,5; 8,5; 11,5; 14,0 Jahre

[b] Nach Größenmessungen an einer für die Bundesrepublik Deutschland repräsentativen Personengruppe (Pudel V: Ernährungsbericht 1980), sowie unveröffentlichte Daten der Verbundstudie VERA und der Nationalen Verzehrsstudie

[c] Körpergewicht berechnet aus den Größenmessungen gemäß einem Body Mass Index (BMI = Körpergewicht [kg]/Quadrat der Körperlänge [m]) von 22 für Männer und 21 für Frauen

[d] BMI 24 für Männer und 22 für Frauen

Tabelle 10.2. Grundumsatz berechnet mit den Referenzmaßen der Tabelle 10.2 nach der Formel von Harris und Benedict. (Nach DGE, 1991)

Alter/Jahre	m		w	
	MJ	kcal	MJ	kcal
25	7,52	1800	5,93	1420
45	6,85	1640	5,54	1320
65	6,21	1480	5,10	1220
75	5,61	1340	4,86	1160

11 Übergewicht bei Kindern und Jugendlichen

Das Interesse für das Thema „*Übergewicht*" war in der deutschen Bevölkerung nach dem 2. Weltkrieg ungleich größer als heute. Man hat sich offensichtlich an den jahrzehntelangen Wohlstand und die Verbreitung von Übergewicht gewöhnt und sieht die Gefahren deshalb heute nicht mehr so ernst an wie früher. Dabei muß betont werden, daß in einigen anderen Industrienationen (z. B. den USA) das Vorkommen von Fettsucht ungleich ausgeprägter ist als bei uns. Wir haben bereits erwähnt, daß Fettsucht meist genbedingte Krankheiten (Gicht, Diabetes mellitus u. a.) auslösen kann, welche ihrerseits die Lebenserwartungen verkürzen können (S. 9). Umgekehrt gibt es auch Personen mit den „richtigen" Genen, denen Fettsucht weniger schadet als anderen. Tatsächlich hat sich ganz allgemein gesehen für Kinder und Jugendliche an den Vorteilen eines ausgeglichenen Körpergewichtes, medizinisch gesehen, nichts geändert. Stark übergewichtige Kinder und Jugendliche sind weniger widerstandsfähig, leichter gegenüber Infektionen, Operationen und Narkosen anfällig, leistungsgehemmter in der Schule, entwickeln oft Komplexe gegenüber Mitschülern, schwitzen vermehrt, leiden öfter unter Hautkrankheiten und können oft weniger intensiv Sport treiben, um hier nur einige Beispiele zu nennen. Die Ursachen für die Entstehung von Fettsucht sind vielfältig. In der Regel spielt die Übernahme falscher Ernährungsgewohnheiten durch die häusliche Küche eine wichtige Rolle. Oft werden falsche Ernährungsgewohnheiten, die in der Kindheit geprägt werden, ein ganzes Leben lang beibehalten. Zum Thema Übergewicht gibt es eine Vielzahl von Studien, von denen wir hier nur zwei vorstellen möchten. Tabelle 11.1 zeigt die Verbreitung von Übergewicht und Untergewicht nach Untersuchungen der DGE 1984. Sie zeigt, daß eine ganze Reihe von Kindern und Jugendlichen sowohl Untergewicht als auch leichtes Übergewicht aufweisen. Die Untersuchungen wurden mit Ergebnissen aus dem Jahr 1978/79 verglichen. Die Minderzahl der Untersuchten zeigt ein Übergewicht von über 15%.

Es soll aber nicht verschwiegen werden, daß zahllose Ärzte heute mit großer Vorsicht an das Thema Übergewichtsbehandlung bei Kindern und Jugendlichen herangehen und darauf verweisen, wie stark dieser Faktor zu nervösen Störungen führen kann, wenn über Jahre hinweg erfolglos auf

Tabelle 11.1. Über- und Untergewicht bei Kindern und Jugendlichen in der BRD. (Aus: Deutsche Gesellschaft für Ernährung, 1984)

Abweichung von Referenzgewicht (RG)	Altersgruppen jeweils nach Geschlecht getrennt									Re-Analyse einer repräsentativen Erhebung von 1978/79	
	3 bis unter 6 Jahre		6 bis unter 10 Jahre		10 bis unter 13 Jahre		14 bis unter 18 Jahre		14 bis unter 18 Jahre	
	Jungen	Mädchen	Jungen	Mädchen	Jungen	Mädchen	Jungen	Mädchen	Jungen	Mädchen
unter −15% RG	13	9	11	11	6	12	5	17	4	10
−15% bis −5% RG	29	20	28	28	17	23	14	29	21	28
−5% bis +5% RG	32	24	29	24	28	28	25	27	20	33
+5% bis +15% RG	13	20	18	23	25	21	35	18	35	15
+15% bis +25% RG	6	11	9	11	18	10	16	7	13	11
über +25% RG	7	16	5	3	6	6	5	2	7	3
	100	100	100	100	100	100	100	100	100	100

162 Übergewicht bei Kindern und Jugendlichen

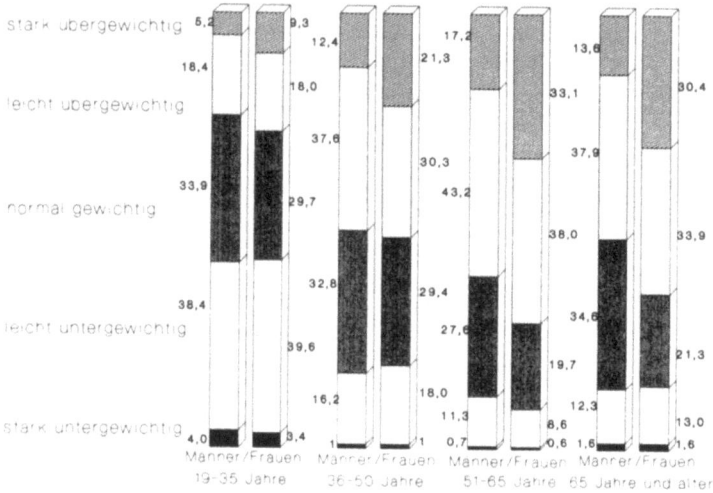

Abb. 11.1. Adipositas bei Männern und Frauen verschiedenen Alters. Bei den 36- bis 50jährigen Männern gehört der Alkohol mit einem Anteil bis zu 10% an der überhöhten Gesamtenergiezufuhr zu den Ursachen des Übergewichts. Chronischer Alkoholkonsum steht somit in enger Beziehung zu einem erhöhten Körpergewicht. Bier spielt dabei die bedeutendste Rolle. Es liefert etwa 70% des zugeführten Alkohols. 18% aller Männer ab 14 Jahren trinken täglich mindestens 0,7 Liter Bier, 10% aller Männer zwischen 36 und 50 Jahren konsumieren täglich 48 g reinen Alkohol! (Aus: Bundesministerium für Forschung, 1991)

den Betroffenen „eingehämmert" wird. Manches Übergewicht verschwindet mit den Wachstumsphasen.

Die *Nationale Verzehrsstudie* 1991 hat dargelegt, daß sich an der Verbreitung von Übergewicht (bis 10%) und Fettsucht (bis 20%) bei ihren eigenen Studien im Vergleich zu früheren wenig geändert hat. Sie stellten fest, daß *39% der erwachsenen Männer* und *47% der erwachsenen Frauen übergewichtig* (Abb. 11.1) *waren*. Unter denjenigen die mehr als *20%* fettsüchtig waren, befanden sich doppelt soviele Frauen wie Männer. 13,6% der Männer und 30,4% der Frauen waren über 65 Jahre alt und „stark übergewichtig". Nach den Ergebnissen der Nationalen Verzehrsstudie sind die *15- bis 18jährigen die einzige Bevölkerungsgruppe mit einer ausgeglichenen Energiebilanz.*

12 Stadien des heranwachsenden Organismus

Die Darmresorption (Nahrungsaufnahme im Darm) des heranwachsenden Kindes und Jugendlichen ist *bis zum 15. Lebensjahr* ebenso in der Entwicklung begriffen und *unvollständig* wie der Geschmack des Kindes und eine Reihe von Stoffwechselabläufen, die sich erst nach und nach voll ausbilden und normalisieren. So bekommt das Kind nach dem 2. Lebensjahr erstmals einen eigenen Geschmack. Die Niere des Säuglings ist gegen normale Kochsalzzufuhr, wie sie beim Erwachsenen erfolgt, noch äußerst empfindlich. Die Auswertung der Verhaltensforschung im kindlichen Alter zeigt, daß durchweg aus Gründen der altersspezifischen Geschmacksorientierung, die Teil der kindlichen Entwicklung sind, bestimmte Speisen bevorzugt gegessen werden. Diese sind Gebäck, Sahne, Schokolade, Süßigkeiten, Pommes frites, Eis, Coca-Cola, Speck, Schweinefleisch, Rindfleisch, Eier, Wurstwaren, Quark. Dagegen werden aus dem gleichen Grunde von Kindern folgende Nahrungsmittel ungern gegessen: Leber, gekochter Fisch, Weißkohl, Rote Beete, Spinat, Hülsenfrüchte usw. Viele Mütter werden diese Beobachtung bestätigen und sollten bedenken, daß sie *Bestandteil der spezifischen Entwicklung* dieser Lebensjahre sind und *nicht Ausdruck kindlichen Ungehorsams*.

Bei der Ernährung wird unterschieden zwischen derjenigen des *Kleinkindes vom 1.–6. Lebensjahr und des Schulkindes vom 7.–15. Lebensjahr*. Das Kleinkind, welches zunächst als Säugling noch vorwiegend flüssige Speisen erhält, darf nach dem 2. Jahr etwas festere Speisen erhalten. Mit dem Beginn des Laufens verschwinden die typischen Fettpolster. Auf hygienische Maßnahmen, wie Verabreichung sterilisierter und gekochter Milch, muß streng geachtet werden. Zwischen dem 5.–7. Lebensjahr tritt die sogenannte „*erste Streckung*" mit vorwiegendem Längenwachstum ein, wobei die Gewichtszunahme deutlich zurückbleibt, was die Mütter oft veranlaßt, die Ärzte wegen Gefahr der Unterernährung aufzusuchen oder Mastkuren durchzuführen. In der Ernährung der Schulkinder vom 7.–15. Lebensjahr zeigt die Erfahrung, daß der Darm i. allg. erst mit dem 15. Lebensjahr voll ausgereift ist und mit den Verhältnissen Erwachsener vergleichbar ist.

Die *Pubertät* setzt beim Mädchen vom 11.–15 Lebensjahr ein und geht mit den ersten Monatsblutungen einher. Infolgedessen hat auch das Mäd-

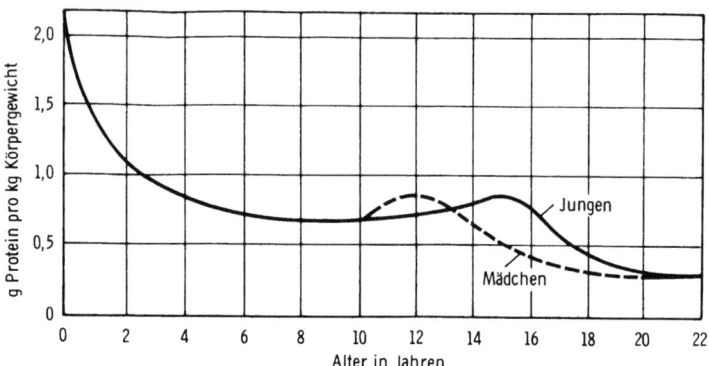

Abb. 12.1. Mindesteiweißzufuhr, die Jugendliche benötigen. (Aus: Holtmeier, 1986, S. 30)

chen etwa um das *12. Lebensjahr seinen höchsten Bedarf an Proteinen* während der *Junge*, dessen Pubertät erst zwischen dem 13. und 16. Lebensjahr auftritt, seinen *höchsten Proteinbedarf um das 15. Lebensjahr* hat (Tabelle 4.7 und Abb. 12.1). Mit den Monatsblutungen können Mädchen erhebliche Mengen an Blut und damit an Eisen verlieren, während dies beim Jungen nicht der Fall ist. Aus diesem Grunde leiden auch häufig zahllose Mädchen an einer Eisenmangelanämie, sehen blaß aus, sind in den Schulen leistungsschwach und müde, ohne die Zusammenhänge zu kennen.

Während des Wachstums, insbesondere während der Pubertät, kann der Bedarf an Kalorien, an hochwertigen Eiweißen usw. äußerst steigen (Tabelle 4.7). Die „*2. Streckung*" beginnt mit dem 10. Lebensjahr. Es handelt sich hier also um den 2. Wachstumsschub, der widerum bei den meisten Kindern mit einem Aufschießen und einer Vergrößerung der Körperlänge einhergeht, welcher eine Gewichtszunahme nicht folgen kann. Die Kinder sehen mager und schlecht ernährt aus. Vor allem im Bereich der Schultergürtels finden sich fettarme Bezirke, die vielen Müttern Angst bereiten.

13 Ernährungsgewohnheiten und Geschmack

Zwischen dem *6. und 10. Lebensjahr* werden in der Regel bei Kindern die *Ernährungsgewohnheiten* bis ins hohe Alter geprägt, es sei denn, daß Menschen später zufällig, z.B. in der Ausbildung, mit moderner Ernährungslehre konfrontiert werden.

Der Geschmack der mütterlichen Kochkunst wird von der Kindheit an bis ins hohe Alter beibehalten. Unter hundert Essenzubereitungen erkennt noch ein Erwachsener den Geschmack der mütterlichen Küche wieder. Einige behaupten, daß die *Muttersprache* und der *Geschmack der mütterlichen Küche* bis ins hohe Alter beibehalten werden. Die Mutter fixiert also bei den Kindern den Genuß an zu fettreichen Essenzubereitungen ebenso, wie den Wunsch, im späteren Leben abends warm oder kalt zu essen, so wie es gerade in einer Familie üblich war. Dabei ist die *warme Abendmahlzeit* meistens kalorienärmer und gesünder als die kalte Brotmahlzeit mit Fett, Wurst und fetten Käsen als Aufstrich.

Auch die „Tischmanieren" werden im Alter von 6–10 Jahren von den Eltern an die Kinder weitergegeben, ebenso die Trinkgewohnheiten. Elternteile, die mit Hosenträgern am Eßtisch sitzen oder mit den Armen auf dem Tisch um den Suppenteller herum liegen und Väter, die vor den Kindern große Alkoholmengen verzehren, dürfen sich nicht wundern, wenn ihre Kinder ihnen dies abgucken, die Gewohnheiten übernehmen und oft später zu Alkoholikern werden. Häufig meinen Eltern, sie müßten die Kinder allzu gründlich erziehen. Sie sollten mehr an ihre eigene unzureichende Erziehung denken, welche Kinder nachahmen, denn für sie sind Eltern stets ein Vorbild.

14 Körperwachstum und Gestaltwandlung

In der Regel liegt die *maximale Wachstumsbeschleunigung* bei Jungen im Alter von 13 1/2 – 14 Jahren, bei Mädchen bei 11 1/2 – 12 Jahren. Tanner et al. 1984 fanden bei 12jährigen Mädchen ein durchschnittliches maximales Wachstum von 8,4 cm und bei 14jährigen Jungen von 9,8 cm im Jahr. Dem Wachstumsschub *folgt die Gewichtszunahme* und die damit verbundene erhöhte Kalorienaufnahme *erst später nach.* Daher erklärt sich in den eigentlichen Wachstumsphasen das schlechte Aussehen der Kinder. Der Beginn der Wachstumsbeschleunigung geht dem Eintritt der Geschlechtsreife 2–3 Jahre voraus. Darum sind frühreife Schulkinder meist kleiner als spätreife.

Nach Clements kommt das Längenwachstum 4–5 Jahre nach dem Pubertätsgipfel zum Stillstand. Beim Jungen endet das Wachstum meistens um das 17. Lebensjahr, beim Mädchen um das 16. Jahr. In einigen Fällen können auch 18 1/2 Jahre beim Jungen und 17 Jahre beim Mädchen als Wachstumsmaxima vorkommen und in wieder anderen Fällen ist noch ein Wachstum von 1–2 cm nach Ende des 18. Lebensjahres möglich.

Da das Wachstum je nach Erbmasse eines Kindes völlig andersartig ablaufen kann, lassen sich *generelle Ernährungsempfehlungen* für alle Kinder für ein bestimmtes Lebensjahr *nicht geben*.

Mit den Wachstumsschüben erleben die Jugendlichen zwischen dem 10. und 15. Lebensjahr ihren eigenen *Gestaltenwandel* mit dem Auftreten der sekundären Geschlechtsmerkmale (Brüste usw.). Ca. 2 Jahre nach Beginn der Wachstumsphase (2. Streckung) treten i. allg. beim Mädchen die Geschlechtsreife (Menarche) auf und beim Jungen die Samenproduktion (Abb. 14.1). Jeweils vor den Wachstumsperioden findet man einen verstärkten Fettansatz. Bei Jungen beobachtet man eine größere Fettgewebsdichte in der Vorpubertätsphase, die später wieder mit der Streckung verschwindet. Beim Mädchen nimmt das Fettpolster mit seinen typischen weiblichen Rundungen mit der Menarche (Beginn der Monatsblutungen) zu und bleibt so während der weiteren Reifeentwicklung etwa bis zum 17.–18. Lebensjahr. Hierbei handelt es sich um *hormonal gesteuerte innere Gesetzmäßigkeiten, die nicht mit einer angegessenen Fettsucht verwechselt werden dürfen.* Man bezeichnet dieses Alter auch gerne als „*Klopsalter*".

Körperwachstum und Gestaltwandlung 167

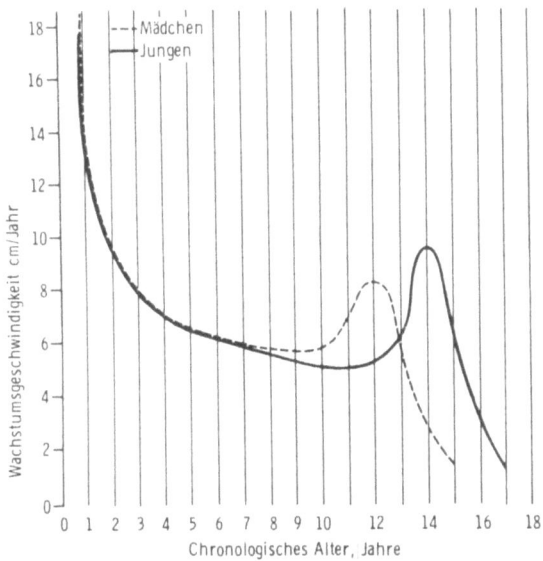

Abb. 14.1. Wachstumsgeschwindigkeit (Längenzuwachs) in cm/Jahr bei mittlerem Wachstumsverlauf eines Individuums für Knaben und Mädchen (Nach: Tanner et al., 1984). Im 1. Lebensjahr ist die Wachstumsgeschwindigkeit am größten, die dann bis zum Schulalter absinkt, in der Pubertät wieder stark zunimmt und in der Adoleszenz rasch Null anstrebt. (Aus: Holtmeier, 1986, S. 32)

Betroffene Jugendliche und Eltern sollten hier *nicht* um jeden Preis *auf eine Abmagerungskur drängen*, sondern diese Phase mit großer Vorsicht überstehen. Doch wird auch nicht verkannt, daß ein übermäßiger Nahrungsgenuß während dieser Phase bei Mädchen oft zu monströsen Gewichtszunahmen führen kann, die natürlich zu vermeiden sind. Die Ernährung muß also beiden Gesichtspunkten gerecht werden. Der Medizin sind hinreichende Zwischenfälle bekannt, wenn Mädchen dieses Alters um jeden Preis „schön" und „schlank" sein wollen und in großen Mengen Abführmittel nehmen, die zu Kaliumverlusten und Leberschäden führen können.

15 Tisch- und Eßgewohnheiten

Die *Mahlzeiten* sind v. a. für Kinder bis zu 10 Jahren das *wesentliche Erlebnis* am Tag, in dem bei ihnen nicht nur die Ernährungsgewohnheiten des Elternhauses geprägt werden, sondern in dem die Kinder auch die Gewohnheiten der Eltern, ihr Auftreten, ihr Verhalten, ihre Eigenarten sorgfältig beobachten und kopieren. Insofern kommt der Familienmahlzeit in der Erziehung der Kinder eine große Bedeutung zu. Die moderne Ernährungslehre zeigt uns, daß Auseinandersetzungen der Eltern während des Mittag- und Abendessens, Nörgeln der Kinder untereinander nicht ratsam sind und erhebliche Schwierigkeiten bewirken können. Das Essen soll in einem harmonischen Milieu, nicht übereilt und *stets gemeinsam mit der Familie stattfinden*. Das Kind soll nicht alleine länger essen als die Familie. Wenn das Kind nicht mehr mag, soll es gemeinsam mit den Eltern das Essen beenden, und gemeinsam soll der Tisch abgeräumt werden. Ein Nachsitzen der Kinder oder Strafexerzitien, weil sie den *Teller nicht leer essen*, sind nicht mehr Bestandteil moderner Ernährungslehre. Die Eltern müssen wissen, daß aufgrund der Entwicklung des Kindes sehr *unterschiedliche Phasen des Appetits* und Essens in den verschiedenen Jahren zu beobachten sind. Es ist durchaus natürlich, daß Kinder einige Jahre zur besten Zufriedenheit der Eltern essen, dann aber über längere Zeit schlechte Esser sind. Hier haben strenge Erziehungsmaßnahmen keinen Sinn, weil sie nicht gegen biologische und physiologische Entwicklungsstadien angehen können. *Geistig rege Kinder* sind häufig schlechte Esser, und *phlegmatische Kinder* essen häufig zu viel. Knaben essen bereits im Kleinkindalter oft mehr als Mädchen. Lebhafte und unruhige Kinder haben oft einen höheren Kalorienbedarf als ruhige und für ihr Alter zu kleine Kinder mit einem geringeren Kalorienbedarf. Besprechungen mit Kindern unterschiedlicher Körperstatur (fett und mager) und Eltern ergibt oft sehr rasch, daß das Kind vorwiegend zum Spielen, zu Sport und zur Geselligkeit im Freien neigt, während die anderen Kinder lieber lesen und sich im Hause aufhalten. Das Kind soll vor dem Essen draußen spielen, herumlaufen, um so hungrig zu sein. Auch ausreichender Schlaf ist Voraussetzung für geregelten Appetit. Es soll vorher keine Getränke oder Süßigkeiten zu sich nehmen.

16 Verteilung der Mahlzeiten

Im allgemeinen werden 5 Mahlzeiten am Tag empfohlen und zwar:

Erstes Frühstück	zwischen *7 und 8 Uhr,*
Zweites Frühstück	zwischen 9 und 9.45 Uhr,
Mittagsmahlzeit	zwischen *12.30–13.00 Uhr,*
Nachmittagskost	zwischen 15.45–16.00 Uhr,
Abendessen	zwischen *19.00–19.30 Uhr.*

Hierbei fällt in der Regel dem *Frühstück* um 7.00 Uhr, dem *Mittag- und dem Abendessen* die Rolle der *3 Hauptmahlzeiten* zu. Da jedoch 50% der Bevölkerung am frühen Morgen keinen Appetit haben, sondern erst gegen 10.00 Uhr, kann sich eine Verlagerung ergeben. Dies kann aber dazu führen, daß der Appetit für die Mittagsmahlzeit reduziert wird.

Das *Mittagessen* steht in Deutschland unter *allen Mahlzeiten an erster Stelle.* Derartige Schematismen können Ausnahmen enthalten. Bei nervösen Kindern kann eine Reduzierung auf 3 Mahlzeiten angebracht sein. Manchmal muß man eine einzelne Zwischenmahlzeit ausfallen lassen, um beim Kind wieder den Appetit herzustellen. Manchmal muß sogar ein Kind bei schweren Appetitstörungen stationär aufgenommen und von allen Angehörigen der Familie, selbst von der Mutter, für gewisse Zeit getrennt werden, um Konfliktsituationen abzubauen. Ebenso wie sich ein regelmäßiger Stuhlgang dadurch erzielen läßt, daß das Kind morgens stets zur gleichen Zeit auf die Toilette geht, ebenso ist die zeitlich regelmäßige Einhaltung der Mahlzeiten erzieherisch von großer Bedeutung. Nichts ist schädlicher als Regellosigkeit im Essen. Wie voluminös die zweite Zwischenmahlzeit sein soll, hängt entscheidend vom Nahrungsbedarf in den Spitzenwachstumszeiten ab. Wenn mehrere tausend Kalorien am Tag zuzuführen sind, wird auch das zweite Frühstück aus dem Schulbrot mit Milch bestehen. Ansonsten wird man in der Hauptsache Obst verabreichen, um nicht die Aufnahme der Mahlzeit am Mittag durch Beeinträchtigung des Appetits zu reduzieren.

Was für den Erwachsenen gut ist, nämlich durch eine klare Fleischbouillon Magensaft zu lockern und den Appetit zu reizen, muß nicht für Kinder und Jugendliche gut sein. Je kleiner das Magenvolumen ist, desto rascher wird die Suppe vor dem Mittagessen den Appetit beim Kind nehmen und eine „Scheinsättigung" herbeiführen. Ein großer Teller voll Suppe kann hier vernichtend wirken, so daß der Dosis eine entscheidende Rolle zufällt (kleine Tasse am besten mit Gemüsebouillon). Suppen haben im allgemeinen wenig Nährwert, wenn es klare Rind- oder Huhnfleischsuppen sind. Deswegen ist eine Gemüsesuppe mit hochwertigen Mineralien, Spurenelementen usw. oder eine Kartoffelsuppe wertvoller. Ähnlich wie die Suppe kann vorab das Trinken von Milch, Mineralwasser mit Kohlensäure oder andere Getränke den Appetit auf die eigentliche Mittagsmahlzeit total lähmen.

Die ideale Trinkflüssigkeit für Kinder und Jugendliche zur Mittagsmahlzeit ist Mineralwasser oder Leitungswasser und zum bzw. nach dem Essen 1 Glas Milch, um die biologische Eiweißwertigkeit von Nahrungsbestandteilen der Hauptmahlzeiten aufzubessern (s. biologische Eiweißwertigkeit). Da die Entwicklung des Körpers vom Kind zum Jugendlichen sehr unterschiedlich sein kann, lassen sich auch hier feste Regeln nicht aufstellen, sondern nur das Grundschema schildern.

In der Kinder-, Jugendlichen- und auch Erwachsenenernährung gilt das Sprichwort, daß eine *warme Mahlzeit am Abend stets ernährungsphy-*

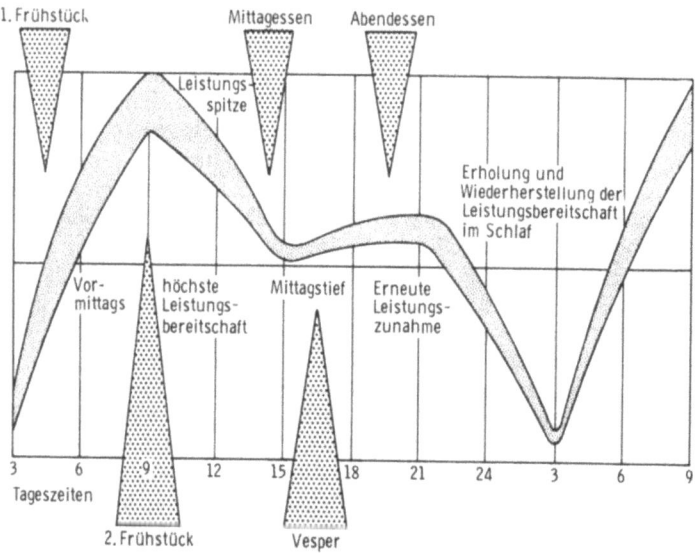

Abb. 16.1. Nahrungsaufnahme und Leistungsbereitschaft. (Aus: Deutsche Gesellschaft für Ernährung, 1971)

siologisch gesünder ist als eine kalte Mahlzeit. Während mit der warmen Mahlzeit ausreichend Proteine mit Fleisch usw. und Vitamine, Mineralien mit Gemüse, Kartoffeln usw. zugeführt werden und die Sättigung rasch eintritt, werden mit der kalten Mahlzeit meistens mehr hochkalorische Brotsorten, fette Wurst und Wurstwaren usw. zugeführt. Die Abendmahlzeit muß unbedingt leicht sein, weil sonst besonders bei nervösen Kindern die Nachtruhe gestört wird. Dies ist besonders für übergewichtige Kinder wichtig, die abnehmen wollen. Infolge der vielstündigen Nachtruhe senkt sich der Grundumsatz, und die Darmmotilität verlangsamt sich. Beide Faktoren führen zu einer kalorisch besseren Ausnutzung zugeführter Nahrung in der Nacht und zur Förderung des Übergewichtes.

Auch Schulkinder sind einer biologischen Leistungskurve ausgesetzt. Wie Abb. 16.1 zeigt, wird am Vormittag gegen 9.00 Uhr die höchste Leistungsbereitschaft erreicht. Dann sinkt sie bis zum Mittag ab und steigt am Nachmittag wieder an.

Kurze Anleitung für das Schulfrühstück

Das Schulfrühstück darf nicht voluminös sein und damit den Appetit für das Mittagessen verderben. Es sollte vielmehr als Ergänzung zum 1. Frühstück aufgefaßt werden, deshalb ist es wichtig, die beiden Mahlzeiten zusammen zu planen.

Man kommt dem gesunden Geschmacksempfinden von Kindern und Jugendlichen am ehesten entgegen, wenn die Mahlzeiten so abwechslungsreich wie möglich gestaltet werden.

Für alle Mahlzeiten sollte Ruhe und genügend Zeit zur Verfügung stehen. Ein Drittel des Tagesbedarfs an Energie müßten mit dem 1. und 2. Frühstück gedeckt sein. Die folgenden Beispiele sind für einen mittleren Bedarf berechnet und können entsprechend aufgestockt werden. Auf jeden Fall sollte die Auswahl des Schulfrühstücks nicht durch Mitgabe von Geldbeträgen dem Schüler überlassen bleiben, denn die Auswahl fällt mit Sicherheit auf ungeeignete Süßigkeiten und Getränke. Süßigkeiten als Zwischenmahlzeiten können auf die Dauer die Appetitregulation stören und u.a. die Kariesbildung begünstigen. Süßigkeiten sind nicht generell abzulehnen, doch sollten sie im Speiseplan in vertretbaren Mengen einkalkuliert werden, z.B. als Dessert, um die Aufnahme kontrollierbar zu machen.

Als geeignete Getränke zu und zwischen den Mahlzeiten werden empfohlen: Milch und Milchmixgetränke (mit Buttermilch, Joghurt, Schwedenmilch, Kefir u.a.), Obst- und Gemüsesäfte möglichst verdünt mit Mineralwasser, Teesorten, Malzkaffee.

Tabelle 16.1. Beispiele für ein Frühstück

1. Frühstück	2. Frühstück
2 Scheiben Vollkornbrot (80 g) 1 geh. Teel. Butter (15 g) 2 geh. Eßl. Quark (100 g) 2 Teel. Konfitüre (20 g) 1 Teel. Zucker (10 g) Milchkaffee (Malz mit 1 Glas Milch (200 g) *ca. 620 Kalorien*	Trockenobstmischung (75 g) *ca. 220 Kalorien*
Haferbrei aus: 4 Eßl. Haferflocken geh. (40 g), 1 Eßl. Rosinen (10 g), 1 Teel. Zucker (10 g), etwas Zitronensaft, 1 Glas Milch (200 g), Butter (10 g), 2 Stück Zwieback (10 g) 1 Teel. Honig (15 g) *ca. 520 Kalorien*	150 g Obst 1 SCheibe Vollkornbrot (40 g) 5 g Butter 20 g Käse *ca. 280 Kalorien*
Kakao (200 g Milch, 10 g Zucker, 1 gestr. Teel. Kakao) 1 Brötchen (50 g) 2 Knäckebrot (15 g) 1 Ei 2 Teel. Konfitüre (20 g) 1 geh. Teel. Butter (15 g) *ca. 640 Kalorien*	1 Glas Buttermilch (200 g) 3 – 4 Vollkornkekse (25 g) *ca. 190 Kalorien*
200 g Müsli aus: 40 g Haferflocken, 1 Teel. Zitronensaft, 2 geh. Eßl. Joghurt (120 g) Obst, 1 gestr. Teel. Zucker 1 Knäckebrot (7 g) 1 gestr. Teel. Butter (10 g) 1 gestr. Teel. Honig (10 g) 1 Teel. Zucker (10 g) 1 Glas Milch (200 g) *ca. 580 Kalorien*	1 Glas Orangensaft (200 g) 1 Butterbrezel mit 5 g Butter *ca. 230 Kalorien*
2 Scheiben Vollkornbrot (80 g) 1 geh. Teel. Butter (15 g) 1 dünne Scheibe Schinken (30 g) 2 Teel. Konfitüre (20 g) Kakao (200 g Milch, 10 g Zucker, 1 gestr. Teel. Kakao) *ca. 620 Kalorien*	Joghurt mit Früchten (100 g Joghurt, 75 g Erdbeeren) 3 – 4 Vollkornkekse (25 g) *ca. 220 Kalorien*

Tabelle 16.1 (Fortsetzung)

1. Frühstück	2. Frühstück
2 Scheiben Vollkornbrot (80 g)	120 g Obst
1 geh. Teel. Butter (15 g)	(Apfel, Orange o. ä.)
Käse (30 – 45% F.i.T.) (30 g)	1 kl. Banane (100 g)
1 Teel. Honig (15 g)	*ca. 160 Kalorien*
1 Glas Milch (200 g)	
6 – 8 Eßl. Cornflakes (25 g)	
1 Teel. Zucker (10 g)	
ca. 710 Kalorien	

Limonaden und Colagetränke sind wegen ihres hohen Zuckeranteils und Koffeingehaltes (Colagetränke) nicht zu empfehlen.

Überspringen von Mahlzeiten, Einseitigkeit und lieblose Zubereitung führen entweder zu Appetitlosigkeit oder zu übertriebenen Naschereien zwischen den Mahlzeiten. Damit wird eine Fehl- und Mangelernährung eingeleitet und das Terrain für Folgeerkrankunen vorbereitet. In den nachfolgenden Plänen (Tabelle 16.1) sind verschiedene Beispiele aufgeführt.

17 Flüssigkeitsbedarf

Jugendliche und Kinder brauchen, je jünger sie sind, ungleich mehr Flüssigkeit als Erwachsene. Sie sollte jedoch nicht in Form von Coca-Cola, Bier oder hochkalorischen Frucht- oder Gemüsesäften verabreicht werden, sondern in verdünnter Form als Tee, als Fruchtsaftgetränk, Mineralwasser usw.

Väter, die ihren Jungen bereits in der Jugend ihre eigenen schlechten Gewohnheiten beibringen und sie an Biertrinken gewöhnen, begehen einen schwerwiegenden Fehler. An nichts hängt der junge Mensch bezüglich des Essens später mehr als an den Gewohnheiten der Eltern.

Als grobe Faustregel für den Flüssigkeitsbedarf kann gelten, daß schon ein 2jähriges Kind zwischen 1300 und 1500 ml Flüssigkeit täglich benötigt, ein 6jähriges zwischen 1800 und 2000 ml und ein 14jähriges zwischen 2200 und 2700 ml (Tabelle 17.1). Demgegenüber benötigt der Erwachsene i. allg. nur 1500 ml, also 1,5 l.

Mineral- und Trinkwasser

Einwandfreies Trinkwasser muß klar, farblos und geruchlos sein und frei von pathogenen Keimen. Erlaubte Mengen an Mineralstoffen, Spurenelementen und Zusätzen dieser Art sind in der Trinkwasseraufbereitungsverordnung des Lebensmittelgesetzes festgelegt.

Tafel- und Mineralwasser werden dem Verbraucher in Flaschenabfüllungen angeboten. In Deutschland wird Trinkwasser aus der Leitung u. a. nach seinem Härtegrad beurteilt, der sich nach dem Kalkgehalt richtet. Die Einteilung liegt zwischen 0 und 30 Grad. Härtegrade unter 5 gelten als weich.

Obwohl die Reinhaltung des Trinkwassers oberstes Gebot darstellt, treten immer wieder Verunreinigungen infolge industrieller Verschmutzungen auf sowie eine zunehmende Anreicherung des Grundwassers mit Pestiziden (Pflanzenschutzmittel usw.). Im Zweifelsfall sollten Mütter zu *deutschen Mineralwässern* greifen. Mineralwasser müssen nach dem Gesetz von *„ursprünglicher Reinheit"* sein, werden aus der Tiefe gewonnen, werden am Ursprungsort abgefüllt und unterliegen einer strengen mikro-

Tabelle 17.1. Durchschnittlicher Wasserbedarf gesunder Kinder

Alter (Jahre)	Körpergewicht [kg]	Gesamtwassermenge in 24 h [cm^3]	Wassermenge je kg Körpergewicht in 24 h [cm^3]
1	9,5	1150 – 1300	120 – 135
6	20,0	1800 – 2000	90 – 100
10	28,7	2000 – 2700	70 – 85
14	45,0	2200 – 2700	50 – 60
18	54,0	2200 – 2700	40 – 50

biologischen und allgemeinen Qualitätskontrolle. *Kohlensäure* ist erfrischend, kommt im Stoffwechsel des Körpers als natürlicher Bestandteil vor und ist also nicht schädlich, sondern gesund. Nur bei Magenkrankheiten könnte eine Kontraindikation bestehen. Bitte beachten Sie die Beschriftung und Zusammensetzung von Mineralwässern. Es gibt einige mit einem hohen Kalziumgehalt, andere mit einem hohen Magnesiumgehalt, andere enthalten soviel Fluor, daß sich eine Kariesprophylaxe erübrigt. Wässer mit 1 mg Fluor/l sind zu bevorzugen.

Der Wasserbedarf für Kinder und Jugendliche ist in Kap. 4 (S. 58) *Empfehlungen für die Nährstoffzufuhr* in Tabelle 4.3 (DGE, 1991) eingehend geschildert, auf die hier verwiesen wird.

18 Gefährdung durch Nitrat und Nitrit

Zur Zeit herrscht eine Unsicherheit, inwieweit diese Stoffe für Kinder, Jugendliche und Erwachsene schädlich sind. Nach den *Richtlinien der Europäischen Gemeinschaft* (EG) und der *„Verordnung über natürliches Mineralwasser, Quellwasser und Tafelwasser"*, rechtskräftig seit dem 3. 8. 1984 in der ehem. BRD, gelten folgende obere Grenzwerte:

	für *Säuglinge*	für *Erwachsene*
Nitrat	10 mg/l	50 mg/l
Nitrit	0,02 mg/l	0,1 mg/l

Der Erwachsenenwert gilt auch für *Schulkinder ab dem 6. Lebensjahr und Jugendliche*, mit denen sich dieses Buch befaßt.

Extrem gefährdet sind Säuglinge, bei denen kleinste Nitratdosen lebensgefährlich sind. Durch das noch vorhandene leichter oxidierbare fetale, *Hämoglobin* und ein noch nicht voll funktionierendes reduzierendes *Fermentsystem* kommt es besonders in den ersten Lebensmonaten zur Umwandlung in toxisches Nitrit, zur Methämoglobinbildung (Unfähigkeit, H_2O im Blut zu binden) und zum Ersticken. Nitritvergiftungen wurden ab ca. 40 mg/l Nitratgehalt, z. B. im Wasser beobachtet. Zunächst wurden als äußerst zulässige Grenze eine Zufuhr von 20 mg/l angesehen und aus extremen Sicherheitsgründen gesetzlich ein *Oberwert für Säuglinge, den auch Kleinkinder einhalten sollten, von 10 mg/l festgelegt.* Massenhafte Todesfälle von Kleinkindern wurden nach Genuß von Kuhmilch beschrieben, die mit *Brunnenwasser* mit hohem Nitratgehalt verdünnt war. Besonders gefährdet sind Kleinkinder mit Durchfall, weil dann bakteriell Nitrat in Nitrit umgewandelt und aufgenommen werden kann. Im Kontakt mit der Darmflora kann es bereits unter der Einwirkung von Kolibakterien zur Umwandlung in toxische Nitrite kommen. Gesetzlich darf ein Mineralwasser einen Eignungshinweis, geeignet für Säuglingsernährung, nur abgeben, wenn der Nitratgehalt unter 10 mg/l liegt! In einigen Vegetabilien, z. B. im Spinat, können hohe Nitratmengen vorkommen, besonders wenn in der Landwirtschaft Vegetabilien überdüngt sind. Im wiederaufgewärmten Spinat kann in der Zwischenzeit durch bakterielle Reduktion toxisches Nitrit entstanden sein, das zu Todesfällen führt. Presseorgane haben versucht, die Grenzwerte für Säuglinge und Kleinkinder auch auf Erwachsene zu übertragen und haben von *„giftigem" Mineralwasser und Trinkwasser* gesprochen, wenn der Nitratgehalt über 10 mg/l lag. *Das ist absoluter Unsinn*, weil die Fermentsysteme des Erwachsenen voll funktionieren und kein fetales Hämoglobin mehr existiert, welches in Methämoglobin umgewandelt werden könnte.

Wenn in Deutschland nach den genannten *gesetzlichen Regelungen* für *Mineralwässer u. a. 50 mg/l Nitrat als Höchstwert* zugelassen sind (für Trinkwasser demnächst 50 mg/l), so wurde auch hier ein extremer Sicherheitswert gewählt. Deutsche Mineralwasser sind bis heute diesbezüglich absolut zuverlässig und vertrauenswürdig.

Nitrate sind, solange sie nicht in Nitrite umgewandelt werden, *so harmlos wie Kochsalz*. Ein Expertengremium der *FAO/WHO* hat für einen 60 kg schweren Erwachsenen eine Zufuhr von täglich 220 mg Nitrat als unschädlich befunden. Die über viele Jahre bei uns für richtig befundene Obergrenze von 90 mg/l Nitratzufuhr am Tag zeigt, daß unmöglich eine Zufuhr über 10 mg/l für den Erwachsenen schädlich sein kann. *Dies gilt nur für Säuglinge und Kleinkinder!* Gedüngter Spinat, den der Erwachsene ißt, kann 700 mg Nitrat enthalten.

Ein anderes Problem, welches für Kinder, Jugendliche und Erwachsene von Interesse ist, dürfte eine mögliche *Krebsgefährdung* durch Nitratzufuhr sein. *Nitrat selbst ist nicht krebsgefährdend.* Hierzu bedürfte es der Umwandlung in *Nitrit*, z. B. im Magen durch Nitratreduktasen, deren optimaler *Wirkungsbereich aber bei pH 7,4* liegt, also *nicht im sauren Bereich der Magensalzsäure*, so daß hier für die mit dem Essen und mit Wasser aufgenommenen Nitratmengen ein natürlicher Schutz vorgeschoben wird. Eine bakterielle Umwandlung würde die Magensäure ebenso verhindern. Die *hauptsächliche Gefährdung liegt außerhalb des Menschen* und setzt eine Bildung des krebserzeugenden *Nitrosamin* im Wasser oder in Nahrungsmitteln voraus, bevor das Nitrat in den Magen-Darm-Kanal gelangt. *Nitrit* geht mit einem *Amin* (= Eiweißkörper) in die Verbindung Nitrosamin über, wobei z. B. der stark krebswirksame Stoff *N-Nitrosodimethylamin* entstehen kann. Im *Fischfleisch* bildet sich leicht Dimethylamin. Das massenhafte Auftreten von Magenkrebs in Japan, wo viel roher Fisch verzehrt wird, verdächtigt man dieses Prozesses. Deshalb muß Fisch stets frisch gekauft und baldmöglichst gekocht, gegrillt usw. und verzehrt werden.

In der Ernährung von Kindern und Jugendlichen besteht also derzeit *kein Anhaltspunkt dafür*, daß wegen einer Nitratzufuhr auf den *Genuß von Gemüse verzichtet werden müßte*. So haben Spinat, Sojabohnen, Gurken, Rüben, Radieschen, Rettich, Mangold und Hirse je nach Stickstoffdüngung nicht unerhebliche Mengen Nitrat. Nitrat alleine ist harmlos. Die Magensäure verhindert die bakterielle Umwandlung in Nitrit, und außerdem bedürfte es eines Amins (Eiweißkörpers), welcher in den Vegetabilien nicht existiert, um etwa Nitrosoverbindungen zu bilden. Man sollte beherzigen, daß Vegetabilien, Fisch und andere Nahrungsmittel stets vor bakteriellen Verunreinigungen zu schützen sind, damit Nitrat nicht bakteriell in Nitrit umgewandelt werden kann.

19 Verbrauch an Genußmitteln

Die Ursachen eines Abusus an Genußmitteln sind vielfältig und oft undurchsichtig. Bei Kindern und Jugendlichen steht er oft in Abhängigkeit vom Sozialstatus im weitesten Sinne, von ihren Anlagen, insbesondere aber vom *Vorbild der Eltern* mit denen sie leben und die sie „erziehen". Oft geraten sie erst über die *Angewohnheiten der Eltern* an diese. Eltern die rauchen und trinken übertragen diese Angewohnheit, wie so viele andere Gewohnheiten (vgl. Kapitel dort), meistens bis spätestens zum 10. Lebensjahr auf ihre Kinder. In Wohlstandszeiten überwiegen unter gewissen Umständen diese Laster. In den Hungerzeiten zweier Weltkriege in Deutschland gab es so gut wie keine Genußmittel zu kaufen. In Zeiten der Arbeitslosigkeit und der Frustration, wie z. B. gegenwärtig in einigen Regionen Deutschlands nach der Widervereinigung, herrschen solche Laster gehäuft. Die Tatsache, daß es sich bei Genußmitteln um *Genußgifte* handelt, besagt, daß diese dem Körper z. T. schwere gesundheitliche Schäden zufügen können.

Alkohol

Alkohol, Nikotin und Koffein sind Genußmittel, aber keine Nahrungsmittel. Der Alkoholkonsum hat seit 1975/76 einen langsamen Rückgang angetreten. Nach wie vor steht der Bierkonsum in der BRD an der Spitze, ist jedoch von 1980–1986 zurückgegangen, ebenfalls der von Wein. Nicht die älteren Menschen, sondern die Gruppe der 18- bis 24jährigen gehört heute vornehmlich zu den Alkoholgefährdeten. „Wer keine Arbeit hat, kommt an den Suff." Hier spielen die Arbeitslosigkeit und die menschliche Frustration eine Rolle sowie die Gefährdung durch den allgemeinen Wohlstand in der BRD. Ein Rückgang ist auch im Tabakkonsum um fast 10% zu verzeichnen, wobei v. a. heute mehr Frauen als früher rauchen. Im Gegensatz dazu hat in allen Altersklassen der Drogenkonsum weiter zugenommen. Da diese Gefahren v. a. Menschen im jüngeren und mittleren Alter betreffen, ist der ältere Mensch von diesen Problemen weniger tangiert. Die Frage, in welchen Mengen er *Alkohol* aufnehmen darf, hängt von dem *Gesundheitszustand*, insbesondere der Leber, ab. Ein Mann mit einer

Größe von 1,75 m, der gesund ist „darf" täglich im Extremfall 80 g Alkohol trinken. Diese Menge ist in 2 l Bier (kein Starkbier) oder in 3/4 l eines leichten Landweines mit ca. 10% Alkohol enthalten. Kleinere Menschen, Frauen und Schwangere vertragen in der Regel weniger. Dazu kommt die ganz individuelle Unverträglichkeit älterer Menschen. In der Regel kann ein „Viertel Wein", zum Essen getrunken, einem Gesunden nicht schaden. Eine Reihe von epidemiologischen Studien verweisen darauf, daß der *mäßige Genuß von alkoholischen Getränken* sogar der Entwicklung von *Arteriosklerose* der Blutgefäße *entgegenwirkt*. Grundsätzlich sind Bier und Wein ungleich besser verträglich als harte Drinks jeder Art. Man muß wissen, daß auch Fruchtsäfte und alkoholfreies Bier um 0,5% Alkohol enthalten.

Die Verträglichkeit von Alkohol nimmt i. allg. mit dem Alter ungefähr ab dem 55. Lebensjahr ab. Die Dosis von 80 g Alkohol wird im höheren Alter von den meisten Menschen nicht annähernd mehr vertragen.

> Kinder und Jugendliche sollten alkoholische Getränke meiden, denn sie schaden ihrer Gesundheit und Entwicklung.

Nikotin

Während es bei Alkohol und Koffein in erster Linie darum geht, daß die Dosis macht, daß das Ding kein Gift ist, handelt es sich bei der Aufnahme von *Nikotin* insbesondere durch *Zigaretten* um die Aufnahme eines ausgesprochenen Genußgiftes für die Blutgefäße. Mit dem Rauchen wird nicht nur Nikotin aufgenommen, welches besonders die Beindurchblutung, aber auch die Herzkranzgefäße schädigt, sondern es werden außerdem kleine Mengen an Blausäure, Ammoniak, Methylalkohol und *Kohlenmonoxid* resorbiert (Arteriosklerose und Rauchen, S. 294).

Menschen, die stärker rauchen, können im Blut bis zu 10% an CO-Hämoglobin bilden, welches für die O_2-Bindung im Blut entfällt. Da im Laufe des Lebens bis zum 65. Lebensjahr bei älteren Menschen sowieso die O_2-*Bindungsfähigkeit* des Blutes bis zu 50% abnimmt, kann eine weitere Erniedrigung durch Rauchen zu einer schweren Schädigung von Herz und Kreislauf sowie zur vorzeitigen Erkrankung führen. Daneben befinden sich besonders in der Zigarette nachgewiesene *krebserregende Substanzen*, welche das gehäufte Auftreten von Lungenkrebs erklären. Daneben finden sich Reizstoffe für die Schleimhäute im Mund, der Speiseröhre und des Magens, die dort zu chronischen Entzündungen und Geschwüren führen können. Menschen, die das Rauchen nicht sein lassen können, müssen sich dieser Gefahren bewußt sein. Zigarettenrauchen ist einer der Hauptrisikofaktoren für das Auftreten von Herzinfarkten und Schlaganfällen.

Während früher mehr Männer rauchten, sind heute immer mehr junge Mädchen betroffen. Beide Geschlechter müssen sich darüber im klaren sein, daß Nikotinabusus *zur Sucht führen kann*, der nur wenige Menschen im späteren Leben entrinnen. Je früher der Abusus beginnt, desto größer ist die Gefahr der Abhängigkeit. Es traten schwere Arteriosklerosen an den Blutgefäßen auf. Nikotin „vergiftet" im Bauchraum die autonome Nervenregulation (Auerbach- und Meißner-Plexus), die den Darm innerviert und die Darmmotilität anregt. Zugleich erregt Nikotin selber die Darmschleimhäute und damit die Darmmotilität. Viele junge Menschen haben erst nach dem Zigarettengenuß einen geregelten Stuhlgang. Aber hört man nach längerer Zeit mit dem Rauschen auf, kann die Innervation der Darmmotilität über den Darmplexus derart gestört sein, daß die Nahrung zu träge weiterbewegt und stark ausgenutzt wird. Trotz mäßiger Energiezufuhr nehmen die Menschen kiloweise an Gewicht zu. Viele Menschen verfallen wieder dem Nikotinabusus. Derartige Schäden verlieren sich oft erst nach ca. 1 bis 1 1/2 Jahren nach dem Rauchen. Junge Mäd-

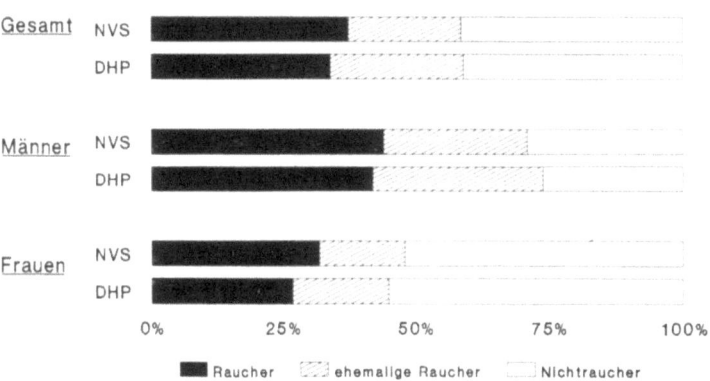

Abb. 19.1. Rauchverhalten der Teilnehmer der NVS (1985–1988) im Vergleich zu den Teilnehmern der DHP (1984–1986). (Aus: Bundesministerium für Forschung 1991). Von den Rauchern gaben 34% an, täglich 20–29 Zigaretten zu rauchen. Knapp 13% rauchten weniger als 10 und 14% mehr als 30 Zigaretten pro Tag. Geschlechtsspezifische Unterschiede lassen sich auch in puncto Anzahl der gerauchten Zigaretten erkennen: Während 51% der Frauen weniger als 20 Zigaretten rauchen, liegen nur 36% der Männer unter diesem Wert

182 Verbrauch an Genußmitteln

Tabelle 19.1. Anzahl der gerauchten täglichen Zigaretten in der Alterseinteilung. (Nach Bundesministerium für Forschung 1991)

Anzahl der Zigaretten	Alter						
	14–19	20–24	30–39	40–49	50–59	60–69	70+
1–9	21	11	13	12	12	17	19
10–19	39	36	24	25	28	30	29
20–29	23	35	38	33	36	35	8
30–39	2	8	11	11	10	4	4
>40	0	3	7	10	5	4	2
Basis gesamt 4168	204	1280	869	739	498	474	103

Basis: n = 11 141 Personen ab 14 Jahre

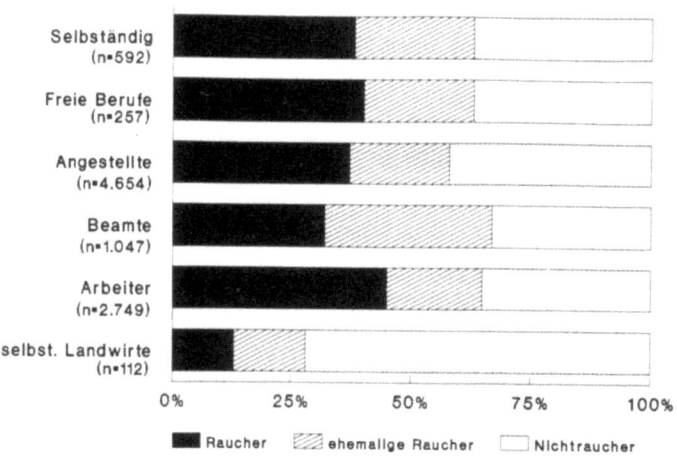

Abb. 19.2. Anteil der Raucher in den Berufssparten. (Aus: Bundesministerium für Forschung 1991)

chen müssen wissen, daß Nikotin in die Muttermilch übertritt und das Gift an den Embryo abgegeben wird. Es wird die Gefahr von Mißbildungen und nach der Geburt das Auftreten von plötzlichem Herztod des Neugeborenen diskutiert.

> Kinder und Jugendliche sollten nicht rauchen, weil daraus eine Sucht entstehen und die Gesundheit schwerwiegend geschädigt werden kann.

Abbildung 19.1 zeigt das Rauchverhalten der Teilnehmer der Nationalen Verzehrsstudie (NVS) 1991, Tabelle 19.1 die Anzahl der täglich gerauchten Zigaretten und Abb. 19.3 den Anteil der Raucher an den Berufssparten.

Nach einer Veröffentlichung des *Statistischen Bundesamtes Wiesbaden* 1994 gaben 3 von 4 befragten Bundesbürgern 1992 an, keine Raucher zu sein. Mehr als die Hälfte der Rauchabstinenzler (55,6%) sind Frauen. Bei den 15- bis 40jährigen sind 37,3% Raucher. Bei den 40- bis 65jährigen gehören 72,2% zu den Nichtrauchern, bei den über 65jährigen sind 88,5% Nichtraucher. Damit zeigt der Nikotinabusus bei uns weiterhin einen abnehmenden Trend.

20 Vitamine

Vitaminzerstörungen durch Medikamente und andere Faktoren

Mangelhafte Vitaminzufuhr kann der Effekt folgender Einflüsse sein:
1. Beeinträchtigung der Vitaminaufnahme im Magen-Darm-Trakt infolge von *entzündlichen Vorgängen*, die z. b. mit Durchfällen einhergehen können, erhöhter Magen-Darm-Beweglichkeit, Mangel an Salzsäure usw.
2. Durch *Gabe von Medikamenten*, z. B. von bestimmten antibiotischen Substanzen. So kann es infolge der Gabe von Chloramphenikol, von Tetrazyklinverbindungen zum Verschwinden der normalen Bifidus-Bakterien, aber zu einer Zunahme von Streptokokken und Koli kommen. Kolibakterien ihrerseits nehmen vermehrt Vitamin B auf, speichern und verbrauchen es. Sulfonamide u. a. können die Vitaminresorption beeinflussen. Auch bestimmte Konservierungsstoffe können Vitamine beeinflussen.
3. Erkrankungen der *Leber und Galle* können zur gestörten Vitaminaufnahme und Speicherung führen. Galle dient als Emulgator für die Resorption von Fett und fettlöslichen Vitaminen.
4. Ungenügende Beachtung mangelnder *Zufuhr von Vitaminen* durch Nahrungsmittel bei einseitiger Ernährung und mangelnder Sonnenbestrahlung, Vorbeugung von Rachitis (Vitamin-D-Mangel).

Die sog. gefährlichen Vitamine

Als sog. „gefährliche Vitamine" gelten i. allg. die beiden fettlöslichen *Vitamine A und D*. Eine Überdosierung wird bei Kindern und Jugendlichen beobachtet, die über längere Zeit Lebertran einnehmen. Infolge einer Vitamin-A-Überdosierung kann es zu Hirnschäden mit Hirndruck kommen, während die übermäßige Zufuhr von Vitamin D zu Verkalkungserscheinungen in verschiedenen Gelenkbereichen, der Niere und im Gehirn führen kann, in deren Folge bei anhaltender schwerer Überdosierung auch der

Tod auftreten kann. Der Erwachsene braucht kein Nahrungsvitamin D mehr. Kinder und Jugendliche benötigen Vitamin A und D (jedoch stets in richtiger Dosierung).

Die Übersicht auf S. 186 gibt Hinweise zum *Vitaminschutz* der Nahrung.

Vitaminschutz der Nahrung (Nach Reuter 1970)

Damit der tägliche Vitaminbedarf auch wirklich gedeckt wird, ist es notwendig, den ursprünglichen Vitamingehalt der Nahrungsmittel möglichst weitgehend zu erhalten bzw. ihn sogar aufzubessern.

Vitaminverluste sind durch den Einfluß verschiedener äußerer Faktoren bedingt: *Hitze, Licht, (Luft-)Sauerstoff, Metalle – Zeit.* Hier sollen nun einige Regeln aufgestellt werden, deren Beachtung eine Vitaminerhaltung bzw. optimale Vitaminresorption ermöglicht:

1. Nahrungsmittel *unzerkleinert – kurz – in stehendem Wasser waschen.* Nie im Wasser liegen lassen. Dies gilt besonders für Nahrungsmittel, die reich an wasserlöslichen Vitaminen sind.
2. Vitaminreiche Nahrung möglichst *frisch und roh essen.* Sonst nur kurz und *schonend garen,* d.h. ein Auslaugen beim Garen bzw. zu hohe Temperaturen sind auf jeden Fall zu vermeiden. Besonders geeignet ist hier das Garen im Dampfdrucktopf, denn die Einwirkung von Hitze, Wasser und Luftsauerstoff wird auf ein Minimum reduziert.
3. Ein *längeres Warmhalten von Speisen* sollte auf jeden Fall *vermieden werden.*
4. Das gleiche gilt auch für das Lagern von vitaminreichen Nahrungsmitteln. *Beim Lagern* sind folgende Faktoren möglichst *auszuschließen: Wärme, Licht, Luftsauerstoff und Metalle.* Vitaminreiche Nahrungsmittel sollten also *möglichst kühl* – evtl. tiefgekühlt – dunkel, unter Ausschluß von Luftsauerstoff *aufbewahrt* werden. Werden Vitamin-C-reiche Nahrungsmittel z. B. in Kupfergeschirr aufgehoben, so wird der Vitamingehalt völlig zerstört.
5. Nahrungsmittel, die fettlösliche Vitamine enthalten, brauchen nicht zusätzlich mit Fett angerichtet werden, obwohl die Vitamine nur bei gleichzeitiger Anwesenheit von Fetten resorbiert werden können, weil die heutige Kost genug Fett enthält.
6. *Vitaminaufwertung von Speisen:* Petersilie, Schnittlauch und Zitronensaft sind zur Erhöhung des Vitamin-C-Gehaltes der Speisen geeignet. Hefe bewirkt eine Erhöhung des Vitamingehaltes des B-Komplexes. (Pro Tag sollten aber nicht mehr als 10 g Hefe gegessen werden. Hefen enthalten einen hohen Prozentsatz an Nukleinsäuren; diese können krankhafte Harnsäureablagerungen im Organismus hervorrufen).

Tabelle 20.1. Vitaminverluste beim Knochen. (Aus: Holtmeiner 1986, S. 128)

	Thiamin [%]	Riboflavin [%]	Niacin [%]	Freie Folsäure [%]	Ascorbinsäure [%]
Fleisch	35	20	25	0	–
Fleisch mit Saft	25	5	10	0	–
Leber	–	–	–	0	–
Getreideprodukte	10	0	10	40–80	–
Hülsenfrüchte	20	0	0	–	–
Gemüse (grüne und gelbe Blätter)	40	25	25	89–98	60
Tomaten	5	5	5	–	15
Andere Gemüse	25	15	25	0–80	60
Kartoffeln	40	25	25	40–90	60

Tabelle 20.1 schildert die *Vitaminverluste* beim Kochen. Tabelle 20.2 gibt einen Überblick über die wichtigsten *Vitamine*, ihre biologische Bedeutung und mögliche Mangelsymptome. Tabelle 20.3 zeigt die Klassifizierung von Vitaminen nach ihrer Löslichkeit und Tabelle 20.4 nach ihrer Koenzymfunktion.

Der Vitaminbedarf für Kinder und Jugendliche ist in Kap. 4 (S. 59) *„Empfehlungen für die Nährstoffzufuhr"* in Tabelle 4.4. (DGE 1991) eingehend geschildert, auf die hier verwiesen wird.

Allgemeines

Definition. Vitamine sind lebensnotwendige („Vita"), stickstoffhaltige („amine") Nahrungsbestandteile, deren Nichtzufuhr Mangelerscheinungen auslöst. Hierbei wurde ursprünglich vom Vitamin B_1 ausgegangen. Die spätere Ausdehnung des Begriffes umfaßt jedoch auch Stoffe ohne stickstoffhaltige Verbindungen.

Vitamine sind Wirkstoffe, ohne die das Wachstum und die Erhaltung des menschlichen Organismus nicht möglich ist, da sie vom Menschen nicht oder nur in ungenügender Menge synthetisiert werden können. Es handelt sich also um *„essentielle" Stoffe*, die durch die Nahrung zugeführt werden müssen. Im Körper des Menschen und aller höherer Tiere sind die

Tabelle 20.2. Die einzelnen Vitamine. (Aus: Menden 1990)

Name	Vorkommen	Biologische Bedeutung	Mangelsymptome, Mangelkrankheiten	Tagesbedarf bzw. empfohlene tägl. Zufuhr (in mg)[a]
Vitamin A (Retinol)	Lebertran, Säugetierleber, Milch; als Vorstufe (Carotin) u. a. in Karotten und Tomaten	Bestandteil von Sehstoffen; Epithelschutzvitamin	Nachtblindheit; Austrocknung, Verhärtung und Abschuppung der Haut bzw. Schleimhäute	0,8–1,0
Vitamin D_2 und D_3 (Calciferole)	Lebertran, Säugetierleber, Milch, tierische Fette	Calciumresorption im Darm und -einlagerung in Knochen bzw. Zahnbein	Rachitis, Osteomalazie	0,005
Vitamin E (Tokopherol)	Getreidekeime, ölhaltige Samen, Eier, Milch, Blattgemüse	verhindert Oxidationen (v. a. im Depotfett)	Muskeldegeneration; Sterilität (nur bei Tieren nachgewiesen)	12,0
Vitamin K_1 (Phyllochinon) und K_2 (Menachinone)	Blattgemüse, Leber	Wirkstoff bei der Synthese von Prothrombin und anderen Gerinnungsfaktoren	verzögerte Blutgerinnung; Blutungsbereitschaft	?[b]
Vitamin B_1 (Thiamin)	Hefe, Getreide, Leber, Herz	Kofaktor wichtiger Enzyme des Kohlenhydratstoffwechsels	Beriberi, Neuritis	1,1–1,4

Tabelle 20.2 (Fortsetzung)

Name	Vorkommen	Biologische Bedeutung	Mangelsymptome, Mangelkrankheiten	Tagesbedarf bzw. empfohlene tägl. Zufuhr (in mg)[a]
Vitamin B_2 (Riboflavin)	Hefe, Getreide, Gemüse, Fisch, Fleisch, Leber, Milch	Bestandteil der gelben Fermente (Flavinenzyme)	Wachstumsstillstand; Veränderungen an Augen, Haut und Schleimhäuten	1,5–1,7
Vitamin B_6 (Pyridoxin)	Hefe, Getreide, Sojabohnen, Leber, Niere	Kofaktor von Enzymen des Aminosäurestoffwechsels	Hautveränderungen; Übererregbarkeit; Krämpfe	1,6–1,8
Vitamin B_{12} (Cobalamin)	Leber, Fleisch, Eier, Milch	Beteiligung an der Übertragung von Methylgruppen (u. a. im Nukleinsäurestoffwechsel) und an der Reifung der Erythrozyten	perniziöse Anämie	0,005
Niacin (Nikotinsäure[amid])	Hefe, Getreide, Leber, Milch	Bestandteil des Kofaktors von Enzymen (NAD, NADP)	Pellagra	15–18
Folsäure	Kartoffeln, Blattgemüse, Hefe, Leber, Milch	Beteiligung an der Übertragung von C_1-Resten im Intermediär- und Nukleinsäurestoffwechsel	Sprue; Anämie	0,16–0,4

Biotin	Hefe, Leber, Milch, Eigelb	Bestandteil von Enzymen	Hautveränderungen, Haarausfall	?[c]
Pantothensäure	Eier, Leber, Fleisch, Hefe, Früchte, Getreide	Bestandteil von Koenzym A; Übertragung von Säureresten	sehr selten: Hauterscheinungen, Haarausfall, Durchfall	8,0
Vitamin C (Ascorbinsäure)	Zitrusfrüchte, Paprika, Hagebutten, grünes Blattgemüse, Kartoffeln	Redoxsystem; Beteiligung an der Übertragung von OH-Gruppen, Wirkung auf den Bindegewebsstoffwechsel	Skorbut	75

[a] Empfehlungen der Deutschen Gesellschaft für Ernährung, betr. Erwachsene. Für Säuglinge und Kinder, z. T. auch Jugendliche, für Schwangere und Stillende sowie für schwer Arbeitende und auch für Kranke gelten oft andere, und zwar in der Regel höhere Werte
[b] Der Vitamin-K-Bedarf ist nicht genau bekannt (Synthese durch Darmbakterien)
[c] Der Biotinbedarf ist nur schwer einzuschätzen (Synthese durch Darmbakterien); der Richtwert beträgt 0,012 mg/MJ

Tabelle 20.3. Klassifizierung der Vitamine (nach Löslichkeit)

Wasserlösliche Vitamine	Lipidlösliche Vitamine	Vitaminähnliche Wirkstoffe[a]
Thiamin (Vitamin B_1)	Retinol (Vitamin A)	Meso-Inosit
Riboflavin (Vitamin B_2)	Calciferol (Vitamin D)	Cholin
Nicotinamid (Vitamin PP)	Tocopherol (Vitamin E)	α-Liponsäure
Pantothensäure	Phyllochinon (Vitamin K)	Carnitin (Vitamin T)
Biotin		essentielle Fettsäuren (Vitamin F)
Folsäure		Flavonoide
Cobalamin (Vitamin B_{12})		
Pyridoxin (Vitamin B_6)		
Ascorbinsäure (Vitamin C)		

[a] Mit Ausnahme der essentiellen (mehrfach ungesättigten) Fettsäuren wasserlöslich

Vitamine zur Synthese von Koenzymen und zum Ablauf der unterschiedlichsten Stoffwechselvorgänge unentbehrlich.

Eine chronische Mangelzufuhr führt zu einem latenten Mangel, der anfangs meist durch unspezifische Symptome gekennzeichnet ist. Es kommt zur *Hypovitaminose* und schließlich zu den schweren Formen der *Avitaminose*, die zum Tod des Organismus führen können. Zu einer relativen Mangelzufuhr kann es auch durch einen erhöhten Bedarf durch gesteigerten Verbrauch (Wachstum, Gravidität, Laktation), schlechte Ausnutzung (Resorptionsstörungen) und Vitaminantagonisten (z. B. INH-Therapie führt zu Vitamin-B_6-Mangel) kommen. Ein selektiver Vitaminmangel ist heutzutage selten, da bei Fehlernährung und Erkrankungen des Verdauungstraktes meistens mehrere Vitamine gleichzeitig betroffen sind. Die klassischen Hypovitaminosen des Kindesalters, wie Skorbut (Vitamin-C-Mangel) oder Rachitis (Vitamin-D-Mangel) werden hierzulande zum Glück nur noch selten gesehen, dagegen haben latente Vitaminmangelzustände eine große klinische Bedeutung. Der Kinderarzt muß jedoch wieder mehr an solche Mangelerscheinungen denken, da durch die großen Flüchtlingsströme aus armen Regionen wieder vermehrt mangelernährte Kinder nach Deutschland kommen. Eine Hypervitaminose ist aufgrund der Speicherfähigkeit nur bei den fettlöslichen Vitaminen A und D nachgewiesen.

Ein Vitamin ist selten ein einzelner bestimmter Stoff. Meistens handelt es sich um eine ganze Gruppe von Substanzen, die eine ähnliche chemische Struktur aufweisen und somit auch eine vergleichbare, aber unterschiedlich starke Wirkung auf den Organismus ausüben.

Klassifizierung

Unter den Vitaminen unterscheidet man die Gruppe der fettlöslichen und der wasserlöslichen Vitamine und der vitaminähnlichen Wirkstoffe (s. Tabelle 20.3). Diese Einteilung hat keine Beziehung zur physiologischen Funktion, und auch das Vorkommen, die Resorption und das Speichervermögen sind sehr unterschiedlich.

Ein weiteres Einteilungsprinzip geht vom Wirkungsmechanismus aus und teilt in Vitamine mit und ohne Koenzymwirkung ein (Tabelle 20.4).

Tabelle 20.4. Klassifizierung der Vitamine (nach Koenzymfunktion)

Mit Koenzymfunktion	Ohne Koenzymfunktion	Vitaminähnliche Wirkstoffe
Vitamin B_1	Vitamin A [a]	Vitamin F
Vitamin B_2	Vitamin C	Vitamin T
Vitamin B_6	Vitamin D [a]	(Carnitin)
Vitamin B_{12}	Vitamin E [a]	Flavonoide
Vitamin K [a]		*meso*-Inosit
Vitamin PP		
Biotin		
Folsäure		
α-Liponsäure		
Pantothensäure		

[a] Lipoidlöslich

Die wasserlöslichen Vitamine und das Vitamin K sind aufgrund ihrer Koenzymwirkung für jede lebende Zelle unentbehrlich. Der Bedarf an den fettlöslichen Vitaminen A und E sowie am wasserlöslichen Vitamin C besteht dagegen in der Phylogenese erst im Bereich der höheren Wirbellosen, und das Vitamin D wird ausschließlich von den Wirbeltieren benötigt.

Fettlösliche Vitamine

Bei den fettlöslichen Vitaminen handelt es sich um die Vitamine A, D, E und K, die an die Resorption von Fett gebunden sind. So kann es bei gestörter Lipidverdauung oder Lipidresorption zu einer Hypovitaminose trotz ausreichender Zufuhr kommen. Die fettlöslichen Vitamine müssen zusammen mit den Fetten für die Resorption durch Gallensäure emulgiert werden. Ist die Gallensekretion z. B. durch eine Leberinsuffizienz oder eine Choledocholithiasis unterbunden, so werden neben den Fetten auch die fettlöslichen Vitamine ungenügend resorbiert. Auch ein Malabsorptionssyndrom durch eine exokrine Pankreasinsuffizienz (Lipasemangel) führt zu Resorptionsstörungen (Fettstühle). Bei der Therapie mit Cholestyramin (z. B. zur Cholesterinsenkung) besteht aufgrund des gehemmten enterohepatischen Kreislaufes ein Verlust an fettlöslichen Vitaminen. In jüngster Zeit wird immer gefordert, daß die fettlöslichen Vitamine zusammen mit Fett zur besseren Resorption verzehrt werden sollten. Dies ist aber bei einer ausgewogenen Kost unnötig, da in der Nahrung genügende Mengen an versteckten Fetten vorkommen.

Zu den fettlöslichen Vitaminen gehören auch die sog. gefährlichen Vitamine A und D. Aufgrund der Speicherfähigkeit und der limitierten Ausscheidungsfähigkeit des Körpers kann es bei zu hoher Zufuhr zu Überdosierungen kommen. Meist werden unvertretbar hohe Dosen von unwissenden Vitaminfanatikern verzehrt, da die Vitamine A und D oft in Multivitaminpräparaten vorhanden sind. Auch kann man sie als Bestandteile von Alternativmedizin antreffen, die als „harmlose, natürliche Kräutermedizin" ohne Rezept gekauft werden kann. Eine Hypervitaminose durch einseitige Nahrungszufuhr ist nur in Extremfällen möglich.

Vitamin A (Retinol)

Synonyma. Retinol, Axerophthol

Definition. Vitamin A ist ein Sammelbegriff für Vitamin A_1 (Retinol), A_2 (3-Dehydroretinol) und deren Derivate. Vitamin A wird für den Sehvorgang und das Ektoderm benötigt (s. unten). 1831 wurde erstmals der gelbe Farbstoff aus der Karotte isoliert, der Karotin genannt wird. 1915 isolierte McCollum (USA) den Antixerophthalmiefaktor (Vitamin A).

a) Bedarf
Der Bedarf an Vitamin A ist altersabhängig. Von Kleinkindern werden durchschnittlich 400 µg Retinol benötigt (in 100 ml Brustmilch sind 50 µg

Fettlösliche Vitamine 193

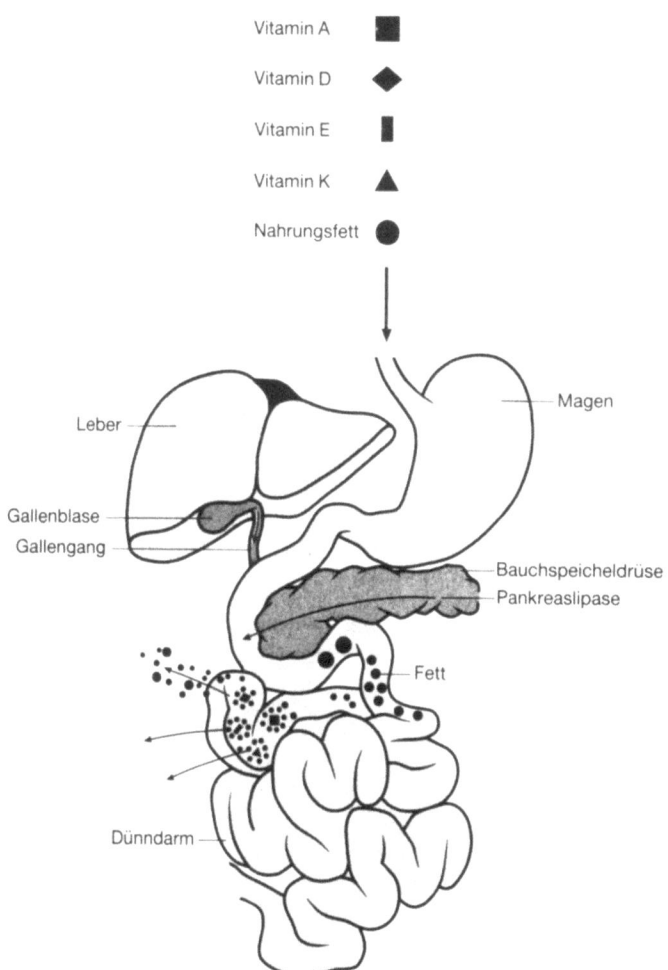

Abb. 20.1. Die Resorption der fettlöslichen Vitamine. (Aus: Menden 1990, S. 35)

Retinol enthalten. 800 ml Brustmilch ≙ 400 µg Retinol), während bei erwachsenen Männern ein täglicher Bedarf von 1000 µg Retinol und bei Frauen von 800 µg Retinol ermittelt wurde. Der Bedarf der Kinder und Jugendlichen wurde aufgrund obiger Daten extrapoliert (vgl. Tabelle 4.4,

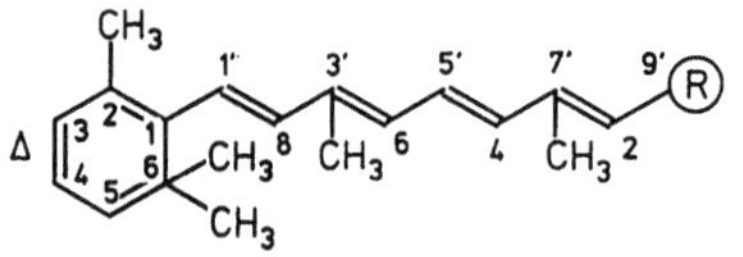

Abb. 20.2. Vitamin-A-Struktur

S. 60). Bei Schwangerschaft werden nochmals zusätzlich 200 µg und bei Stillenden 400 µg Vitamin A benötigt.

Früher gab man die Vitamin-A-Aktivität in der Nahrung in Internationalen Einheiten IE an, während man heutzutage besser von Retinoläquivalenten sprechen sollte. Eine IE an Vitamin A entspricht 0,3 µg an All-trans-retinol (= Vitamin A_1) oder 0,6 µg an reinem β-Karotin. Retinol ist 6mal wirkungsvoller als β-Karotin und sogar 12mal stärker als die übrigen Karotinoide.

Die täglich empfohlene Zufuhr an Vitamin A wird jedoch noch meistens mit 5000 IE angegeben. Dieses entspricht ungefähr 1000 Retinoläquivalenten, da durch die Nahrung unterschiedliche Anteile an Vitamin-A-Derivaten zugeführt werden (2/3 Karotin, 1/3 Vitamin A_1).

Wenn Retinol und β-Karotin in µg angegeben werden, entspricht dem Retinoläquivalent: µg Retinol + µg β-Karotin/6.

Da Karotin nicht wie Vitamin A im Körper gespeichert wird, ist bei ausschließlicher Zufuhr von Vitamin A, Karotin im Serum nicht nachweisbar. Die Leber stellt ein großes Speicherreservoir an Vitamin A dar. Pro Gramm an Lebergewebe sind 10–30 µg (ca. 300–900 mg Speicherpool) an Vitamin A enthalten, so daß erst eine langfristige Mangelernährung zur Senkung des Plasmaspiegels führt.

Niedrige Karotinspiegel im Serum sind nur dann von Bedeutung, wenn gleichzeitig eine ausreichende Zufuhr an Karotin besteht und somit eine Resorptionsstörung angenommen werden kann. Vitamin A wird auch aus Karotinen synthetisiert, und zwar v. a. aus solchen, die einen β-Ionenring (β-Karotin) aufweisen. Die Vorstufen des Vitamin A werden auch als Provitamine bezeichnet.

Blutspiegel: 100–200 IE/100 ml Vitamin A.

Eine Reihe von chronischen Krankheiten führen trotz ausreichender Zufuhr zu erhöhten oder auch erniedrigten Vitamin-A-Spiegeln.

b) Vorkommen in Nahrungsmitteln

Während Vitamin A (Retinol) ausschließlich in tierischer Nahrung vorkommt, ist die Zufuhr an Provitamin A (Karotinoide) eine Domäne der

Vegetabilien (z. B. Mohrrüben). Besonders reich an Vitamin A sind Leber (Leberöl bei Fischen), Milch, Butter und Eigelb.

c) Stoffwechsel und Funktion

Vitamin A und die Karotine werden in der Gegenwart von Gallensäuren, mit denen sie wasserlösliche Komplexverbindungen bilden, resorbiert. Noch in den Mukosazellen der Darmschleimhaut werden die Karotine z. T. in Vitamin A umgewandet. Aber auch andere Organe, wie z. B. die Leber, sind in der Lage, eine oxidative enzymatische Spaltung der Provitamine durchzuführen. 95 – 99% des Vitamin-A-Bestandes werden in der Leber gespeichert und sichern so den Bedarf für mehrere Monate. Karotine verfügen auch über eine eigene Vitamin-A-Aktivität. Diese ist jedoch viel geringer (1/6 für β-Karotin und 1 1/2 für Karotinoide).

Vitamin A ist ein Schutzstoff für das gesamte Ektoderm. So sind die Strukturen der Haut, der Kornea und aller Schleimhäute (Respirations- und Digestionstrakt) Vitamin-A-abhängig.

Das Dämmerungs- und Nachtsehen hängt von dem Gehalt des lichtempfindlichen Pigmentes Rhodopsin (Sehpurpur) ab, welches aus Vitamin A synthetisiert wird.

Vitamin-A-Säure (Retinsäure) besitzt durch Anregung der Mitosetätigkeit keratolytische Wirkung auf die Haut und wird deshalb als Schälmittel bei Akne vulgaris verwendet. Auch werden die Vitamin-A-Säure-haltigen Cremes besonders bei älteren Damen zur „Faltenprophylaxe" eingesetzt.

Langzeitschäden bei jahrelanger Anwendung sind noch nicht abzuschätzen. Deshalb wird von einer Anwendung aus kosmetischen Gründen abgeraten.

d) Mangelerscheinungen

In der Regel entsteht ein Vitamin-A-Mangel im Rahmen eines Maldigestions- oder Malabsorptionsyndroms (Mukoviszidose, Zöliakie), bei verminderter Speicherung (Lebererkrankungen) oder wenn die Umwandlung der Provitamine A in Vitamin A gestört ist (Hypothyreose). Nur selten liegt eine ungenügende Zufuhr vor.

Auge. Das erste Symptom des Vitamin-A-Mangels (Rhodopsinmangel) beim Menschen ist die Störung des Nacht- und Dämmerungsehens (Nachtblindheit). Der Ausfall der Epithelschutzwirkung des Vitamin A äußert sich in Xerosis und Keratinisierung der Kornea des Auges (Xerophthalmie), der zusätzlich eine verminderte Tränensekretion zugrunde liegt. Es treten dann dreieckige, weißlich-gelbliche, schuppenartige Verdickungen am Limbus der Kornea (Bitot-Flecke) auf.

Ektoderm. Es kommt zur Austrocknung, Hyperkeratose der Haut und Schleimhäute (Krötenhaut). Auch werden Leukoplakien der Atem- und Harnwegsschleimhäute bzw. Plattenepithelmetaplasien der Speichel- und Schleimdrüsen des Verdauungstraktes (Diarrhöen) gefunden. Diese Epithelschäden sind mit einer Resistenzminderung und gesteigerter Infektanfälligkeit gekoppelt.

Bei Kindern und Jugendlichen führt der Mangel zu Störungen des Wachstums und der Knochenbildung. Weitere Symptome sind Beeinträchtigungen der Hämatopoese (Anämie, Leuko- und Thrombozytopenie) und Atrophie der Keimdrüsen.

e) Toxizität

Besonders *Kinder und Jugendliche* sind durch eine Vitamin-A-Überdosierung (bereits ab dem 10fachen der normalen Nahrungszufuhr) gefährdet. Sie führt zu Haut- und Schleimhautaffektionen, Haarausfall, Gelenkschmerzen, Periostverdickung und sogar zur Hemmung des Knochenwachstums durch frühzeitigen Epiphysenschluß. Außerdem wurden neurologische Störungen wie Hirndrucksteigerungen, Abduzenslähmungen (VI. Hirnnerv) und Atrophien des N. opticus beobachtet.

Tabelle 20.5. Klassifizierung der Vitamine. (Aus: Buddecke 1989, S. 393)

Wasserlösliche Vitamine	Lipidlösliche Vitamine	Vitaminähnliche Wirkstoffe[a]
Thiamin (Vitamin B_1) Riboflavin (Vitamin B_2) Nicotinamid (Vitamin PP) Pantothensäure Biotin Folsäure Cobalamin (Vitamin B_{12}) Pyridoxin (Vitamin B_6) Ascorbinsäure (Vitamin C)	Retinol (Vitamin A) Calciferol (Vitamin D) Tocopherol (Vitamin E) Phyllochinon (Vitamin K)	Meso-Inosit Cholin α-Liponsäure Carnitin (Vitamin T) essentielle Fettsäuren (Vitamin F) Flavonoide

[a] Mit Ausnahme der essentiellen (mehrfach ungesättigten) Fettsäuren wasserlöslich

Tabelle 20.6. Richtlinien für die Interpretation von Vitamin A- und Karotinserumspiegeln. (Aus: Alpers et al. 1988)

Interpretation	Serum Spiegel (µg/dl)	
	Vitamin A	Carotin
Normal	>20	>40
Normal, ohne den Verzehr von Vegetabilien	>20	<40
Geringe Aufnahme, grenzwertige Speicher	10–19	20–39
Unzureichende Speicher	<10	Variable
Schwere Lebererkrankung	<20	>40
Extreme Vitamin-A-Aufnahme	>65	>40
Extreme Karotinaufnahme	>20	>300
(oder Schilddrüsenunterfunktion, Hyperlipidämie, Anorexia nervosa, Hypercholesterinämie bei Diabetes mellitus)		

Bei Erwachsenen, die zwischen 50000 und 100000 IE täglich an Vitamin A eingenommen hatten, wurden Hepatomegalien bis hin zur Leberfibrose bzw. Leberzirrhose gefunden. Auch bestand Übelkeit mit Erbrechen, Müdigkeit und die bereits bei den Kindern beschriebenen Störungen der Haut, Haarausfall und Knochenschmerzen.

Nach Wilson (1991, S. 434 ff.) beginnt die *Überdosierung bei Erwachsenen* ab einer täglichen Zufuhr von *ca. 25 000 IE* Vitamin A. Immer sollte der Arzt bei der Anamnese auch nach den „natürlichen Pflanzenheilmitteln" und Multivitaminpräparaten fragen, da diese große Mengen an Vitamin A enthalten können.

Schon Dosierungen von 15000 IE Vitamin A, die zwischen dem 14. und 40. Tag der Schwangerschaft täglich eingenommen wurden, führten zu Mißbildungen des Fötus (Lancet 1: 319, 1985). Aus diesem Grund wird vor einer Vitamin-A-Gabe in der frühen Schwangerschaft abgeraten.

Karotine. Eine übermäßige Zufuhr an Karotin führt nicht zu einer Vitamin-A-Überdosierung! Die Umwandlung der Karotine unterliegt einem Rückkoppelungsmechanismus, so daß bei ausreichendem Vitamin-A-Spiegel die Synthese aus Karotin gehemmt ist. Es liegt jedoch ein kosmetischer Effekt vor, der nicht gefährlich ist und bei Stoppen der Zufuhr reversibel ist. Es kommt zu einer Gelbfärbung der Haut, besonders im Bereich der Fußsohlen und der Handflächen. Eine Gelbsucht läßt sich dadurch ausschließen, daß bei einer Karotinämie die Skleren nicht gefärbt sind.

f) Therapie
Bei der therapeutischen Anwendung von Vitamin A bei Mangelzuständen (2000–3000 IE/kg Körpergewicht) ist die Möglichkeit einer Überdosierung zu berücksichtigen. Bei manifesten Mangelsymptomen werden für eine Zeit von ca. 3 Wochen täglich bis zu 3000 IE pro kg Körpergewicht an Vitamin A verordnet. Hierbei ist aufgrund der Teratotoxizität eine Schwangerschaft auszuschließen.

Vitamin D (Calciferol)

Synonyma. Calciferol, antirachitisches Vitamin.

Definition. Vitamin D ist ein Sammelbegriff („D-Gruppe") für photosensible Sterinderivate, insbesondere die Vitamine D_2 und D_3 (Ergo- bzw. Cholecalziferol) sowie – als deren natürliche Provitamine – das Ergosterin und 7-Dehydrocholesterin (Stoffwechsel s. unten).

a) Bedarf
Während der Erwachsene bei ausreichender UV-Bestrahlung keine Vitamin-D-Zufuhr durch die Nahrung benötigt, benötigen Kinder und Jugendliche zum Wachstum und Aufbau des Skelettes dringend große Mengen an Vitamin D. So besteht bei Kindern ein täglicher Bedarf von 400 IE (10 µg). Bei Erwachsenen wird noch eine Zufuhr von 200 IE (5 µg) empfohlen.

1 IE entspricht 0,025 µg Vitamin D_2 bzw. D_3

1 mg D_2/D_3 entspricht 40 000 IE

b) Vorkommen in Nahrungsmitteln
Besonders reich an Vitamin D_3 sind Fischöle (Lebertran), Fette, Fisch, Eigelb, Milche, Butter und Käse. Eine zweite wichtige Quelle für das Vitamin D stellen die Provitamine dar, die in Form von pflanzlichen Nahrungsmitteln (Ergosterin: Provitamin D_2) aufgenommen werden. Für den erwachsenen Organismus spielt jedoch die endogene Synthese in der Leber von 7-Dihydrocholesterin aus Cholesterin die größte Rolle.

c) Stoffwechsel und Funktion
Das Vitamin D besitzt nur eine sehr geringe Wirkung (1/5 von 1,25-Dihydrocalciferol). Zur Umwandlung in die aktive Form (Calzitriol, 1,25-Dihydroxycalciferol) sind komplizierte Stoffwechselvorgänge nötig (Abb. 20.3).

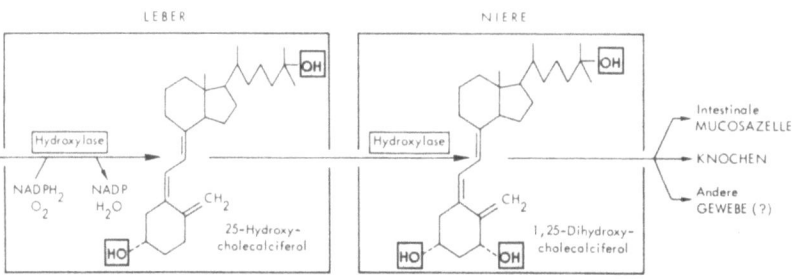

Abb. 20.3. Biosynthese des Vitamin D. (Aus: Buddecke 1989)

Der ausgewachsene Organismus hat die Möglichkeit einer nur vom UV-Licht abhängigen Totalsynthese der aktiven Form. Durch Dehydrierung wird in der Leber Cholesterin in 7-Dehydrocholesterin umgewandelt. Unter UV-Strahlung wird in der Haut Vitamin D_3 (Cholecalciferol) gebildet. Vitamin D_3 gelangt in die Leber, wo es in 25-Hydroxycholecalciferol umgewandelt wird. Diese Form besitzt bereits eine höhere Vitamin-D-Wirkung (50%). 25-Hydroxycholecalciferol wird schließlich in der Niere in die eigentliche Wirkform, das 1,25-Dihydroxycalciferol (Calzitriol), umgewandelt. Die Synthese ist sehr fein reguliert und wird dem jeweiligen Kalziumbedarf des Organismus angepaßt. Stimulierend wirken Kalziummangel, Phosphatmangel, Östrogene, Prolaktin und Somatotropin.

Eine Hemmung der Syntheseschritte bewirken hohe 1,25-Dihydroxycalciferolspiegel, Azidose und wahrscheinlich auch Kortikosteroide. Aus den Orten der Syntheseschritte wird auch ersichtlich, daß es bei chronischen Leber- und Nierenerkrankungen zu Vitamin-D-Mangelzuständen kommen kann.

Bei fehlender UV-Strahlung muß Vitamin D_2 (Ergocalciferol) mit der Nahrung aufgenommen werden. Die weitere Umwandlung geschieht analog zu den oben beschriebenen Stoffwechselschritten zu 1,25-Dihydroxy-*ergo*calciferol. Die Aufnahme von Vitamin D ist wie das Vitamin A an eine intakte Lipidresorption gekoppelt. Vitamin D (Calciferol) wird v. a. im Fettgewebe bis zu einem Zeitraum von 6 Monaten gespeichert.

d) Wirkungen des Vitamin D auf den Organismus
Intestinale Mukosazele und Knochen: Förderung der Resorption von Kalzium und Phosphat und dadurch Unterstützung des Knochenwachstums und der Verknöcherung. Auf den Knochen hat 1,25-Dihydroxycalciferol zwei unterschiedliche Wirkungen. Einerseits fördert es − möglicherweise durch Steigerung der Plasmakonzentration von Ca^{++} und Phosphat − die Mineralisation des Knochens und der Zähne. Andererseits führen hohe Dosen in vivo zum Abbau von Knochen durch Osteolyse.

Niere: Steigerung der Rückresorption von Kalzium und Phosphat.

e) Mangelerscheinungen
Zu Störungen im Vitamin-D-Haushalt kommt es v. a. durch:

− Mangel an UV-Licht,
− Mangelnde Zufuhr oder Malabsorption,
− gestörte Vitamin-D-Metabolisierung z. B. bei chronischer Niereninsuffizienz.

Die klassische Vitamin-D-Mangelkrankheit ist die Rachitis, weshalb man Vitamin D auch das antirachitische Vitamin nennt. Der Name Rachitis (Rachis: Wirbelsäule) weist auf ein früher häufiges Spätsymptom, die Verkrümmung der Wirbelsäule, hin. Durch die Osteomalazie kann es zur Verformung fast aller Knochen kommen: Kraniotabes (Weichheit des Schädels), Hühnerbrust, Verformung der langen Röhrenknochen (Säbelbeine) mit X- und O-Beinen, Beckendeformierungen und Kyphoskoliose der Wirbelsäule.

Anzeichen des gestörten Wachstums sind verzögerter Fontanellenschluß, verspäteter Zahndurchbruch und Schmelzdefekte. Ein Minderwuchs tritt nur bei schweren unbehandelten Vitamin-D-Mangelzuständen auf.

Zeichen der überschießenden Bildung von nicht verkalkendem Osteoid (Osteoblastenproliferation) sind der rachitische Rosenkranz (Auftreibung der Knorpel-Knochen-Grenze an den Rippen), Auftreibung der Meta-epiphysengegend der langen Röhrenknochen sowie Höckerbildung durch subperiostale Osteoidauflagerung. Unspezifische Frühsymptome sind

Gliederschmerzen, Unruhe, Reizbarkeit, Schweiß, Hautblässe, Muskelypotonie (Froschbauch) und erhöhte Infektanfälligkeit. Ungewöhnlich häufig kommt heute noch Vitamin-D-Mangel bei Moslems vor (Indien usw.), die wegen der den ganzen Körper umgebenden Bekleidung (Schleier) zu wenig UV-Bestrahlung durch Sonnenlicht erhalten. So befindet sich in Indien in Dehli ein Krankenhaus mit ca. 1000 Fällen von Kindern, Jugendlichen und Erwachsenen mit z. T. schwersten Krankheitsbildern von Vitamin-D-Mangel, bei denen es zu massiven Umformungsprozessen und osteolytischen Prozessen des Beckens und des gesamten Skelettes usw. kommen kann. In Großstädten in engen Gassen ist auch bei uns heute noch gelegentlich die Gefahr des Auftretens von Rachitis vorhanden (Neapel). Im Sommer Spielen im Freien, bei Wärme mit leichter Kleidung, und im Winter sinnvoll abwechselnde Anwendung von Höhensonnenbestrahlung oder Gabe von Lebertran können dieser Entwicklung bei Kindern und Jugendlichen vorbeugen.

f) Diagnostik
Eine Röntgenaufnahme der Hand erlaubt die Diagnose, auch wenn klinische Zeichen noch fehlen. Aufgrund des sekundären Hyperparathyreoidismus (Ca^{++}-Freisetzung aus dem Knochen) liegt der Serumkalziumwert meist im Normbereich. Der Serumphosphatspiegel ist jedoch deutlich erniedrigt und die alkalische Phosphatase durch den gesteigerten Knochenabbau erhöht. Sehr selten treten bei Säuglingen angeborene Vitamin-D-resistente Rachitisformen von uneinheitlicher Syndromgruppe auf, die, wenn überhaupt nur auf sehr hohe Vitamin-D-Dosen ansprechen. Hierbei wird auf spezielle Fachliteratur in der Kinderheilkunde verwiesen.

g) Therapie
Aufgrund des großen Bedarfs wird heutzutage bei Säuglingen ab der 2. Woche eine Rachitisprophylaxe mit 500 IE Vitamin D empfohlen, welche praktischerweise mit einer Fluorkariesprophylaxe kombiniert wird. Bei manifestem Vitamin-D-Mangel wird über 4–6 Wochen eine tägliche orale Zufuhr von 3000–5000 IE empfohlen. Nach der Ausheilung muß noch eine Prophylaxe mit 500 IE Vitamin D_3 angeschlossen werden. Während der Behandlung sollten die Kinder zusätzlich Kalzium und Phosphat erhalten. In der Heilungsphase kann es zu einer rachitogenen Tetanie kommen, wenn Kalzium wieder in verstärktem Maße in den Knochen eingelagert wird. Selbstverständlich wird empfohlen, daß bereits Säuglinge in vernünftigem Ausmaß Sonnenlicht ausgesetzt werden. Gerade im Wachstum ist Kindern und Jugendlichen ein hoher Verzehr an Milchprodukten, die reich an Kalzium und Vitamin D sind, anzuraten.

h) Toxizität

Eine Zufuhr von 1000 – 3000 IE an Vitamin D über mehrere Monate hinweg wirkt toxisch. Es kommt zu einer Mobilisierung von Kalzium, welches zu Nierensteinen mit Niereninsuffizienz und Weichteilverkalkung führt. So kann es auch zu Verkalkungen der Gefäße bis hin zu Infarkten kommen.

Bekanntlich gibt es eine *kardiovasopathogene Diät*, mit der tierexperimentell ein Zustand hergestellt werden kann, der einer Myokardnekrose und Gefäßverkalkung im Sinne einer Arteriosklerose ähnlich ist. Man spricht auch von *Elektrolytkardiopathie*. Diese Kost ist reich an Vitamin D_3, Kalzium und verarmt an Magnesium. Unter der Gabe von Vitamin D_3 und Kalzium kommt es zur Kalziuminkorporation in die Arteriolen. Das Experiment mißlingt, wenn ausreichend Magnesium zugeführt wird.

Obwohl man sich heute darüber geeinigt hat, Vitamin D als „*Vitamin*" zu bezeichnen, fand in den 20er Jahren unseres Jahrhunderts darüber ein Streit statt, ob man es wegen seiner eher hormonähnlichen Wirkung nicht besser als *Hormon* bezeichnen solle.

Vitamin E (Tokopherol)

Definition. Bei Tokopherol handelt es sich um einen Sammelbegriff für in ihrer Wirkung ähnliche Stoffe, wobei das α-Tokopherol ihr wichtigster Vertreter ist. Der aus dem Griechischen stammende Begriff („tokos" = Geburt, „pherein" = Träger) weist auf die Bedeutung bei der Erhaltung der Fruchtbarkeit hin.

a) Bedarf

Der Bedarf an Vitamin E ist nur sehr schwer anzugeben, da er auf die Zufuhr von natürlichen Oxidanzien, wie z.B. ungesättigten Fettsäuren, beruht. 1 mg an Vitamin E wird für die Zufuhr von 0,6 g ungesättigter Fettsäuren benötigt. Der tägliche Bedarf entspricht ungefähr 10 – 20 IE Vitamin E (10 – 20 mg an α-Tokopherol). Für Kinder und Jugendliche wird 5 – 12 mg angegeben.

Der Blutserumspiegel an Vitamin E beträgt ca. 1 mg/100 ml. Vitamin E wird im Serum in Bindung an β-Lipoproteine transportiert.

b) Vorkommen in Nahrungsmitteln

Tokopherol wird in Pflanzen gebildet. Besonders reichlich ist es in keimenden Getreidekörnern (z.B. Weizenkeimen enthalten). Auch pflanzliche Fette und Öle, Nüsse, verschiedene Gemüse, Sojabohnen, aber auch

Fleisch, Fisch und Milchprodukte sind reich an Vitamin E. Da Vitamin E das Ranzigwerden von Fetten (v. a. Margarine) verhindert, wird es meist diesen Nahrungsmitteln artifiziell zugesetzt.

c) Stoffwechsel und Funktion
Aufgrund seiner chemischen Eigenschaften kann Tokopherol als Redoxsystem wirken. Es schützt ungesättigte Fettsäuren (Linolsäure, Linolensäure), Vitamin A, diverse Hormone und Enzyme vor einer Oxidation. Weiterhin wird für die Tokopherole eine Beziehung zu Ubichinonen und eine Beteiligung am Elektronentransport und der ATP-Bildung in der Atmungskette vermutet. Ungeklärt ist bisher die Bedeutung bei der Cholesterinsynthese. Mehrere Gramm an Tokopherol sind im menschlichen Körper v. a. in Fett- und Lebergewebe gespeichert. Bei normaler Zufuhr findet keine Ausscheidung über Urin oder Fäzes statt.

Vitamin E wird schon seit langem in der Laienpresse als „Jungbrunnen" bezeichnet und ihm wird ebenfalls eine Schutzwirkung vor krebserregenden Schadstoffen zugeschrieben. Selbst ein Schutz vor Arteriosklerose wird nachgesagt. Vitamin E soll die Gefäßmembran vor oxidativer Schädigung und nachfolgenden Einrissen bewahren. Für den klassischen Mediziner ist es schwierig, dem Gedankengang zu folgen, wie ein einzelnes fettlösliches Vitamin, welches mit der Ernährung, soweit es den physiologischen Bedarf angeht, ausreichend zugeführt wird, gleichzeitig eine Wirkung bei mehreren wichtigen Stoffwechselstörungen auslösen könnte. Durch die hohe Fettzufuhr erhalten wir eher mehr als zuwenig an fettlöslichen Vitaminen. Sobald mehr wissenschaftliche Erkenntnisse vorliegen, die diese Thesen stützen, wird man mehr über die Richtigkeit der Anschauungen wissen.

d) Mangelerscheinungen
Ein Tokopherolmangel führt beim Versuchstier (Ratte, Kaninchen) zur Störung der Fortpflanzungsfähigkeit und des Muskelstoffwechsels. Es kommt bei diesen Tieren zum Sistieren der Spermiogenese, zu Aborten und zu Muskelatrophien.

Ob die beim Tier beobachteten Mangelerscheinunen auf den Menschen übertragbar sind, kann noch nicht mit Sicherheit gesagt werden. Beim Menschen tritt ein isolierter Vitamin-E-Mangel so gut wie nicht auf, da Vitamin E in allen Grundnahrungsmitteln in ausreichender Menge enthalten ist und außerdem in großen Mengen im Fettgewebe gespeichert wird. In Langzeitstudien an freiwilligen Probanden wurde erst nach Monaten ein Absinken des Vitamin-E-Plasmaspiegels beobachtet, und selbst dann wurden kaum Symptome gefunden. Meist liegt ein kombinierter Mangel von mehreren Vitaminen durch Fettresorptionsstörungen oder

Unterernährung vor. Ein Mangel wurde bisher nur bei Frühgeborenen und Säuglingen beobachtet, da diese über minimale Vorräte an Vitamin E verfügen (Trias: Anämie, Thrombozytose, Ödemneigung).

e) Therapie und Toxizität

Ein Nutzen einer zusätzlichen Zufuhr von Vitamin E bei normaler, gemischter Kost, liegt beim Menschen nicht vor. Eine Mehrzufuhr ist jedoch risikolos, da es im Gegensatz zu Vitamin A und D auch in hohen Dosen nicht toxisch ist. In zwei Fällen ist jedoch Vorsicht geboten: Bei Patienten, die orale Antikoagulanzien einnehmen (Cumarine, Markumar) und bei Frühgeburten. Vitamin E kann Vitamin K antagonisieren und somit den Quick-Wert zusätzlich erniedrigen (Blutungsgefahr!). Bei Frühgeburten wurde Aszites mit Hepatosplenomegalie, ein cholestatischer Ikterus und eine Thrombozytopenie beobachtet. Weitere Forschungen werden in den nächsten Jahren sicherlich mehr Klarheit über den Nutzen einer Vitamin-E-Therapie bringen.

Neuerdings wird in Einzelfällen von einer günstigen Ansprechbarkeit des Gelenkrheumatismus auf Gabe von Vitamin E berichtet.

Vitamin K (Phyllochinon)

Synonyma. Phyllochinon, antihämorrhagisches Vitamin.

Definition. Sammelbegriff für die natürlich vorkommenden Vitamine K_1 (Phytomenadion, aus Alfafa-Heu, Phyllochinone) in grünen Pflanzenteilen und K_2 (Menachion, aus Fischmehl, Farnochinon) in tierischen Organen und Mikrobenstoffwechsel. Aber auch die synthetischen Vitamine $K_3 - K_7$ samt ihrer Derivate (z.B. Menadion = K_3, Menadiol = K_4) werden dazugezählt.

a) Bedarf

Im allgemeinen gilt die Regel, daß der Dünndarm des Gesunden frei von Bakterien ist und deshalb eine bakterielle Vitaminsynthese dort nicht stattfinden kann. Zwar werden Vitamine durch Bakterien in tieferen Darmabschnitten auch beim Menschen gebildet, können jedoch dort nicht mehr resorbiert werden. Anders ist dies bei einigen Tieren. Beim Vitamin K sind in letzter Zeit Zweifel an diesem Mechanismus erhoben worden. Der tägliche Bedarf liegt bei Kindern bei ca. 30–110 µg und bei Erwachsenen bei ca. 70–140 µg an Vitamin K_1.

b) Vorkommen in Nahrungsmitteln

Reich an Vitamin K sind grüne Vegetabilien, Früchte, Milchprodukte und in geringerem Ausmaß auch Fleischprodukte. Es muß hierbei bedacht weden, daß der Bedarf zur Hälfte aus der Synthese der Darmflora gedeckt wird.

c) Stoffwechsel und Funktion

Vitamin K erscheint nach der Resorption aufgrund seiner Fettlöslichkeit zusammen mit den Lipiden zunächst im Lymphgefäßsystem. Vitamin K ist für die Bildung der Blutgerinnungsfaktoren Prothrombin (II), Prokonvertin (VII), den Christmas-Faktor (IX) und den Stuart-Faktor (X) zuständig, die in der Leber stattfindet. Es findet hierbei eine Karboxylierung der Glutamylreste der Faktoren statt, die dadurch das zur Aktivierung benötige Kalzium zu binden vermögen.

Tabelle 20.7. Bedarf an Vitamin K

Alter (Jahre)	Vitamin K_1 RDA [µg]
0 – 0,5	12
0,5 – 1	10 – 20
1 – 3	15 – 30
4 – 6	20 – 40
7 – 10	30 – 60
11 +	50 – 110
Erwachsene	70 – 140

Tabelle 20.8. Vitamin K in Nahrungsmitteln

Nahrungsmittel	Vitamin-K-Gehalt [mg/100 g]
Spinat	0,6
Kohl	0,4
Tomaten	0,4
Rinderleber	0,15
Muskelfleisch	0,1
Kartoffeln	0,08
Kuhmilch	0,001

d) Mangelerscheinungen

Zu Mangelerscheinungen kommt es nur bei Störungen der Darmflora (z. B. durch Antibiotikatherapie) oder Lipidresorptionsstörungen (z. B. bei Cholestase oder Malabsorption). Ein alimentärer Mangel ist unwahrscheinlich, weil durch die Darmflora ausreichend Vitamin K synthetisiert wird. Da Vitamin K sehr rasch metabolisiert wird, treten Mangelerscheinungen schon nach 24 – 48 h auf, zumal die Speicherung dieses Vitamins auch sehr gering ist. Es kommt durch den Faktorenmangel zu flächenhaften Blutungsneigungen. Frühsymptome können Zahnfleischbluten und blaue Flecken in der Haut sein.

Vitamin-K-Antagonisten (Dicumarole) werden therapeutisch zur Herabsetzung der Gerinnungsfähigkeit des Blutes verwendet (z. B. bei Emboliegefahr). Vitamin-K-Antagonisten hemmen die Vitamin-K-anhängige Karboxylierung der Glutaminsäurereste der Faktoren II, VII, IX und X. Seit 1948 wird Warfarin als Rattengift eingesetzt, wodurch die Tiere innerlich verbluten.

e) Therapie und Toxizität

Bei Blutungsgefahr durch Vitamin-K-Mangel oder bei Überdosierungen von Cumarinderivaten ist die Indikation zur oralen oder intravenösen Therapie von Vitamin K gegeben. Vor einer intramuskulären Verabreichung wird aufgrund der erhöhten Blutungsneigung gewarnt. Die Gerinnungstörungen sind jedoch erst nach ca. 24 h behoben.

Bei Neugeborenen wird aufgrund der fehlenden Darmflora eine Vitamin-K-Prophylaxe von 1 mg postpartal empfohlen. Eine Gerinnungsstörung, die aufgrund eines Leberparenchymschadens entstanden ist (Ort der Faktorensynthese!), kann jedoch durch Vitamin-K-Gabe nicht beeinflußt werden (Koller-Test).

Hohe Dosen an Vitamin K führen bei Neugeborenen zu einem massiven Zerfall von Erythrozyten und dadurch auch zu einem Kernikterus. Auch bei Erwachsenen wird eine hämolytische Anämie beobachtet.

Wasserlösliche Vitamine

Bei den wasserlöslichen Vitaminen handelt es sich um den Vitamin-B-Komplex und das Vitamin C. Meist sind sie in größeren Mengen an pflanzlichen Kohlenhydratträgern zu finden. Da diese Vitamine wasserlöslich und oft licht- und hitzelabil sind, kommt es bei der Nahrungszubereitung (Kochen) oft zu erheblichen Verlusten (Tabelle 20.1). Im Gegensatz zu den fettlöslichen Vitaminen werden sie im Organismus kaum gespeichert und leicht über die Niere ausgeschieden, so daß es nicht zu Akkumulationen und toxischen Wirkungen kommen kann.

Als *Vitamin-B-Komplex* werden die gegen Beri-Beri wirksamen Stoffe bezeichnet: die Vitamine B_1, B_2, B_6, B_{12}, Biotin, Nicotinsäureamid und Panthothensäure.

Vitamin B_1 (Thiamin)

Synonyma. Thiamin, Aneurin, Beri-Beri-Schutzstoff

Definition. Wasserlösliches, hitze-, alkali-, und O_2-labiles Vitamin, welches unentbehrlich für den Kohlenhydratstoffwechsel (Energiestoffwechsel) und die Acetylcholinbildung (Neutrotransmitter) ist.

a) Bedarf
Der Vitamin-B_1-Bedarf ist von der Energieaufnahme (v. a. Kohlenhydrate) abhängig, da es eine wichtige Rolle im Energiemetabolismus spielt. Pro 1000 kcal/Tag werden 0,5 mg Thiamin benötigt.

Der durchschnittliche tägliche Bedarf an Thiamin beträgt nach Angaben der DGE ca. 1,4 mg. Der Plasmaspiegel an freiem Thiamin beträgt 1 µg/100 ml. Eine internationale Einheit (IE) entspricht 0,003 mg Thiaminhydrochlorid.

b) Vorkommen in Nahrungsmitteln
Thiamin ist in allen Lebensmitteln enthalten, da es aber wasserlöslich ist, wird es beim Kochvorgang teilweise aus der Nahrung extrahiert, so daß beim Entnehmen von Thiaminmengen aus Nahrungsmitteltabellen, die

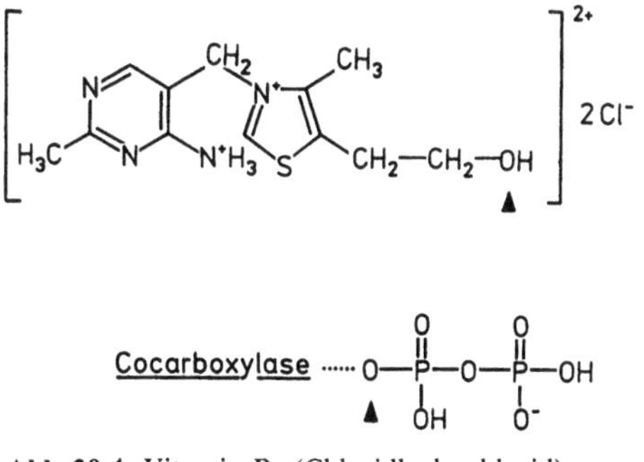

Abb. 20.4. Vitamin B_1 (Chloridhydrochlorid)

Nahrungszubereitung berücksichtigt werden muß. Besonders viel Thiamin kommt in *Vollkornprodukten* und Hefe vor. Aber auch Kartoffeln, Hülsenfrüchte, Fleisch und grünes Blattgemüse enthalten ausreichende Mengen an Thiamin. Gerade die Randschichten des Korns, die bei der Herstellung von Weißmehl oder geschältem Reis entfernt werden, sind reich an Thiamin.

Der Bedarf ist bei Schwangeren, Stillenden, im Alter und bei Alkoholikern erhöht. Aber auch während der Wachstumsschübe von Kindern, bei denen hohe Energiemengen zugeführt werden, werden große Mengen an Thiamin benötigt. Da mit dem Schweiß Thiamin verloren geht, haben auch schwitzende Menschen (Kranke, Leistungssportler) einen erhöhten Bedarf.

c) Stoffwechsel und Funktion
Thiamin wird von Pflanzen und Mikroorganismen synthetisiert. Nach der Nahrungsaufnahme wird es im Darm sehr rasch resorbiert und in der Leber in ein Koenzym (Thiaminpyrophosphat) umgewandelt. Dieses Koenzym ist an der Dekarboxilierung von α-Ketosäuren und der Transketolasereaktion beteiligt. Thiamin ist somit v. a. für diejenigen Organe wichtig, die ihren hohen Energiebedarf aus Pyruvat bzw. Laktat gewinnen (z. B. Herzmuskel) und einen hohen Bedarf an Acetylcholin haben (Transmitter im Nervensystem).

d) Mangelerscheinungen
Die Thiaminmangelerscheinung wird als Beri-Beri-Erkrankung bezeichnet. Der Name Beri-Beri bedeutet „Schafsgang", da bei Thiaminmangel der Gang der Erkrankten zunehmend versteift und dem von Schafen ähnelt. Bereits 2600 v. Chr. wurde in China diese Erkrankung beschrieben. Beri-Beri war bis in unser Jahrhundert, besonders in Indien, eine häufige Krankheit. Erst mit der Entdeckung der Mangelsubstanz (Vitamin B_1, konnte sie geheilt werden. Durch die Einführung von Reisschälmaschinen 1896 auf Java, bei deren Anwendung die thiaminhaltige Außenschicht entfernt wurde, traten tausende von Todesfällen auf.

Neurologische Störungen. Es kommt zu degenerativen Veränderungen im zentralen und peripheren Nervensystem. Auch die Wernicke-Enzephalopathie des Alkoholikers, bei der es zu Augenmotilitätsstörungen, zerebellären Störungen und auch psychischen Störungen (Korsakow-Syndrom) kommt, wird mit dem Thiaminmangel im Zusammenhang gesehen.

Durch Störungen der Herzmuskeltätigkeit kann es zur Herzinsuffizienz mit allen Komplikationen kommen. Histologisch ist ein Ödem des Herzmuskels nachweisbar.

Bei Kindern können leichte Thiaminmangelzustände zu Gedächtnis- und Konzentrationsschwäche führen. Meist tritt jedoch ein Mangel bei Alkoholikern und alten Menschen auf, bei denen oft eine Mangelernährung, gekoppelt mit schlechter Resorption vorliegt. In manchen Fischen (Karpfen) kommt eine Thiaminase vor, so daß es beim Verzehr von *rohem* Fisch zu einer Zerstörung des Thiamins kommen kann. Diabetiker haben aufgrund ihrer Stoffwechselkrankheit einen Thiaminmangel, der meist mit einem Magnesiummangel verbunden ist.

e) Therapie und Toxizität

Thiamim wird im Körper kaum gespeichert und leicht über die Niere ausgeschieden. Bei Verdacht auf Thiaminmangel kann deshalb ein Therapieversuch unbedenklich unternommen werden. Da die intravenöse Thiamingabe in Einzelfällen zu Schockzuständen führen kann, wird eine intramuskuläre oder orale Applikation empfohlen. Bei einem Thiaminmangel sind tägliche orale Gaben von 20–30 mg wirksam.

Unter einer intravenösen Injektion kann schon eine geringe Menge an Vitamin B_1 einen anaphylaktischen Schock auslösen. Dies kann gelegentlich auch bei intramuskulären Injektionen der Fall sein, wenn Vitamin B_1 ungewollt in die Blutbahn übertritt.

Vitamin B_2 (Riboflavin)

Synonyma. Riboflavin, Lactoflavin.

Definition. Alkali- und lichtempfindliches Vitamin, in Lösung gelbgrün. Vitamin B_2 verleiht der Milch ihren Gelbstich (Laktoflavin). Ähnlich wie Vitamin B_1 ist es an energieliefernden Prozessen beteiligt (Flavienzyme).

a) Bedarf

Durchschnittlich werden täglich 1,5 mg Riboflavin benötigt. Altersunabhängig wird eine Zufuhr von 0,6 mg Riboflavin auf 1000 kcal Nahrung empfohlen.

Der Blutplasmaspiegel beim Menschen beträgt 2–4 µg/100 ml. Riboflavin wird auch in der eigenen Darmflora gebildet.

Wahrscheinlich kann es aber vom menschlichen Organismus nicht resorbiert werden, da hierzu die riboflavinhaltigen Bakterien lysiert werden müßten.

210 Vitamine

Tabelle 20.9. Empfohlene Höchstzufuhr („recommended dietary allowances", RDA) und Bedarf an Thiamin beim Menschen. (Nach Food and Nutrition Board 1980)

Patientengruppe	Thiamin RDA [mg/Tag]	[mg/1000 kcal/Tag]	Thiaminbedarf [mg/1000 kcal/Tag]
Erwachsene Männer			
Ruhezustand	1,2	0,5	
Mäßig aktiv	1,6	0,5	
Sehr aktiv	1,8	0,5	0,35
Erwachsene Frauen			
Ruhestand	1,0	0,5	
Mäßig aktiv	1,2	0,5	
Sehr aktiv	1,4	0,5	
Schwangere	1,5	0,6	–
Stillerde	1,5	0,6	–
Ältere Menschen	1,0	>0,5	>0,4
Kinder			
0–6 Monate	0,3		0,3
6–12 Monate	0,5		–
1–3 Jahre	0,7	0,5	–
4–6 Jahre	0,9		–
7–10 Jahre	1,2		0,3
11–14 Jahre			0,3
Jungen	1,4		0,38
Mädchen	1,2		0,3–0,6

Tabelle 20.10. Verteilung der Hauptnähr- und Mineralstoffe in den Kornbestandteilen des Weizens (Angaben in g pro 100 g Kornbestandteile). (Nach Bundesausschuß für volkswirtschaftliche Aufklärung e. V. 1977)

	Mehlkörper		Keim	Aleuronschicht	Samenschale	Fruchtschale
	innen	außen				
Stärke	71,7	62,7	–	–	–	–
Andere Kohlenhydrate	3,3	3,3	34,0	42,0	61,5	72,5
Eiweiß	7,9	16,0	26,0	24,0	15,5	7,5
Fett	1,6	2,2	10,0	8,0	–	–
Mineralstoffe	0,5	0,8	4,5	11,0	8,0	5,0

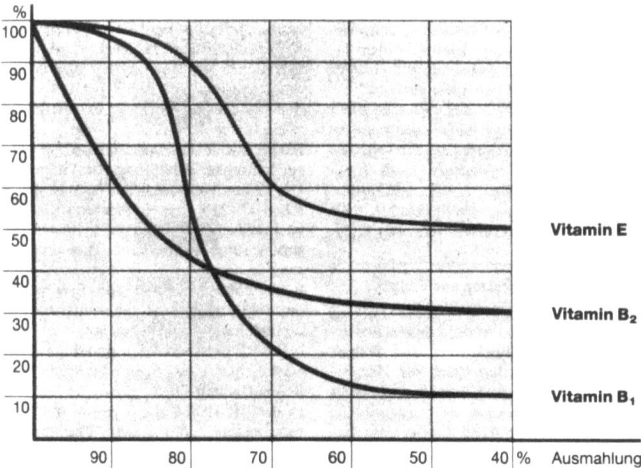

Abb. 20.5. Vitaminverluste bei Mehl in Abhängigkeit vom Ausmahlungsgrad. (Aus: Menden 1990, S. 99)

b) Vorkommen in Nahrungsmitteln
Riboflavin wird v. a. in Pflanzen und Mikroorganismen gebildet und ist in Blattgemüse, Hefe, aber auch in allen Organen der Warmblüter und Fische sowie in der Milch (Name!) reichlich vorhanden.

c) Stoffwechsel und Funktion
Nahrungsvitamin B_2 wird im Darm nach Phosphorylierung resorbiert. Riboflavin ist als Flavinmononucleotid (FMN) bzw. als Flavinadenindi-

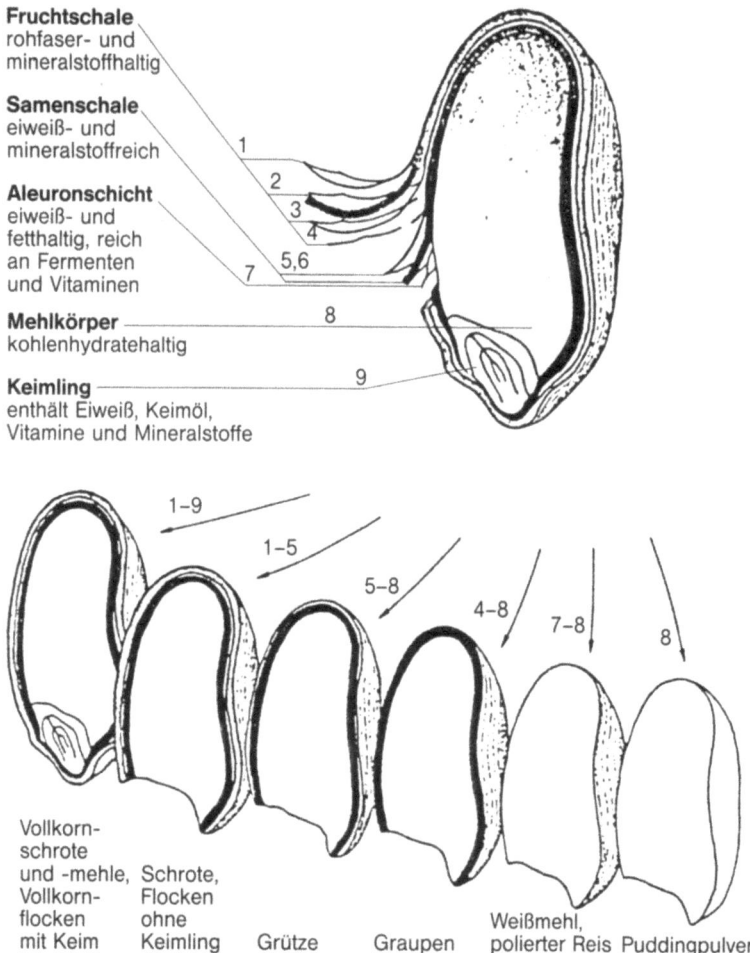

Abb. 20.6. Aufbau und Nutzung des Getreidekorns. (Aus: Vollmer et al. 1990)

nucloetid (FAD) eine prosthetische Gruppe zahlreicher Enzyme (Flavoproteine), die an Oxidoreduktionsvorgängen in allen Organen beteiligt ist. Ähnlich wie das Vitamin B_1 ist Riboflavin auch bei energieliefernden Prozessen als Koenzym beteiligt. Da besonders hohe Konzentrationen an Vitamin B_2 in der Retina des Auges gemessen wurden, wird eine Beteiligung am Sehvorgang vermutet. Darüber hinaus ist es an Heilungsprozessen der Haut beteiligt und ergänzt die Vitamin-B_6-Wirkung.

d) Mangelerscheinungen

Ausgeprägte Riboflavinmangelzustände sind bei uns seit langem nicht mehr bekannt, während sie in der 3. Welt noch häufig auftreten. Besonders bei Anazidität der Magenflüssigkeit und bei Pankreasinsuffizienz, die zu einer verminderten Freisetzung des Riboflavins aus den Nahrungsnukleotiden führen, kann ein Vitamin-B_2-Mangel auftreten. Ein alimentärer Vitamin-B_2-Mangel ist meist an einen Mangel weiterer B-Vitamine und Proteine gekoppelt.

- Haut und Schleimhaut. Entzündungen, Schuppungen und Rhagadenbildung, v.a. in den Gelenkbeuge- und Nasolabialfalten (Glossitis, Mundwinkelrhagaden). Besonders die Übergänge Haut-Schleimhaut sind befallen.
- Auge. In schweren Fällen kommt es an den Augen zu Vaskularisierungen der Kornea und zu Linsentrübungen.
- Nervensystem. Auch das periphere Nervensystem ist auf Riboflavin angewiesen, so daß bei Mangelerscheinungen auch Polyneuropathien auftreten.
- Während der Schwangerschaft kann Riboflavinmangel beim Fötus Skelettanomalien hervorrufen.

e) Therapie und Toxizität

Vitamin B_2 ist auch in hohen Dosen nicht toxisch. Bei einem Mangelzustand werden oral 5–10 mg/Tag empfohlen. Es ist hierbei zu bedenken, daß selten ein isolierter Vitamin-B_2-Mangel vorliegt.

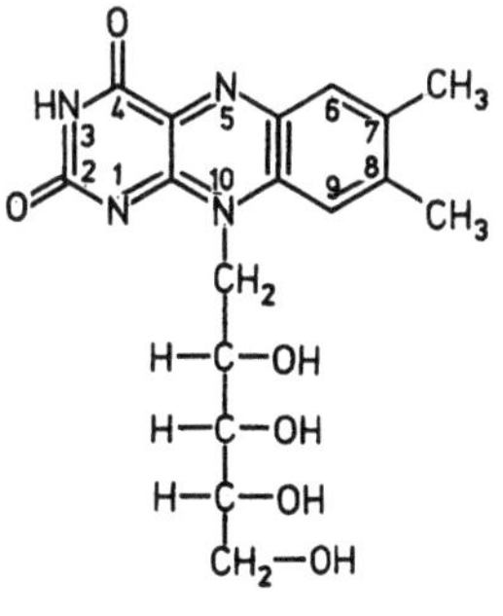

Abb. 20.7. Vitamin B_2. (Nach Reuter 1970)

Tabelle 20.11. Empfohlene Höchstzufuhr (RDA) für Riboflavin. (Nach National Research Council 1980)

Alter (Jahre) und Geschlecht	Riboflavin [mg/Tag]
Kind	
<1	0,6
1–3	0,9
4–6	1,2
7–12	1,5
Männlicher Jugendlicher	
13–20	1,8
Erwachsener	
>20	1,2–1,6
Weibliche Jugendliche	
13–20	1,6
Erwachsene	
>20	1,1–1,4
Schwangere	1,6
Stillende	2,0

Vitamin B_6 (Pyridoxin)

Synonyma. Pyridoxin, Adermin, Rattenpellagraschutzstoff.

Definition. Bei der Vitamin-B_6-Gruppe handelt es sich um die 3 Pyridoxine Pyridoxal, Pyridoxamin und Pyridoxol, die als Phosphate Koenzyme zahlreicher Enzyme sind (z. B. Aminosäurestoffwechsel).

a) Bedarf
Der Tagesbedarf des Menschen wird auf 2 mg geschätzt. Die mikrobielle Synthese der Darmflora trägt zu einem unbekannten Anteil der Versorgung bei. Bei proteinreicher Ernährung erhöht sich der Bedarf aufgrund der Funktion des Vitamin B_6 im Aminosäurestoffwechsel.

b) Vorkommen in Nahrungsmitteln
Besonders Reis, Mais, grünes Gemüse, Eigelb, Hefe und Fleisch sind reich an Vitamin B_6.

c) Stoffwechsel und Funktion

Pyridoxin wird nach seiner Resorption in einer ATP-abhängigen Phosphorylierungsreaktion in ein Koenzym, das Pyridoxalphosphat, überführt. Pyridoxalabhängige Reaktionen sind v. a. im Aminosäurestoffwechsel vorhanden. Deshalb ist der Pyridoxinbedarf auch von der Proteinzufuhr abhängig.

d) Mangelzustände

Meist tritt ein Mangelzustand bei Malabsorption, Alkoholismus, hohem Alter und Behandlung mit Vitamin-B_6-Antagonisten auf (z. B. INH bei

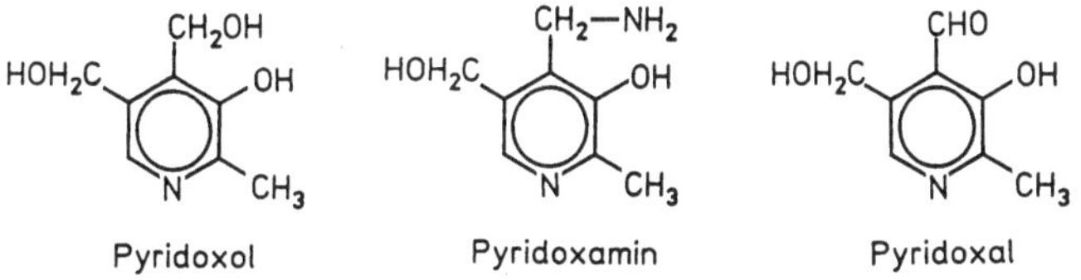

Abb. 20.8. Vitamin B_6. (Aus: Mutschler 1981)

Tabelle 20.12. Täglicher Bedarf und empfohlene Höchstzufuhr (RDA) an Vitamin B_6. (Nach National Research Council 1980)

Patientengruppe	Proteinaufnahme [g/Tag]	Vitamin B_6 [mg/Tag]	
		Bedarf	RDA
Männer	54	0,75	1,08
	100	1,5	2,0
	150	2,16	3,0
Frauen	57	1,5	1,14
	78	1,5 – 2,2	1,56
	100	–	2,0
Säuglinge (0 – 6 Monate)		0,26 – 0,3	0,3
Säuglinge (6 – 12 Monate)		–	0,6
Kinder (2 – 9 Jahre)		–	1,25
Schwangere		–	2,6
Stillende		–	2,5

der Tbc-Behandlung). Auch die Anti-Baby-Pille ist ein Vitamin-B_6-Antagonist! Ähnlich wie beim Vitamin-B_2-Mangel werden seborrhoische Läsionen der Haut, Mundwinkelrhagaden und eine Glossitis beobachtet. Bei ausreichender Eisenzufuhr wird bei Pyridoxinmangel eine hypochrome Anämie angetroffen (Vitamin-B_6-abhängige Hämsynthese). Auch periphere Neuropathien gehören zum Bild des Vitamin-B_6-Mangels (Im Tierversuch werden Demyelinisierungen und Axondegenerationen verursacht).

Bei Kindern kommt es zu Konvulsionen, Erbrechen und Schwindel.

e) Therapie und Toxizität

Eine Vitamin-B_6-Prophylaxe von 5 mg am Tag ist auch bei einer Therapie mit Vitaminantagonisten völlig ausreichend. Bei Einnahme von Megadosen *(2 – 6 g am Tag!)*, wie sie von Vitaminfanatikern vorgenommen werden, wurden periphere sensorische Neuropathien (besonders Hinterstrangsymptomatik mit Ausfall des Lage- und Vibrationssinnes) angetroffen.

Nikotinamid (Vitamin PP)

Synonyma. Niacinamid, Pellagraschutzfaktor, Vitamin PP.

Definition. Nikotinamid ist das Amid der Nikotinsäure. Nikotinsäureamid und Nikotinsäure werden unter dem Begriff Niacin zusammengefaßt. „Ni" steht für *Ni*kotin, „ac" für *ac*id (Engl.: Säure) und „in" für Vit*amin*.

a) Bedarf

Da Tryptophan im Organismus zu Nikotinsäure umgewandelt werden kann, ist der genaue *Bedarf an Nikotinamid unbekannt*. Er wird auf 18 mg täglich geschätzt.

60 mg Tryptophan sind äquivalent zu 1 mg Nikotinamid.

Blutplasmaspiegel: 75 mg/100 ml.

b) Vorkommen in Nahrungsmitteln

Normalerweise werden 500 – 1000 mg Tryptophan und 8 – 17 mg an Nikotinamid durch Nahrung zugeführt. Dies entspricht einer Menge von 16 – 34 mg an Nikotinamid. Nikotinamid ist in allen Nahrungsmitteln, außer in Fetten und Ölen enthalten. Besonders Fleisch und Milchprodukte versorgen den Organismus mit Tryptophan. Gerösteter Kaffee ist ebenfalls reich an Niacin. 5 Tassen decken bereits den Tagesbedarf.

c) Stoffwechsel und Funktion

Nikotinsäure und Nikotinamid werden in allen Organen für die Synthese des NAD (Nikotinsäureamid-adenin-dinukleotid) bzw. NADP verwendet. Diese sind wichtige Koenzyme einer großen Anzahl von Oxidoreduktasen (Dehydrogenasen). Somit sind sie bei der Energiegewinnung und Energiebereitstellung erheblich beteiligt.

Nikotinsäure, aber nicht Nikotinamid, hat in pharmakologischen, (unphysiologischen hohen) Dosierungen zwei Wirkungen: Eine periphere Vasodilatation und eine Senkung des Cholesterinspiegels, dessen genauer Mechanismus jedoch noch ungeklärt ist.

d) Mangelzustand

Die klassische Mangelkrankheit ist die Pellagra („pelle agra" = braune Haut"), die erstmals schon 1735 beschrieben wurde. Mais ist arm an Tryptophan, und das im Mais enthaltene Niacin kann vom menschlichen Organismus nicht resorbiert werden. Bei einseitiger Ernährung mit Mais kann es deshalb zum Krankheitsbild der Pellagra kommen. Dieses war bereits alten Kulturen bekannt (Zentralamerika), die Mais durch Kochen in Kalkwasser für die Nahrung nutzbar machten.

Ein Niacinmangel ist oft mit einem Vitamin-B_6-Mangel verbunden, da Vitamin B_6 bei der Synthese von Niacin aus Tryptophan benötigt wird.

Folgende Mangelzustände traten auf:

- An Gesicht, Hals und Extremitäten treten braune Hautpigmentierungen auf, wobei diesen vorher durch Sonnenbestrahlung ein dunkelrotes Erythem vorausgeht.
- Es kommt zu chronischen Entzündungen der Schleimhäute des Verdauungstraktes (Stomatitis, Glossitis, Gastritis, Diarrhö) und einer möglichen Entwicklung einer Fettleber.
- Nervensystem. Periphere Neuropathie mit Degeneration der Hinter- und Seitenstränge. Störungen des zentralen Nervensystem mit Delirien und Verwirrungszuständen.
- Bei Kinder und Jugendlichen kommt es zu Wachstumsstillstand und Gewichtsverlust (Diarrhö).

e) Toxizität und Therapie

Bei Mangelzuständen werden 50–100 mg/Tag Nikotinamid gegeben. Hohe pharmakologische Dosen an Nikotinsäure (1–3 g) bewirken eine Gefäßerweiterung und eine Senkung des Cholesterinspiegels. Aufgrund der ernsten Nebenwirkungen sollte seine therapeutische Anwendung sehr zu-

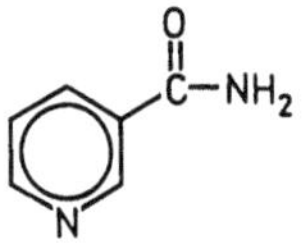

218 Vitamine

$$\text{Nicotinsäureamid structure: pyridine ring with } -C(=O)-NH_2$$

Nicotinsäureamid

Abb. 20.9. Nikotinsäure und Nikotinsäureamid sind weit verbreitet. Besonders reichlich kommen sie in Hefe, Nüssen, Leber, Herz, Niere, Gehirn, Eidotter und Milch vor. (Aus: Mutschler 1981, S. 516)

rückhaltend erfolgen. Dosierungen über 1 g führen zum „Flushsyndrom" aufgrund vermehrter Histaminfreisetzung. Bei Gaben über 3 g kommt es zu Erbrechen, Durchfall und Herzrhythmusstörungen. Zur Hyperurikämie kommt es bei 40% der Patienten, da die Nikotinsäure mit der Harnsäure am Nierentubulus um die Ausscheidung konkurriert. Zu Gichtanfällen kommt es bei 7%. Auch eine Zuckerintoleranz und Leberschäden mit submassiver Nekrose wurden beobachtet.

Vitamin B_{12} (Cyanocobalamin)

Synonyma. Cobalamin, Antiperniziosafaktor, Extrinsicfaktor.

Definition. Als Vitamin B_{12} wird eine Gruppe chemisch verwandter Verbindungen zusammengefaßt, die man auch als Cobalamine oder als Vitamin-B_{12}-Cyano-Komplex bezeichnet (Tabelle Roche S. 1795).

Geschichtliches. G. R. Minot und W. P. Murphy heilten 1926 Patienten mit perniziöser Anämie durch den Verzehr von Leber. Erst 1948 gelang die Isolierung des Vitamin B_{12} in kristalliner Form durch E. L. Smith (England) und E. Rickes/K. Folkers (USA).

a) Bedarf
Der Tagesbedarf an Vitamin B_{12} beträgt beim Menschen ungefähr 2 µg. Von der deutschen Gesellschaft für Ernährung (DGE) werden 5 µg an Vitamin B_{12} für Kinder und Erwachsene empfohlen. Schwangere und Stillende benötigen ca. 1 µg zusätzlich. Aufgrund der großen Speichervorräte (ca. 4 mg) im Körper (v. a. Leber), vergehen bei völlig fehlender Vitamin-B_{12}-Aufnahme Jahre (3–4 Jahre) bis Mangelerscheinungen auftreten.

Tabelle 20.13. Täglicher Bedarf und empfohlene Höchstzufuhr (RDA) für Niacinäquivalente

Patientengruppe	Niacinäquivalent [mg/Tag]	
	Bedarf	RDA
Erwachsene Männer		
<51 Jahre	8,8 – 12,3	16 – 18
51 Jahre und älter		16
Erwachsene Frauen		
<51 Jahre		12 – 14
51 Jahre und älter		12
Schwangere		14 – 15
Stillende		17
Kinder		
<6 Monate		5
6 – 12 Monate		8
1 – 3 Jahre		9
4 – 6 Jahre		11
7 – 9 Jahre		14
10 – 12 Jahre		16
Jungen		
13 – 15 Jahre		18
16 – 20 Jahre		20
Mädchen		
13 – 15 Jahre		14
16 – 20 Jahre		16

In der Darmflora des Menschen wird ebenfalls Vitamin B_{12} synthetisiert, welches aber durch den Organismus nicht resorbiert werden kann und somit dem Körper nicht zur Verfügung steht.

b) Vorkommen in Nahrungsmitteln

Weder Tiere noch Pflanzen können Vitamin B_{12} selbst synthetisieren. Hierzu sind nur bestimmte Mikroorganismen in der Lage. Reich an Vitamin B_{12} sind Cobalaminhaltige Nahrungsmittel, wie z. B. Leber, Fleisch, Milchprodukte, Eier und Fisch. Vegetarier müssen sich über milchsauer vergorene Lebensmittel wie Sauerkraut und Sojaprodukte mit Vitamin B_{12} versorgen.

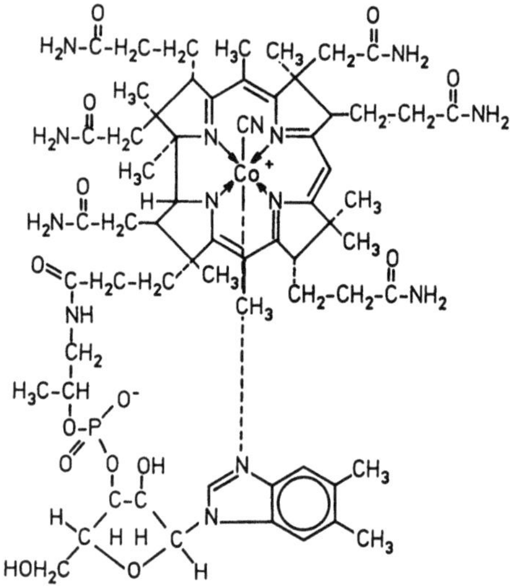

Vitamin B₁₂ (Cyanocobalamin)

Abb. 20.10. Vitamin B_{12} (Cyanocobalamin). (Aus: Mutschler 1981, S. 360)

c) Stoffwechsel und Funktion

Die Resorption von Vitamin B_{12} ist an die Anwesenheit des Intrinsicfaktors gebunden, der ein physiologischer Bestandteil des Magensaftes (Parietalzellen) ist. Sie findet im terminalen Ileum statt. Vitamin B_{12} ist die einzige biologische Substanz, die das Metall Kobalt enthält. Im tierischen Gewebe wird Vitamin B_{12} in 5'-Desoxyadenosylcobalamin und Methylcobalamin umgewandelt. Diese beiden Koenzymformen werden beim Abbau der Aminosäuren Valin, Threonin und Methionin bzw. an der Resynthese des Homocysteins zu Methionin benötigt. Für diese Reaktion braucht der Organismus auch Folsäure, welches ein gutes Beispiel für den Wirkungssynergismus beider Vitamine ist.

Weiterhin ist das Vitamin B_{12} an der Blutreifung im Knochenmark und der Myelinisierung der Nervenscheiden beteiligt.

d) Mangelzustände

Der Vitamin-B_{12}-Mangel wird als perniziöse Anämie bezeichnet und führt unbehandelt zum Tode. Ein Vitamin-B_{12}-Mangel wird durch Ausfall des Intrinsicfaktors oder schwerer intestinaler Resorptionsstörungen (Malabsorptionssyndrome) verursacht. Ein Intrinsicfaktormangel tritt nach Magenresektion oder partieller Gastrektomie (Bilroth I und II) auf. Weiterhin liegen manchmal Autoantikörper gegen die Magenbelegzellen und den Intrinsicfaktor vor, welche zur atrophischen Autoimmungastritis mit Achlorhydrie (Anazidität) führen. Auch ein strenger Vegetarismus (ohne milchsauer vergorene Nahrungsmittel) und ein Befall des Intestinaltraktes mit dem Fischbandwurm (Bothriocephalus latus), kann zu Mangelerscheinungen führen. Eine seltene Ursache ist die bakterielle Überwucherung der zuführenden Schlinge nach einer Bilroth-II-Operation („Blind-loop-Syndrom", Verbrauch des Vitamins).

Aufgrund der großen Speichervorräte treten Mangelzustände jedoch nie akut und erst nach Jahren auf (4 mg Speicher an Vitamin B_{12} reichen für 3–4 Jahre!).

Störungen des erythropoetischen Systems. Aufgrund der Reifungsstörungen der roten Blutzellen im Knochenmark kommt es zur megaloblastären Anämie, die auch als perniziöse Anämie bezeichnet wird. Bei gleichzeitigem Eisenmangel liegt jedoch eine normozytäre Anämie vor, so daß zur Sicherung der Diagnose oft ein Knochenmarkpunktat benötigt wird!

Neurologische Störungen. Unter der funikulären Spinalerkrankung versteht man einen Markscheidenschwund und Axonzerfall, bevorzugt an den Hintersträngen und den Pyramidenbahnen. Es kommt zu Gangstörungen mit Aufhebung des Lagesinnes und des Vibrationsempfindens. Weiterhin ist eine Paraspastik mit abgeschwächten Eigenreflexen typisch (Babinsk-Reflex ist positiv!).

Ektoderm. Es kommt zu trophischen Schleimhautveränderungen und der atrophischen Glossitis (Hunter), die durch eine glatte, rote, brennende Zunge gekennzeichnet ist.

e) Diagnostik
Schilling-Test mit radioaktivem ^{57}Co-B_{12}. Durch diesen Test kann zwischen einem Malabsorptionssyndrom und einem Intrinsicfaktorenmangel als Ursache des Vitamin-B_{12}-Mangels differenziert werden.

f) Therapie und Toxizität
Eine Beseitigung der Mangelzustände ist nur durch eine frühzeitige Therapie mit Vitamin B_{12} zu erreichen, solange noch keine axonale Degeneration der Nerven stattgefunden hat. Bei manifestem Vitamin-B_{12}-Mangelsymptomen, sollten anfangs für eine Dauer von ca. 3 Wochen täglich

100 µg Vitamin B_{12} i.m. appliziert werden. Als Erhaltungsdosis werden monatlich 100 µg Vitamin B_{12} empfohlen.

Eine parenterale Gabe ist vorzuziehen, da fast immer eine Resorptionsstörung die Ursache des Vitamin-B_{12}-Mangels ist.

Bei nahrungsabhängigem Vitamin-B_{12}-Mangel, z. B. durch Vegetarismus, sind tägliche orale Gaben von 1–3 µg an Vitamin B_{12} völlig ausreichend. Eine Toxizität durch Überdosierung ist bislang nicht bekannt.

Folsäure (Vitamin M)

Synonyma. Acidum folicum, Vitamin Bc, Vitamin M, Pteroylglutaminsäure.

Definition. Die Folsäure (lat. „folium" = Blatt) ist ein Pteridinderivat, welches dem Vitamin-B-Komplex zuzurechnen ist.

a) Bedarf

Der Bedarf an Folsäure ist sehr schwer zu bestimmen, da ein unbekannter Anteil von den Darmbakterien selber synthetisiert wird. Nach Angaben der DGE sollten von Jugendlichen und Erwachsenen täglich etwa 160 µg Folsäureäquivalente durch Nahrung zugeführt werden.

b) Vorkommen in Nahrungsmitteln

Auf das besonders reichliche Vorkommen in grünen Blättern weist schon der Name hin („folium" = Blatt). Folsäure wurde zuerst im Spinat gefunden und ist in Pflanzen weit verbreitet. Auch tierische Innereien (Leber, Niere) sind reich an Folsäure. Die übliche Nahrungszufuhr an Folsäure liegt bei uns bei ca. 150–200 µg (Reuter 1970) täglich. Ein Folsäuremangel entsteht im Extremfall erst, wenn 6 Monate unter 5 µg an Folsäure zugeführt werden. In Deutschland besteht i. allg. keine Folsäuremangelernährung. Sie kann jedoch bei verschiedenen Krankheiten und unter Ausnahmezuständen beobachtet werden.

c) Stoffwechsel und Funktion

Die biologisch wirksame Form ist nicht die Pteroylglutaminsäure (Folsäure), sondern die Tetrahydrofolsäure, die auch unter der Bezeichnung Koenzym F bekannt ist. Tetrahydrofolsäure entsteht unter Beteiligung von Vitamin C in komplizierten Syntheseschritten aus Folsäure. Sie spielt bei der Synthese von Purinen und Nukleinsäuren sowie bei der Hämatopoese (wie das Vitamin B_{12}) eine bedeutende Rolle. Deshalb sind besonders diejenigen Zellen Tetrahydrofolsäure-abhängig, die eine hohe Mitoserate haben (rote Blutkörperchen und Zellen der Schleimhäute).

d) Mangelerscheinungen
Ein Folsäuremangel ist bei uns nicht selten anzutreffen. Ein Mangel wirkt sich aufgrund der Speicherreserven erst nach 4 Monaten aus.

Folgende Situationen prädestinieren hierzu:

1. Therapie mit Folsäureantagonisten: Antiepileptika (Phenytoin), orale Kontrazeptiva. Hemmung der Bildung von Tetrahydrofolsäure (Koenzym F) durch Aminopterin, Amethopterin, Methotrexat und Trimethoprim. Eine Therapie mit Sulfonamiden führt zu einer Hemmung der bakteriellen Folsäuresynthese im Darm, so daß eine langandauernde Antibiose zu Folatmangelzuständen beim Menschen führen kann.
2. Vermehrter Bedarf bei Schwangerschaften, Zelluntergängen (hämolytische Anämie, Leukämien) und chronisch exfoliativer Dermatitis.
3. Mangelernährung bei Alkoholismus und alten Leuten.
4. Flaschenfütterung bei Säuglingen: Durch die Zubereitung (Erhitzen) werden große Mengen an Folsäure zerstört.
5. Resorptionsstörungen (Zöliakie, Dünndarmresektion).
6. Vitamin-C-Mangel.

Folgende Symptome treten auf:

1. Megaloblastäre Anämie (wie bei Vitamin B_{12}), Leukopenie und Thrombopenie.
2. Entzündungen und Ulzerationen der Schleimhäute in Mund, Rachen und anderen Teilen des Verdauungstraktes.
3. Weitere Symptome sind Erbrechen, Durchfälle, Haarverluste.
4. Bei Kindern ist auch eine Hemmung des Knochenwachstums möglich.

Es kommt aber nicht wie bei Vitamin-B_{12}-Mangelzuständen zu neurologischen Symptomen.

e) Therapie und Toxizität
Kausale Therapie durch Alkoholabstinenz und Beseitigung der Fehlernährung. 200–500 µg/Tag an Folsäurezufuhr werden bei Mangelzuständen empfohlen. Megadosen (bei mehr als der 100fachen Dosis!) können Anfälle bei Epileptikern hervorrufen, die mit Phenytoin behandelt werden. Außerdem wird in hohen Dosen die Zink- und Eisenresorption gehemmt.

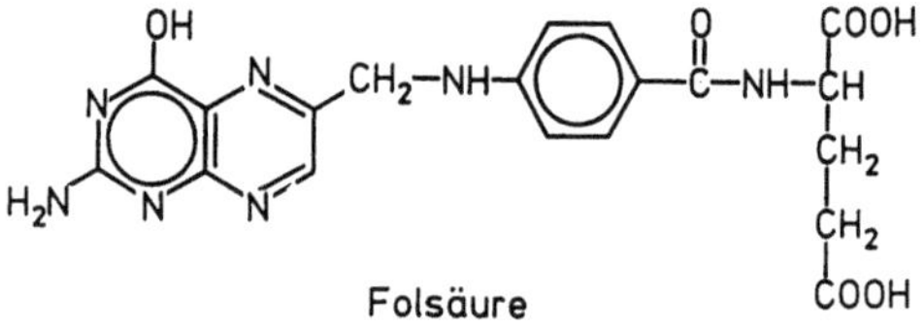

224 Vitamine

Abb. 20.11. Folsäure (Aus: Mutschler 1981, S. 361)

Tabelle 20.14. Täglicher Bedarf und Höchstzufuhr für Folsäure. (Nach National Research Council 1980)

Risikogruppe	Folsäure [µg/Tag]	
	Bedarf	RDA
Erwachsene	100	400
Schwangere	500–600	800
Stillende	200–300	600
Kinder		
<1 Jahr	3–4 µg/kg	50
1–3 Jahre	?	100
4–6 Jahre	?	200
7–9 Jahre	?	300
10–20 Jahre	?	400

Eine Folsäuretherapie sollte nie ohne gleichzeitige Vitamin-B_{12}-Gabe erfolgen, da ein Vitamin-B_{12}-Mangel verschleiert werden könnte und es zu irreversiblen neurologischen Ausfallerscheinungen käme.

Biotin (Vitamin H)

Definition. Biotin ist ein zyklisches Harnstoffderivat, das in mehreren stereoisomeren Formen vorkommt, wobei die D-Form die wichtigste ist. Es wirkt als Koenzym im Fett- und Kohlenhydratstoffwechsel. Die Bezeichnung Vitamin H (H = Haut) entstand aufgrund seiner Bedeutung bei Haut und Haar.

a) Bedarf

Da die Biosynthese durch die Darmflora normalerweise den Bedarf an Biotin deckt, ist der menschliche Organismus nicht durch eine Zufuhr durch Nahrung abhängig. Der tägliche Bedarf an Biotin wird von der DGE auf ca. 130 µg geschätzt.

b) Vorkommen in Nahrungsmitteln
Biotin wird von den meisten Mikroorganismen und Pflanzen synthetisiert. In den Pflanzen liegt Biotin zumeist in einer freien, wasserlöslichen Form vor, während es in tierischen Organen und der Hefe in proteingebundener, wasserunlöslicher Form vorhanden ist.

Reich an Biotin sind tierische Organe wie z. B. die Leber, Hefe, Sojabohnen und Eigelb.

c) Stoffwechsel und Funktion
Biotin ist in seiner Form als Koenzym Bindeglied zwischen dem Fett- und Kohlenhydratstoffwechsel. Besonders am gesunden Aufbau von Haut, Haaren und Fingernägeln ist Biotin beteiligt.

Biotin ist Koenzym von Carboxylasen und an der Übertragung von Carboxylgruppen bzw. an der Fixierung von CO_2 (CO_2-Transfer) beteiligt. Bei der Fettsäuresynthese katalysiert die Acetyl-CoA-Karboxylase, die Biotin als prostetische Gruppe enthält, die Reaktion von Acetyl-CoA in Malonyl-CoA. In sechs weiteren Syntheseschritten entstehen aus Malonyl-CoA Fettsäuren.

Bei folgenden Enzymen ist Biotin als Koenzym ebenfalls beteiligt:

- Pyruvatcarboxylase (Glukoneogenese)
- Propionyl-CoA-Karboxylase (Abbau der verzweigtkettigen Aminosäuren)
- 3-Methylcrotonyl-CoA-Karboxylase (Leucinabbau)

Mangelzustände
Da beim Menschen der Biotinbedarf weitgehend durch die Biosynthese der Darmflora gedeckt wird, wurden Mangelerscheinungen bisher nur in folgenden besonderen Situationen beobachtet:

- Bei dem Verzehr von großen Mengen an *rohem* Hühnereiweiß (mindestens 6–10 rohe Eier täglich!) entsteht ein Biotin-Avidin-Komplex (Avidin ist im Eiklar enthalten), der durch die proteolytischen Enzyme nicht mehr gespalten werden kann, so daß deren Resorption verhindert ist;
- eine Zerstörung der physiologischen Darmflora durch Antibiose;
- evtl. eine langandauernde Behandlung mit Antiokunvulsiva bei Epileptikern;
- Nach über 3monatiger parenteraler Ernährung von Säuglingen;

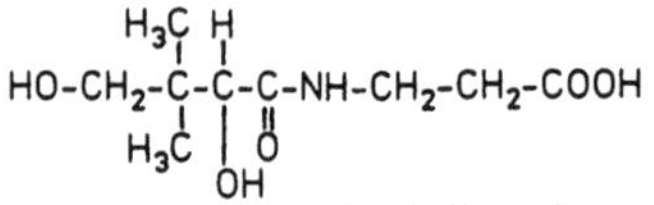

226   Vitamine

$$HO-CH_2-\underset{\underset{H_3C}{|}}{\overset{\overset{H_3C}{|}}{C}}-\underset{\underset{OH}{|}}{\overset{\overset{H}{|}}{C}}-\underset{\overset{||}{O}}{C}-NH-CH_2-CH_2-COOH$$

Pantothensäure

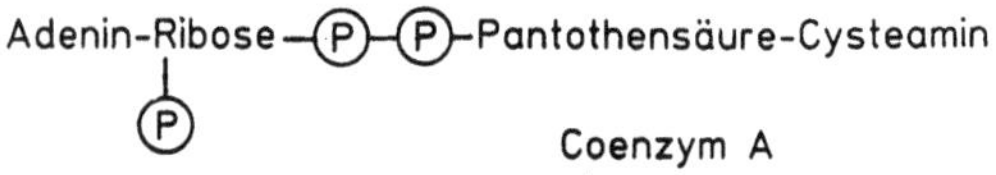

Adenin-Ribose—(P)—(P)—Pantothensäure-Cysteamin
      |
    (P)   Coenzym A

Abb. 20.12. Biotin. (Aus: Mutschler 1981, S. 518)

– seltener durch erblichen Biotinidasemangel. Es kann hierbei weder endogenes Biotin aus Biocytin wiederverwertet werden noch eine Freisetzung aus der Proteinbindung erfolgen.

Folgende unspezifischen Symptome sind zu beobachten:

– Haarausfall, brüchige Fingernägel, seborrhöähnliche Dermatitis, Atrophie der Zungenpapillen bis hin zu Blutbildveränderungen (Hypercholesterinämien) und neurologischen Störungen (Parästhesien, Krampfanfälle).
– Die Bedeutung eines Biotinmangels am plötzlichen Tod im Kindesalter ist rein spekulativ, wird aber in der Laienpresse sehr viel diskutiert.

e) Therapie und Toxizität

Bei Verdacht auf Biotinmangel beseitigen tägliche Dosen von 200–1000 µg Biotin die Symptome. Da bisher keine toxischen Wirkungen von Biotin bekannt sind, ist nichts gegen eine Gabe von Biotin an schwangere und stillende Frauen einzuwenden.

Pantothensäure (Vitamin B$_3$)

Synonyma. Kükenantidermatitisfaktor, Antigrauehaarefaktor der Ratte.

Definition. Der Name Pan-tothen heißt „überall verbreitet" und weist somit auf das ubiquitäre Vorkommen dieses Vitamins hin.

a) Bedarf

Da Pantothensäure in fast allen tierischen und pflanzlichen Geweben vorkommt, ist ein Mangel nur aus dem Tierexperiment bekannt. Der tägliche Bedarf wird auf ca. 8 mg geschätzt.

b) Vorkommen in Nahrungsmitteln
Besonders reich an Pantothensäure sind Vollkornprodukte, tierisches Gewebe und grünes Gemüse.

c) Stoffwechsel und Funktion
Pantothensäure ist an der Bildung von Koenzym A beteiligt, die auch im Säugetiergewebe stattfindet. Koenzym A ist an unzähligen biochemischen Prozessen, wie z. B. dem Fett-, Kohlenhydrat- und Eiweißstoffwechsel beteiligt. Acetyl-CoA ist auch für die Synthese von Zitrat, Triglyzeriden, Phospholipiden und Cholesterin zuständig.

d) Mangelzustände
Bei Menschen sind bisher keine Mangelsymptome bekannt. Im Tierexperiment führt ein Mangel zu Degenerationen der Myelinscheiden (Reflexstörungen), Nebennierenrindeninsuffizienz und Depigmentierungen des Haar- und Federkleides. Beim Menschen hat die Pantothensäure jedoch keine nachgewiesene Wirkung auf das Ergrauen der Haare.

e) Therapie und Toxizität
Außer Durchfällen bei Gabe von großen Dosen (10 g/tgl.) an Kalziumpantothenat wurden keine toxischen Wirkungen beim Menschen beobachtet. Ein vermuteter Mangel kann mit 10 mg Pantothensäure täglich behandelt werden, wobei ein Nutzen noch umstritten ist. Pantothensäure ist auch in zahlreichen Salben und Kosmetika zur Förderung einer Wundheilung oder gegen Sonnenbrand und leichten Verbrennungen enthalten.

Interessanterweise ist Pantothensäure Antagonist zu Kurare, welches als Pfeilgift der Indianer und als Muskelrelaxans bekannt ist. 1,0 – 1,5 g an Panthenol i. m. können kurarebedingte Lähmungen aufheben. Durch die vermehrte Bildung von Koenzym A wird vermehrt der Transmitterstoff Acetylcholin synthetisiert.

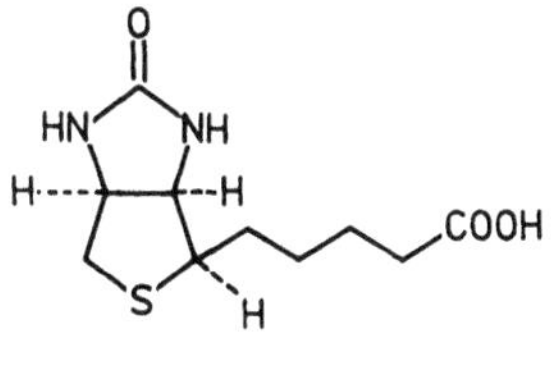

Biotin

Abb. 20.13. Pantothensäure. (Aus: Mutschler 1981, S. 517)

Vitamin C (Ascorbinsäure)

Synonyma. Antiskorbutisches Vitamin, Acidum Ascorbicum, Ascorbic Acid.

Definition. Ascorbinsäure ist das Lacton der 2-Keto-L-Gulonsäure und wirkt als Redoxsystem im gesamten Intermediärstoffwechsel.

a) Bedarf
Die tägliche Einnahme von 10 mg an Ascorbinsäure beseitigt Mangelerscheinungen des Skorbuts, wobei keine Speicherung im Körper erfolgt. Die DGE empfiehlt eine Zufuhr von 75 mg täglich. Die gespeicherte Menge an Vitamin C beträgt ca. 1500 mg. Ein erhöhter Bedarf besteht bei Schwangerschaft, Stillen, körperlicher bzw. psychischer Belastung und Fieber.

Der Plasmaascorbinsäurespiegel sollte nicht weniger als 0,3 mg/100 ml betragen, wobei normalerweise ein Spiegel von 1,0 mg/100 ml anzutreffen ist.

b) Vorkommen in Nahrungsmitteln
Besonders Zitrusfrüchte sind reich an Ascorbinsäure. So führten Seefahrer auf ihren langen Reisen Zitrusfrüchte mit, um nicht an der gefürchteten Erkrankung Skorbut zu sterben. Weitere Ascorbinsäurequellen sind im Pflanzenbereich alle grünen Gemüse und Früchte bzw. Tomaten und Paprika. Auch viele industriell verarbeitete Lebensmittel sind durch artifiziellen Zusatz reich an Vitamin C. Es dient in Fleisch- und Wurstwaren zur Farberhaltung, ersetzt in Bier und Wein den zur Haltbarkeit zugesetzten Schwefel und wird dem Mehl als Backhilfsmittel zugesetzt. Infolge der Oxidationsempfindlichkeit der Ascorbinsäure entstehen große Verluste durch Kochen und Lagerung der Mahlzeiten.

c) Stoffwechsel und Funktion
Ascorbinsäure besitzt stark reduzierende Wirkung und übt eine Schutzwirkung auf Thiamin, Riboflavin, Pantothensäure, Biotin, Folsäure, Vitamin E und Vitamin A aus. Wegen der Abhängigkeit der Tetrahydrofolsäuresynthese von Ascorbinsäure kann *Ascorbinsäuremangel* zu einem sekundären Tetrahydrofolsäuremangel führen.

Vitamin C fördert die körpereigene Abwehr, die Stimulation von Bindegewebe und die Knochen- und Zahnentwicklung. Weiterhin wird Vitamin C eine „stabilisierende" Wirkung (Schutz vor Arteriosklerose) auf die Gefäße, eine Beschleunigung der Wundheilung und Schutz vor Krebs nachgesagt, wobei bisher ein Nutzen einer zusätzlichen Zufuhr von Vitamin C bei gefüllten Körperspeichern nicht nachgewiesen werden konnte.

d) Mangelerscheinungen

Schon vor Jahrhunderten wurde das Krankheitsbild des Skorbut beschrieben. Bis in das 18. Jahrhundert war sie die häufigste Todesursache der Seefahrer. Da heutzutage das Vitamin C als skorbutverhindernder Faktor bekannt ist, kommt meist nur ein latenter Ascorbinsäuremangel vor, der sehr unspezifisch durch Frühjahrsmüdigkeit und erhöhte Infektanfälligkeit charakterisiert ist. Ein latenter Mangelzustand wird bei alten Leuten, Rauchern, einer einseitigen Ernährung ohne genügend frisches Obst und Gemüse und bei falscher Lagerung bzw. zu langem Kochen von Lebensmitteln beobachtet. Folgende Medikamente interferieren mit Vitamin C, so daß ein erhöhter Bedarf besteht: Aspirin, Kortisonpräparate, orale Kontrazeptiva, Antibiotika und Barbiturate.

Das klinische Vollbild des Skorbut, bei Kindern auch als Moeller-Barlow-Krankheit bezeichnet, ist durch folgende Merkmale gekennzeichnet:

− Eine 4- bis 5monatige Ernährung ohne Ascorbinsäure führt zum sicheren Tod.
− Blutungsneigungen durch Kapillarfragilität im Bereich der Schleimhäute, der Gelenke, der Muskulatur, innerer Organe und der Haut;
− Störungen des Kollagenstoffwechsels mit Veränderungen im Knochenwachstums, Ausfallen der Zähne, gestörte Wundheilung und Hyperkeratose der Haut;
− wegen der Bedeutung des Vitamin C bei der Eisenresorption kann es zu einer Anämie durch Eisenmangel kommen. Zusätzlich besteht oft auch eine Störung des Folsäuremetabolismus, welcher von Vitamin C abhängig ist.

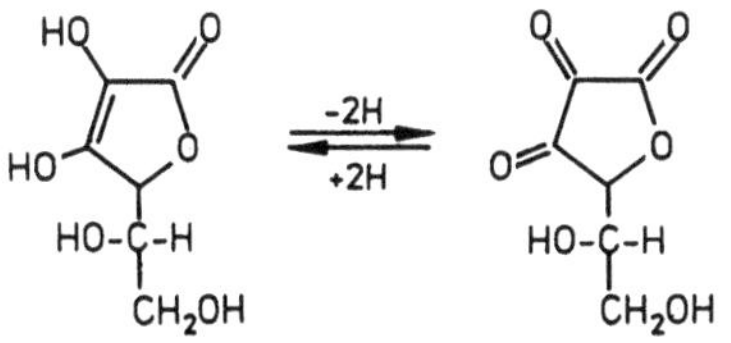

Abb. 20.14. Ascorbinsäure wird nicht nur von Pflanzen, sondern auch von den meisten tierischen Organismen selbst synthetisiert. Nur der Mensch, der Affe und das Meerschweinchen können sie nicht bilden, da ihnen die L-Gulonolacton-Oxidase, ein Flavoprotein, fehlt, das Gulonolacton zur Ascorbinsäure aerob oxidiert. (Aus: Mutschler 1981, S. 518)

e) Therapie und Toxizität

Die Symptome bei Skorbut bessern sich schon bei einer täglichen Zufuhr von 10 mg Ascorbinsäure. Zur Auffüllung der Speicher werden jedoch mindestens 100–200 mg/täglich empfohlen.

Durch die reduzierenden Eigenschaften von Vitamin C wird bei Methämoglobinurie täglich 200–500 mg Ascorbinsäure verordnet. Andere therapeutische Nutzen, wie z. B. die Prävention von Krebs, Erkältungen und Arteriosklerose konnten durch wissenschaftliche Untersuchungen bisher nicht nachgewiesen werden.

Toxizität: Bei Einnahme von über 2 g täglich wurden leichte gastrointestinale Störungen mit Durchfällen beobachtet. Langandauernd hohe Dosen von Vitamin C führen durch die vermehrte Bildung von Oxalsäure (Abbauprodukt) zu Nierensteinen (Oxalatsteine).

Vitaminoide

Unter Vitaminoiden versteht man Wirkstoffe mit vitaminähnlichen Wirkungen, die keine Koenzymfunktion besitzen, jedoch z. T. als essentielle Nahrungsbestandteile für den Menschen nachgewiesen wurden. Es handelt sich um unentbehrliche Zellbestandteile, deren genaue Stoffwechselfunktionen oft noch weitgehend unbekannt sind:

– *Vitamin P (Flavonoide, Rutin)*. Beeinflussung der Permeabilität von Kapillaren durch Antihistamin und Antihyaluronidasewirkung;
– *Mesoinosit*. Mangelerscheinungen im Tierversuch sind Wachstumsstillstand, Haarausfall und Laktationsschwäche.
– *Karnitin (Vitamin T)*. Oxidation von Fettsäuren (Transport durch die Mitochondrienmembran, Karnitin-Carrier-System).
– *Vitamin F (essentielle Fettsäuren: Linol-, Linolensäure und Arachidonsäure)*. Arachidonsäure ist Vorstufe der Prostaglandine und Leukotriene. Ein Mangel an essentiellen Fettsäuren führt zu Wachstumsstillstand, Dermatitis und Störungen der Fortpflanzung.
– *Vitamin B_{15} (Pangamsäure)*. O_2-Ausnutzung im Gewebe.

21 Mineralstoffe

Man unterscheidet zwischen den Mineralstoffen und den Spurenelementen, die nur ca. 0,01% der Körpermasse ausmachen. Im Grunde genommen ist heute keine Unterscheidung mehr gerechtfertigt. Spurenstoffe kommen zwar in geringsten Mengen vor, sind jedoch heute gut analysierbar und von gleich großer Stoffwechselbedeutung wie die Mineralstoffe.

Wir unterscheiden zwischen den lebensnotwendigen *„essentiellen Mineralstoffen,,* und den „nichtessentiellen" Elementen. Tabelle 21.1 gibt einen Überblick über die *wichtigsten Elektrolyte* im Blutserum, den interstitiellen und intrazellulären Flüssigkeitsräumen.

Natrium und Chlorid

Natrium ist ein „essentieller" Nahrungsbestandteil. Der Natriumbestand des Körpers wird durch homöostatische Mechanismen und hormonell (Aldosteron) reguliert.

Eine *Aufnahme* von ca. *750 mg/Tag* an Natriumchlorid reicht aus, um den Natriumstoffwechsel des Gesunden aufrechtzuerhalten, weil eine Rückretention durch Aldosteron in den Nierentubuli erfolgt. Allerdings ist eine Kochsalzeinschränkung auf 1 g/Tag mit einem *Volumenverlust* bis zu *2,5 kg* bei Erwachsenen begleitet, der durch Gewichtsabnahme feststellbar ist. Der Mindestbedarf dürfte nach Dahl (1960) bei ca. 250 mg NaCl/Tag liegen. Der Volumenverlust an extrazellulärer Flüssigkeit, kann bei älteren Menschen (Abb. 21.1) mit Arteriosklerose zu Dekompensationserscheinungen mit Durchblutungsstörungen, Blutdruckabfall und evtl. zu Schlaganfällen führen. Die tägliche Kost enthält bei uns ca. 10–12 g NaCl (vgl. Kap. „Kochsalz"). Wenn ältere Patienten, die unter leichtem Hochdruck leiden, vor einer Operation salzarm ernährt werden und sich einer Narkose unterziehen müssen, *„normalisiert"* sich der Blutdruck in der Regel. Jedoch kann postoperativ eine schwere zerebrale Dekompensation beobachtet werden, die in der Regel durch Kochsalzzufuhr wieder behoben werden kann.

Der *Bedarf von Kindern* im 1. Lebensjahr wird durch eine NaCl-Zufuhr von 235–470 mg/Tag (4–8 mmol/Tag) reichlich gedeckt. Tabel-

Tabelle 21-1. Verteilung der Elektrolyte in Serum, interstitieller Flüssigkeit und intrazellulärer Flüssigkeit. (Aus Lang 1979)

	Serum [mval/l]	Interstitielle Flüssigkeit [mval/l]	Intrazelluläre Flüssigkeit [mval/l]
Kationen			
Natrium	142	145	10
Kalium	4	4	160
Magnesium	2	2	26
Calcium	5	5	2
Summe	153	156	198
Anionen			
Chlorid	101	114	3
Bicarbonat	27	31	10
Phosphat	2	2	100
Org. Säuren	6	7	0
Proteinat	16	1	65
Summe	153	156	198

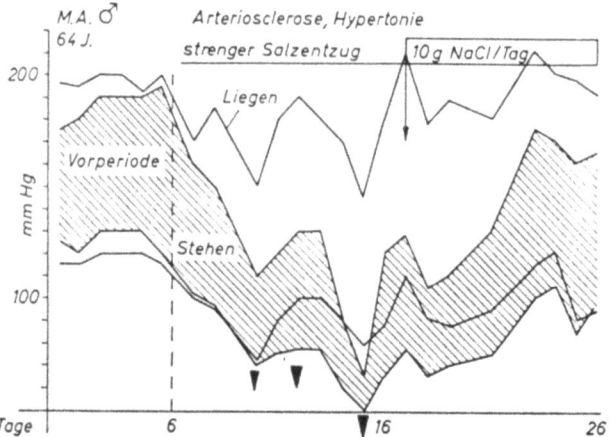

Abb. 21.1. Zeigt das Verhalten eines Patienten mit ausgeprägter Arteriosklerose, Hypertonie und Blutdruckabfall im Stehen, welcher unter Kochsalzzufuhr behoben werden konnte. Der Patient erhielt kein Antihypertonikum. (Aus: Holtmeier 1965, S. 97)

le 21.2 (S. 234) gibt nach Angaben der DGE 1992 einen Überblick über den geschätzten *Mindestbedarf* an Natrium, Chlorid und Kalium für Kinder und Jugendliche. Tabelle 21.3 (S. 235) zeigt den Gehalt von Natrium, Chlorid und Kalium in verschiedenen *Körperflüssigkeiten* auf.

Natrium und Chlorid kommen hauptsächlich in der extrazellulären Flüssigkeit vor (Tabelle 21.1). Natrium wird vom Hormon Aldosteron um so stärker rückretiniert, je geringer die Nahrungszufuhr an Natrium wird. Chlorid folgt passiv nach. Natrium und Chlorid sind die Träger der extrazellulären Flüssigkeit und bestimmen im wesentlichen den *osmotischen Druck*. Andere Mineralien, z. B. Kalzium, Kalium, Magnesium, Fluorid, kommen dort nur in geringen Mangen vor (Tabelle 21.1). Ausscheidung und *Resorption von Mineralstoffen* und Spurenelementen ist außerordentlich different und in Tabelle 21.4 dargestellt. Natrium und Chlorid werden fast vollständig im Darm resorbiert. Näheres über Natrium und Chlorid s. unter 17.1 *„Kochsalz"* und Holtmeier (1992).

Der Erwachsene besitzt einen gesamten Chloridgehalt von ca. 33 mval/kg Körpergewicht[1]. Unter den Anionen steht Chlorid an erster Stelle. Bei einer 70 kg schweren Person entfallen ca. 88% (ca. 2200 mval) auf den EZR. Da Chlorid „essentiell" ist, muß es mit der Nahrung zugeführt werden. Die Zufuhr liegt um 50–250 mval/Tag (Tabelle 21.4). Die Plasmakonzentration beträgt ca. 103 mval/l. Die Resorption von Chlorid erfolgt vorwiegend im Ileum. Die Ausscheidung über die Niere liegt bei 97% (vgl. Tabelle 21.4). Da die Wasserbindung von der Summe der Kat- und Anionen bestimmt wird, ist sowohl eine natrium- als auch eine chloridarme Diät wirksam. Da der Entzug von 103 mval Chlorid 1 Liter EZF entzieht, wirkt der Chloridentzug stärker als der von Natrium.

---

[1] Wir bevorzugen aus wissenschaftlichen Erwägungen im vorliegenden Werk Angaben in Milliäquivalenten (mval). Die *Berechnung in Milliäquivalenten* (mval) bedeutet die Umrechnung von Gewichtseinheiten in chemische Maßeinheiten und bringt die Atomgewichte sowie die Zahl der Valenzen zum Ausdruck. Die Zahl der Teilchen wird aber bei zusammengesetzten Ionen wie HCO_3^- oder SO_4^{2-} wie bei nicht dissoziierten Stoffen in Millimolen ausgedrückt. *Nicht zusammengesetzte Ionen* wie Na^+, K^+, Cl^- werden anstelle der begrifflich falschen Bezeichnung Millimol als Milliatom bezeichnet, d. h. ein Milliatom entspricht dem in Milligramm ausgedrückten Atomgewicht des betreffenden Elements. In der Literatur sind die Zeichen für Milliquivalente (mval) nicht einheitlich. Es werden neben „mäq" auch „mvl", „meq" usw. angewandt. *Definition:* Das Grammäquivalent entspricht dem durch die Wertigkeit geteilten, in Gramm ausgedrückten Atom- bzw. Molekulargewicht des betreffenden Ions. Milliäquivalent ist die auf Milligramm bezogene Einheit.

Tabelle 21.2. Natrium, Chlorid, Kalium[a]. (Nach DGE 1991)

A. Geschätzter täglicher Mindestbedarf an Natrium, Chlorid und Kalium

Alter	Gewicht [kg]	Natrium [mg]	Chlorid [mg]	Kalium [mg]
Säuglinge				
0 bis unter 4 Monate	4,9	130	200	450
4 bis unter 12 Monate	8,4	180	270	650
Kinder				
1 bis unter 4 Jahre	13,3	300	450	1000
4 bis unter 7 Jahre	19,2	410	620	1400
7 bis unter 10 Jahre	26,7	460	690	1600
10 bis unter 13 Jahre	38,4	510	770	1700
13 bis unter 15 Jahre	50,6	550	830	1900
Jugendliche über 15 Jahre und Erwachsene	–	550	830	2000

[a] 1 mmol Natrium entspricht 23,0 mg; 1 mmol Chlorid entspricht 35,5 mg; 1 mmol Kalium entspricht 39,1 mg; 1 g Kochsalz besteht aus je 17 mmol Natrium und Chlorid; NaCl (g) Na (g) × 2,54; 1 g NaCl = 0,4 g Na

Folgende Funktionen von Chlorid sind zu beachten

- Gemeinsam mit Natrium bestimmt Chlorid die Wasserbindung des extrazellulären Flüssigkeitsraumes.

- Chlorid ist ein „*essentieller*" *Bestandteil* und muß mit der Nahrung zugeführt werden. Eine Mangelzufuhr hat schwerwiegende gesundheitliche Folgen und kann z. B. zur Einstellung der Magensäureproduktion, woran Cl beteiligt (HCl) ist, führen. Alle Vorgänge die direkt oder indirekt einen Chloridentzug mit herbeiführen (Magensaftverluste durch Erbrechen, infolge von Krankheiten, durch Gabe von Diuretika, eine kochsalzarme Diät, Ödembildungen usw.) können zum Verlust von Chlorid und den geschilderten Folgezuständen führen. Da Chlorid die zugeführte Nahrung im Magen desinfiziert, können schwere Darm- und aufsteigende Gallegangsinfektionen usw. die Folge sein.

- Bis ca. 1958 wurde über Jahrzehnte hinweg klinisch eine chloridarme Diät mit Erfolg angewendet (s. Holtmeier 1992).

Tabelle 21.3. Menge und Elektrolytgehalt wichtiger Körperflüssigkeiten. (Aus Documenta Geigy, 1968)

	Menge	Natrium [mval/l]	Kalium [mval/l]	Chlorid [mval/l]	Bikarbonat [mval/l]	pH
Speichel	500–1500 ml/24 Std.	10–25	15–40	10–40	2–13	–
Magensaft	2000–3000 ml/24 Std.					–
mit Säure	–	20–70	5–15	80–160	0	sauer
ohne Belegzellensekret	–	70–150	5–15	80–120	25–40	neutral bis schwach alkalisch
Pankreassaft	300–1500 ml/24 Std.	140	6–9	110–130	25–45	alkalisch
Galle	250–1100 ml/24 Std.	130–165	3–12	90–120	30	schwach alkalisch
Darmsekrete	3000 ml/24 Std.					schwach alkalisch
Dünndarm	–	82–148	2–8	43–137	–	–
Miller-Abbott-Sonde						
Ileostomie, frisch	–	105–44	6–29	90–136	–	–
Ileostomie, alt	–	46	3	21	–	–
Zökostomie	–	33	8	–	–	–
Intraluminalflüssigkeit	500 ml	70	35		–	–
Schweiß	500–1000 ml/24 Std.	5–80	5–15	5–70	–	–
Zerebrospinalflüssigkeit	100–160 ml	130–150	2,5–4,5	122–128	25	schwach alkalisch
Transsudate	–	130–145	2,5–5	90–110	–	–
Stuhlwasser	–	–	–	–	–	–
Blutserum	–	139–142	3,9–4,5	98–110	27	–

Tabelle 21.4. Täglicher Bedarf, übliche Einnahme und durchschnittliche Ausscheidung verschiedener Elektrolyte. (Aus Dokumenta Geigy, 7. Aufl., 1968)

	Mindest-bedarf[a] [mval/Tag]	Übliche Einnahme [mval/Tag]	Durchschnittliche Ausscheidung [mval/Tag]			
			Bei Einnahme von	Harn	Fäzes	Schweiß
Natrium						
Erwachsene	20	50 – 250	100	97	3	0 – (10)
Pro Quadratmeter Oberfläche	12	29 – 145				
Pro Kilogramm Körpergewicht	0,3	0,7 – 3,6				
Kalium						
Erwachsene	20 – 33	50 – 150	100	90	10	0 – (5)
Pro Quadratmeter Oberfläche	12 – 19	29 – 87				
Pro Kilogramm Körpergewicht	0,3 – 0,5	0,7 – 2,1				
Kalzium						
Erwachsene	15	25 – 75	50	5	45	–
Pro Quadratmeter Oberfläche	9	14 – 43				
Pro Kilogramm Körpergewicht	0,2	0,4 – 1,1				
Magnesium						
Erwachsene (bei einer Proteinzufuhr von 65 g/Tag)	16 – 25	20 – 50	30	10	20	–
Pro Quadratmeter Oberfläche	9 – 14	12 – 29				
Pro Kilogramm Körpergewicht	0,2 – 0,4	0,3 – 0,7				
Chlorid						
Erwachsene	20	50 – 250	100	97	3	0 – (10)
Pro Quadratmeter Oberfläche	12	29 – 145				
Pro Kilogramm Körpergewicht	0,3	0,7 – 3,6				

[a] Die aufgeführten Werte gelten nur für Erwachsene. Der Mindestbedarf an Natrium und Chlorid ist nicht sicher bekannt. Er dürfte bei ca. 3/4 g NaCl/Tag liegen. Angegeben ist der Gehalt einer streng natriumarmen Diät. Eine extrem natriumarme Diät mit 9 mval Natrium pro Tag sollte nur unter ärztlicher Überwachung angewendet werden

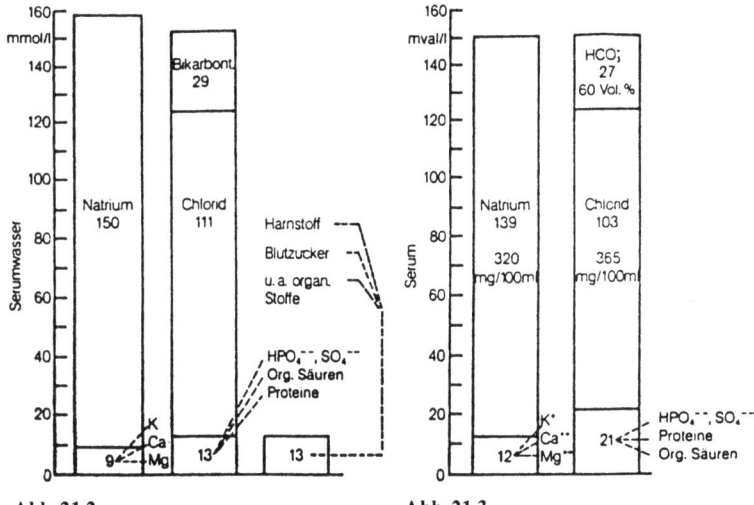

Abb. 21.2   **Abb. 21.3**

Abb. 21.2. Molekulare Gesamtkonzentration der osmotisch wirksamen Serumbestandteile (in mmol/l (entspr. mmol/1000 g) Serumwasser, errechnet aus den analytisch bestimmten Werten von Jeanneret u. Mitarb. unter Annahme einer vollständigen Dissoziation). (Aus: Holtmeier 1988a, S. 19)

Abb. 21.3. Ionogramm in der Darstellungsweise nach Gamble modifiziert. (Die schwach dissoziierte Kohlensäure (H_2CO_3) ist in dem vereinfachten Schema nicht eingetragen. Auf Grund neuerer Angaben ist ein Natriumgehalt von 139 mval/l Serum und ein Totalbasen- bzw. Totalsäuregehalt von 151 mval/l eingesetzt, an Stelle von 142 bzw. 155 mval/l nach Gamble). (Aus: Holtmeier 1988a, S. 19)

Der *Bedarf an Chlorid* ist Tabelle 21.2 nach Angaben der DGE 1991 zu entnehmen[2].

Kalium

Kalium ist das wichtigste intrazelluläre Kation. 98% des Gesamtkaliumbestandes von 3000–3500 mval befinden sich im IZR, und nur 65 mval, d. h.

---

[2] Alle Tabellen, die mit „nach DGE 1991" gekennzeichnet sind, entstammen den *„Empfehlungen für die Nährstoffzufuhr"* der Deutschen Gesellschaft für Ernährung (DGE), 5. Überarbeitung, 1991. Umschauverlag, Frankfurt am Main. Abdruck der Tabellen mit freundlicher Genehmigung der DGE und des Umschauverlages

2% des Kaliumpools fallen auf den EZR. Bei einer normalen Mischkost beträgt die tägliche Zufuhr etwa 60–100 mval. Hauptkaliumträger sind Obst und Früchte.

Die Kaliumausscheidung über die Niere (Tabelle 21.4) liegt normalerweise um 90 mval/Tag. Eine Hyperkalämie bei erhöhter Zufuhr durch die Nahrung ist nicht bekannt, da die gesunde Niere eine chronisch erhöhte Zufuhr durch vermehrte Ausscheidung kompensiert. So kommt es z. B. bei Vegetariern mit einer täglichen Zufuhr von 1000 mval zu keiner Kaliumintoxikation. Nebenwirkungen können jedoch bei einer Giftdosis auftreten.

Da Kalium intrazellulär mit ca. 160 mval/l (Tabelle 21.1) das häufigste Mineral ist, bestimmt es dort auch maßgeblich mit den osmotischen Druck. Da es im EZR nur mit ca. 4 mval/l vorkommt (Tabelle 21.3), ist seine diesbezügliche Bedeutung dort gering. Deshalb läßt sich aus einer Kaliumserumbestimmung nicht mit Sicherheit ein *intrazellulärer Kaliummangel* ausschließen. In ca. 30% der Fälle kann bei einem normalen Serumkaliumspiegel ein intrazellulärer Mangel bestehen. Hier kann indirekt die Beobachtung einer ST-Streckensenkung im EKG auf einen Mangel hindeuten. Dieses Problem ergibt sich für viele Stoffe, die intrazellulär erhöht vorkommen.

Der *Bedarf an Kalium* geht aus Tabelle 21.2 nach Angaben der *DGE 1992* hervor. Tabelle 21.4 gibt einen Überblick über den täglichen Kaliumbedarf und zeigt Größenordnungen von *Kaliumverlusten* auf. Tabelle 21.5 zeigt die Auswahl von häufigen Ursachen einer *Hypokaliämie*.

Tabelle 21.5. Der Kaliumbedarf des Menschen

I. Kalium-Nahrungszufuhr/Tag	= 80–120 mval K^+	
II. Akuter Kaliummangel	= 40–130 mval/K^+	Defizit
III. Chronischer Kaliummangel	= 260–520 (bis 1000) mval K^+	

Kalium spielt im Eiweiß-, Kohlenhydrat- und Fettstoffwechsel eine große Rolle, ebenso für die Nervenerregung, die geordnete Herzmuskeltätigkeit, insbesondere die Erregungsabläufe. Es ist Antagonist zu Natrium (Kalium-Natrium-Pumpe) und ist Bestandteil nahezu aller Exkrete und Sekrete. In der Klinik können aus vielen Gründen Kaliumverluste auftreten, die kurz in der Übersicht auf S. 239 aufgezeigt sind.

Auswahl häufiger Ursachen der Hypokaliämie

K$^+$-Verluste	Verminderte K$^+$-Aufnahme
Diuretika (ausgenommen Aldosteron-antagonisten), Kationenaustauscher, Nebennierenrindenhormone, (Prednison, Prednisolon, Kortison, Doca usw.); Digitalistherapie, ungeeignete Infusionstherapie, größere Ödemverluste, (auch ohne Diuretika), postoperativ (mit Protein- und Glykogenverlusten) Durchfälle, Erbrechen, Ileus, Diarrhö, Fisteln, starkes Schwitzen (Fiber usw.), renale K$^+$-Verluste (tubuläre Schädigungen und Azidose, renale Aminoazidurie).	Nahrungskarenz (Hungerzustände, verringerte Nahrungsaufnahme Schwerkranker usw.) parenterale Ernährung (Fett-, Glukoseinfusionen), Sondennahrung, Anorexia mentalis, Verschiedene Störungen im K$^+$-Stoffwechsel, Aldosteronismus (Conn-Syndrom), M. Cushing, Lebererkrankungen, diabetische Azidose (Koma), metabole Alkalose, Störungen der Glykogenese und Proteinbildung (unter Thyroxin, Insulin, Testosteron, Rekonvaleszenz, postoperativ und nach diabetischem Koma).

Klinische Symptome des K$^+$-Mangels: Geringe Hypokaliämien verursachen oft keine Symptome. Bei signifikantem Kaliummangel bestehen Muskelschwäche bis -lähmung, Sehnenreflexe und vermindert (gelegentlich auch Muskelzucken, tetanieförmige Bilder), vollständiger bzw. teilweiser Ileus, Metorismus, Übelkeit, Erbrechen, unklare Oberbauchsymptome, Apathie, Lethargie, Delirien, Koma (gelegentliche Erregbarkeit, Reizbarkeit), kardiale Insuffizienz, Zeichen wie Arrhythmien, systolisches Geräusch, Herzvergrößerung, Tachykardie bis Herzstillstand, Respiratorische Insuffizienz, wie schnappende Fischmaulatmung, Zyanose, Atemnot. – EKG: Abflachung T-Zacke, Vertiefung ST-Strecke, Verlängerung QT-Distanz, charakteristische TU-Welle.

Kalzium

Der *Bedarf an Kalzium* für *Kinder und Jugendliche* ist in Tabelle 21.6 nach Empfehlungen der DGE 1991 aufgeführt. Die *Resorption* und Ausscheidung geht aus Tabelle 21.4 hervor. Kalzium ist ein klassisches *"Stuhlgangion"*. Wenn die Speicher gefüllt sind, werden nur noch ca. 15% im Darm resorbiert. Der Rest wird mit den Fäzes ausgeschieden. Deshalb ist es sinnlos, größere Kalziummengen zuzuführen, da diese nicht resorbiert

Tabelle 21.6. Kalzium und Phosphor. (Nach DGE 1991). Empfohlene Zufuhr von Kalzium und obligate und gut verträgliche Zufuhr von Phosphor

Alter	Calcium empfohlene Zufuhr [mg/Tag]	Phosphor obligate Zufuhr [mg/Tag]	Ca/P	Calcium mg/MJ[a] (Nährstoffdichte)	
				m	w
Säuglinge					
0 bis unter 4 Monate	500	250	2,0		217
4 bis unter 12 Monate	500	500	1,0		152
Kinder					
1 bis unter 4 Jahre	600	800	0,75		111
4 bis unter 7 Jahre	700	1000	0,70		93
7 bis unter 10 Jahre	800	1200	0,65		95
10 bis unter 13 Jahre	900	1400	0,65	96	100
13 bis unter 15 Jahre	1000	1500	0,65	95	104
Jugendliche und Erwachsene					
15 bis unter 19 Jahre	1200	1600	0,75	96	120
19 bis unter 25 Jahre	1000	1500	0,65	91	111
25 bis unter 51 Jahre	900	1400	0,64	90	106
51 bis unter 65 Jahre	800	1200	0,65	89	107
65 Jahre und älter	800	1200	0,65	100	114
Schwangere	1200	1600	0,75		118
Stillende	1300[b]	1700	0,75		111

[a] Berechnet für Jugendliche und Erwachsene mit überwiegend sitzender Beschäftigung
[b] Zum Ausgleich der Verluste während der Schwangerschaft

Kalzium 241

Tabelle 21.7. Kalziumgehalt von Nahrungsmitteln (in 100 g)

Nahrungsmittel	mg	mval	mmol
Algen, getrocknet	4000	199,60	99,80
Magermilchpulver	1290	64,37	32,18
Vollmilchpulver	920	45,91	22,95
Kondensmilch 10% F.	315	15,72	7,86
Kondensmilch 7,5% F.	242	12,08	6,04
Bierhefe	210	10,48	5,24
Vollei, getrocknet	190	9,48	4,74
Joghurt	120	5,99	3,00
Eiscreme	140	6,99	3,49
Eigelb	140	6,99	3,49
Magermilch	123	6,14	3,07
Vollmilch	120	5,99	2,99
Buttermilch	109	5,44	2,72
Sahne 30% F.	80	3,99	2,00
Parmesan	1290	64,37	32,18
Emmentaler 45% F.i.Tr.	1159	57,83	28,92
Schnittkäse 20% F.i.Tr.	978	48,80	24,40
Edelpilzkäse 50% F.i.Tr.	526	26,25	13,12
Gouda 45% F.i.Tr.	820	40,92	20,46
Edamer 30% F.i.Tr.	800	39,92	19,96
Edamer 40% F.i.Tr.	793	39,57	19,57
Schmelzkäse 45% F.i.Tr.	547	27,30	13,65
Limburger 20% F.i.Tr.	534	26,65	13,32
Schmelzkäse 20% F.i.Tr.	496	24,75	12,38
Camembert 45% F.i.Tr.	382	19,06	9,53
Harzer	125	6,23	3,12
Schichtkäse 20% F.i.Tr.	79	3,94	1,97
Speisequark 20% F.i.Tr.	76	3,79	1,90
Magerquark	92	4,59	2,30
Sprotten, geräuchert	1700	84,83	42,42
Ölsardinen	330	16,47	8,23
Kaviar	276	13,77	6,89
Lachs in Dosen	185	9,23	4,62
Salzheringe	112	5,59	2,79
Speisekrabben	92	4,59	2,30
Muscheln	88	4,39	2,20
Sardinen	84	4,24	2,12
Austern	81	4,09	2,04
Sojamehl	195	9,73	4,86
Weizenvollkornbrot	95	4,74	2,37
Weizenkeime	69	3,44	1,72
Haferflocken	54	2,69	1,35

werden können. Eine vorübergehende höhere Kalziumresorption etwa von ca. 40% kann nur bei einem bestehenden erheblichen Kalziummangelzustand entstehen.

Mit einer ausgewogenen Kost werden täglich 800–1000 mg Ca^{++} zugeführt. Diese Menge scheint beim Gesunden ohne besondere physiologische Belastung den Bedarf Erwachsener zu decken, trotz unvollständiger Resorption von nur ca. 12% (Tabelle 21.4). Der Bedarf von Kindern und Jugendlichen s. Tabelle 21.5.

Über das Ausmaß der Kalziumresorption, welche stark von der Art des Kalziumangebotes abhängt, gibt es unterschiedliche Angaben. Unter der Zufuhr von Milch und Milchprodukten kann diese ca. 30% erreichen, unter einer gewöhnlichen Mischkost ca. 20%. Grundsätzlich gilt jedoch, daß Kalzium ein Stuhlion (Tabelle 21.4) ist und nicht mehr als benötigt resorbiert wird. Die Kalziumresorption steht unter dem Einfluß vieler Faktoren wie Änderung des pH-Wertes, von mikrobakteriellen Säurebildnern im Darm, Art der angebotenen Kalziumsalze z. B. Glukonat, von kalziumfällenden Anionen, hormonellen Einflüssen, der Anwesenheit von Komplexbildnern (Phytinsäure usw.), einer Anazidität usw. Die Zufuhr von 600 mg $NaPO_4$ beeinträchtigt nicht die Resorption. Die Urinausscheidung wird durch die Nahrungszufuhr nur geringfügig tangiert. Sie liegt bei einer Zufuhr um 450 mg um 207 mg und bei einer Zufuhr von 900 mg um 230 mg. Kalzium wird nicht unerheblich in das Darmlumen sezerniert.

Regulation des Kalziumstoffwechsels

Das Parathormon reguliert den Kalzium- und Phosphatspiegel mit Vitamin D. Es aktiviert die Osteoklasten und den Abbau von Knochensubstanz. Es wird in der Nebenschilddrüse gebildet. Kalzitonin hat eine gegenregulatorische Wirkung. Vitamin D fördert die Bildung des kalziumbindenden Proteins in der Dünndarmschleimhaut und reguliert den Kalzium- und Phosphorhaushalt. Zusammen mit dem Parathormon reguliert es die Kalziumresorption aus dem Darm, die Rückretention in den Nierentubuli, die Steigerung der Osteoklastentätigkeit, wodurch Kalzium mobilisiert und der Serumspiegel reguliert wird.

Der Grad der Verknöcherung des Skeletts, d. h. die Mineralisation oder Inkrustierung des Kollagens mit anorganischen Salzen ist von der Aktivität der Knochenzellen, *Osteoblasten* und Osteoklasten, abhängig.

Osteoblasten steuern die Mineralisationsvorgänge und bauen den Knochen auf. Osteoklasten besitzen die Fähigkeit mineralhaltiges Knochengewebe abzubauen.

Bei der *Osteoporose* liegt die entscheidende Störung u. a. in einem *Defekt der Osteoblastentätigkeit* und nicht in einer ungenügenden Kalzifizierung des Knochens durch ungenügende Kalziumzufuhr (Näheres s. Holtmeier 1994).

Phosphor

Der Bedarf an Phosphor (P) ist Tabelle 21.6 (DGE 1991) zu entnehmen. Der Körpergehalt liegt bei 600–700 g. 85% davon befinden sich mit Kalzium im Skelett, ein Teil im Gewebe (65–80 g) und Blut (2 g). Organische Phosphorsäureverbindungen sind Bausteine für die Zellen und spielen für die Energieübertragung eine Rolle. P wird als Orthophosphat resorbiert. Der Serumphosphatspiegel wird durch die Niere geregelt. Neben dem Parathormon spielt ein noch unbekanntes Hormon eine Rolle. P reguliert u. a. beim Säugling die Skelettmineralisation. Der P-Bedarf liegt zwischen dem 1.–4. Lebensjahr bei ca. 800 mg/Tag, dem 4.–15. Jahr bei 1500 mg, dem 15.–25. Jahr bei 1600 bis 1500 mg und beim Erwachsenen um 1200 bis 1400 mg/Tag. Die Gesamtaufnahme von P lag 1973 bei Männern bei 1726 mg, bei Frauen bei 1461 mg, 1978 bei Männern bei 1449 mg, bei Frauen bei 1130 mg und hat seit 1969 eine fallende Tendenz. Der Ca/P-Quotient betrug 1973 = 0,48, 1978 = 0,53 und sollte (DGE 1991) für Kinder und Jugendliche um 0,65–0,75 betragen. Gegenwärtig ist bei uns kein Phosphornahrungsmangel bekannt. Bei überhöhter P-Zufuhr über 4000 mg/Tag und einer überhöhten Kalziumzufuhr kann eine Nephrokalzinose auftreten, bei gleichzeitig zu geringer Kalziumzufuhr eine Osteopathie. Die unreife frühkindliche Niere hat eine beschränkte Ausscheidungsmöglichkeit für Phosphat.

Ca und Phosphat sind als Bausteine des Knochens von Bedeutung.

Tabelle 21.6 gibt den *Bedarf für Kinder und Jugendliche* an Phosphor nach den Empfehlungen der DGE, 1991 wieder.

Ausführungen der DGE im „Ernährungsbericht" 1992
Die Meßwerte zur Beurteilung der Versorgung mit *Magnesium, Zink* und *Kupfer* (Tabelle 21.8) lassen insgesamt gesehen eine günstige Versorgungssituation erkennen. Für verschiedene Serumkonzentrationen bestehen Geschlechtsunterschiede, die auf eine hormonelle Beeinflussung der entsprechenden Transportproteine zurückzuführen sind. Ausgeprägte regionale, saisonale oder altersabhängige Unterschiede wurden nicht beobachtet.

Tabelle 21.8. Mineralstoff- und Spurenelementversorgung in der Bundesrepublik Deutschland (DGE 1992)

	Median		Referenzwert	Anteil niedriger Meßwerte	
	Männer	Frauen		Männer	Frauen
Serum-Selen (μmol/l)	1,0	1,0	$\leq$ 0,72	3,8%	2,6%
Serum-Kupfer (μmol/l)	15,2	18,2	m: $\leq$ 9,5 w: $\leq$ 11,5	2,7%	2,4%
Serum-Zink (μmol/l)	16,8	16,2	m: $\leq$ 10,6 w: $\leq$ 9,0	3,6%	2,9%
Serum-Magnesium (mmol/l)	0,77	0,77	$\leq$ 0,64	1,7%	3,9%
Urin-Jodid (μg/g Kreatinin)	35,8	43,2	s. Fn[a]		

[a] Einteilung der Jodausscheidung nach WHO-Kriterien. Grad 0 (nicht endemisch): >100 µg/g Kreatinin. Grad I (endemisch): 51 – 100 µg/g Kreatinin. Grad II (endemisch): 25 – 50 µg/g Kreatinin. Grad III (endemisch): <25 µg/g Kreatinin

Magnesium

Der tägliche Magnesiumbedarf beträgt für Kinder unter 10 Jahren ca. 150 mg, für ältere Kinder 200–300 mg, bei einer Proteinzufuhr von 70–80 g pro Tag, für Männer 300–400 mg, für Frauen 300 mg (Tabelle 21.9).

Während der Schwangerschaft scheint eine tägliche Zufuhr von 450 mg, während der Laktation eine solche von 500 mg ausreichend zu sein. Bei hoher Proteinzufuhr besteht ein erhöhter Mg-Bedarf. Die durchschnittliche Kost enthält etwa 250–500 mg Magnesium pro Tag.

Magnesium ist intrazellulär nach Kalium das zweitwichtigste Mineral. Mg^{++}-Mangel im Serum kann zur Bewußtlosigkeit und zu Krämpfen führen, auch zur Magnesiummangeltetanie. In der Zelle spielt es im Eiweiß- und Kohlenhydratstoffwechsel eine bedeutsame Rolle. Bei Mangel in der Schwangerschaft können frühzeitig Abort und nach Austragen der Frucht evtl. auch Mißbildungen auftreten. In der *Ohrenheilkunde* kann es zu Drehschwindel führen. In der *Inneren Medizin* kann Mg^{++}-Mangel Spasmen in zahlreichen Organgebieten herbeiführen.

Tabelle 21.9. Magnesium. (Nach DGE 1991). Empfohlene Zufuhr

Alter	Magnesium			
	mg/Tag		mg/MJ[a] (Nährstoffdichte)	
	m	w	m	w
Säuglinge				
0 bis unter 4 Monate	40		17	
4 bis unter 12 Monate	60		18	
Kinder				
1 bis unter 4 Jahre	80		15	
4 bis unter 7 Jahre	120		16	
7 bis unter 10 Jahre	170		20	
10 bis unter 13 Jahre	230	250	24	28
13 bis unter 15 Jahre	310	310	30	32
Jugendliche und Erwachsene				
15 bis unter 19 Jahre	400	350	32	35
19 bis unter 25 Jahre	350	300	32	33
25 bis unter 51 Jahre	350	300	35	35
51 bis unter 65 Jahre	350	300	39	40
65 Jahre und älter	350	300	44	43
Schwangere		300		29
Stillende		375		32

[a] Berechnet für Jugendliche und Erwachsene mit überwiegend sitzender Beschäftigung

Große Bedeutung kommt Mg im *Nervensystem* zu. Bei Mg^{++}-Mangel kommt es zur *Vagotonie* (= *vegetativen Dystonie*) bzw. zur neuromuskulären Übererregbarkeit im Bereich der glatten Muskulatur. Anfallsweise können über Jahre auftreten: *nervöse Störungen* mit Schwindelzuständen, Unruhe, Zittern, oft begleitet von *Herzjagen* und Herzkrämpfen oder *Durchfällen* (auch wechselnd mit Verstopfung), *Übelkeit, Magenkrämpfe,* Atemnot und *Wadenkrämpfen,* Taubheit, Kribbeln in Händen und Füßen, oft lästigen *Nackenschmerzen* oder Kopfschmerzen, die mit Wirbelsäulenschäden verwechselt werden. Aufregungen und die Menstruation der Frau können die Symptome verstärken. Es kann anfallsweise zu schweren Krampfzuständen kommen, oft mit *Fallsucht* oder kurzzeitiger *Bewußtlosigkeit*. Die Anfälle können so schwer sein, daß Verdacht auf Herzinfarkt oder Bauchspeicheldrüsenentzündung geäußert wird. Hier handelt es sich um Krämpfe (auch Gefäßspasmen). Es wird häufig verkannt, daß alle Symptome auf ein gemeinsames Geschehen zurückzuführen sind. Außer Mg^{++}-Mangel können auch andere Faktoren die elektrisch nachweisbare Übererregbarkeit auslösen.

I. Zerebrale Form (nervös, depressiv, epileptiform)
Kopfdruck, Schwindel, Verstimmung (Migräne)
Konzentrationsschwäche, Benommenheit
Nervosität, inneres Zittern
Angst, Depression, Bewußtlosigkeit, Kopfschmerz (vaskulär usw.)
Atemnot (Bronchospasmus)
Hyperreflexie (Tremor), Knipsreflex (++)
Positives Elektromyogramm
Chvostek III + (II, I)
Trousseau +
Hyperventilationsversuch

IV. Viszerale Form

Sphinkterkrämpfe:
Laryngospasmus
Kardiospasmus
Pylorospasmus
Spasmus Sphinkter Oddi
(Pankreatitis?, Gallengang-
dyskinesie, Cholestase)
Spasmus Anussphinkter
Harnröhrenspasmus
(Pollakisurie)
Übelkeit, Erbrechen
Magen-Darm-Krämpfe
(Ulkus ventr. u. duodeni?)
Durchfälle
Uterusspasmen
(Eklampsie?)

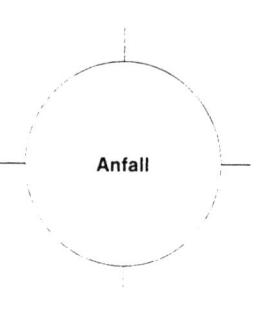

Anfall

**II. Vaskulär-
stenokardische Form**
Stenokardie (Infarkt?)
(Pseudoangina pectoris
Tachykardie
Herzdruck
Rhythmusstörungen
(Hypotonie)

III. Muskulär, tetanische Form

Obere Extremität	Hinterkopfschmerzen	*Untere Extremität*
Parästhesien Hände	Nackenkrampf	Oberschenkel-
Taubheit	Schulterkrampf	krampf
Kribbeln	Gesichtsmuskelkrampf-	*Wadenkrampf*
Tetanie (Pfötchen-	Parästhesie	Fußsohlenkrampf
Geburtshelferstellung)	Schnauzkrampf	Zehenkrampf
	Kaukrampf	Parästhesie

Abb. 21.4. Das Magnesiummangelsyndrom. (Aus: Holtmeier 1968 u. 1986)

Abbildung 21.4 zeigt die vielfältigen Symptome des Mg^{++}-*Mangelsyndroms*, welches als *primäres* Syndrom oder *sekundär* bei anderer Grundkrankheit imponieren kann. Nur *selten* treten *extreme* Veränderungen zutage. Meist lassen sich in *jedem Formbereich* eine oder zwei typische (oft meist unbeachtete) Symptome erkennen. *Anfallsweise* kann dieses oft über Jahre sich erstreckende Bild durch *Stenokardien*, die dann über Jahren anhalten können, übertönt werden, durch unscheinbare „vegetative" Symptome. In einigen Fällen wird ein *Magenulkus* gefunden ohne stärkere Beschwerden der Patienten. Charakteristisch ist der Wechsel im Symptombild („Roulettespiel"), der eine Vorhersage, welcher Organbereich befallen wird, nicht zuläßt.

Tabelle 21.10. Magnesiumgehalt von Nahrungsmitteln (in 100 g)

Nahrungsmittel	mg	mval	mmol	Nahrungsmittel	mg	mval	mmol
Bierhefe	231	19,00	9,50	Buchweizengrüze	48	3,95	1,97
Vollmilchpulver	112	9,21	4,60	Maismehl	44	3,62	1,81
Magermilchpulver	111	9,13	4,56	Gerstengraupen	37	3,04	1,52
Bäckerhefe	59	4,85	2,42	Knäckebrot	68	5,59	2,79
Vollei getrocknet	41	3,37	1,68	Weizenvollkornbrot	59	4,85	2,82
Kondensmilch 10% F.	35	2,88	1,44	Roggenvollkornbrot	45	3,70	1,85
Käse (i. Durchschn.)	32	2,64	1,32	Kakao	414	34,05	17,03
Seezunge	73	6,00	3,00	Cashewnüsse	267	21,96	10,98
Leng	62	5,10	2,55	Erdnüsse geröstet	182	14,97	7,48
Steinbutt	45	3,70	1,85	Mandeln süß	170	13,98	6,99
Hering	31	2,55	1,27	Paranüsse	160	13,16	6,58
Makrele	31	2,55	1,27	Pistazien	158	12,99	6,49
Scholle	31	2,55	1,27	Haselnüsse	156	12,83	6,41
Rotbarsch	29	2,38	1,19	Walnüsse	129	10,61	5,30
Lachs	29	2,38	1,19	Schokolade	104	8,55	4,27
Heilbutt	28	2,30	1,15	Maronen	45	3,70	1,85
Forelle	27	2,22	1,11	Kokosnuß	39	3,21	1,60
Seelachs	23	1,89	0,95	Feige getrocknet	70	5,76	2,88
Hecht	25	2,06	1,03	Rosinen getrocknet	65	5,35	2,67
Kabeljau	25	2,06	1,03	Pfirsich getrocknet	54	4,44	2,22
Heringsfilet in	61	5,02	2,51	Aprikose getrocknet	50	4,11	2,05
Tomatensoße				Dattel getrocknet	50	4,11	2,05
Ölsardinen	52	4,28	2,14	Pflaume getrocknet	32	2,63	1,31
Salzhering	39	3,21	1,60	Apfel getrocknet	29	2,38	1,19
Matjeshering	35	2,88	1,44	Sojamehl	235	19,33	9,66
Schillerlocken	34	2,80	1,40	Bohne weiß	132	10,86	5,43
Makrele geräuchert	33	2,71	1,35	Erbse reif geschält	116	9,54	4,77
Bückling	32	2,63	1,31	Linsen	77	6,33	3,16

Tabelle 21.10 (Fortsetzung)

Nahrungsmittel	mg	mval	mmol	Nahrungsmittel	mg	mval	mmol
Lachs in Öl	30	2,50	1,25	Mangold	65	5,35	2,67
Speisekrabbe	67	5,51	2,75	Spinat	58	4,77	2,38
Flußkrebs	48	3,95	1,97	Schnittlauch	44	3,62	1,81
Austern	45	3,70	1,85	Kohlrabi	43	3,53	1,76
Muscheln	36	2,96	1,48	Petersilie	41	3,37	1,68
Hummer	22	1,81	0,90	Sauerampfer	41	3,37	1,68
Weizenkleie	590	48,52	24,26	Löwenzahn	36	2,96	1,48
Weizenkeime	336	27,63	13,81	Knoblauch	36	2,96	1,48
Hirse	170	13,98	6,99	Kresse	34	2,80	1,20
Gerstenmehl	155	12,75	6,37	Meerrettich	33	2,71	1,35
Haferflocken	139	11,43	5,71	Erbse, grün	33	2,71	1,35
Hafermehl	131	10,77	5,38	Grünkohl	31	2,55	1,27
Reis unpoliert	119	9,79	4,89	Artischocke	26	2,14	1,07
Gerstengrütze	119	9,79	4,89	Kartoffeln	25	2,06	1,03
Hafergrütze	71	5,84	2,92	Bohnen grün	25	2,05	1,02
Roggenmehl T 1150	67	5,51	2,75	Banane	36	2,96	1,48
Buchweizenmehl	48	3,95	1,98	Himbeeren	30	2,47	1,23
Eierteigwaren	67	5,51	2,75	Avocado	30	2,47	1,23

Die *Magnesiummangelkrankheit* ist bei Kindern und Jugendlichen verbreitet, wenn nicht ausreichende Mengen an Gemüse, Kartoffeln, Hülsenfrüchten, Getreideprodukten, Obst und anderen Kohlenhydratträgern verzehrt werden. Zu 95% beruhen alle Wadenkrämpfe auf einem Mangel an Magnesium und/oder einem Mangel an Vitamin B_1. Man kann Magnesium ideal durch Ersatz von gewöhnlichem Speisesalz durch „*Spezialmeersalz*" (Biomaris, Bremen) mit hohem Magnesiumanteil zuführen, durch *Mineral- und Heilwässer* z. B. „*Heppinger-Heilwasser*" mit 160 mg Magnesium oder medikamentös.

Sulfat

Sulfat ist ein zusammengesetztes Ion, dessen Hauptbestandteil *Schwefel* (S) ist. Im Gegensatz zu Schwefel ist Sulfat für den menschlichen Organismus „*nicht essentiell*". Es fällt im endogenen Körperstoffwechsel an. Die nicht zur Eiweißsynthese benötigten Mengen an den Aminosäuren Methionin und Cystein werden im Stoffwechsel oxydiert, wobei letztlich Sulfat entsteht. Sulfat ist somit kein Nährstoff, nicht „essentiell" und muß nicht von außen zugeführt werden.

Methionien und Cystin sind die Hauptschwefelquellen der Nahrung. Die Schwefelzufuhr über die Nahrung beträgt um 10−15 g. Nach Lang (1979) enthalten *Nahrungsmittel* praktisch *kein Sulfat*. Sulfat sei „nahezu unresorbierbar". Der *Serumspiegel* daran beträgt nach Bersin (1963) ca. 0,47 mval±0,15, derjenige der *Zerebrospinalflüssigkeit* ca. 0,59±0,18. Über den *Urin* werden nach Mutschler (1981) täglich ca. 1,8 bis 3 g in 24 h ausgeschieden.

Oral zugeführt, spielt beim *Sulfat* die schlechte Diffusionsfähigkeit durch die Darmschleimhaut eine große Rolle. Nach Bersin dringen Sulfationen schwer durch die Zellmembranen. Nach Lang (1979) ist Sulfat über den Darm „nahezu unresorbierbar". Nach anderen Literaturstellen werden kleine Dosen bis zu 5 g im Darm beim gesunden Erwachsenen resorbiert, über die Nieren ausgeschieden und wirken leicht „diuretisch", sind jedoch ohne Abführwirkung auf den Stuhlgang. Andere Autoren gehen von einer unteren (oral verabreichten) minimal wirksamen Stuhlgangwirkung bei Erwachsenen von ca. 3 g aus (Forth et al. 1987). Sulfatmengen bis zu 3 g auf einmal verabreicht, z. B. in Mineralwässern, sind in der Regel weder stuhlgangwirksam noch fördern diese die Gallesekretion. Größere Mengen von 10−30 g sind überwiegend unresorbierbar, entfalten im Darmlumen eine osmotische Wirkung durch Bindung großer Wassermengen, die zusätzlich getrunken werden müssen. Andernfalls entzieht Sulfat dem körpereigenen Flüssigkeitsraum Wasser. Diese Therapieform wurde vor Einführung von Diuretika in der Ödembehandlung angewendet. Werden Bittersalz (Mg SO_4 3,4%) und Glaubersalz (NaSO_4 1,8%) in isotonischer Lösung verabreicht, wirken sie nicht hypertonisch und ziehen keine Gewebeflüssigkeit an. In isotonischer Lösung verabreicht, verbleibt das Wasser im Darm und fördert durch seinen Füllungsdruck und Dehnungsreiz die Darmmotilität und wirkt dadurch abführend. Die Abführwirkung von 15 g Bittersalz in 1/2 l Wasser erfolgt nach ca. 1−1 1/2 h. Da Magnesiumsulfat im Darmlumen Wasser festhält, hindert es dessen Resorption und damit auch die physiologische Eindickung des Kotes. Diese Resorptionshemmung kann man sich bei Vergiftungsfällen zunutze machen, indem man hohe Dosen von ca. 20 g MgSO_4 mit viel Wasser verabreicht. Mit der abführenden Wirkung gehen Kot, gebundenes Wasser und Giftstoffe verloren. Magnesiumsulfat dient als Abführmittel in Form von Pulver als Karlsbader Salz, kann aber auch in Heilwässern in entsprechenden Konzentrationen stuhlgangwirksam sein und die Gallesekretion anregen. Diese Wirkung wird als Indikation bei einer Reihe von Bädern mit Heilbrunnen angegeben. In deutschen *Heilwässern* z. B. in Bad Mergentheim, Friedrichshall usw. liegt eine ca. 1/2−1% Lösung an MgSO_4 vor.

In konzentrierter Form verabreicht können 30 g MgSO_4 leichte Vergiftungserscheinungen auslösen, deren Ausmaß allerdings stark von der *Ge-*

Tabelle 21.11. Mineralien- und Spurenelementverluste über den Schweiß und Bedarf beim Sport. (Aus *Mineralstoffe und Spurenelemente*, Leitfaden für die ärztliche Praxis. Herausgeber: Bertelsmann-Stiftung, Postf. 103, 33311 Gütersloh, 1992[a]

Element	Mindestbedarf [mg/die]	Zufuhr [mg/die]	Resorption [%]	Aufnahme [mg/die]	Schweiß [mg/l]	Schweiß/Aufnahme [%]	Bedarf Sportler [mg/die]
Natrium	500	4100	100	4100	1000	24	6000 – 10000
Kalium	1000	3200	90	2880	300	10	4000 – 6000
Kalzium	800	860	30	258	160	62	1800 – 2500
Magnesium	275	350	35	122,5	36	29	500 – 700
Eisen	14	15	10	1,5	1,2	33	30 – 40
Kupfer	2	2	30	0,6	0,7	117	
Zink	11	10	20	2	1,2	60	15 – 30
Jod [µg/die]	150	60	95	57	10	17	

[a] Für alle Übersichten und Tabellen, die von der Bertelsmann-Stiftung herausgegeben werden, wird eine Schutzgebühr von DM 16, – erhoben

Tabelle 21.12. Funktion der Mineralstoffe im Organismus (Aus: Menden 1990)

Mineralstoff	Körperbestand (Erw.)	Vorkommen in Lebensmitteln	Funktion/Mitwirkung bei
Kalzium	1000 bis 1500 g	Milch, Milchprodukte, Getreideprodukte, Hülsenfrüchte	Knochen-, Zahnaufbau; Muskel-, Nervenerregung; Herztätigkeit, Blutgerinnung; Enzymaktivierung
Phosphat	ca. 700 g	Milch, Milchprodukte, Fleisch, Wurst, Getreideprodukte, Gemüse, Hülsenfrüchte	Knochen- und Zahnaufbau; Energiestoffwechsel; Säure-Base-Haushalt
Magnesium	ca. 30 g	Milchprodukte, Fleisch, Getreidevollkorn, grünes Blattgemüse, Hülsenfrüchte	Knochen- und Zahnaufbau; Muskel- und Nervenerregung; Enzymaktivierung
Kalium	ca. 150 g	Obst, Gemüse, Hülsenfrüchte, Kartoffeln, Getreideprodukte	Regulation des osmotischen Drucks; Enzymaktivierung; Muskel- und Nervenerregung; Herztätigkeit; Säure-Base-Haushalt
Natrium	70 – 100 g	Kochsalz, Fleisch, Wurst, Milch, Milchprodukte, Fertiggerichte	Regulation des osmotischen Drucks; Wasser- und Säure-Base-Haushalt; Muskel-, Nervenerregung
Chlorid	80 – 100 g	Kochsalz, Fleisch, Wurst, Fertiggerichte	Regulation des osmotischen Drucks; Wasserhaushalt; Salzsäurebildung im Magen
Sulfat	ca. 700 g	v. a. tierisches Protein	Enzymaktivierung; Entgiftungsreaktionen; Eiweißbestandteil

252 Mineralstoffe

Tabelle 21.12 (Fortsetzung)

Mineralstoff	Körperbestand (Erw.)	Vorkommen in Lebensmitteln	Funktion/Mitwirkung bei
Funktion der Spurenelemente im Organismus			
Eisen	4 – 5 g	Fleisch, Leber, Gemüse, Hülsenfrüchte, Vollkornprodukte	Bestandteil von Hämoglobin, Myoglobin und sauerstoffübertragenden Enzymen
Jod	10 – 20 mg	Seefische u. a. Meeresprodukte, „jodiertes" Speisesalz	Bestandteil der Schilddrüsenhormone (Kropfprophylaxe)
Fluor	2 – 3 g	Seefische, schwarzer Tee, angereichertes Trinkwasser	Remineralisierung der Zahnoberfläche (Kariesprophylaxe)
Zink	2 g	Fleisch, Innereien, Fisch, Schalentiere, Milchprodukte	Enzymbestandteil und -aktivator; Insulinspeicherung; Unterstützung des Immunsystems
Kupfer	ca. 100 mg	Innereien, Fische, Schalentiere, Nüsse, Kakao, Grüngemüse	Bestandteile und Aktivator von Enzymen bei Redoxreaktionen
Mangan	10 – 20 mg	pflanzliche Lebensmittel	Bestandteil von Enzymen; Enzymaktivierung
Chrom	5 – 10 mg	Fleisch, Käse, Vollkornprodukte	Kofaktor der Glucosetoleranz
Kobalt	Spuren	Vitamin B_{12} enthaltende Lebensmittel	Bestandteil von Vitamin B_{12}; Enzymaktivierung
Molybdän	Spuren	Fleisch, Milch, Gemüse	Enzymbestandteil; Elektronenübertragung
Selen	Spuren	Fleisch, Meerestiere, Getreidevollkorn	Bestandteil der Glutathionperoxidase; Antioxidans

schwindigkeit der Verabreichung abhängt. Die letale Dosis kann bei 50 mg liegen. Hohe Dosen werden gelegentlich zu Abtreibungszwecken verwendet.

Therapeutisch wird *Sulfat* z. B. in Form von *Mg-Sulfat* intramuskulär und intravenös zur Behandlung des vorzeitigen Abortes bei schwangeren Frauen und zur Behebung von Zuständen mit vagotoner neuromuskulärer Überregbarkeit gespritzt, die krampflösend und sedierend wirken. In der Frauenheilkunde können unter besonderen Vorsichtsmaßnahmen pro Tag intravenöse Dosen bis zu 54–78 g z. B. bei Schwangerschaftsgestosen per Infusion zugeführt werden, wobei die Dosis pro Stunde 2–4 g, evtl. nur 1–2 g/h, möglichst nicht überschritten werden soll. Eine Überschreitung der Geschwindigkeit der erlaubten Zufuhr kann lebensgefährlich wirken.

22 Spurenelemente

Im menschlichen Organismus findet man zahlreiche Spurenelemente, denen jedoch nicht allen eine lebensnotwendige (also „essentielle") Bedeutung zukommt. Trotzdem ist nicht auszuschließen, daß sich später in einzelnen Fällen noch Meinungsänderungen ergeben.

Die *„essentiellen"* und *„nichtessentiellen"* Spurenelemente sind in folgender Tabelle aufgezeigt. Hier werden nur kurz die „essentiellen" Spurenelemente besprochen.

Spurenelemente im menschlichen Organismus		
„Essentiell"	„Nichtessentiell"	
Chrom	Aluminium	Quecksilber
Eisen	Antimon	Rubidium
Fluor	Arsen	Silber
Jod	Barium	Strontium
Kobalt	Beryllium	Tellur
Kupfer	Blei	Thallium
Mangan	Bor	Titan
Molybdän	Brom	
Nickel	Cadmium	
Selen	Caesium	
Silizium	Edelgase	
Vanadium	Gold	
Zink	Lithium	
Zinn	Platin	

Ein Teil der *„nichtessentiellen"* Elemente sind als Schwermetalle in höherer Dosierung ausgesprochen giftig wie Quecksilber, Strontium usw. Nachfolgend erfolgt eine kurze Schilderung der wichtigsten Eigenschaften. Prinzipiell ist bedeutsam, daß aus der Größenordnung des Vorkommens solcher Elemente (in Spuren) nicht auf ihre biologische Wertigkeit geschlossen werden kann. Ohne die Zufuhr der „essentiellen" Elemente ist menschliches Leben nicht möglich. Oft spielen sie eine große Rolle als Bestandteile von Hormonen, Enzymen, Vitaminen, im Proteinstoffwechsel usw.

Chrom (Cr)

Tierexperimentell spielt Cr zur Verhütung der Arteriosklerose bei Cr-Mangel eine Rolle. Serum-Cholesterin soll durch Cr gesenkt werden. Cr-Mangel soll eine verminderte Glukosetoleranz bewirken. Cr gilt als Kofak-

Bestandteil bzw. Funktionen:	Glukosetoleranzfaktor, Wirkung auf den Kohlehydrat- und Lipidstoffwechsel;
Mangelsituationen:	langzeitige parenterale Ernährung;
Mangelsymptome:	verminderte Glukosetoleranz, erhöhtes Insulin, erhöhte Plasmalipidwerte, Hyperglykämie, periphere Neuropathie;
Symptome des Überschusses:	Durchfall, Leber- und Nierenschäden, Hämolyse, verschiedene Chromsalze wirken allergen und karzinogen;
Körperkompartimente:	Knochen, Leber, Milz;
Ausscheidung:	ca. 80% werden über die Niere ausgeschieden, mittlere renale Ausscheidung ca. 0,2 µg/Tag;
Normalwerte in Körperflüssigkeiten:	Serum: <0,5 µg/l (9,7 nmol/l). Im Serum gebunden an Transferrin und Albumin;
Geeignete Analyseverfahren:	Graphitrohr-AAS, Neutronenaktivierungsanalyse;
Empfohlene tägliche Zufuhr:	50–200 µg;
Vorkommen in Nahrungsmitteln:	Fleisch, Vollkorn, Pflanzenöl, Bierhefe.

Aus „Steckbrief einzelner Mineralstoffe und Spurenelemente" in *Mineralstoffe und Spurenelemente*, Leitfaden für die ärztliche Praxis. Herausgeber: Bertelsmann-Stiftung, Postfach 103, 33311 Gütersloh, 1992. Abdruck der „Steckbriefe" mit freundlicher Genehmigung der Bertelsmannstiftung

Tabelle 22.1. Schätzwerte für eine angemessene Zufuhr. (Nach DGE 1991)

Alter	Kupfer [mg/Tag]	Mangan [mg/Tag]	Selen [µg/Tag]	Chrom [µg/Tag]	Molybdän [µg/Tag]
Säuglinge					
0 bis unter 4 Monate	0,4 – 0,6	0,3 – 0,6	5 – 15	10 – 40	15 – 30
4 bis unter 12 Monate	0,6 – 0,7	0,6 – 1,0	5 – 30	20 – 60	20 – 40
Kinder					
1 bis unter 4 Jahre	0,7 – 1,0	1,0 – 1,5	10 – 50	20 – 80	25 – 50
4 bis unter 7 Jahre	1,0 – 1,5	1,5 – 2,0	15 – 70	30 – 120	30 – 75
7 bis unter 10 Jahre	1,0 – 2,0	2,0 – 3,0	15 – 80	50 – 200	50 – 150
über 10 Jahre	1,5 – 2,5	2,0 – 5,0	20 – 100	50 – 200	75 – 250
Jugendliche und Erwachsene	1,5 – 3,0	2,0 – 5,0	20 – 100	50 – 200	75 – 250

tor des Insulins, mit dem es eine Komplexbildung eingeht. Beim Diabetes findet man deshalb gehäuft Cr-Mangel. Bei überhöhter Zufuhr treten Leberschäden auf. Geringe Dosistoleranz (Tabelle 22.1).

Eisen (Fe)

Fe spielt bei zahlreichen enzymatischen Vorgängen eine große Rolle. Als Bestandteil des Hämoglobins führen Fe-Mangelzustände zur Anämie. Der Eisenbedarf beträgt 12 – 18 mg/Tag. Nur 10% werden resorbiert. Die Eisenzufuhr beträgt täglich ca. 10 – 25 mg. 500 – 1000 mg führen beim Erwachsenen zu keinen Schäden; bei Kindern jedoch zum Tod. Langfristige Gaben können Speicherschäden auslösen.

Hypersiderämie: Eisenspeicherkrankheit (Hämochromatose), akute Hepatitis, verminderte Elektropoese (aplastische Anämien), sideroplastische Anämien, gesteigerter Hämoglobinzerfall, Apoferritinmangel usw.

Hyposiderämie: Eisenmangel, Infekte und maligne Tumore, gesteigerte Erytropoese, RES-Überfunktion, C-Avitaminose, A-Transferrinämie usw.

Die „Wissenschaftlichen Tabellen Geigy", 8. Aufl., 1977, führen hierzu sinngemäß aus: Eisen wird aus den Nahrungsmitteln in sehr unterschiedlicher Weise aus dem Darm resorbiert (Tabelle 22.3). Eisen wird aus Fleisch besser resorbiert als aus pflanzlichen Produkten. Bei einer fleischreichen

Mahlzeit wird aus dem Gemüse Eisen besser resorbiert als wenn es alleine gegessen wird. Aus einer gemischten westlichen Kost werden ca. 10% Fe resorbiert, bei erschöpften Eisendepots ca. 20%. Die Resorption von Eisen, Zink, Kalzium, Magnesium wird durch Phosphat, Oxalat und Phytinsäure beeinträchtigt.

Bestandteil bzw. Funktionen:	sauerstoffübertragende Verbindungen wie Hämoglobin u. Myoglobin, in Enzymen;
Mangelsituationen:	einseitige Ernährung (Veganer, Vegetarier), Blutverluste (Menstruation);
Mangelsymptome:	Anämieformen, erhöhte Infektionsanfälligkeit, Müdigkeit, Blutarmut;
Symptome des Überschusses:	Hämochromatose, Hämosiderosen;
Körperbestand des Erwachsenen:	3,9 – 5 g (0,07 – 0,09 mol);
Körperkompartimente:	Ferritin und Hämosiderin (bis zu 20% des Körpereisens), größtes Speicherorgan ist die Leber;
Ausscheidung:	Täglich werden ca. 1 mg über Stuhl (ca. 60%) und Urin ausgeschieden. Während der Menstruation gehen zusätzlich 15 – 30 mg, in Einzelfällen bis zu 160 mg verloren;
Normalwerte in Körperflüssigkeiten:	Plasma: Frauen 0,6 – 1,45 mg/l (7,76 – 26 µmol/l), Männer: 0,8 – 1,68 mg/l (14,3 – 30 µmol/l); Achtung: große tägliche Schwankungsbreite; Urin: 0,06 – 1 mg/l;
Geeignete Analyseverfahren:	Flammen-AAS, ICP-AES;
Empfohlene tägliche Zufuhr:	Männer: 10 mg, Frauen: 10 mg; Bioverfügbarkeit beachten!

258 Spurenelemente

	Schwangere: +20 mg, Stillende: +10 mg, Menstruierende: +5 mg;
Vorkommen in *Nahrungsmitteln:*	Fleisch u. Fleischprodukte, Gemüse, Vollkorn, Eigelb, Hülsenfrüchte. Die Verfügbarkeit von Nicht-Hämeisen wird durch Vitamin C, Fleisch oder Fisch verbessert;
Interaktionen:	Hemmung bei der Resorption durch Phytate und Phosphate.

Aus „*Steckbrief einzelner Mineralstoffe und Spurenelemente*" in *Mineralstoffe und Spurenelemente*, Leitfaden für die ärztliche Praxis, Herausgeber: Bertelsmann-Stiftung, Postf. 103, 33311 Gütersloh, 1992

Tabelle 2.2 gibt den Bedarf für Kinder und Jugendliche an Eisen nach den Empfehlungen der DGE (1991) wieder.

Fluor (F)

F-Serumkonzentration bei 2,8 µg%; *Nahrungszufuhr* 0,2 – 1,0 mg/Tag.

Bedarf für den Erwachsenen 1,0 mg. Mit der heutigen Ernährung werden nur ca. 0,4 mg durch Nahrungsmittel geliefert. Jedoch wird mit Trinkwasser, Mineralwässern, Tee weiteres Fluor geliefert. Industrieabgase (Alu-Fabriken) können größere Fluormengen durch Atemluft zuführen. Hohe Fluorgehalte finden sich in den Zähnen und Knochen. In der Zahnheilkunde dient Fluor zur Vorbeugung vor Karies. Ein einjähriger Säugling benötigt bereits 0,2 mg F. Im Alter dienen Gaben von Fluorsalzen zur Behandlung der Osteoporose. Überdosierung führt zu Zahnschäden, Verkalkungserscheinungen an Knochen, den Nieren usw. In verschiedenen Ländern hat sich die Trinkwasseranreicherung mit 0,7 mg F/l bewährt (Tabelle 22.4).

Die „Wissenschaftlichen Tabellen Geigy" (8, 1977) führen hierzu sinngemäß aus: Zur Vorbeugung vor Karies soll in der Kindheit die Nahrung ausreichend Fluorid enthalten. Tierexperimentell hat Fluorid einen günstigen Einfluß auf das Wachstum. Die tägliche *Fluoridaufnahme* reicht von 0,3 mg in Gegenden mit fluoridarmer Trinkwasserversorgung bis zu 3,1 mg in Gegenden mit fluoridreichen Wässern. Ein Fluoridgehalt im Trinkwasser um 0,7 bis 1,2 mg/l, je nach Klima, wird für optimal gehal-

Tabelle 22.2. Empfohlene Zufuhr. (Nach DGE, 1991)

Alter	Eisen			
	mg/Tag		mg/MJ[e] Nährstoffdichte	
	m	w[d]	m	w
Säuglinge[a]				
0 bis unter 4 Monate	6[b]		2,6	
4 bis unter 12 Monate	8		2,4	
Kinder				
1 bis unter 4 Jahre	8		1,5	
4 bis unter 7 Jahre	8		1,1	
7 bis unter 10 Jahre	10		1,2	
10 bis unter 13 Jahre	12	15	1,3	1,7
13 bis unter 15 Jahre	12	15	1,1	1,6
Jugendliche und Erwachsene				
15 bis unter 19 Jahre	12	15	1,0	1,5
19 bis unter 25 Jahre	10	15	0,9	1,7
25 bis unter 51 Jahre	10	15	1,0	1,8
51 bis unter 65 Jahre	10	10	1,1	1,3
65 Jahre und älter	10	10	1,3	1,4
Schwangere		30		2,9
Stillende		20[c]		1,7

[a] Ausgenommen Unreifgeborene
[b] Ein Eisenbedarf besteht infolge der dem Neugeborenen vor der Plazenta als Hb-Eisen mitgegebenen Eisenmenge erst ab dem 4. Monat
[c] Zum Ausgleich der Verluste während der Schwangerschaft
[d] Nichtmenstruierende Frauen, die nicht schwanger sind oder stillen: 10 mg/Tag
[e] Berechnet für Jugendliche und Erwachsene mit überwiegend sitzender Beschäftigung

ten. Einige wenige natürliche Mineralwässer haben einen Gehalt um 4 mg/l und mehr. In der Regel sind solche Wässer als „fluoridhaltig" gekennzeichnet. *Kinder* bis zu 3 Jahren sollten eine Fluoridzufuhr von ca. *0,5 mg* und *über 3 Jahre alte Kinder* von *1,0 mg/Tag* erhalten, dies ggf. medikamentös. Bei jahrzehntelanger Zufuhr von 8–20 mg Fluorid und mehr sind toxische Zeichen möglich. Endemische Fluorosegebiete sind in Indien und Südafrika mit Trinkwassergehalten um 3,5–8,4 mg/l beschrieben worden.

Tabelle 22.3. Absorption des Nahrungseisens (Mittelwert und Extrembereich). (Aus Wiss. Tabellen, Geigy, 8, 1977)

		Bei normalen Eisendepots	Bei erschöpften Eisendepots
		% der eingenommenen Menge	
Reis	Erwachsene	0,9	–
Mais	Erwachsene	(3,2 – 4,2)	–
Weizen	Erwachsene	5,1 (2,6 – 10,1)	–
Sojabohnen	Erwachsene	6,9 (3 – 11)	–
Schwarze Bohnen	Erwachsene	(2,0 – 2,6)	–
Spinat	Erwachsene	1,3	–
Salat	Erwachsene	4	–
Mangold	Erwachsene	(2 – 6)	–
Rote Rübe (Blätter)	Erwachsene	(3 – 6)	–
Kuhmilch	Kinder	11	–
	Erwachsene	2,8	–
Muttermilch	Säuglinge	49	–
Eier	Kinder	11	–
	Erwachsene	3	8
Hämoglobin	Erwachsene	8,2 (5,5 – 11)	18 (13 – 34)
Leber	Erwachsene	6,3 (1,5 – 15)	24 (11 – 39)
Schweinefleisch	Erwachsene	28 (14 – 53)	43 (15 – 73)

Tabelle 22.4. Richtwerte zur angemessenen Fluoridgesamtzufuhr (Nahrung, Trinkwasser und Supplemente) sowie zu Fluoridsupplementen zur Kariesprävention (Tabletten, Tropfen). (Nach DGE 1991)

Alter	Fluorid	
	Bereich der Gesamtzufuhr mg/Tag	Supplemente mg/Tag[a,b,c]
Säuglinge		
0 bis unter 4 Monate	0,1 – 0,5	0,25
4 bis unter 12 Monate	0,2 – 1,0	0,25
Kinder		
1 bis unter 2 Jahre	0,5 – 1,5	0,25
2 bis unter 3 Jahre	0,5 – 1,5	0,5
3 bis unter 6 Jahre	1,0 – 2,5	0,75
6 bis unter 15 Jahre	1,5 – 2,5	1,0

Tabelle 22.4 (Fortsetzung)

Alter	Fluorid	
	Bereich der Gesamtzufuhr mg/Tag	Supplemente mg/Tag [a,b,c]
Jugendliche und Erwachsene		
15 bis unter 19 Jahre	1,5 – 4,0	1,0
19 bis unter 65 Jahre	1,5 – 4,0	1,0
65 Jahre und älter	1,5 – 4,0	1,0

[a] Die Höhe der Supplemente wurde aufgrund prospektiver Studien empirisch ermittelt. Die Gesamtzufuhr (einschließlich Supplemente) ist toxikologisch noch unbedenklich, sie sollte aber die angegebene Obergrenze über längere Zeiträume nicht überschreiten. Davon ausgenommen sind therapeutische Gaben pharmakologischer Mengen von Fluorid unter ärztlicher Überwachung (z. B. bei Osteoporose)
[b] Bei Fluoridkonzentrationen im Trinkwasser von 0,3 – 0,7 mg Fluorid/l ist die Supplementmenge jeweils zu halbieren. Bei höherer Fluoridkonzentration als 0,7 mg/l wird kein Fluoridsupplement empfohlen
[c] Tabletten enthalten meist Natriumfluorid; 1 mg Fluorid wird mit 2,2 mg Natriumfluorid erreicht (Atomgewichte: Natrium 23, Fluorid 19)
[d] Schwangere können für die Gesundheit ihrer eigenen Zähne Fluoridsupplemente erhalten. Die Wirksamkeit dieser Supplemente zur Kariesprophylaxe beim Fetus gilt als wissenschaftlich nicht hinreichend gesichert

Bestandteil bzw. Funktionen:	Bestandteil der Zahn- und Knochenstruktur, Stimulation der Osteoblastenaktivität. Trotz positiver Wirkungen ist die Essentialität des Fluors für den Menschen noch in der Diskussion;
Mangelsituationen:	fluorarme Ernährung (Trinkwasser);
Mangelsymptome:	Zahnentwicklung (Karies) bei Kindern;
Symptome des Überschusses:	Knochenveränderungen, Störung von Muskel- und Nierenfunktionen;
Körperbestand des Erwachsenen:	2 – 3 g (0,10 – 0,16 mol);
Körperkompartimente:	>95% in Skelett und Zähnen;
Ausscheidung:	Urin (90%);

Normalwerte in Körperflüssigkeiten:	Serum: 5 – 20 µg/l (0,26 – 1,05 µmol), Urin: < 500 µg/l (26,3 µmol);
Geeignete Analyseverfahren:	ionensensitive Elektroden;
Empfohlene tägliche Zufuhr:	1,5 – 4 mg;
Vorkommen in Nahrungsmitteln:	Tee, Meeresfische.

Aus „*Steckbrief einzelner Mineralstoffe und Spurenelemente*" in *Mineralstoffe und Spurenelemente*, Leitfaden für die ärztliche Praxis, Herausgeber: Bertelsmann-Stiftung, Postf. 103, 33311 Gütersloh, 1922

Jod (I)

Hauptsächliches Vorkommen in der Schilddrüse (99%) und im Schilddrüsenhormon Tyroxin. Gefahr der Kropfbildung bei Unterversorgung mit Jod (z. B. Schwarzwald, Alpen usw.). An der Nordsee, wo Jod (Algen, Atemluft) in größeren Mengen angeboten wird, findet sich seltener ein Kropf. Gabe von jodiertem Kochsalz wird empfohlen. Kleine Jodgaben haben besonders im Alter ungewöhnlich positive belebende Effekte auf die Konzentrations- und Denkfähigkeit (z. B. als K-Jodid). J ist relativ untoxisch.

Die „Wissenschaftlichen Tabellen Geigy", 8. Aufl. 1977, führen hierzu sinngemäß aus: Der *Mindestbedarf* an Jod wird für Erwachsene auf 50 – 75 µg/Tag geschätzt. Eine Zufuhr von 100 – 300 µg ist nach *Food and Nutrition Board, USA,* wünschenswert. Eine Zufuhr von 50 µg/Tag und 1000 µg/Tag wird als „sicher" bezeichnet. Für den *Mann* wird eine Zufuhr von ca. 140 µg/Tag und für die *Frau* von 100 µg/Tag als optimal bezeichnet. Das in den Nahrungsmitteln enthaltene Jod wird hundertprozentig aufgenommen. 15 – 45% werden von der Schilddrüse aufgenommen, der Rest über die Niere eliminiert.

Heute ist eine Jodmangelernährung weit verbreitet. Auch Norddeutschland ist davon nicht verschont. Übermäßige Jodzufuhr kann eine Basedow-Krankheit bewirken.

Jod galt über Jahrzehnte in der Medizin mit als vorbeugendes Mittel gegen *Durchblutungsstörungen* infolge von Arteriosklerose. Ältere Leute erhielten 2mal jährlich über ca. 2 Wochen täglich ca. 0,1 g Kaliumjodat.

Bestandteil bzw. Funktionen:	Synthese des Schilddrüsenhormons Thyroxin;
Mangelsituationen:	ernährungsbedingt, endemischer Jodmangel, Phasen erhöhten Hormonstoffwechsels (Wachstum, Pubertät, Schwangerschaft, Stillen)
Mangelsymptome:	Kropfbildung, Entwicklungsstörungen des Fetus bei Jodmangel während der Schwangerschaft, Kretinismus;
Symptome des Überschusses:	Jodakne, Allergien, überhöhte Jodaufnahmen und Risiken durch Medikamente oder Desinfektionsmittel;
Körperbestand des Erwachsenen:	10–20 mg (78–158 µmol);
Körperkompartimente:	Schilddrüse (80%), Muskel, Galle;
Ausscheidung:	hauptsächlich über Harn;
Normalwerte in Körperflüssigkeiten:	Serum: 40–80 µg/l (0,31–0,63 µmol), Ausscheidung im Harn dient als Maß für die Jodversorgung: 20–70 µg/d;
Geeignete Analyseverfahren:	Flüssigkeitschromatographie (HPLC), Neutronen-Aktivierungsanalyse, Isotopenverdünnungsanalyse, katalytische Methoden;
Empfohlene tägliche Zufuhr:	200 µg, Schwangere +30 µg, Stillende +60 µg.
Vorkommen in Nahrungsmitteln:	Seefisch, Lebertran, Milch, Eier, jodiertes Speisesalz, organisch gebundenes Jod ist geringer bioverfügbar als Jodid;
Interaktionen:	Goitrogene Substanzen in der Nahrung und Medikamente, welche die Jodaufnahme in die Schilddrüse hemmen.

Aus „Steckbrief einzelner Mineralstoffe und Spurenelemente" in *Mineralstoffe und Spurenelemente*, Leitfaden für die ärztliche Praxis, Herausgeber: Bertelsmann-Stiftung, Postf. 103, 33311 Gütersloh, 1992

Tabelle 22.5. Jod. Empfohlene Zufuhr. (Nach DGE 1991)

Alter	Jod		
	µg/Tag	µg/MJ[a] (Nährstoffdichte)	
		m	w
Säuglinge			
0 bis unter 4 Monate	50	22	
4 bis unter 12 Monate	80	24	
Kinder			
1 bis unter 4 Jahre	100	19	
4 bis unter 7 Jahre	120	16	
7 bis unter 10 Jahre	140	17	
10 bis unter 13 Jahre	180	19	20
13 bis unter 15 Jahre	200	19	21
Jugendliche und Erwachsene			
15 bis unter 19 Jahre	200	16	20
19 bis unter 25 Jahre	200	18	22
25 bis unter 51 Jahre	200	20	24
51 bis unter 65 Jahre	180	20	24
65 Jahre und älter	180	23	26
Schwangere	230		23
Stillende	260		22

[a] Berechnet für Jugendliche und Erwachsene mit überwiegend sitzender Beschäftigung

Die Wirkung jodhaltiger Meeresluft und von Jodgaben in therapeutischen Dosen ist heute bei älteren Leuten fast in Vergessenheit geraten. Viele teilweise demente Personen zeigen auf Zeit eine erstaunliche Regeneration ihrer zerebralen Leistungen.

Bei Gefahr von atomarer Verseuchung (Beispiel Tschernobyl) sollten die Jodspeicher der Schilddrüse mit Jodgaben abgesättigt werden, um die Speicherung des gefährlichen Jod 131 zu vermeiden, wobei selbstverständlich eine Überdosierung zu vermeiden ist. Es bietet sich eine Therapie mit Kaliumjodatum (à 0,1 oder 0,5 g), den Vorschriften entsprechend, an.

Kobalt (Co)

Wichtiger Bestandteil von Vitamin B_{12}. Die Anwesenheit von Co fördert die Fe-Resorption. Tierexperimentell soll Kobalt die Arterioskleroseentwicklung fördern (bei intravenöser Gabe, jedoch kein Effekt bei oraler

Bestandteil bzw. Funktionen:	Zentralatom im Vitamin B_{12}. Für den Menschen ist Kobalt nur in der Form dieses Vitamins essentiell;
Mangelsituationen:	Mangel an Vitamin B_{12} bei extrem einseitiger Ernährung. Kobaltmangel wurde beim Menschen bisher nicht beobachtet;
Mangelsymptome:	bei Vitamin B_{12}-Mangel perniziöse Anämie, hämatopoetische Störungen;
Symptome des Überschusses:	Herzmuskelschäden, Polyzythämie, Hyperthyreose, Hemmung der Eisenaufnahme;
Körperbestand des Erwachsenen:	1,1 mg (18,7 nmol);
Körperkompartimente:	Leber, Knochenmark;
Ausscheidung:	hauptsächlich renal;
Normalwerte in Körperflüssigkeiten:	Serum: <0,5 µg/l (8,5 nmol), Urin: <1 µg/l (17 nmol);
Geeignete Analyseverfahren:	Inversvoltammetrie (DPASV), Neutronenaktivierungsanalyse, Graphitrohr-AAS;
Empfohlene tägliche Zufuhr:	3 µg Vitamin B_{12};
Vorkommen in Nahrungsmitteln:	als Vitamin B_{12} in Leber, Niere, Milch, Meeresfrüchten;
Interaktionen:	Resorptionsantagonismus mit Eisen und Mangan.

Aus „Steckbrief einzelner Mineralstoffe und Spurenelemente" in *Mineralstoffe und Spurenelemente*, Leitfaden für die ärztliche Praxis, Herausgeber: Bertelsmann-Stiftung, Postf. 103, 33311 Gütersloh, 1992

Gabe). Beim Menschen finden sich bei Arteriosklerose erhöhte Co-Konzentrationen in den Gefäßen. Co im Bier führte 1966 zur Co-Myokarditis in Kanada. Co scheint Kropfbildung zu fördern. Es hat Bedeutung bei zahlreichen enzymatischen Vorgängen.

Kupfer (Cu)

Bindung im Organismus größtenteils an Proteine, unentbehrlich in der Atemkette, Vorkommen bei zahlreichen enzymatischen Vorgängen, in der Hämatopoese. Bei Mangelzufuhr Osteoporose, Gefäßrupturen und Aneurysmabildung möglich. Erhöhte Cu-Werte finden sich in der Schwangerschaft, beim Myokardinfarkt, Infekten, Arthritis rheumatica, Malignomen. Erniedrigte Werte bei Hypoproteinämien, Frühgeburten, Sprue, Nephrose, Morbus Wilson. Cu ist relativ untoxisch. Bedarf s. Tabelle 22.1.

Bestandteil bzw. Funktionen:	Oxidations- u. Reduktionsprozesse, zentraler Bestandteil von Enzymen (Cp), wichtig für Wachstum und Reproduktion;
Mangelsituationen:	sind selten. Absorptionsstörungen, ausschließlich parenterale Ernährung, einseitig mit Kuhmilch ernährte Kinder, hohe oder langzeitig erhöhte Dosen des Elements Zink;
Mangelsymptome:	hypochrome mikrozytäre Anämie, Neutropenie, Osteopenie;
Symptome des Überschusses:	Übelkeit, Durchfall, Krämpfe, chronische Anreicherung von Kupfer in der Leber bei Wilson, Störung der Gallenexkretion, indische Kindheitszirrhose, hämolytische Anämie;
Körperbestand des Erwachsenen:	80–150 mg (1,5–2,35 mmol);
Körperkompartimente:	Muskulatur, Knochen, Leber. Die Niere ist wegen des hohen Gehaltes an Metallothionein wichtig für die Kupferhomöostase.

Ausscheidung:	80% über Galle, 2–4% mit dem Urin
Normalwerte in Körperflüssigkeiten:	Serum: Frauen: 0,85–1,55 mg/l (13–24 µmol/l), Männer: 0,70–1,40 mg/l (11–22 µmol/l) Urin: 5–50 µg/l. Cp ist als Indikator wenig geeignet wegen des Einflusses hormoneller Änderungen und von Entzündungsvorgängen;
Geeignete Analyseverfahren:	Graphitrohr-AAS, Plasmaemissionsspektrometrie, Photometrie von sulfoniertem Bathocuproin;
Empfohlene tägliche Zufuhr:	1,5–3,0 mg;
Vorkommen in Nahrungsmitteln:	Leber, Niere, Schellfisch, Austern, Hülsenfrüchte, Vollkorn, Nüsse;
Interaktionen:	Eisen, Cadmium, Molybdän, Zink hemmen die Aufnahme.

Aus „*Steckbrief einzelner Mineralstoffe und Spurenelemente*" in *Mineralstoffe und Spurenelemente*, Leitfaden für die ärztliche Praxis, Herausgeber: Bertelsmann-Stiftung, Postf. 103, 33311 Gütersloh, 1992

Mangan (Mn)

Beteiligung bei zahlreichen enzymatischen Prozessen, Aktivierung der Cholesterin- und Fettsäuresynthese, Mn-Anstieg im Serum beim Myokardinfarkt. Bei Arteriosklerose erhöhte Mn-Werte bereits im Frühstadium.

Bestandteil bzw. Funktionen:	Carboxipeptidase, Superoxiddismutase, Aktivator der alkalischen Phosphatase, Kofaktor bei Pyruvat-Decarboxilase, Aktivator der Aminopeptidase;
Mangelsituationen:	selten, da in der Nahrung in ausreichender Menge vorhanden, auch bei TPE sind keine Mn-Zusätze erforderlich;

Mangelsymptome:	Knochendeformationen, Gerinnungsstörungen, verminderte Prothrombinsynthese;
Symptome des Überschusses:	Toxizität ist abhängig vom Oxidationszustand, divalentes Mn ist toxischer als trivalentes. Mn-Pneumonien nach Inhalation von Mn-Staub; Störungen des Intermediärstoffwechsels und der Hämoglobinbildung;
Körperbestand des Erwachsenen:	10–20 mg (0,18–0,36 mmol);
Körperkompartimente:	Knochenmark (40%), Leber, Nieren, Pankreas, Muskulatur;
Ausscheidung:	Fäzes (99%), Urin (<0,1%), Galle, enterohepatischer Kreislauf;
Normalwerte in Körperflüssigkeiten:	Blut: 7–10,5 µg/l (0,13–0,19 µmol), Serum: <0,8 µg/l (<15 nmol), gebunden an Transferrin, Globuline, Urin: 0,1–1,5 µg/l (18–27 nmol);
Geeignete Analyseverfahren:	Graphitrohr-AAS, ICP-AES, NAA. Obwohl ausreichend nachweisstarke analytische Methoden zur Verfügung stehen, können Meßergebnisse durch Kontamination bei Probennahme, -lagerung und -aufarbeitung verfälscht werden!
Empfohlene tägliche Zufuhr:	2–5 mg;
Vorkommen in Nahrungsmitteln:	Vollkorn, Hülsenfrüchte, Nüsse, Tee;
Interaktionen:	Kalzium, Phospat. Bei Eisenmangel kann die gastrointestinale Aufnahme um das 2–3fache gesteigert werden.

Aus „Steckbrief einzelner Mineralstoffe und Spurenelemente" in *Mineralstoffe und Spurenelemente*, Leitfaden für die ärztliche Praxis, Herausgeber: Bertelsmann-Stiftung, Postf. 103, 33311 Gütersloh, 1992

Mn-Mangel vermindert die Glukosetoleranz. Luzerne in der Diabetesdiät enthält große Mengen. Mn-Mangel führt zu Sterilität, Skelettveränderungen. Mn ist relativ untoxisch. Mn-Vergiftungen gehen mit Störungen im vegetativen Nervensystem, mit Muskellähmungen, Zittern usw. einher. Bedarf s. Tabelle 22.1.

Molybdän (Mo)

Beteiligung bei enzymatischen Vorgängen, bei Mangelzufuhr Wachstumsstörungen, Nierensteinbildungen, evtl. auch Förderung der Karies. Mo fördert die Fluorspeicherung. Hohe Toxizität. Bedarf s. Tabelle 22.1.

Bestandteil bzw. Funktionen:	katalytisches Zentrum der Xanthinoxidase/Dehydrogenase, Aldehydoxidase, Sulfitoxidase;
Mangelsituationen:	Malabsorption, Defekte im Stoffwechsel schwefelhaltiger Aminosäuren;
Mangelsymptome:	Aminosäureintoleranz, Tachykardie;
Symptome des Überschusses:	gastrointestinale Störungen mit Diarrhö;
Körperbestand des Erwachsenen:	8 – 10 mg (83 – 104 µmol);
Körperkompartimente:	Skelett (60%), Leber (20%);
Ausscheidung:	überwiegend über die Niere, heterohepatischer Kreislauf
Normalwerte in Körperflüssigkeiten:	Serum: <1 µg/l (10 nmol), Blut: 1 – 10 µg/l (0,01 – 0,10 µmol). Im Blut überwiegend an Erythrozyten gebunden, im Serum soll eine Bindung an α-2-Makroglobulin vorliegen. Urin: 10 – 16 µg/l (0,10 – 0,16 µmol);
Geeignete Analyseverfahren:	Graphitrohr-AAS;
Empfohlene tägliche Zufuhr:	75 – 250 µg, 2 µg/kg Körpergewicht;

Vorkommen in Nahrungsmitteln:	Hülsenfrüchte, Getreideprodukte, Gemüse, Innereien, Milchprodukte. Die Konzentration ist standortabhängig;
Interaktionen:	Kupfer, Wolfram, Sulfat

Aus „*Steckbrief einzelner Mineralstoffe und Spurenelemente*" in *Mineralstoffe und Spurenelemente*, Leitfaden für die ärztliche Praxis, Herausgeber: Bertelsmann-Stiftung, Postf. 103, 33311 Gütersloh, 1992

Nickel (Ni)

Ni-Serumwert bei 0,26 µg%; *Nahrungszufuhr* bei 300–500 µg/Tag.

Vorwiegend pflanzliche Nahrungsmittel liefern Ni. Eine Kost, die wenig Gemüse, Kartoffeln, Obst und Getreide liefert, kann sehr Ni-arm sein. Bedeutsam für die Blutgerinnung, für enzymatische Prozesse, stark erhöhte Werte beim Herzinfarkt (bis 0,51 µg%), erhöhte Werte auch bei Tumoren und einigen Hautkrankheiten. Bei Überdosierung besitzt Nickel eindeutig krebsauslösende Eigenschaften in bestimmten Verbindungsformen. So können beim Rauchen filterlose Zigaretten ca. 2 µg Nickel inhaliert werden, die bei Ratten Krebs erzeugen.

Selen (Se)

Se potenziert Vitamin E, wirkt als Antioxydans und verhindert bei einigen Tieren nahrungsbedingte Herz- und Leberzellnekrosen, Muskeldystrophien. Zur Versorgung besagt der „Ernährungsbericht" der DGE, 1992: „Die Versorgung mit *Selen* ist in der Bundesrepublik Deutschland ebenfalls weitgehend gesichert. Regionale Unterschiede oder ein immer wieder beschriebenes West-Ost-Gefälle konnten nicht festgestellt werden." Bedarf: Tabelle 22.1 (vgl. Tabelle 21.8).

Bestandteil bzw. Funktionen:	Bestandteil der Glutathionperoxidase und Jodthyronin-5'-Deiodase. Beim Abbau von Fettsäurehydroperoxiden verhält sich die Glutathionperoxidase synergestisch zu Vitamin E. Schutz der Erythrozyten vor peroxidbedingter Hämolyse, Produktion von Schilddrüsenhormonen;

Mangelsituationen:	Frühgeborene, Patienten mit semisynthetischer Diät oder unter längerfristiger parenteraler Ernährung, Alkoholiker;
Mangelsymptome:	Skelettmyophatie, Kardiomyopathie, erythrozytäre Makrozytose;
Symptome des Überschusses:	Erbrechen, Durchfall, knoblauchartiger Atemgeruch, Haarausfall, Deformation der Fingernägel, Herzmuskelschwäche, Leberzirrhose;
Körperbestand des Erwachsenen:	10–15 mg (0,12–0,19 mmol);
Körperkompartimente:	Niere, Leber, Skelettmuskel, Erythrozyten;
Ausscheidung:	hauptsächlich renal;
Plasma oder Serumspiegel:	0,063–1,27 µmol/l (5–100 µg/l),[a]
Normalwerte in Körperflüssigkeiten:	Schwierig festzulegen, da der Selengehalt von Lebensmitteln sehr stark vom regionalen Selengehalt des Bodens und von Ernährungsgewohnheiten abhängt. Erythrozyten-Se und bedingt Haare/Nägel-Se sind Langzeitkparameter. Serum und Urin sind Kurzzeitindikatoren des Selenstatus. Typische Bereiche für Populationen in Deutschland: Serum: 50–120 µg/l (0,6–1,5 µmol/l), Urin: 10–50 µg/l (0,12–0,63 µmol), Haare/Nägel: 0,3–1,8 mg/kg (4–22 µmol/kg) bez. Trockengewicht;
Geeignete Analyseverfahren:	Neutronenaktivierungsanalyse, Graphitrohr-AAS mit Palladium-Matrixmodifier oder Hydridtechnik;
Empfohlene tägliche Zufuhr:	20–100 µg;
Vorkommen in Nahrungsmitteln:	Meeresfische, Fleisch, Leber, Getreideprodukte, Nüsse;
Interaktionen:	Quecksilber, Cadmium, Thallium, Silber.

Nach „Steckbrief einzelner Mineralstoffe und Spurenelemente" in *Mineralstoffe und Spurenelemente*, Leitfaden für die ärztliche Praxis, Herausgeber: Bertelsmann-Stiftung, Postf. 103, 33311 Gütersloh, 1992; s. S. 90)

Silizium (Si)

Si-Mangel führt beim Tier zu Wachstumsstörungen, es dient wahrscheinlich mit zur Aufrechterhaltung der elastischen Eigenschaften der Gefäßwände (antiarteriosklerotische Wirkung). Bei Inhalation Gefahr der Lungensilikose.

Silizium (Si) ist (Lang 1979) ein „essentielles" Element. Bei Hühnern und Ratten fand man Störungen im Wachstum und in der Skelettbildung. Si ist Bestandteil der Mucopolysaccharide (Chondroitin-4-sulfat). Da Kieselsäure in der Erdkruste verbreitet ist, findet man es in Pflanzen, bei denen es sich hauptsächlich in den Zellwänden befindet. Der Gesamtgehalt des Menschen an Si liegt um 1 g. Der Normalwert im Menschenblut soll unter 1 µg SiO_2/ml liegen und kann bei Nahrungsbelastung auf 1 µg und mehr ansteigen. 300 mg zugeführte lösliche Kieselsäure erhöht den Blutspiegel auf ca. 6 µg SiO_2/ml. Tierische Lebensmittel enthalten 0,3–4 mg/100 g SiO_2. Getreide ist die Hauptquelle. Kieselsäure wird rasch resorbiert und wieder über die Niere ausgeschieden. Bisher gibt es keine Hinweise dafür, daß Kieselsäure im Organismus gespeichert wird. Kieselsäurezusätze werden z. B. in Italien und Spanien in Trinkwasserenthärteranlagen verwendet. Die monomere Kieselsäure ist in physiologischen Konzentrationen eine harmlose Substanz (Lang 1979) „die trotz ihrer Körperfremdheit und ständigen Anwesenheit im Organismus keine Schäden verursacht. In höheren Konzentrationen (10 mg/100 g entspr. $1,67 \cdot 10^{-3}$ m) schädigt Monokieselsäure den Zellstoffwechsel". Möglicherweise spielt Si bei der Verhärtung der Arterien eine Rolle. Mit zunehmendem Alter und der Entwicklung einer Arteriosklerose nimmt (Korrelation) der Si-Gehalt ab.

Die Lungensilikose entsteht durch Inhalation von silikathaltigem Staub (Quarz, Asbest) in der quarzverarbeitenden Industrie und bei Bergleuten.

Vanadium (V)

V-Serumkonzentration bei 1,0 µg %; *Nahrungszufuhr* bei 1–2 mg/Tag.

Der V-Gehalt der Nahrung hängt vom zugeführten Fett ab, d. h. bei hohem Anteil in der Zufuhr an „ungesättigten" Fettsäuren erfolgt eine höhere V-Zufuhr. Wichtige Bedeutung für den Cholesterinstoffwechsel. Es beschleunigt den Cholesterinabbau und senkt den Cholesterinspiegel.

Vanadium ist ein „essentielles" Element. Bei Ratten und Hühnern entstehen bei Mangelzufuhr Störungen von Fortpflanzung und Wachstum, gestörter Eisenstoffwechsel mit Anämie, gestörte Skelett- und Zahnentwicklung. Unter einer experimentell herbeigeführten Zahnkaries bewirkte die Zulage von Vanadium eine kariesvorbeugende Wirkung. Vanadium wurde (Lang 1979) auch in der Zahnemaille von Menschen gefunden (0,037 ± 0,037 ppm V). Der Gesamtbestand an Vanadium des Menschen dürfte bei 43 mg liegen. Der Vanadiumbedarf wird mit 1 – 2 mg/Tag angenommen. V wird in der Schilddrüse aber auch in Nieren, Leber, Milz und Testes gespeichert. Der Körper verwertet Vanadium am besten als Vanadat (Na_3VO_4).

Bestimmte Vanadiumverbindungen können gewerbliche Gifte darstellen. Man konnte tierexperimentell unter überhöhten Dosen eine Störung der Biosynthese von Koenzym A, Squalen und Phospholipiden feststellen. Für den Menschen ist Vanadium relativ untoxisch. Die Zufuhr von 5 ppm V als Vanadylsulfat zeigte bei lebenslanger Verfütterung keine toxische Wirkung. 700 mg V soll die letale Dosis darstellen.

Zink (Zn)

Serumzinkkonzentration bei 98 µg %; Nahrungszufuhr um 10 – 20 mg/Tag.

Bestandteil bei zahllosen enzymatischen Prozessen, Antagonist zu Kalzium mit antiarteriosklerotischer Wirkung. Bei Mangelzufuhr verschlechterte Wundheilung, Leber-Milz-Tumoren, evtl. gestörte Insulinbildung (Insulin-Zink-Komplex), sexuelle Unterentwicklung. Zink kommt immer gemeinsam mit Cadmium vor. Durch phytatreiches Brot kann die Zinkresorption trotz ausreichender Zufuhr gehindert werden. Relativ geringe Toxizität, erste Nebenerscheinungen erst ab 250 mg Zn bei oraler Zufuhr.

Bestandteil bzw. Funktionen:	Alkalische Phosphatase, Carbonhydrase, Insulin, Dehydrogenasen, Carboxipeptidasen, mit Kupfer in Superoxiddismutase, Synthese von Proteinen und Nukleinsäuren, zelluläre und humorale Immunantwort, unentbehrlich für Wachstum und Fortpflanzung;

Mangelsituationen:	Akrodermatitis enteropathica, Malabsorption, Lebererkrankungen (Alkoholabusus), Gewebedefekte (Verbrennungen), endokrine Veränderungen, Chelattherapie, parenterale Ernährung;
Mangelsymptome:	retardiertes Wachstum, Alopezie, Hautveränderungen, verzögerte Wundheilung, mentale Lethargie, Appetitmangel, Hypogonadismus, Dermatiden;
Symptome des Überschusses:	Schleimhautreizungen, gastrointestinale Störungen und Erbrechen bei Aufnahme von >2 mg Zn als Sulfat, Anreicherung in der Lunge, Beeinflussung des Kupferstatus (Hypocuprämie) bei langzeitigen hohen Zinkdosen;
Körperbestand des Erwachsenen:	1,3 – 2 g (20 – 30 mmol);
Körperkompartimente:	Knochen und Muskel, in der Leber an Metallothionein (MT) gebunden; höchste Konzentration in der Prostata;
Normalwerte in Körperflüssigkeiten:	Blut: 4 – 7,5 mg/l (61 – 114 µmol/l), 90% in Erythrozyten gebunden; Serum: 0,6 – 1,2 mg/l (9 – 18 µmol/l) vorwiegend an Albumin gebunden, Urin: 0,25 – 0,85 mg/l (4 – 13 µmol/l);
Geeignete Analyseverfahren:	Flammen-AAS, ICP-AES;
Empfohlene tägliche Zufuhr:	Frauen: 12 mg, Männer: 15 mg, Schwangere: +3 mg, Stillende: +10 mg. Bioverfügbarkeit beachten!
Vorkommen in Nahrungsmitteln:	Fleisch, Leber, Seefisch, Milch, Eier;
Interaktionen:	Hemmung bei der Resorption durch Kupfer, Eisen (anorg.), Cadmium, Kalzium, Phytate und Ballaststoffe

Aus „Steckbrief einzelner Mineralstoffe und Spurenelemente" in *Mineralstoffe und Spurenelemente.* Leitfaden für die ärztliche Praxis. Herausgeber: Bertelsmann-Stiftung, Postf. 103; 33311 Gütersloh, 1992

Tabelle 22.6. Zink. Empfohlene Zufuhr. (Nach DGE 1991)

Alter	Zink			
	mg/Tag		mg/MJ[a] (Nährstoffdichte)	
	m	w	m	w
Säuglinge				
0 bis unter 4 Monate	5		2,2	
4 bis unter 12 Monate	5		1,5	
Kinder				
1 bis unter 4 Jahre	7		1,3	
4 bis unter 7 Jahre	10		1,3	
7 bis unter 10 Jahre	11		1,3	
10 bis unter 13 Jahre	12	12	1,3	1,3
13 bis unter 15 Jahre	15	12	1,4	1,3
Jugendliche und Erwachsene				
15 bis unter 19 Jahre	15	12	1,2	1,2
19 bis unter 25 Jahre	15	12	1,4	1,3
25 bis unter 51 Jahre	15	12	1,5	1,4
51 bis unter 65 Jahre	15	12	1,7	1,6
65 Jahre und älter	15	12	1,9	1,7
Schwangere				
ab 4. Monat		15		1,5
Stillende		22		1,9

[a] Berechnet für Jugendliche und Erwachsene mit überwiegend sitzender Beschäftigung

Zinn (SN)

Sn-Serumkonzentration bei 3–5 µg%; *Nahrungszufuhr* bei 4 mg/Tag.

Zinn ist essentieller Bestandteil des Hormons Gastrin, bei Mangelzufuhr beim Tier Wachstumsstörungen, Haarverluste, i. allg. gering toxisch. Sn-Dosis in Konserven bis max. 250 ppm statthaft.

Grundsätzlich spielen auch „essentielle" Spurenelemente in der Krebsgenese eine wichtige Rolle. Spurenelemente sind einerseits lebenswichtig, aber bei Überdosierung in bestimmten Salzverbindungsformen u. U. krebsauslösend.

23 Arteriosklerose und Cholesterin

Kaum ein Thema hat in den letzten Jahren derart die *Kinderheilkunde* und andere Disziplinen bewegt, wie das Thema *„Cholesterin"* und die damit zusammenhängenden Fragen nach einer evtl. aus prophylaktischen Gründen notwendigen *Ernährungsumstellung* von Kindern und Jugendlichen. Die nachfolgenden Ausführungen versuchen, umstrittene Fragen zu klären.

In diesem Kapitel werden mögliche Zusammenhänge zwischen *Arteriosklerose und Lipidstoffwechsel*, insbesondere mit dem Cholesterinstoffwechsel, diskutiert, da dieses Thema im Hinblick auf die *Ernährung von Kindern und Jugendlichen* häufig Anlaß für Meinungsverschiedenheiten ist. Cholesterin ist für viele Menschen nicht ein in fast jeder Zelle natürlich vorkommender Stoff geblieben, sondern vielmehr zu einer Art *„Glaubensrichtung"* erhoben worden. Ein ganzes Volk kasteit sich aus Furcht vor Cholesterin für einen angeblich guten Zweck: *die Gesundheit, denn welches höhere Gut gibt es zu bewahren?* Über kaum ein Thema wird so inkompetent diskutiert wie über Cholesterin. Kaum einer weiß etwas Genaues, aber alle reden mit. In der Wissenschaft wird stets der Spruch Gültigkeit behalten, daß unser Wissen von heute oft die Irrtümer von morgen sein können. Auch wir können nicht alles wissen. Trotzdem möchten wir versuchen, die „Irrtümer von heute" zu diskutieren.

„Die Arteriosklerose ist stets multifaktorieller Natur"

Es gibt *viele* Ursachen, die zur Arteriosklerose führen. Nach dem 2. Weltkrieg lernte der Medizinstudent im Röntgenunterricht, daß die damals noch verbreitete Syphilis eine schwere Aortensklerose verursachen konnte. Fettsucht und Wohlstand waren damals noch nicht verbreitet, und das Heer der sog. „Wohlstandskrankheiten", wie Bluthochdruck, Zuckerkrankheit, Hyperlipidämien, Herzinfarkte, Schlaganfälle, waren äußerst selten (S. 10) anzutreffen. Die beiden letzteren gelten als ausgesprochene Folgekrankheiten der Arteriosklerose. Die mäßige Lebensweise und Ernährung war sicher mit ein Grund für die geringere Verbreitung von Arteriosklerose im mittleren Alter. Vor allem aber waren damals viele Risikokrankheiten, die zur Arteriosklerose führten, verschwunden (s. S. 11). Fettstoffwechselstörungen spielten damals ursächlich eine absolut untergeordnete Rolle.

Es gab andere Ursachen, die zur Arteriosklerose führten, z. B. die weit verbreiteten Infektionskrankheiten. Während der schweren Hungerzeit 1947 zeigte ein Professor uns Studenten an der Universität Heidelberg „halbverhungerte" *Holzfäller* vom Königstuhl, einem Gebirge in der Nähe der Stadt. Wenn diese mit dem rechten Arm Holz fällten, konnten wir rechts die Arteriosklerose an den Armgefäßen tasten, bei Linkshändern links (vgl. Strümpel 1922, S. 543). Unser Lehrer sagte, meine Herren Studenten, hüten Sie sich vor körperlicher Schwerarbeit. Sie macht Arteriosklerose. *Hypertonie* bewirkt ebenfalls einen Druckschaden auf das Gefäß und erzeugt Arteriosklerose. Nikotinabusus löst in erster Linie eine Arteriosklerose der Beingefäße (Raucherbein) aus und erst sekundär der Koronar- und Hirngefäße. Junge Kampfflieger des 2. Weltkrieges erlagen gehäuft einem tödlichen Herzinfarkt bei Nikotinabusus. Die genannten Fälle haben primär wenig mit Störungen im Lipidstoffwechsel oder dem des Cholesterins zu tun. Das heißt nicht, daß ursächlich nicht auch unter besonderen Bedingungen Störungen im Lipid- und Cholesterinstoffwechsel bedeutsam sein können, z. B. bei der familiären Hypercholesterinämie, bei der ein Gendefekt am Chromosom 19 und LDL-Rezeptormangel vorliegt, den es beim Gesunden nicht gibt (S. 358).

Kein Mensch weiß, wann, an welcher Stelle, wie ausgeprägt und in welchem Alter ihn Arteriosklerose befällt. Der eine Mensch ist mit 90 Jahren hellwach und ohne Zerebralsklerose, der andere hat sie bereits mit 70 Jahren, der eine im rechten, der andere im linken Gehirngefäßbezirk an dieser oder jener Stelle. Es gibt eine Reihe von *Gesetzmäßigkeiten*, an welchen Stellen sich bevorzugt arteriosklerotische Plaques bilden können, so an Gefäßabzweigungen, wo z. B. die mechanische Einwirkung auf das Gefäß (Abb. 23.3) durch den Blutdruck durch Turbulenzenbildungen besonders hoch ist oder der bevorzugte Befall des Aortenbogens. *Venen* sind vom Bild der Arteriosklerose fast nie betroffen, obwohl im venösen Blut Cholesterin bestimmt wird. Jedoch kann bei Bypassoperationen eine zwischen zwei Arterien eingepflanzte Vene in die Entwicklung der Arteriosklerose mit einbezogen werden.

Wenn die Zusammenhänge so kompliziert sind, sollte niemand behaupten, daß durch Verzehr von Butter Arteriosklerose gefördert, aber durch Verzehr von Margarine diese verhindert, daß sie durch Fleischkonsum gefördert, aber durch Körnerkost verhindert würde. Auf dieser primitiven Ebene der verbalen Auseinandersetzung finden heute häufig Diskussionen um die Entstehung der Arteriosklerose statt. Nur die Befolgung der Regeln einer allgemeinen gesunden *Ernährung und Lebensweise* können den Menschen vor einer vorzeitigen Entwicklung von Arteriosklerose schützen, nicht aber der Verzicht auf ein einzelnes Nahrungsmittel. Von großem Einfluß sind die *Erbanlagen* auch für die Entwicklung der Arteriosklerose. Die Hundertjährigen haben meistens auch langlebige Vorfahren. Bis heute ist keine spezielle Diät bekannt, die uns vor Arteriosklerose schützen könnte, es sei denn ich beachte den alten Spruch des *Hippokrates, in allen Dingen des Lebens Maß zu halten.* Ich darf alles essen, aber alles in Maßen. Jede Übertreibung ist gefährlich.

Morphologie

Eine atherosklerotische Plaque besteht aus einer Ansammlung von lipidgefüllten, glatten Muskelzellen, Makrophagen (Schaumzellen), Bindegewebe, Kalkablagerungen und Cholesterinkristallen. Das „gewöhnliche" Atherom besteht jedoch nur zu einem sehr geringen Teil aus Cholesterin und Fetten. Kragel et al. (1989) fanden in quantitativen Analysen einen Anteil von nur 5% (Abb. 23.1).

Bekanntlich wurden in den vergangenen ca. 150 Jahren verschiedene *Theorien* über die *Entstehung der Arteriosklerose* vorgestellt, die kurz übersichtlich von Doerr 1985 zusammengestellt sind. Unter ihnen stellt die *Lipidtheorie* nur *eine von mehreren* Theorien dar. Eine weitere Übersicht zeigt nach Doerr 1985 die allgemeine *Pathologie des Gefäßsystems.* Alle diese Schemata bestätigen die multifaktorelle Ursache der Arteriosklerose. Wir sollten uns davor hüten, die Entstehung allzu einseitig nur

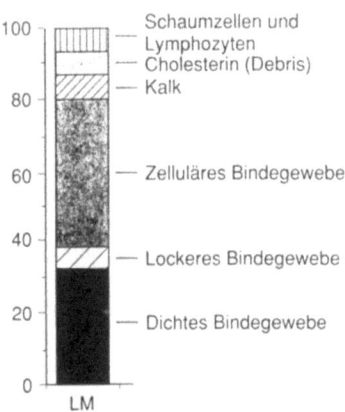

Abb. 23.1. Die quantitative Analyse „gewöhnlicher" menschlicher Atherome zeigt, daß diese im Mittel nur zu einem kleinen Teil (ca. 5%) aus Lipidablagerungen (Debris) bestehen (Abb. 23.1). Würde man im Gegensatz zur *massiven Cholesterinablagerung* auf dem Endothel im Kaninchenexperiment (Abb. 23.2, S. 286) und bei der familiären Hypercholesterinämie (Abb. 28.2, S. 360) sämtliches lipidhaltiges Material beseitigen, ergäbe sich im Durchschnitt nur eine Reduktion der arteriosklerotischen Einengung um 5%. (Mod. nach Kragel 1989, S. 1747–1756, hier aus Kaltenbach 1992, S. 35)

noch unter dem Gesichtspunkt von Cholesterinstoffwechselstörungen zu sehen und andere gewichtige Theorien in unzulässiger Weise außer Acht zu lassen. Da Cholesterin Bestandteil einer jeden Zellmembran ist, muß es im Atherom nach Absterben der Zelle „übrig" bzw. liegenbleiben und kann nicht nur durch den Prozeß der Arterioskleroseentstehung dort abgelagert sein. Auch muß man sich fragen, ob der Anteil von nur 5% nicht so gering ist, daß andere Mechanismen von Bedeutung sein könnten. Es erscheint auch fraglich, ob wir es beim Bild der „Arteriosklerose", welches tierexperimentell oder bei der familiären Hypercholesterinämie auftritt, nicht um Sonderformen handelt, wie dies von einigen Forschern überzeu-

Theorien der Entstehung der Arteriosklerose		
Die klassischen Theorien		
Inkrustationstheorie[a]	C. v. Rokitansky	1844
Theorie der entzündlich-degenerativen Veränderung	R. Virchow	1854
Infiltrationstheorie[a]	N. Anitschkow	1912
Neuere Thesen		
Alterung der Gefäßwandkolloide	F. Munk	1922
Maladie tissulaire	Chevalier	1956
Kollagenisierung aus elektrophysiologischen Ursachen	Erich Müller	1956
„Mesenchymose"	W. H. Hauss	1970
Macromolecular instability theory	Hueper	1956
Klonale Alterungstheorie	Martin & Sprague	1972
Vieillissement cutane et les rapports avec l'artériosclerose	Bouissou	1974
„Klotz and Leary Theory" = Inkorporation verfetteter Retikuloendothelien	Klotz u. Leary	1950
Response-to-Injury-Hypothese Injury-and-Repair-Hypothese	Russell Ross	1974
Mutagene Theorie oder Theorie der monoklonalen Zellproliferation	Benditt u. Benditt	
Verlust der Membranrezeptoren d. Langhans-Wissler-Zellen	Brown u. Goldstein	1976
lysosomale Insuffizienz bestimmter Zellgruppen	de Duve	1976

[a] „Perfusionstheorie" versucht Integration (und noch ein wenig mehr: Transit)

> Allgemeine Pathologie des Gefäßsystems nach Doerr 1985
> Allgemeinpathologische Möglichkeiten des Gefäßapparates
>
> I. Störungen der geweblichen Ausreifung der Gefäßwände:
> Entwicklungsstörungen, Hamartie, „carry over", Prämaturitas
>
> II. Störungen des Erhaltungs- und Funktionsstoffwechsels der Wandstrukturen:
> 1. Abiotrophie, Medionekrosis, Transstitution, Nekrohamartosis
> 2. Alterung
>
> III. Belastungsschäden:
> 1. physikalische und physikochemische: Vermehrtes Strom-Zeit-Volumen, arterieller Bluthochdruck
> 2. chemische: dyskrasische, toxische, entzündliche Belastungen, Angiopathie dyshorique
> 3. mikrobielle Schäden, Virusbefall, AAR
>
> IV. Reparative Veränderungen:
> Wundheilung, Protheseneinheilung, Transplantation
>
> V. Blastomatöse Veränderungen:
> geschwulstähnliche generalisierte, aber auch echte Neubildungen

I Mißbildungen, *II* schleichende Umbauten, *III* Entzündung und Degeneration, *IV* Wiedergutmachung, *V* Geschwülste

gend angenommen wird, die mit der gewöhnlichen Arteriosklerose nicht in jedem Punkt identisch sind (vgl. Abb. 23.2, 28.2 und Schema S. 281).

Wie bereits gesagt, wird die *Entstehung der Arteriosklerose* und die *Koronarsklerose* in ihren Erscheinungsformen auf zahlreiche ätiologische Faktoren (Schimert et al. 1960) und Momente zurückgeführt (multifaktorell). Von sämtlichen Autoren wird das Zusammenspiel vieler pathogenetischer Faktoren angenommen. Linzbach (zit. aus Schimert et al. 1960) hat zur pathogenetische Theorie der Arteriosklerose bereits 1958 eine Reihe von Fakten zusammengetragen, die bis heute unverändert Gültigkeit besitzen. Seine Auffassung ist in Europa von der Mehrzahl aller Pathologen mehr oder minder geteilt worden (zit. aus Schimert et al. 1960). Im Gegensatz dazu stehen die „etwas *einseitigen Auffassungen*, die v. a. in den USA entwickelt wurden", die auf Arbeiten von Allen, Gofman et al., Katz, Stamler und Keys u. a. zurückgehen (zit. aus Schimert et al. 1960), und die „die *Störungen im Lipidstoffwechsel* als den entscheidenden ätiologischen Faktor der Arteriosklerose und insbesondere der Koronarsklerose betrachten", Arbeiten, die in Deutschland besonders von der *Schettler*-Schule in Heidelberg nach dem 2. Weltkrieg weitergeführt und verbreitet wurden und die gegenwärtig intensiv diskutiert werden.

In neuerer Zeit gelten seit Hort 1992: *Zigarttenrauchen, Hypertonie, Diabetes mellitus, Hyperlipidämie und Übergewicht als* wichtige Risikofaktoren, wobei Übergewicht nicht mehr zu den selbstständigen Risikofaktoren zählt, sondern nur noch als potenzierender Faktor in Zusammenhang mit Diabetes mellitus und Hypertonie gilt, ohne daß hier auf weitere pathologische Folgezustände durch Übergewicht eingegangen wird. Darüber hinaus spielen auch die Strömungsverhältnisse an den Herzkranzgefäßen, die Besonderheiten des Wandaufbaus, die Erbfaktoren (z. B. in verschiedenen Völkern und Rassen), Störungen der Hormondrüsen usw. eine Rolle. Es ist bekannt, daß „sich in einzelnen Familien" offensichtlich hereditär bedingt „Koronarerkrankungen gehäuft" finden (Schimert et al. 1960), deren Vorkommen über mehrere Generationen hindurch feststellbar ist:

> Nach *Linzbach* (1958) muß die pathogenetische Theorie der Arteriosklerose berücksichtigen, daß die Arteriosklerose
> mit dem Alter zunimmt,
> 2. bei Männern früher und stärker auftritt als bei Frauen,
> 3. durch erhöhten Blutdruck beschleunigt wird.
> 4. Personen mit hohem Körperfüllindex früher und stärker befällt als solche mit niedrigem Index,
> 5. in ihrem *Vollbild* meist *herdförmig* ist,
> 6. bestimmte Gefäße bevorzugt,
> 7. in ein und demselben *Gefäß bestimmte Orte bevorzugt,*
> 8. durch ähnliche Veränderungen in den Venen weniger ausgeprägt ist,
> 9. durch bestimmte Stoffwechselstörungen gefördert wird und dadurch ein besonderes Kolorit erhalten kann (hierzu gehören die meisten experimentell erzeugten Veränderungen),
> 10. bei infektiös-toxischen Erkrankungen vorkommt.

Die Reihenfolge der verschiedenen Faktoren, die auf die Entstehung der Sklerose im allgemeinen und damit auch der Koronarsklerose Einfluß nehmen, zeigt, daß in erster Linie schicksalsmäßige Gegebenheiten wie das Alter, das Geschlecht oder der durch Erblichkeit stark beeinflußte Blutdruck sowie der Körperbau eine wesentliche Rolle spielen. Eine Arteriosklerose führt zu einer Stenose der Arterie, bis hin zu einem Verschluß, so daß ein Untergang (Nekrose) des nachfolgenden Gewebes erfolgt. Merkwürdigerweise treten die arteriosklerotischen Erscheinungen fast nie überall auf, sondern je nach Patient an unterschiedlichen Stellen des Organismus, wobei auch Kombinationen der Infarkttypen bekannt sind (erhöhte Herzinfarktrate bei Patienten mit Schlaganfällen). Die Arteriosklerose findet sich im höheren Alter bei jedem Menschen.

> *Folgende Gefäßverschlüsse können durch eine Arteriosklerose verursacht werden:*
> - Verschluß der Herzkranzgefäße Herzinfarkt
> - Verschluß der Hirnarterien ischämischer Insult
>   (Schlaganfall)
> - Verschluß der Beinarterien Gangrän des Fußes
>   (Raucherbein)
> - Verschluß der Mesenterialgefäße ischämische Kolitis
> - Verschluß von Organgefäßen Niereninfarkte, Milzinfarkte

Risikofaktoren

Die genauen Mechanismen, die zur Arteriosklerose führen, sind noch unbekannt. Es wurden aber bestimmte Risikofaktoren ausgemacht, die eine Entstehung der Arteriosklerose begünstigen sollen:

> *Liste der möglichen Risikofaktoren:*
>
> - Positive Familienanamnese von Herzinfarkten (Vererbung),
> - Nikotinabusus (>10 Zigaretten täglich),
> - Hochdruckkrankheit,
> - Diabetes mellitus,
> - hohes Übergewicht >30%,
> - Hyperlipidämien: erhöhter Cholesterinspiegel:
>   hoher LDL-Spiegel bzw. niedriger HDL-Spiegel,
>   erhöhte Triglyzeridspiegel,
> - frühere Erkrankungen wie Schlaganfälle und periphere Verschlußkrankheiten (Ausdruck einer Arteriosklerose!)
> - männliches Geschlecht und hohes Alter.

Die weitaus *wichtigsten Risikofaktoren* sind das *Rauchen* (US DHHS 1989), der Diabetes mellitus, die Hypertomie und die *genetische Veranlagung* (Dahlen 1983). In den letzten Jahren kamen noch Dutzende weitere Risikofaktoren hinzu, wobei die meisten Risikofaktoren jedoch aufgrund einer statistischen Korrelation entstanden, ohne daß jemals der Zusammenhang geklärt wurde. Wenn bei den rothaarigen, hellhäutigen Iren, die in den sonnenreichen Gegenden dieser Erde wohnen, eine erhöhte Melanominzidenz (Hautkrebs) festgestellt wird, kommt man glücklicherweise auch nicht auf die Idee, die roten Haare mit dem Melanom in einen Zusammenhang zu bringen und diese deshalb zur Therapie abzuschneiden. Dieses kommt aber dem Vorgehen bei der Cholesterindebatte leider sehr nahe. Obwohl bekannt ist, daß Cholesterin ein für den Körper unentbehrlicher Stoff ist und sogar vom Organismus in fast jeder Zelle selber synthetisiert wird, konzentriert sich die Infarktbekämpfung auf dieses „Molekül".

Entdeckung des Cholesterins

Im Jahre 1769 beschrieb M. Poulletier de Lasalle ein „Fettwachs" welches Gren 1794 als kristalline Substanz aus Gallensteinen extrahieren konnte. 1816 gab Chevreul dem Fettwachs den Namen Cholesterin. Der Name entstand aus der Bezeichnung „Chol" = Galle und „Stearin" = Wachs. Die Substanz wurde auch Gallenfett genannt, weil man es aus Gallensteinen erstmals isolieren konnte. Die endgültige chemische Identifizierung gelang 1932 Windaus, der bereits 1903 und 1919 über Cholesterin erste Arbeiten publiziert hatte.

Cholesterin und Arteriosklerose

1843 beschrieb Vogel erstmals Cholesterin in atheromatös veränderten Gefäßen.

Im Laufe der Jahre gelang den Pathologen und Histologen, Cholesterin in fast allen Geweben des menschlichen Organismus nachzuweisen, 1863 besonders in der Tränenflüssigkeit, den Samen, in Schweiß, Speichel, Ovarien, Muttermilch usw.

1866–1876 gelang dem Marburger Pathologen Benecke, eine hochgradige Konzentration von Cholesterin im embryonalen Gewebe nachzuweisen.

Er wies darauf hin, daß Cholesterin Grundsubstanz bei in sich entwickelnden Geweben, in den zelligen Elementarteilchen wäre, bei der Bildung des Zellprotoplasmas, aber auch des Nervengewebes eine bedeutsame Rolle spiele. Nachdem die Wissenschaft zunächst nicht allzuviel mit Cholesterin anfangen konnte und dies als einen exkrementellen Stoff wie die Harnsäure betrachtete, erfand 1862 Flint (USA) die sog. „Cholesterinschadstofftheorie".

1873 bezeichnete Müller Cholesterin als den „sündhaften Stoff" im menschlichen Organismus und 1863 warnte Salisburg vor der Gefahr der Überschwemmung der Leber und anderer Körperorgane mit Cholesterin durch Genuß von cholesterinreichen Nahrungsmitteln wie Butter, Milch, Eier usw.

1908 behauptete Dorée, Gardner und Ellis, daß Cholesterin nicht im Organismus gebildet würde, während 1912 Robertson und Burnett die Theorie aufstellten, daß im Körper selber Cholesterin gebildet würde.

Die Behauptung, daß Cholesterin für die Entstehung der Arteriosklerose bedeutsam sei, verdanken wir der sog. „Russischen Schule" 1909 unter Ignatowski, der Kaninchen mit einer cholesterinreichen Ernährung belastete, in dem er diese mit Eiern, Milch und Ochsenfleisch fütterte und dabei der „Arteriosklerose ähnliche" Veränderungen der Schlagader (Aorta), der Leber und Nebennierenrinde beschrieb.

Ignatowski äußerte die Ansicht, daß das tierische Eiweiß (nicht das Cholesterin) Schuld an diesen Veränderungen wäre.

Ähnliche Veränderungen der Schlagader beschrieb 1909 Starodkadomski, der Kaninchen mit Huhn-Eigelb und Milch fütterte.

1910 beschrieb Stuckey bei Fütterung von Eigelb keine Gefäßveränderungen, die jedoch bei Gabe von Eiklar, Boullion, Milch und Hirnverfütterung auftraten.

Besonders bekannt wurden 1913 die Versuche von Anischkow und Chalatow, welche als die Väter der Theorie der Arterioskleroseentstehung durch Cholesterinfütterung gelten, die bei Zufuhr von Öl keine Gefäßveränderungen sahen, jedoch bei Verabreichung von Cholesterin an Kaninchen und Meerschweinchen in hohen Konzentrationen enorme Cholesterininfiltrationen der inneren Organe beobachtete, der sehr viel später erst arterioskleroseähnliche Gefäßveränderungen folgten.

1924 schrieb Anischkow, daß die Gefäßarteriosklerose erst dann auftritt, wenn zuvor eine enorme Verfettung der anderen Organe erzielt ist, ein Ablauf, der bei der menschlichen Gefäßarteriosklerose unbekannt ist. Bei Kaninchen benötige man zunächst ein hochgradige, langdauernde Hypercholesterinämie um Gefäßschädigungen auslösen zu können.

Tierexperimente

Es würde zu weit führen, hier weitere Experimente als die oben genannten aufzulisten. Bis in die heutigen Tage gelten diese Untersuchungen mit wegweisend für die Entstehung der menschlichen Arteriosklerose, obwohl sie in dieser Weise als Tierversuche gewonnen, nicht auf den Menschen übertragen werden dürfen, insbesondere darum nicht, weil fast alle Versuche an „Pflanzenfressern" durchgeführt wurden, die normalerweise kein tierisches Eiweiß und kein Cholesterin ohne Vergiftungswirkung in ihrer Ernährung vertragen und verstoffwechseln können. Die Histologen sind sich auch einig, daß die arteriosklerotischen, experimentell gewonnenen Gefäßveränderungen erst in einem Stadium auftreten, wenn schwerste Lipidinfiltrationen in anderen Organsystemen zu beobachten sind, ein Vorgang, der bei der Entstehung der menschlichen Arteriosklerose in dieser Reihenfolge unbekannt ist. Es ist jedoch unbestritten, daß jede menschliche Arteriosklerose (Atherom) später mit der Einlagerung von Cholesterin, Triglyzeriden, Lipiden, Kalzium usw. einhergeht, ohne daß deswegen ein Zusammenhang mit der Nahrungscholestinzufuhr bestehen muß.

Im *Handbuch der Inneren Medizin* und anderen Standardwerken der Medizin geht man davon aus, daß es tierexperimentell gelungen wäre, die menschliche Atherosklerose zu reproduzieren. So schreiben Schimert et al. (1960), daß sich nach den Arbeiten von Ignatowski 1909, Arnitschkow u. Charlatow 1913 u. a. durch Cholesterinverfütterung am Kaninchen hätte eine *Atherosklerose erzeugen* lassen. Das genauere Studium der Originalarbeiten läßt jedoch daran Zweifel aufkommen, ob es sich hierbei um eine mit der allgemeinen menschlichen Atherosklerose vergleichbare Gefäßwandveränderungen handelt.

Kaninchen haben einen *Serumcholesterinspiegel* von nur *46 mg %* ±8 mg % (Tabelle 23.1). Sie reagieren auf orale Cholesterinbelastungen (Tabelle 23.2) bis zu 3000fach empfindlicher als Menschen und rückresorbieren dieses im Gegensatz zum Menschen (S. 313) im Darm bis zu 90%. Um die erwünschten Gefäßwandveränderungen auszulösen, bedarf es einer langandauernden *Hypercholesterinämie* mit einem Serumspiegel von mindestens (Frost 1974) *1200 mg %*. Wollte man vergleichsweise bei einem Menschen mit einem normalen Serumcholesterinspiegel um 200 bis 250 mg % einen ähnlich hohen Spiegel wie beim Kaninchen auslösen, müßte man eine *Hypercholesterinämie von 5200 – 6520 mg %* erreichen, ein Zustand der kaum vorstellbar und realisierbar wäre. Außerdem kommt es beim Kaninchen zunächst zu einem Überzug des gesamten Abdomens mit einer Cholesterinschicht und anschließend zu einer massiven Cholesterinkristallablagerung auf der Innenschicht der *Aorta* (Abb. 23.2). Dieser Ablauf ist mit der *Entstehung der menschlichen Atherosklerose nicht*

Tabelle 23.1. Lipidkonzentration im Serum verschiedener Spezies. (Nach Lang 1979). Der konventionelle Umrechnungsfaktor von Phospholipid-P auf Phospholipide beträgt 26, häufer auch 25

Spezies	Gesamtfettsäuren [mäq/l]	Gesamtcholesterin [mg/100 ml]	Phosphatid-P [mg/100 ml]
Hund	$12,2 \pm 0,9$	$194 \pm 35,0$	$13,00 \pm 1,4$
Katze	$10,8 \pm 0,9$	$98 \pm 7,3$	$7,40 \pm 0,3$
Maus	$10,0 \pm 0,5$	$97 \pm 4,4$	$6,97 \pm 0,6$
Rind	$4,0 \pm 0,5$	$63 \pm 9,0$	$5,02 \pm 1,0$
Meerschweinchen	$5,3 \pm 0,6$	$50 \pm 3,6$	$2,70 \pm 0,2$
Kaninchen	$11,4 \pm 0,6$	$46 \pm 8,8$	$4,20 \pm 0,7$
Ratte	$10,4 \pm 2,6$	$43 \pm 6,6$	$5,20 \pm 0,3$

Arteriosklerose und Cholesterin

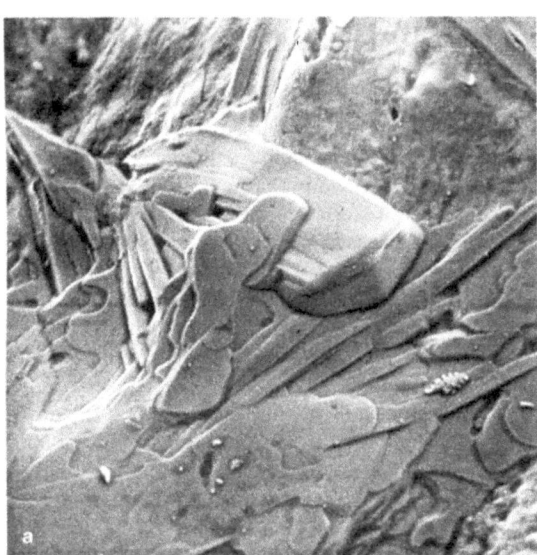

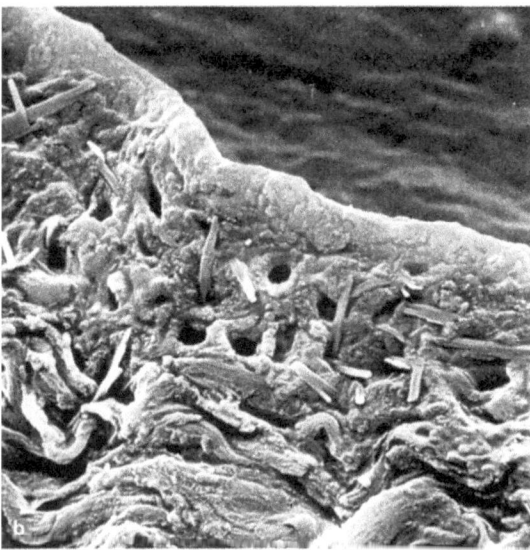

Abb. 23.2a, b.
a Flächenhafter Belag von Cholesterinkristallen auf der Innenfläche einer Aorta abdominalis eines Kaninchens nach 12 Wochen langer cholesterinreicher Ernährung. Elektronenmikr. Vergr. 7650:1. (Aus: Frost 1974). **b** Längsschnitt durch den Ramus descendens der A. coronaria sinistra eines Kaninchens nach 12 Wochen langer cholesterinreicher Ernährung. – Cholesterinkristalle in mehreren Schichten einer verdickten Intima, die von einer breiten Endothellage abgedeckt wird. Elektronenmikr. Vergr. 1500:1. (Aus: Frost 1974). Diese Bilder entsprechen nicht dem Bild der „gewöhnlichen" menschlichen Arteriosklerose (vgl. Linzbach S. 281)

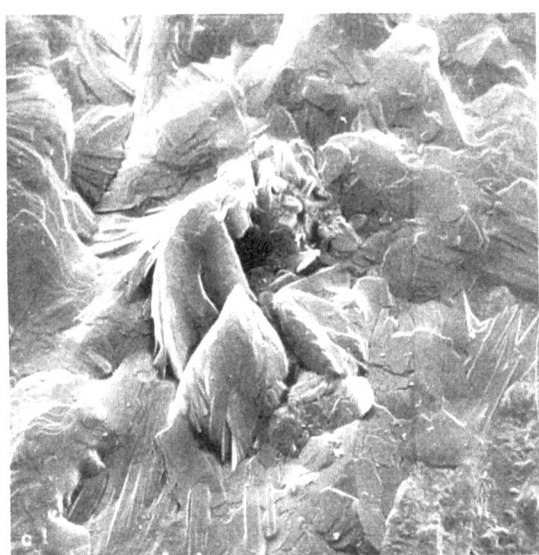

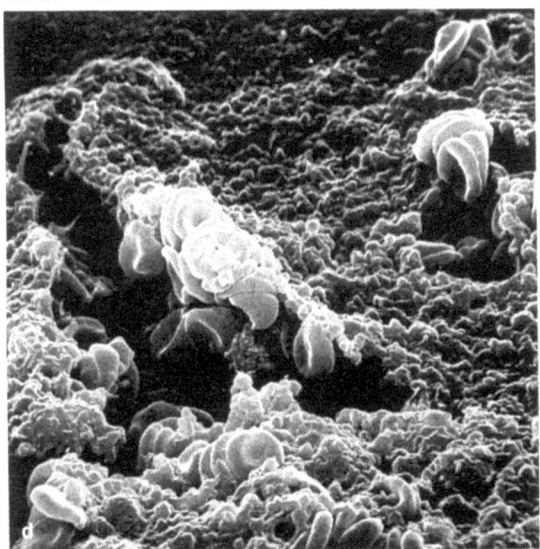

Abb. 23.2 c, d.
c Massive Cholesterinkristallbildung, die wie ein felsenförmiges Gebilde imponiert, an der Innenfläche der Aorta abdominalis eines Kaninchens nach 12 Wochen langer cholesterinreicher Ernährung. Bemerkenswert ist, daß auf diesen enormen Gefäßinnenflächenveränderungen keine Abscheidungen thrombotischen Materials zu finden sind. Elektronenmikr. Vergr. 3800:1. (Aus: Frost 1974). **d** Innenfläche der A. tibialis anterior eines 60jährigen Patienten mit obliterierender Angiopathie. – Geschichteter wandständiger Thrombus. Eine Lage dicht zusammengeballter Thrombozyten überdeckt eine breite Zone miteinander verbackener Erythrozyten. Elektronenmikr. Vergr. 1500:1. (Aus: Frost 1974). Diese Bilder entsprechen nicht dem Bild der „gewöhnlichen" menschlichen Arteriosklerose (vgl. Linzbach S. 281)

Tabelle 23.2. Wirkung der Verfütterung von Cholesterin auf den Cholesteringehalt des Blutplasmas bei verschiedenen Spezies. (Nach Lang 1979)

Spezies	Cholesterindosis [mg/kcal]	Dauer der Fütterung (Wochen)	% Zunahme des Plasmacholesterins
Kaninchen	0,4 – 5,0	5 – 16	200 – 3000
Hühner	0,8 – 6,0	5 – 25	50 – 600
Ratten	3,0 – 30,0	4 – 22	50 – 200
Meerschweinchen	5	5	180
Hunde	2	1 – 2	100
Affen	3	29	22

identisch, bei der die ersten nachweisbaren Veränderungen mit einer Schwellung der Intima und mit einem Ödem der Intima einhergeht. Außerdem ist nicht in jedem Fall die Aorta der Primärort des Befalls der Atherosklerose. Bereits Virchow (zit. nach Schimert 1960) nahm als Beginn der Arteriosklerose ein entzündliches Ödem der Intima an. Abbildung 23.2 zeigt nach Frost 1974 das elektronenmikroskopische Bild einer Aorta unter einer Cholesterinbelastung beim Kaninchen nach 12 Wochen mit einem Serumspiegel um 1200 mg %. Es zeigt sich eine massive Cholesterinkristallablagerung ohne Hinweise auf Thrombenbildung. Ablauf und Bild dieses Experimentes dürften wenig mit dem Bild der allgemeinen menschlichen Atherosklerose zu tun haben. Selbst Anitschkow und Charlatow (1912) haben diesen Zustand nur als „*Cholesterinsteatose*" bezeichnet. Nach heutiger Einschätzung hat man einen Pflanzenfresser (Kaninchen) mit einem nur in tierischen Materialien enthaltenen Stoff (Cholesterin), den es unter normalen Umständen nicht verstoffwechseln kann, buchstäblich *vergiftet*, und zwar in einer *Größenordnung*, die zu einer Überschwemmung des Organismus mit Cholesterin (Ablagerung im Abdomen usw.) und einer toxischen Schädigung der Gefäße durch Ablagerung von Cholesterinkristallen auf ihnen geführt haben (die Dosis macht, daß ein Ding Gift wird). Eine solche Versuchsanordnung ist bereits vom naturwissenschaftlichen und medizinischen Denkansatz her ungeeignet, das Bild einer menschlichen Atherosklerose nachahmen zu können (vgl. Seite 359 ff.).

Die Verletzungstheorie

Die beliebteste Theorie zur Erklärung der Arteriosklerose ist die Verletzungstheorie. Hierbei wird das Gefäßendothel durch verschiedenste Einflüsse verletzt. Diese Verletzung kann chemischer (z. B. Hypercholesterinämie oder Nikotin), mechanischer (Hochdruck) und immunologischer (z. B. Lupus erythematodes) Art sein. Da gerade an Gefäßabzweigungen der mechanische Blutdruck durch Turbulenzbildung besonders hoch ist, findet man an diesen Stellen vermehr Arteriosklerose. Infolge der Verletzung wird subendotheliales Gewebe mit Blut exponiert, wodurch eine Reaktionskette von Ereignissen ausgelöst wird, die zur Bildung eines Atheroms führen kann. Zuerst kommt es zur Aggregation der Blutplättchen mit der Bildung eines Thrombus. Die Blutplättchen wiederum setzen Faktoren frei (*PDGF:* platelet-derived growth factor"), die die Migration und Vermehrung von glatten Muskelzellen in der Intima fördern, wodurch Bindegewebe synthetisiert wird und auch Lipide akkumuliert werden (Ross u. Glomset 1976). Zusätzlich invasieren Monoyzten und Makrophagen, die die Lipide aufnehmen und sich zu den sog. Schaumzellen (Xanthomzellen) umwandeln. Auch diese eingewanderten Zellen setzen zusätzlich Wachstumsfaktoren („growth factors") frei, die zur Anlockung und Vermehrung weiterer Zellen führen.

Zu einem Fortschreiten diese Läsion bis hin zur Arteriosklerose wird eine chronische oder eine sich immer wiederholende Verletzung gefordert (Abb. 23.3). Liegt zusätzlich eine Hyperlipidämie vor, so wird nach der bisherigen Theorie, die den Ablauf der Arteriosklerosebildung überwiegend über Cholesterin zu erklären versucht, eine Lipidablagerung durch vermehrtes Eintreten der cholesterinbeladenen LDL-Lipoproteine in der Läsion begünstigt. Der Umfang des Atheroms nimmt langsam zu, und es kommt innerhalb der Formation zu Nekrosen und Einlagerungen von Kalk und Cholesterinkristallen. Schließlich kann es zu einem Aufbrechen der Läsion kommen, in deren Folge ein Aneurysma, eine arterielle Embolie (durch die Atheromfragmente), oder ein akuter Gefäßverschluß (durch Thrombusbildung) resultiert.

Ist eine Regression der Arteriosklerose möglich?

Ob eine Regression einer arteriosklerotischen Läsion möglich ist, wird schon seit vielen Jahren diskutiert (Malinov 1984). Sicher ist es, daß es bisher keine gesicherte Therapie zur Besserung der Arteriosklerose gibt und immer nur eine symptomatische Behandlung stattfindet (Bierman 1991). Deshalb sollte der Schwerpunkt der medizinischen Interventionen in der Prävention der Arteriosklerose liegen.

Es wurden zwar mehrere Studien mit Lipidsenkern durchgeführt, aber keine einzige konnte bisher überzeugen. In der Literatur findet sich eine große Anzahl von Kasuistiken, bei denen eine Verbesserung der Arteriosklerose durch wiederholte Angiographie nachgewiesen werden konnte.

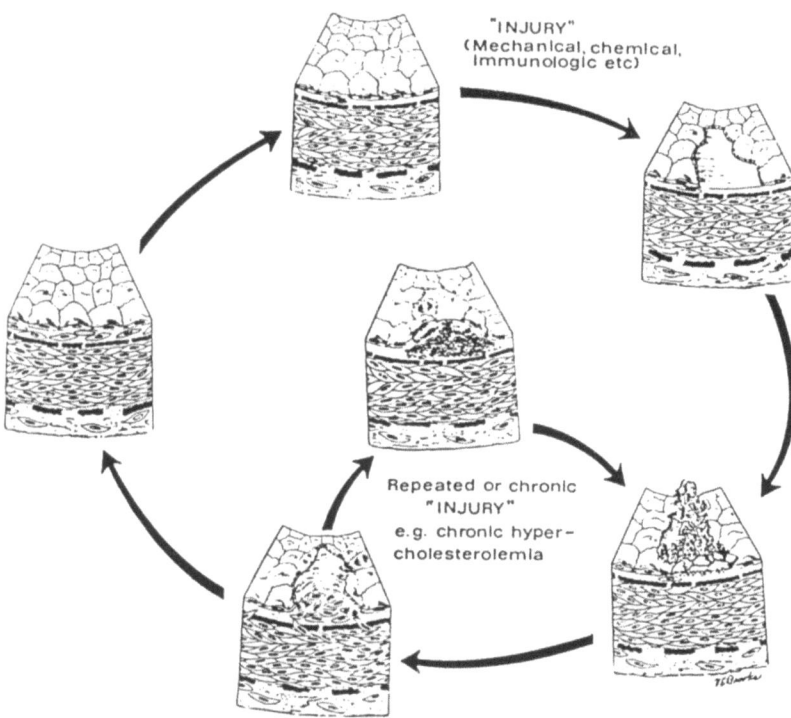

Abb. 23.3. Pathogenese der Atherosklerose. (Nach Ross und Glomset 1976, S. 369). Zwei mögliche unterschiedliche Abläufe der Verletzungshypothese („response to injury hypothesis": Der große Kreis repräsentiert einen Vorgang, der bei allen Personen vorkommen kann: Eine Verletzung des Endothels führt zur Abschuppung und Blutplättchenanlagerung, die von einer Proliferation der glatten Muskulatur und des Bindegewebes gefolgt ist. Wenn es sich bei der Verletzung um einen einmaligen Vorgang handelt, wird die Läsion aller Wahrscheinlichkeit nach wieder abheilen, evtl. aber eine etwas verdickte Intimaschicht hinterlassen. Der kleinere, innere Zirkel stellt die mögliche Konsequenz wiederholter chronischer Verletzungen des Endothels dar. Hierbei kommt es zur Fettablagerung und aufgrund mehrmaliger Regression und Proliferation der glatten Muskulatur zu einer komplizierten Läsion, die neu gebildetes Bindegewebe und Fett enthält und möglicherweise kalzifiziert. Dieses kann beim Patienten zur Thrombose und zum Infarkt führen.

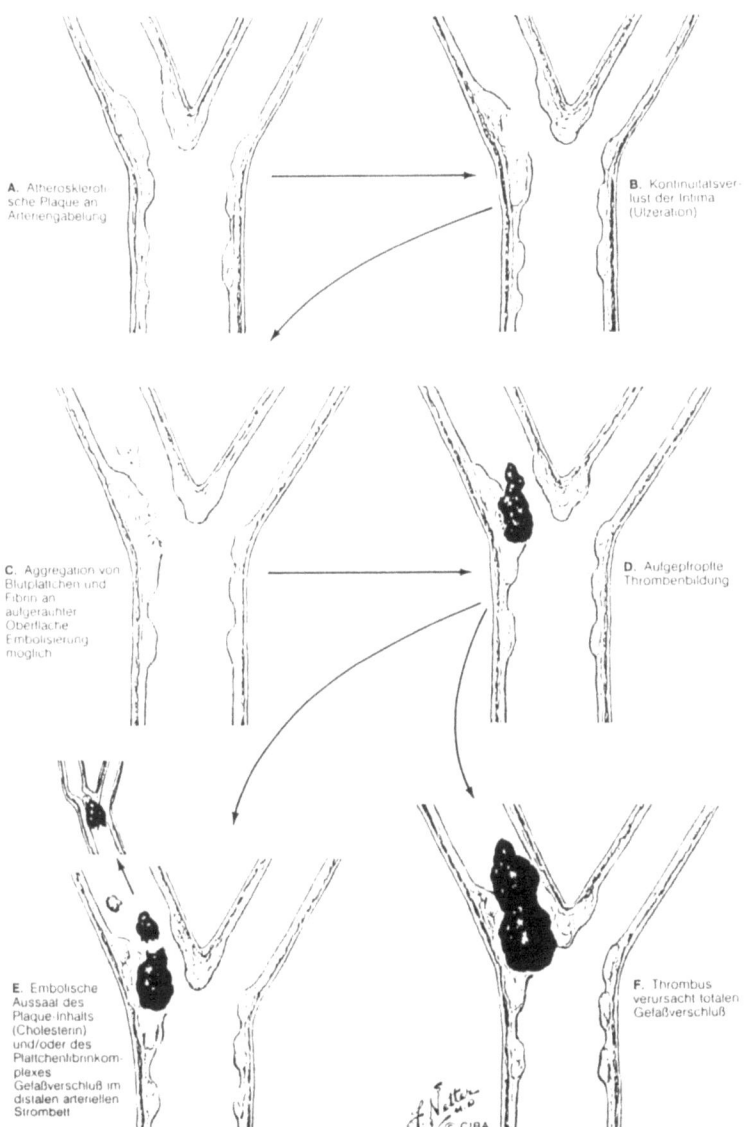

Abb. 23.4. Atherosklerose, Thrombose und Embolie. (Aus: Netter et al. 1969)

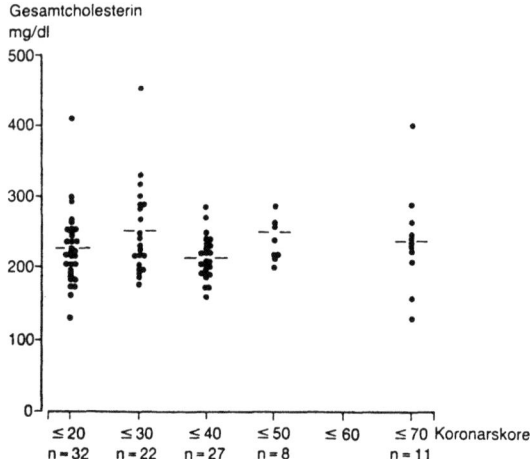

Abb. 23.5. Fehlende Beziehung zwischen Gesamtcholesterin und Ausmaß der angiographisch bestimmten Koronarsklerose bei 100 koronarkranken Patienten. Ein Score von 20 entspricht einer leichten, ein Score von 70 einer schwersten Koronarsklerose. (Aus Kaltenbach 1989)

Eine direkte Ursache dieser Regression ließ sich jedoch nie sicher ermitteln. Oft besserte sich die Arteriosklerose auch bei hohen Cholesterinspiegeln (<260 mg/dl, Barndt 1977), oder ohne jede Änderungen der Lipidspiegel (Olsson 1983). Die Mechanismen, die in Einzelfällen zur Regression führen, werden uns wohl noch lange verschlossen bleiben.

Kaltenbach (1989) ermittelte den Cholesterinspiegel bei 100 angiographierten Patienten. Es ließ sich jedoch kein Zusammenhang zwischen dem Ausmaß der Arteriosklerose und der Höhe des Cholesterinspiegels aufzeigen (Abb. 23.5).

Bei den Koronarkranken waren im Vergleich zu Gesunden die Werte von Cholesterin um 4%, die Triglyzeride um 28% und die des LDL-Cholesterins um 6% erhöht, während das HDL-Cholesterin um 15% niedriger war. Eine *kausale Verknüpfung* sein aus diesen Befunden *nicht herzuleiten*. Es handelt sich wie bei vielen anderen Krankheiten und Zuständen um rein begleitende *Symptome*.

Kaltenbach (1992) hat in seinen Untersuchungen v. a. alters- und geschlechtsbezogen *vergleichbare Gruppen* gegenübergestellt. Er weist auf die deutliche *Altersabhängigkeit* des Serumcholesterins in (vgl. Tabelle 27.4 und Tabelle 27.6). Aber auch LDL- und HDL-Cholesterin sind alters-

Ist eine Regression der Arteriosklerose möglich? 293

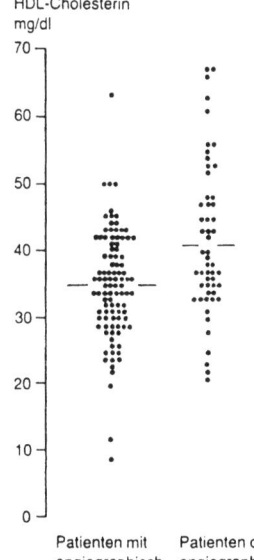

Abb. 23.6. Das HDL-Cholesterin ist im Mittel bei Koronarkranken statistisch signifikant niedriger als bei Patienten ohne Koronarsklerose. Die Werte zeigen aber eine starke Überlappung, so daß aus der Höhe des HDL eine Aussage für den einzelnen Patienten nur bei Werten von > 50 mg/dl möglich ist. (Aus: Kaltenbach 1992)

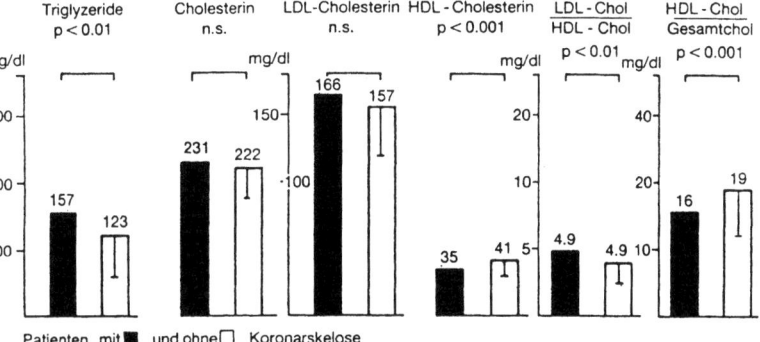

Abb. 23.7. Vergleich von alters- und geschlechtsgleichen Patientengruppen mit koronarographisch gesicherter Koronarsklerose und normalen Kranzarterien. Im Kollektiv zeigt sich bei den Koronarkranken eine − statistisch teilweise signifikante − Erhöhung der Triglyzeride, des Gesamt- und LDL-Cholesterins sowie eine Abnahme des HDL-Cholesterins und eine entsprechende Veränderung der Quotienten. (Aus: Kaltenbach 1992)

und (vgl. Tabelle 27.6) *geschlechtsabhängig.* Dieser wichtige Tatbestand wird heute in der Diagnostik oft übersehen. Signifikante Differenzen hätten sich nur in bezug auf höhere HDL-Werte bei Koronargesunden gezeigt (Abb. 23.6 u. Abb. 23.7). Bei den aufgezeigten Veränderungen dürfte es sich um Symptome aber nicht um Ursachen der Krankheit handeln (vgl. S. 330).

Arteriosklerose und Rauchen

Rauchen ist wohl neben der *genetischen Veranlagung* der „*Risikofaktor Nr. 1*" (US DHHS 1989) für die Genese der Arteriosklerose. In den USA schätzt man, daß in der Gruppe der >65jährigen 21% der Infarkttoten auf das Konto der Raucher geht, und in der Gruppe der <65jährigen sogar 45%.

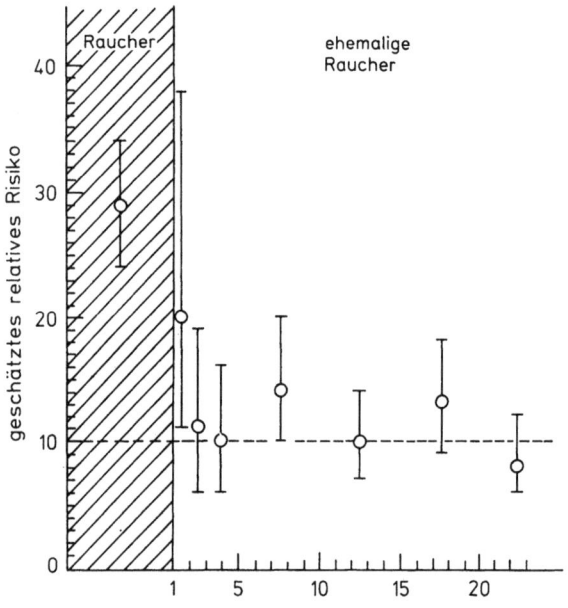

Abb. 23.8. Geschätztes relatives Risiko eines Myokardinfarktes der noch nach dem Aufhören des Rauchens auftritt (unter 55 Jahren). Das relative Risiko von Nichtrauchern ist 1,0 (gestrichelte, horizontale Linie). (Aus Rosenberg L. et al. 1985)

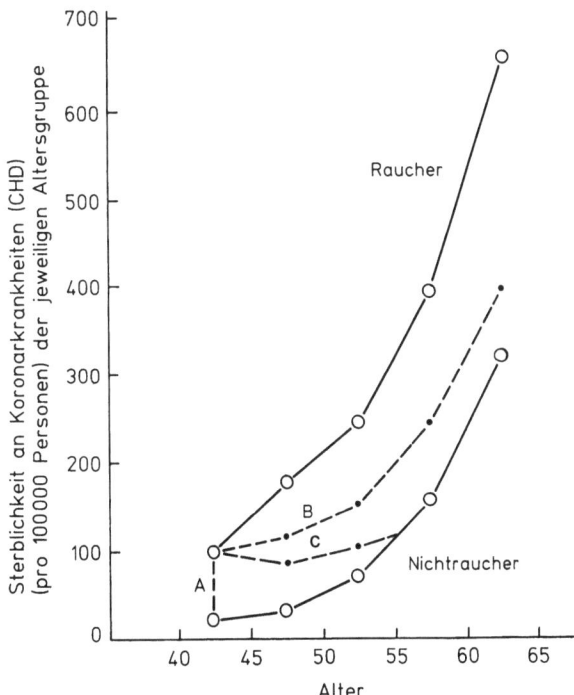

Abb. 23.9. Hypothetischer Effekt bezüglich der Gefahr des Auftretens der koronaren Herzkrankheit (CHD) nach Stoppen des Rauchens (*A* Gefahr ist rapid rückläufig, *B* irreversibel und *C* langsam rückläufig). Die Abbildung zeigt die Sterblichkeit an Koronarkrankheiten (CHD) für Männer in der Studie II für Krebsvorsorge der amerikanischen Krebsgesellschaft von 1982–1987 (ACS CPS-II, Am Cancer Soc, Cancer Prevention Study II). (Quelle: Unveröffentlichte Darstellung der American Cancer Society)

Wie weiter oben diskutiert, wird zur Entstehung der Arteriosklerose eine chronische Verletzung gefordert. Beim Rauchen führen wahrscheinlich die im Blut gelösten Stoffe des Tabaks zur chemischen Verletzung des Endothels, Krupski et al. (1987) konnten an Rauchern einen Endothelschaden nachweisen, wobei bereits der Genuß von 2 Zigarren zu einer Verdoppelung der losgelösten Endothelzellen im Blutstrom führte (Davis et al. 1985). Der Surgeon General's Report (1990) über die Gefahren des Rauchens auf die Gesundheit stellt sehr anschaulich eine Zunahme der Infarktmortalität mit der Anzahl der gerauchten Zigaretten dar (Abb. 23.8

und Abb. 23.9). Das Infarktrisiko sinkt bei Exrauchern mit dem Abstand der Jahre erheblich ab (Rosenberg et al. 1985).

Die Rolle der Autooxidation und der Antioxidanzien

Schon 1979 haben Goldstein et al. durch In-vitro-Versuche herausgefunden, daß durch Autooxidation der LDL-Lipoproteine eine molekulare Veränderung dahingehend stattfindet, daß es zu einer vermehrten Aufnahme des LDL in den Makrophagen kommt und somit der Prozeß der Arteriosklerose gefördert werden könnte. Dieser Prozeß der Autooxidation konnte vollständig von Antioxidanzien, wie z.B. *Vitamin E*, unterbunden werden (Steinberg 1987). Weitere Forschungsergebnisse unterstützen die These der Atherogenität der oxidierten LDL-Moleküle:

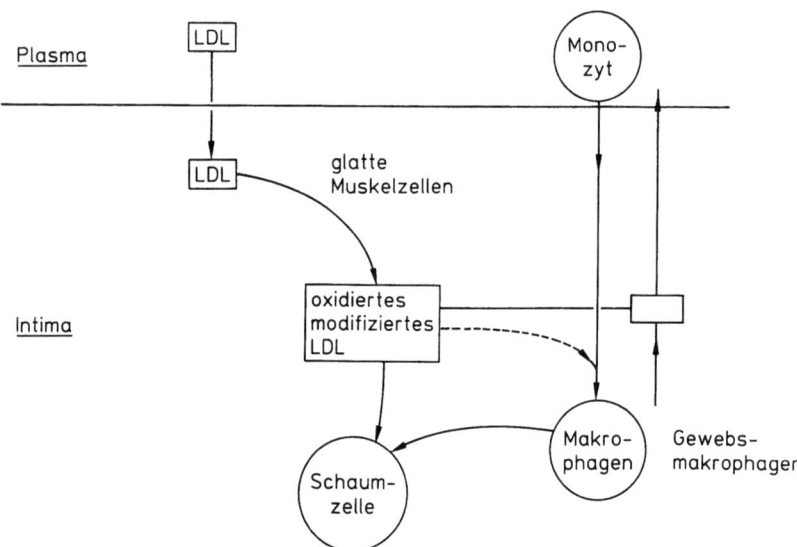

Abb. 23.10. Ein hypothetisches Schema, nach dem oxidativ verändertes LDL die Ansammlung von Makrophagen durch Anlockung der zirkulierenden Monozyten fördert, während gleichzeitig die Motilität der anwesenden Makrophagen gehemmt wird (Anmerkung: nach der Nomenklatur werden Monozyten zu Makrophagen, wenn sie den Blutkreislauf verlassen haben. Makrophagen, die Cholesterin und Fett phagozytiert haben, werden Schaumzellen (foam cells) genannt). (Aus Steinberg 1987)

• Oxidiertes LDL wirkt in Zellkulturen zytotoxisch (Morel et al. 1984, Streuli 1983). Es ist jedoch unsicher, ob diese In-vitro-Versuche auch auf den lebenden Organismus übertragbar sind.
• Weitere Studien zeigten, daß oxidiertes LDL sogar die Mobilität der lipidbeladenen Makrophagen hemmt (Quinn et al. 1985), bzw. die Makrophagen anlockt (Quinn et al. 1987).

Nach Steinberg (1987) stellt man sich folgende Mechanismen vor (Abb. 23.10): Das LDL-Molekül wird wie üblich über die Rezeptoren der Zellmembran aufgenommen und in der Zelle einer Oxidation unterzogen. Dieses LDL wird vermehrt von Makrophagen aufgenommen, die daran gehindert werden, das Endothel zu verlassen (durch das oxidierte LDL), um das phagozytierte Cholesterin abzutransportieren. Dadurch kommt es zu einer Anhäufung der lipidhaltigen Makrophagen (Schaumzellen, „foam cells"), und wichtige Teile der Pathogenese für die Arteriosklerose wären erklärt. Dieses Modell ist mit einer Hummerfalle vergleichbar: Das oxidierte LDL lockt die Makrophagen an und hindert sie dann an der „Flucht".

Durch dieses Modell ließen sich auch Beobachtungen erklären, bei denen atherosklerotische Veränderungen *unter* einer intakten Intimaschicht gefunden wurden (Bondjers et al. 1976). Selbstverständlich sind auch Mechanismen denkbar, bei denen LDL schon vor der Rezeptoraufnahme oxidiert ist (z. B. oxidiertes Nahrungscholesterin). Bei Fütterungsversuchen an Ratten mit oxidierter Cholesterindiät wurde sogar eine Immunsuppression bewirkt (Humphries 1979).

Sollten diese Mechanismen auch beim Menschen als eine der Ursachen der Arteriosklerose nachgewiesen werden, so müßte vermehrt nach den Stoffen, die eine Autooxidation verursachen können, gefahndet werden und die Rolle der Antioxidanzien müßte neu überdacht werden.

24 Lipoproteine

Da in der Öffentlichkeit besonders viel über die Bedeutung der Lipoproteine bei der Pathogenese der Arteriosklerose diskutiert wird, wird an dieser Stelle ausführlich auf die Funktion der Lipoproteine und den Cholesterinstoffwechsel eingegangen. In stark vereinfachter Form werden nun die Transportmechanismen der Fette ausgeführt. Es ist jedoch zu beachten, daß sehr viele wichtige Details noch unzureichend erforscht sind und deshalb sehr viel auf Hypothesen beruht.

Bei den Lipoproteinen handelt es sich, wie schon aus dem Namen hervorgeht, um eine Kombination von Eiweiß und Lipiden. Sie bestehen aus einem Transportteil (Hülle), der überwiegend aus Apoproteinen besteht, und aus ihrer Ladung, den wasserunlöslichen Stoffen (Fetten). Die Lipoproteine können mit der Mizellenbildung des Intestinaltraktes verglichen werden. Auch dort sind die wasserunlöslichen Teile nach innen gekehrt und die wasserlöslichen, polaren Anteile (Proteine) nach außen.

Je nach Beladung mit Triglyzeriden und Cholesterin variiert die Größe dieser Vehikel: Je geringer der Triglyzeridanteil ist, um so kleiner wird das Lipoprotein. Gleichzeitig steigt mit dem Kleinerwerden auch die Dichte an (Dichte = Gewicht/Volumen). Aufgrund des Verhältnisses von Proteinen (hohes spezifisches Gewicht) zu Fetten (niedriges spezifisches Gewicht) unterscheidet man zwischen „*v*ery *l*ow *d*ensity *l*ipoproteins" (VLDL), „*l*ow *d*ensity *l*ipoproteins" (LDL) und „*h*igh *d*ensity *l*ipoproteins" (HDL).

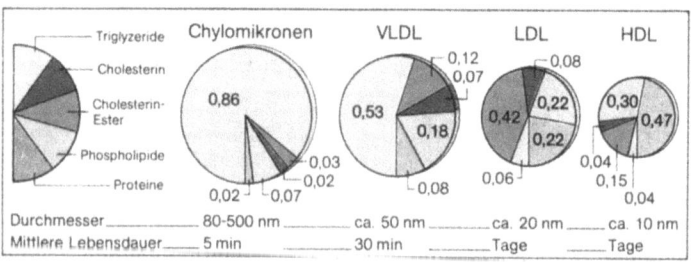

Abb. 24.1. Lipid- und Proteinanteil (g/g) in den Lipoproteinen des Plasmas. (Nach Silbernagel u. Despopoulos 1991, S. 223)

Tabelle 24.1. Zusammensetzung der Transportvehikel für Fette [%]. Die Chylomikronen werden in der Dünndarmmukosa gebildet und bleiben nur relativ kurze Zeit (10 – 60 min) in der Blutbahn. Sie liefern die Triglyzeride für das Muskel- und Fettgewebe; aus dem HDL stammende „Aktivatorproteine" sind dabei behilflich. Etwa 20% der Triglyzeride sowie das Cholesterin und die meisten Phospholipide werden in der Leber abgebaut

	Triglyzeride	Cholesterin	Phospholipide	Protein
Chylomikronen	85 – 95	3 – 5	5 – 10	1 – 3
VLDL	60 – 70	10 – 15	10 – 15	10
LDL	5 – 10	45	20 – 30	25
HDL	–	20	30	50

Tabelle 24.2. Transportvehikel: VLDL, LDL, HDL. Die (umgewandelten) Nahrungsfette müssen als Energieträger allen Körperzellen zugeführt werden. Transportmittel ist das Blut. HDL wurden früher als α-Lipoproteine, LDL als β-Lipoproteine bezeichnet. Transportvorrichtungen darin sind:

	Partikelgröße [nm]	Dichte [g/ml]
Chylomikronen	1000	unter 96
VLDL: Very Low Density Lipoproteins	50	0,95 – 1,006
LDL: Low Density Lipoproteins	20	1,006 – 1,063
HDL: High Density Lipoproteins	10	bis 1,210

Die Chylomikronen haben aufgrund ihres hohen Triglyzeridanteils das größte Volumen mit der geringsten Dichte (Abb. 24.1).

Die Eiweißbestandteile der Lipoproteine werden Apoproteine genannt. LDL enthält hauptsächlich Apo B, HDL Apo A-1, VLDL Apo B und die Chylomikronen enthalten die Apoproteine A und B.

Tabellen 24.1 und 24.2 zeigen die Zusammensetzung der Transportvehikel an Triglyzeriden, VLDL, HDL, LDL usw.

Chylomikronen

Die durch die Nahrung aufgenommenen Fettsäuren müssen nach ihrer Synthese in Triglyzeride in ein Transportvehikel, die Chylomikronen, eingebaut werden, da sonst aufgrund der Wasserunlöslichkeit kein Transport über die Blutbahn möglich ist. Auch andere wasserunlösliche Stoffe, wie das Nahrungscholesterin (nach Veresterung mit freien Fettsäuren) und die fettlöslichen Vitamine, werden in Chylomikronen eingebaut. Der Transportanteil (Hülle) der Chylomikronen wird aus polaren Lipiden (Cholesterin, Phospholipiden) und Proteinen (Apoproteine A und B) in der Mukosazelle des Darmes nach Bedarf synthetisiert. Die Chylomikronen treten nach ihrer Beladung mit den wasserunlöslichen Stoffen (86% Triglyzeride, 5% Cholesterin) in die Darmlymphe über und erreichen schließlich die Blutbahn. Nach einer fettreichen Mahlzeit trübt sich das Plasma innerhalb 1/2 h aufgrund des hohen Chylomikronengehaltes. Bei der Blutpassage geben die Chylomikronen einen Teil ihres Fettanteils (Triglyzeride) an Gefäßendothelien ab. Dieser Prozeß wird durch die Lipoproteinlipasen (LPL) der Epithelien ermöglicht. Insulin und Heparin aktivieren die Lipoproteinlipasen und erreichen dadurch eine Beschleunigung des Lipidabbaus und der Klärung des Plasmas. Der übriggebliebene Chylomikronenrest („chylomicron remnant") ist nun kleiner geworden (Dichte nimmt zu) und wird über Rezeptoren in die Leber aufgenommen, wo er in seine Bestandteile gespalten wird, die für die Neusynthese verschiedener Stoffe zur Verfügung gestellt werden.

VLDL und IDL

Die Leber reguliert über die Neusynthese von Fettsäuren und Cholesterin (und über die Bestandteile der Chylomikronenreste) den Fettstoffwechsel. So wie die Darmmukosa Chylomikronen für den Triglyzeridtransport synthetisiert, so bildet die Leber VLDL-Vehikel, damit die neugebildeten und gespeicherten Fette in die Peripherie transportiert werden können. Dort geben die VLDL-Moleküle 53% Triglyzeride, 20% Cholesterin analog zu den Chylomikronen Triglyzeride an das Endothel der Gefäße ab (Lipoproteinlipasen, s. oben!). Es entsteht ein VLDL-Rest, der als intermediäres β-Lipoprotein (IDL) bezeichnet wird und 2 Wege einschlagen kann. Entweder wird der VLDL-Rest noch im Plasma durch eine Leberlipase in LDL überführt und/oder über spezifische Rezeptoren von der Leber aufgenommen.

LDL

Während die Chylomikronen und das VLDL die Aufgabe haben, die Peripherie mit Triglyzeriden zu versorgen, so transportiert das LDL (6% Triglyzeride, 50% Cholesterin) Cholesterin zu den verschiedensten Zellen, um dem vielfältigen Bedarf gerecht zu werden (Abb. 24.1). LDL macht *ca. 80% des* gesamten *Plasmacholesterins* aus. Fast alle menschlichen Zellen besitzen sog. LDL-Rezeptoren (Brown u. Goldstein 1985), besonders viele finden sich in der Nebennierenrinde und dem Corpus luteum (im Ovar), damit die Steroidhormonsynthese durch genügend große Cholesterinbestände (Vorstufe) gesichert ist. Die meisten LDL-Rezeptoren besitzt jedoch die Leber, die den Hauptanteil der LDL-Moleküle aus dem Plasma eliminiert, sie dann in ihre Bestandteile (Cholesterin) zerlegt und dem Stoffwechsel wieder zur Verfügung stellt bzw. über die Galle ausscheidet. So werden die Apoproteine (Schale des LDL) in Aminosäuren und Cholesterinester in Cholesterin gespalten. Cholesterin wird von der Leber v. a. zur Gallensäure- und Lipoproteinbildung (VLDL) verwendet. Die *Leber* stellt das zentrale Stoffwechselorgan und die *Steuerungszentrale für den Cholesterinstoffwechsel* dar (Normalverteilung vgl. Tabelle 27.6, S. 344).

Der Bedarf einer Zelle an Cholesterin wird über die Anzahl der LDL-Rezeptoren geregelt. Ist die Zelle „gesättigt", so reduziert sich über ein Feedbacksystem die Dichte der LDL-Rezeptoren, damit weniger LDL in die Zelle gelangen kann. Ist mehr LDL vorhanden, als durch die Rezeptoren aufgenommen werden kann, so steigt der LDL-Plasmaspiegel an, während gleichzeitig die LDL-Rezeptordichte abnimmt. Dieses ist besonders bei der erblichen Form der Hypercholesterinämie von Bedeutung, bei der aufgrund von Rezeptordefekten der Cholesterinwert im Blut massiv ansteigt (Kap. „Hyperlipidämien", S. 358 ff.).

Hohe LDL-Spiegel sollen aufgrund des Cholesterin- und Apoprotein-B-Gehaltes einen Risikofaktor für die Entstehung der Arteriosklerose darstellen. Es wird angenommen, daß hierbei Cholesterin in die Gewebe und Arterien transportiert wird, wo es liegenbleibt und eine Arteriosklerose hervorruft. Weitere Studien sehen nur in den durch Autooxidation veränderten LDL-Molekülen eine Gefahr für den Menschen (Kap. „Antioxidanzien").

Faktoren, die die LDL-Rezeptorendichte in der Leber beeinflussen (Nach Brown u. Goldstein 1985).

Verminderung der LDL-Rezeptoren

- Familiäre Hypercholesterinämie
- Erhöhte Cholesterinaufnahme
- Hungerzustand (nur Ratten)

Vermehrung der LDL-Rezeptoren

- Thyroxin
- Cholesterinentzug
- Östrogene
- Anionenaustauscherharze (Colestyramin)
- HMG-CoA-Reduktasehemmer (Lovastatin)

HDL

Der Organismus verfügt auch über die Möglichkeit eines Abtransportes des Cholesterins aus der Peripherie. Dieses überwiegend im Darm hergestellte Transportvehikel wird als HDL (4% Triglyzeride, 20% Cholesterin) bezeichnet und ist in der Lage, aus den Zellen Cholesterin aufzunehmen und indirekt in Form von LDL zur Leber zurückzutransportieren, wo es durch die Bildung von Gallensäuren ausgeschieden werden kann (Glomset 1968). Der Einbau des Cholesterins in das HDL regelt die Lezithin-Cholesterolazyl-Transferase (LCAT). Das cholesterinhaltige HDL wird über komplizierte Mechanismen in einen VLDL-Rest (IDL) überführt und kann analog zu den bereits beschriebenen Mechanismen entweder direkt in LDL umgewandelt werden oder nach Aufnahme über Rezeptoren der Leber in Form von Gallensäure und reinem Cholesterin durch die Galle ausgeschieden werden (s. oben!). (Normalverteilung vgl. Tabelle 27.6, S. 344 und Abb. 27.5, S. 340).

Dadurch entsteht folgender Kreislauf des Cholesterins: Das LDL-Lipoprotein beliefert die Zellen mit Cholesterin→HDL transportiert überschüssiges Cholesterin wieder aus den Zellen ab→cholesterinbeladenes HDL wandelt sich im Plasma in LDL um→LDL beliefert wieder die Zellen mit Cholesterin, oder wird von der Leber aufgenommen und über die Galle ausgeschieden. Die Leber wiederum kann über die Bildung der VLDL-Lipoproteine zur LDL-Bildung beitragen (über IDL).

Aufgrund dieses Abtransportmechanismus von Cholesterin wird HDL und dem Eiweißbestandteil Apoprotein A-1 eine Atherosklerose verhindernde Eigenschaft nachgesagt (Gordon et al. 1977). Kaltenbach (1989) konnte ebenfalls eine positive Korrelation zwischen niedrigen HDL-Spiegeln und angiographisch nachgewiesener Koronarsklerose aufzeigen (Abb. 23.8). Trotz der schönen Korrelation zwischen hohen HDL-Spiegeln und niedriger Herzinfarktrate ist man bisher den Beweis schuldig geblieben, daß man durch eine Anhebung des HDL-Spiegels auch die Arteriosklerosebildung hemmen könnte (Steinberg 1987).

Die HDL-Konzentration im Blut ist zahlreichen Schwankungen unterlegen, wobei die erbliche Disposition den größten Einfluß hat.

Hoher HDL-Spiegel	*Niedriger HDL-Spiegel*
– Sport, körperliche Anstrengung	– Fettsucht
– mäßiger Alkoholkonsum	– Diabetes mellitus
– Östrogentherapie	– Androgen-Gestagentherapie
– Nikotinsäure	– Nikotinabusus, Rauchen
– Heparin	– chronische Nierenerkrankungen

Aufgaben der Lipoproteine

Chylomikronen:
Transport der Nahrungstriglyzeride aus dem Intestinaltrakt in die Peripherie. Nach Abspaltung der Triglyzeride gelangen die Chylomikronenreste zur Leber.

VLDL:
Transport der Triglyzeride von der Leber in die Peripherie. Nach Abspaltung der Triglyzeride Abbau in IDL.

IDL:
Umwandlung durch Leberlipase in LDL oder Aufnahme des IDL in die Leber über Rezeptoren.

LDL:
Versorgung des Organismus mit Cholesterin.
Aufnahme in die Leber, Ausscheidung über die Galle.

HDL:
Abtransport des Cholesterins aus der Peripherie zur Leber. Vor Aufnahme in die Leber Umwandlung in IDL/LDL.

25 Cholesterin

Verteilung im Organismus

Tabelle 25.1 zeigt nach Buddecke 1985 die *Verteilung* von Cholesterin im Körper. Von einer *Gesamtmenge* von ca. *150 g* an Cholesterin entfallen ca. 10 g, das sind ca. 8% (Tabelle 25.2) auf das Vollblut oder ca. *5% auf das Plasma*. Man sollte deshalb mit der Bewertung von Meßergebnissen im Blutserum ebenso zurückhaltend vorgehen, wie man dies grundsätzlich auch bei anderen Elementen tut, die nur geringgradig im Serum, aber hauptsächlich intrazellulär vorkommen, z. B. wie bei Kalium, Magnesium usw. Die Serumwerte vermögen nur einen sehr geringen Teil der intrazellulären Verhältnisse wiederzuspiegeln. 1866–1876 wies der Marburger Pathologe Benecke auf die hochgradige Konzentration von Cholesterin im embryonalen Gewebe hin und bezeichnete die Substanz als die

"Ursubstanz allen menschlichen und tierischen Lebens!"

Er wies darauf hin, daß Cholesterin die Grundsubstanz in allen sich entwickelnden Geweben, in den zelligen Elementarteilchen wäre, bei der Bildung von Zellprotoplasma aber auch des Nervengewebes eine bedeutende Rolle spiele (vgl. Tabellen 25.1–25.5).

Tabelle 25.1. Cholesterinbestand des erwachsenen Menschen. (Nach Buddecke 1985)

Organ	Gesamtmenge ca. 150 [g]	g/100 g Frischgewebe
Gehirn	30	2,3
Skelettmuskel	30	0,12
Haut	15	0,3
Blut	10	0,3
Leber	5	0,3
Nebennieren	0,5	5,0
Übrige Gewebe	40–60	–

Tabelle 25.2. Cholesteringehalte bei einem 70 kg schweren Mann. (Nach Sabine 1977)

(Organ)system	Gewicht [g]	Cholesterin		
		Konzentration [% Frischgewicht]	Menge [g]	Prozentsatz der Cholesteringesamtmenge im Körper
Gehirn und Nervensystem	1600	2,0	32,0	22
Bindgewebe (einschl. Fettgewebe) und Körperflüssigkeit	12100	0,25	31,3	22
Muskeln	30000	0,1	30,0	21
Haut	4200	0,3 – 0,7	16,0	11
Blut	5400	0,2	10,8	8
Knochenmark	3000	0,25	7,5	5
Leber	1700	0,3	5,1	4
Verdauungstrakt	2500	0,15	3,8	3
Lunge	950	0,2	1,9	1
Nieren	300	0,25 – 0,34	0,9	1
Nebenniere	12	2,6 – 15	1,2	1
Andere Drüsen	100	0,2	0,2	
Herz	350	0,09 – 0,18	0,6	
Milz	200	0,16 – 0,34	0,5	
Blutgefäße	200	0,25	0,5	
Skelett	7000	0,01	0,7	
			143,0	

Tabelle 25.3. Freies und verestertes Cholesterin in verschiedenen Organen. (Nach Sabine 1977)

Organgewebe	Cholesterin		
	[mg/g Frischgewicht]	Frei [%]	Ester [%]
Serum	1,89	30	70
Leber	2,87	82	18
Niere	2,77	90	10
Nebenniere	28,9	17	83
Skelettmuskel	0,98	93	7

Tabelle 25.4. Freies und verestertes Cholesterin in verschiedenen extrazellulären Flüssigkeitsräumen. (Nach Sabine 1977)

Flüssigkeit	Cholesterin		
	[mg/100 ml]	Frei [%]	Verestert [%]
Plasma	150 – 200	30	70
Lymphe	25		
Liquor cerebrospinalis	0,44	48	52
Gelenkflüssigkeit	7		
Galle	390	96	4
Speichel	2 – 9		
Urin	0,2		
Sperma	80		
Prostataflüssigkeit	80		
Milch	20	76	24

Tabelle 25.5. Abhängigkeit der Ausscheidung von Cholesterin von der Höhe der Zufuhr bei der Ratte. (Nach Chevallier 1960, zit. nach Lang 1979)

Cholesteringehalt des Futters [%]	Cholesterin-ausscheidung [mg/Tag]	Cholesterin-sekretion [mg/Tag]	In den Darm [% der Gesamt-ausscheidung]
0,025	9,2	3,5	37
0,120	13,3	3,3	25
0,520	39,0	6,5	17
2,000	191,0	15,5	8

Mit zunehmender Cholesterinzufuhr wird ein immer kleinerer Prozentsatz resorbiert. Die Zahlen lassen erkennen, daß bei der Ratte mit zunehmender alimentärer Zufuhr ein immer größerer Anteil des ausgeschiedenen Cholesterins durch nicht resorbiertes Cholesterin bedingt ist.

Aufgaben im Körper

Cholesterin ist kein toxischer Wirkstoff wie Arsen, das in hohen Dosen tödlich wirken kann. Es ist vielmehr Ausgangssubstanz vieler unentbehrlicher Stoffe und trägt als Baustein der Zellmembranen zum Erhalt der Zellstrukturen bei.

> *Folgende Substanzen entstehen aus Cholesterin:*
> - Zellmembran (anteilig),
> - *Gallensäuren,*
> - *Steroidhormone* der Nebennierenrinde (NNR): Kortikoide,
> - Weibliche und männliche *Sexualhormone*: Östrogene, Androgene,
> - *Vitamin D* (Provitamin = 7-Dehydrocholesterin),
> - Sekret der *Talgdrüsen* (cholesterinhaltig!),
> - Sebum (abgeschilferte Haut, anteilig) u. a.

Als Bestandteil der Zellmembranen hat Cholesterin eine wichtige Stabilisatorwirkung. Durch die Erhöhung der Membranviskosität kommt es zu einer Abdichtung der Zellmembran. Die Bedeutung eines ausreichenden Cholesteringehalts der Membran für die Immunabwehr ist noch nicht ausreichend geklärt. Es mehren sich jedoch die Zeichen dafür, daß bei Personen mit niedrigen Cholesterinspiegeln die Infektions- und Krebsrate aufgrund einer verminderten Immunabwehr besonders hoch ist. Eventuell wird die Zellmembran bei einem niedrigen Cholesterinspiegel durchlässiger für Erreger und toxische Stoffe, oder eine adäquate Immunantwort wird durch eine Hemmung der Zellteilungen vereitelt (s. Kap. „Immunologie"). Außerdem finden sich bei Patienten mit niedrigen Cholesterinwerten vermehrt intrakranielle Blutungen (Iso 1989, Yano 1989). Vorstellbar hierbei ist eine erhöhte Gefäßempfindlichkeit aufgrund mangelhafter Membranbildungen.

> *Mögliche Folgen eines niedrigen Cholesterinspiegels:*
> - instabiele Zellmembranen, erhöhte Durchlässigkeit,
> - verminderte Immunabwehr,
> - erhöhte Krebs- und Infektionsinzidenz,
> - vermehrte Hirnblutungen.

Mit Ausnahme der Erythrozyten synthetisieren Millionen von *Zellen* täglich selber Cholesterin, wobei einer der Hauptsyntheseorte die Leber ist.

Ausscheidung und Abbau

Er geschieht auf folgenden Wegen:

1. *Dehydrierung* zu 7-Dehydrocholesterin (*Provitamin D*) in der Leber.
2. Abbau zu den *Steroidhormonen*.
3. *Hauptabbauweg* von Cholesterin in der Leber ist derjenige zu den *Gallensäuren*. Beträgt nach Lang 1979 die Sekretionsrate an Gallensäuren ca. 800 mg/h und die Größe des Gallensäurepools ca. 3 g, liegt die enterohepatische Zirkulation der Gallensäuren bei ungefähr 6mal/Tag. Etwa 0,4 bis 0,8 g gehen mit dem Stuhlgang verloren (Buddecke 1985).
4. *Ausscheidung* von Cholesterin (vgl. S. 83 u. 84, Tabellen 6.4 und 6.5) *über die Galle* in den Darm beträgt nach Lang 1979 ca. 500–1500 mg/Tag, von denen ein Teil mit Darmverlusten in Form von Koprostanol bzw. als sog. „neutrale" Sterine verloren gehen. Ein Teil wird im enterohepatischen Kreislauf rückretiniert.
5. Tägliche *Verluste* von Cholesterin bzw. Metaboliten entstehen durch die *Haut* (Sebum, abgeschilferte Zellen) in Größenordnungen von ca. 100–400 mg/Tag, erhöhte Verluste bei bestimmten Hautkrankheiten.

Verluste übersteigen Nahrungszufuhr

Silbernagel 1991 beziffert die durchschnittlichen täglichen *Cholesterinverluste* (über die Haut, Galle usw.) auf *ca. 618 mg*, die im Bedarfsfall durch endogene Neusynthese spielend ergänzt werden. Bei einigen *Hautkrankheiten* z. B. Schuppenflechten usw. können alleine die täglichen Cholesterinverluste über die Haut *1000 mg und mehr* betragen. Wenn die endogene Produktion und Verluste an Cholesterin die übliche Nahrungszufuhr um 350–450 mg/Tag Cholesterin überschreiten, kann weder eine cholesterinarme Diät noch eine Nahrungsbelastung eine Wirkung haben.

Ausscheidung über die Galle

Der Mensch scheidet täglich *500–1500 mg Cholesterin über die Galle* in den *Darm* aus (Lang 1979). Andere Autoren nehmen eine Ausscheidung von *500–1000 mg/Tag* an. Unter Kap. 6 „Verdauungsphysiologie" haben wir uns auf S. 81 unter Ausscheidung von Cholesterin über die Galle mit diesem Thema ausführlich befaßt. Die Ausscheidung ist weitgehend unabhängig von der Serumcholesterinkonzentration. Die Ausscheidung kann sich erhöhen durch:

a) verstärkte *Biosynthese* in der Leber,
b) Zunahme des *Gallenflusses*,
c) Zunahme der *Cholesterinkonzentration* in der Galle.

Das Gallecholesterin mischt sich im Darm mit dem Nahrungscholesterin. Das nichtresorbierte Cholesterin wird bakteriell im Darm in Koprosterin umgewandelt und mit dem Fäzes ausgeschieden. Bei einer *cholesterinfreien Ernährung* scheidet der Mensch ca. 500 mg an „neutralen Sterinen" (ausgeschiedene Steringemische einschließlich Koprosterin) aus. Tabelle 6.4 und 6.5 (S. 83, 84) geben eine Übersicht über den *Gehalt von Cholesterin* in der Lebergalle und der *Blasengalle*, die ihren Inhalt in den Darm abgeben. Von dem mit der Galle und der Nahrung in den Darm gelangenden sog. „freien" Cholesterin (nur dieses kann rückresorbiert werden) wird vom Menschen, im Gegensatz zu einigen Tieren, nur ein Teil rückresorbiert und wieder der Leber und Blutbahn zugeführt. Wie bereits gesagt, ist die Galle das *Hauptausscheidungsorgan für überschüssig anfallendes Cholesterin* im Organismus in Form von Gallensäuren bzw. von reinem Cholesterin (Tabelle 6.5). Dieser Mechanismus wird vielfältig ge-

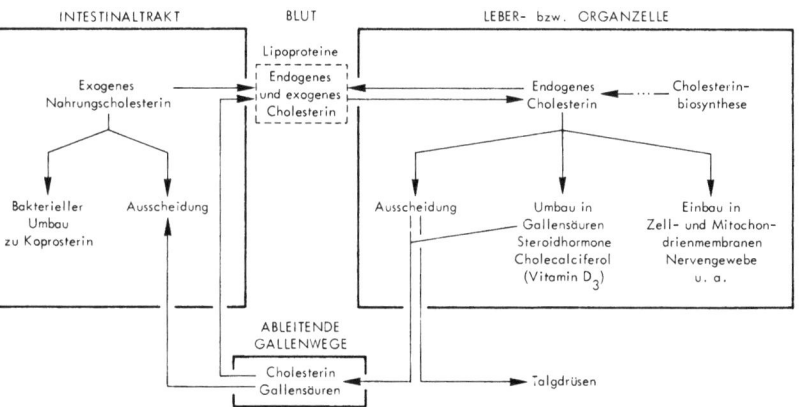

Abb. 25.1. Stoffwechsel des Cholesterins. Endogen gebildetes sog. freies Cholesterin wird über die ableitenden Gallewege in den Darm (Intestinaltrakt) ausgeschieden und von dort (auch ohne jede Nahrungscholesterinzufuhr) teilweise wieder rückretiniert (enterohepatischer Kreislauf). Tritt Nahrungscholesterin hinzu, so wird ein Teil des sog. freien Cholesterins anteilig mit dem Gallecholesterin rückretiniert. Die Gesamtrückretention bleibt jedoch beschränkt und steht in einem ausgeglichenen Gleichgewicht mit der Neusynthese in der Leber. (Aus: Buddecke 1985, S. 243)

nutzt. So z. B. bewirkt eine erhöhte Zufuhr an hochungesättigten Fettsäuren eine erhöhte Bildung von Gallensäuren, die über den Stuhlgang verlorengehen.

Chevreul gab dem Fettwachs bekanntlich 1816 den Namen *„Cholesterin"*, weil man ihn als wichtigen Bestandteil der Gallensäfte erkannt hatte (*Chol = Galle, Stearin = Fettwachs*).

Cholesterin liegt in der Galle fast ausschließlich in freier Form vor. Nur freies Cholesterin kann resorbiert werden. Nur ca. 4% (Tabelle 25.4) sind verestert (Blasengalle). Das unveresterte Cholesterin bleibt durch Bildung eines Komplexes mit den gemischten Mizellen aus dem Natriumsalz der Gallensäuren und Lezithin in Lösung. Die Lipide machen in der Blasengalle ca. 90% (Gallensäuren 40–70%, Phospholipide 20–25%, Cholesterin 3–5%), das Bilirubin 2% und die Proteine 5% der Trockensubstanz aus. Die Größenordnung der Ausschüttung von Gallenblasencholesterin macht klar, wie gering der Einfluß von Nahrungscholesterin auf die Rückresorptionsvorgänge sind.

Im Falle der Rückresorption von Cholesterin bietet sich ausschließlich der sog. *„enterohepatische Kreislauf"* an. Einen anderen Resorptionsmechanismus gibt es für Cholesterin nicht. Es treten gleichzeitig größere Mengen an freiem Cholesterin aus der Blasengalle neben einem geringen Anteil aus der Nahrung im Darm zur Resorption an. Es stehen über die Blasengalle ständig ausreichende Mengen an Cholesterin zur Verfügung, so daß die physiologische Rückresorption von Cholesterin anstandslos auch ohne Nahrungscholesterin funktioniert. Deswegen ist von einer „cholesterinfreien" Diät keine direkte Wirkung auf den Cholesterinhaushalt zu erwarten, wohl jedoch eine indirekte Wirkung (als Folge der insgesamt geänderten Ernährung).

Umsatz

K. Lang 1979 beschreibt den Umsatz von Cholesterin wie folgt: Der Umsatz von Cholesterin wird am besten durch ein *„2-Pool-Modell"* beschrieben. In *Pool A* findet ein rascher Austausch (Stunden bis 1 Tag) statt und im *Pool B* ein langsamer (einige Tage). Zum *Pool A* gehören das *Cholesterin* in der Leber, im Plasma, den Erythrozyten, im Intestinaltrakt der Milz und den Nieren. Die Größe von *Pool A* umfaßt ca. 18,39 g. Die *Umsatzrate an Cholesterin* beträgt unter Standardbedingungen *ungefähr 692 mg/Tag*. Diese setzt sich nach Lang 1979 zusammen aus der:

- *Synthese* von Cholesterin in der Leber in einer Größenordnung von *ca. 572 mg/Tag*,

- Ausschüttung dieser Menge (ca. 572 mg/Tag) über die Galle in den Darm (zu 96% als freies Cholesterin),
- *Cholesterinrückresorption* aus dem Darm *von ca. 120 mg/Tag* (572 + 120 = 692 mg/Tag).

Der Anteil von 120 mg entspricht ca. 35% der Tagesaufnahme von ca. 343 mg Cholesterin mit der Nahrung. *22 – 53%* der endogenen Cholesterinsynthese finden im Pool B statt.

Rückresorption im enterohepatischen Kreislauf

Aus dem zuvor Gesagten geht hervor, daß die physiologische *Rückresorption* von Cholesterin aus dem Darm beim Gesunden *ungefähr in einem Bereich von ca. 120 mg/Tag* liegt, also im Gegensatz zu vielen Tieren *begrenzt* ist. Die rückresorbierbare Menge betrifft sowohl den Cholesterinanteil aus der Blasengalle, welcher das Hauptkontingent stellt, als auch den Anteil aus der Nahrung. Die Rückresorption ist beim Mensch, im Gegensatz zu einigen Tieren (s. Seite 313) stark beschränkt und steht in einem ausgeglichenen *Gleichgewicht mit der Neusynthese in der Leber.* Nur „freies" Cholesterin kann rückresorbiert werden (Tabelle 25.8). Wird innerhalb bestimmter Grenzen mehr Nahrungscholesterin resorbiert, verringert sich die endogene Neusynthese. Das Gleichgewicht bleibt jedoch stets erhalten. Das bedeutet, daß eine Cholesterinbelastung über die Nahrung nicht zu einer überschießenden Cholesterinresorption führen kann. Das nichtresorbierte Cholesterin wird in Form von Koprosterin über den Darm ausgeschieden.

Die Gallensäuren sind die wichtigsten Endprodukte des Cholesterinstoffwechsels, die in der Leber gebildet werden. Sie beteiligen sich u. a. gemeinsam mit den Gallenfarbstoffen und Cholesterin am *enterohepatischen Kreislauf,* d. h. der Rückretention vom Darm in die Leber. Etwa 90% der mit den Gallensäften ausgeschiedenen Gallensäuren werden über den enterohepatischen Kreislauf rückretiniert.

Auch das *Bilirubin* unterliegt einer teilweisen *Rückretention* im enterohepatischen Kreislauf. Die tägliche Ausscheidung mit der Galle beträgt ca. 200 – 300 mg, von der ca. 15% wieder rückresorbiert werden.

Unter Einwirkung von langkettigen Fettsäuren erfolgt die Resorption nach Lang 1979 besser als unter kurzkettigen. Beim Transfer liegt Cholesterin in den Mukosazellen des Darms, die den höchsten Cholesteringehalt (75%) aufweisen, noch unverestert vor. Das *Carriersystem,* welches das *freie Cholesterin* durch die Mukosazellen *transportiert, hat jedoch eine „begrenzte Kapazität".* Mit steigender Cholesterinzufuhr wird bei der

Ratte aus dem Darm immer weniger davon resorbiert (Tabelle 25.5). Ein Überschuß wird nach Veresterung vorübergehend in der Darmschleimhaut gespeichert, wie dies Markierungsversuche zeigen. Die Veresterung erfolge erst während der Abgabe der *Lymphe*, wodurch zugleich die weitere Abgabe reguliert wird. Das resorbierte Cholesterin erscheint (Lang 1979) in der Lymphe, gelöst in Form der in den Chylomikronen enthaltenen Cholesterinestern. Bereits während des Durchwanderns durch die Darmschleimhaut wird es stark mit endogen gebildetem Cholesterin verdünnt. Später nehmen die Chylomikronen aus der Lymphe bevorzugt auch freies Cholesterin auf. Fehlt die Nahrungszufuhr an Cholesterin vollständig, nehmen die Chylomikronen trotzdem aus der Lymphe Cholesterin auf. Über die Chylomikronen wird Cholesterin, welches zu 60–70% aus Estern und zu 30–40% aus freiem Cholesterin besteht, der Leber zugeführt.

Parenteral zugeführtes Cholesterin wird zu 80% in Form von Gallensäuren wieder über den Stuhlgang ausgeschieden. Die Leber scheidet auf diesem Wege überschüssiges Cholesterin wieder aus.

Meinungsverschiedenheiten über das Ausmaß der Resorption

Nach Weizel A. u. Liersch M. (1976) finden sich hierzu auf S. 70 ff. folgende Ausführungen:

„Die Berechnung der täglich resorbierten Cholesterinmenge ist sehr schwierig, da neben dem Nahrungscholesterin *auch endogen synthetisiertes Cholesterin resorbiert wird*; es ist nicht klar, ob hierzu noch Cholesterin addiert wird, das direkt von der Darmwand in den Darm ausgeschieden wird, wie dies...bei der Ratte nachgewiesen werden konnte." (Anmerkung: In der Darmwand wird Cholesterin endogen synthetisiert und in den Darm ausgeschieden).

„Vergleicht man die *Resorption bei verschiedenen Spezies* (Tieren), so finden sich ganz gravierende Unterschiede. Hunde und Katzen resorbieren bis zu 90% der angebotenen Dosis" (an Cholesterin).

„Die unterschiedliche Resorption von Cholesterin ist wahrscheinlich der wichtigste Grund dafür, daß beim *Menschen* anders als bei einigen Tierspezies das *Plasmacholesterin* durch die Menge des Nahrungscholesterins *nur wenig beeinflußt* wird. Ein Grund für diesen Unterschied ist nicht bekannt".

„Eine Zunahme der Cholesterinresorption geschieht also *nur über* eine Zunahme des *Lymphflusses*, eine Konzentrationserhöhung tritt nicht auf. Durch Gabe von *radioaktiv* markiertem *Cholesterin* mit der *Testmahlzeit* konnte gezeigt werden, daß das Nahrungscholesterin nur einen kleinen Teil der Cholesterinmenge in der Lymphe ausmacht. Der Rest stammt aus dem rückresorbierten Cholesterin aus der Galle sowie aus dem Cholesterin der Darmwand".

„Im Unterschied zur Ratte kann beim Menschen durch Cholesteringabe in der Nahrung der lymphatische Transport nicht beschleunigt werden".

Die Meinungen über das Ausmaß der Resorption von Nahrungscholesterin gehen auseinander. Relativ einig ist man sich darüber, daß die Auswirkungen auf das Serumcholesterin gering ist. Nach Mattson et al. 1972 (zit. nach Lang 1979) kann beim Gesunden mit der Aufnahme von je 100 mg/1000 kcal Nahrungscholesterin i. M. der Serumcholesterinspiegel um 4,8 mg% ansteigen, nach Hegsted von 4,5 – 5 mg%. Es wird nicht gesagt, ob es sich um eine direkte oder indirekte Auswirkung von Cholesterin auf den Serumspiegel handelt (s. Kap. „indirekte Wirkungen auf den Cholesterinspiegel", S. 330). Assmann 1980 schreibt, daß sich ein Anstieg bzw. Abfall des Serumcholesterinspiegels um 5 – 8% ergeben könnte.

Lang 1979 zitiert Befunde von Biss et al., die mit Hilfe von 4 – 14 C-radioaktiv markiertem Cholesterin an Gesunden die Resorptionsquote von Cholesterin untersuchten. Danach lag die maximale Resorptionsquote um 345 ± 73 mg/Tag. Sie betrug 37% der Zufuhr. Gleichzeitig bewirkte jedoch die Nahrungszufuhr eine *Verminderung der endogenen Synthese von 25%* (wodurch am Ende die Gesamtaufnahme nur geringfügig verändert wurde).

Ramsey et al. 1991 erwähnen unter Diätlangzeitstudien mit 30% Fettkalorien (1/3 gesättigte FS) der American Heart Association nur eine Cholesterinsenkung von 2%. Rossouw et al. 1993 und Gibbins et al. 1993 beschreiben in fünf Studien an mehreren tausend Patienten nur eine geringfügige Senkung. Robertson et al. 1992, die Imperial Cancer Research Fund Oxcheck Study 1992 und die Family Heart Study 1994 fanden eine Senkung von 1−2%, Hunninghake et al. 1993 nur eine geringfügige Senkung unter einer streng fettarmen (25,8 ± 1,2 g/Tag) und cholesterinarmen (147 ± 11 mg/Tag) Diät.

Eine Beeinflussung des Cholesterinspiegels durch die Nahrung ist bei gesunden Menschen nur kurzfristig und sehr marginal möglich, da nach anfänglicher Erhöhung des Cholesterinspiegels die Rückkoppelungsmechanismen „greifen" und vermehrt Cholesterin ausgeschieden wird (Porter 1977; Flynn et al. 1979; Slater et al. 1976; Miller 1985). Selbst extreme Fütterungsversuche mit mehreren Eiern täglich, führt an gesunden Probanden nur zu einem geringfügigen Cholesterinanstieg (Faber et al. 1982). Es gibt jedoch abweichend vom Stoffwechsel des Gesunden sog. „Nichtkompensierer", die auf Nahrungscholesterin mit einem Anstieg der Blutfette reagieren (McNamara 1987).

Zur Aufrechterhaltung der Normalbereiche

Der *Gesunde* kann sich durch eine zu *hohe Nahrungscholesterinzufuhr keine Hypercholesterinämie „anessen"*. Eine kaliumreiche Diät könnte beim Gesunden vergleichsweise die Kaliumspeicher randvoll füllen, aber keine Hyperkaliämie im Serum auslösen sofern keine Giftdosis verabreicht wird. Könnte man dies, würden rasch Herzstillstand und Tod folgen. Die physiologische Normalverteilung von Cholesterin läßt sich aus Gründen der Lebensfähigkeit beim Menschen, im Gegensatz zu einigen Tieren, ebensowenig wie bei anderen physiologischen Stoffen, beliebig ausweiten. Bei einigen Tieren (Huhn, Kaninchen, Ratte, Hund, Affe) wird der Umfang der Cholesterinsynthese in der Leber über einen Feedbackmechanismus der alimentären Zufuhr gesteuert, der beim Menschen nicht nachgewiesen ist. Im *Hungerzustand* wird die Synthese von Cholesterin durch Abnahme des Schlüsselenzyms β-Hydroxy-β-methylglutaryl-CoA-Reduktase beschränkt, der eine Senkung der Normverteilung in einen erniedrigten Bereich folgt. Insofern stellt sich der Serumcholesterinspiegel in Hungerzeiten auf niedrigere Normwerte ein. Eine vorübergehende, jedoch symptomatische Absenkung kann z. B. auch unter körperlicher Arbeit erfolgen und ist keine unveränderliche Größe. Bekanntlich kann im Hungerzustand auch der Ruhegrundumsatz um ca. 33% gesenkt werden und sich dort vorübergehend physiologisch einstellen.

Warum eine cholesterinarme Diät „nicht" wirkt

Das ist mit *einigen Sätzen klar zu beantworten:*

a) Die *Cholesterinverluste* des Organismus liegen beim Gesunden täglich um 618 mg und sind damit *höher* als die bei uns übliche Nahrungszufuhr an Cholesterin um ca. 350–450 mg (S. 86, 308 ff.).

b) Da das *Nahrungscholesterin* zu den *„nicht essentiellen" Stoffen* gehört (wie etwa auch die „nicht essentiellen" Aminosäuren), wird Cholesterin im Körper in hohem Umfang selber synthetisiert. Nach radioaktiven Messungen wird ein Bestand von ca. 150 g angenommen. Die Synthese geschieht ohne jegliche Nahrungszufuhr. Der Körper kann die Biosynthese in nahezu jeder einzelnen Körperzelle vornehmen. Ein Schwerpunkt der Biosynthese liegt in der Leber.

c) Für die *Biosynthese* stehen endogen im Intermediärstoffwechsel anfallende, *unerschöpfliche Reserven* in Form von aktivierter *Essigsäure* (Acetyl-CoA) zur Verfügung. Dieses fällt beim Eiweiß-, Fett- und Kohlenhydratstoffwechsel an (S. 326). Eine Nahrungszufuhr an Cholesterin ist deshalb völlig unnötig.

d) Der *Cholesterinstoffwechsel* und *-umsatz* verläuft ohne jede Nahrungszufuhr an Cholesterin ungestört ab. Man könnte auch von einem Zustand unter einer „cholesterinfreien Diät" sprechen.

e) Galle und Darm stehen dem Menschen als Hauptausscheidungsorgane für *überschüssiges und überflüssig* anfallendes *Cholesterin* zur Verfügung, über die er Cholesterin jederzeit über den Stuhlgang wieder ausscheiden kann.

f) Die getestete *Belastung* des Gesunden mit 650 mg Cholesterin ist für das Blutcholesterin „ohne praktische Bedeutung".

Der Körper scheidet nach Lang (1979) täglich ohne jede Nahrungscholesterinzufuhr mindestens 500 mg Cholesterin über die Galle in den Darm aus, also mehr als im Durchschnitt mit der Nahrung aufgenommen wird, von dem anteilig ein Großteil als Koprosterin mit dem Stuhlgang ausgeschieden und nicht mehr rückresorbiert wird. Gleichzeitig scheidet er erhebliche Mengen an Gallensäuren (ohne Nahrungscholesterinzufuhr) über die Galle aus, die aus Cholesterin in der Leber gebildet werden (S. 81), von denen ein Großteil wieder rückresorbiert wird. Galle und Darm sind die Ausscheidungsorgane des Menschen für nicht benötigtes Cholesterin.

Aus allen den genannten Gründen kann aus physiologischer Sicht der Entzug von Nahrungscholesterin keine *„direkte" Wirkung* auf den Serumcholesterinspiegel ausüben (wohl eine *„indirekte" Wirkung*, s. S. 330). Das Nahrungscholesterin ist eben „nicht essentiell". Und wie könnte man ernsthaft annehmen, daß eine Ursubstanz wie Cholesterin, welches in fast jeder Körperzelle synthetisiert wird, oder eine seiner Transportformen z. B. das LDL-Cholesterin, primär Ursache der Arteriosklerose sein könnte?

Wir müssen daran erinnern, daß eine relativ geringe Menge an Nahrungscholesterin von ca. 350–450 mg auf einen physiologischen Dauermechanismus im Stoffwechsel trifft, der als *enterohepatischer Kreislauf* bezeichnet wird, der unabhängig von jeder Nahrungscholesterinzufuhr abläuft. In ihm werden nicht nur Gallensäuren, die aus Cholesterin in der Leber synthetisiert werden, über die Galle in den Darm ausgeschüttet und rückresorbiert, sondern es besteht auch ein *ständiger Cholesterinumsatz* (Ausschüttung) über die Galle in den Darm in einer Größenordnung von 500–1500 mg/Tag nebst beschränkter Rückresorption im Darm), der anteilmäßig die Nahrungscholesterinzufuhr um das 2- bis 3fache übertrifft. Dieser Mechanismus ist weder durch eine übermäßige Cholesterinzufuhr über die Nahrung noch einen Cholesterinentzug (z. B. eine cholesterinfreie Diät) aufhebbar.

Das Cholesterin der Galle und der Nahrung treffen im Darm zusammen, wobei von beiden nur das sog. *„freie" Cholesterin* rückresorbierbar (Tabelle 25.8) ist. Von beiden Cholesterinträgern wird *vom gesunden Men-*

Tabelle 25.6. Veränderungen des Serumcholesterins nach Variationen des Cholesterin- und Fettgehaltes der Nahrung. (Aus: Schettler 1955, S. 690). Die Zugabe von 650 mg Cholesterin hat keine Veränderung des Serumcholesterinspiegels zur Folge. Der Cholesteringehalt der Nahrung ist für das Blutcholesterin ohne praktische Bedeutung. Die Fettreduktion von 110 g auf 11 g täglich bewirkt eine Abnahme des Serumcholesterins um rund 64 mg%, die Einschränkung des Fettes auf 68 g um etwa 27 mg%

Nahrungs-		Serumveränderungen mg%
Cholesterin mg	Fett g	
0	11	−64
650	11	−61
0	68	−27
650	68	−21
0	110	0
650	110	0

schen nur ein beschränkter Anteil an Cholesterin im Rahmen des enterohepatischen Kreislaufes *rückretiniert*, im Gegensatz zu vielen Tieren, die bis zu 90% reabsorbieren. Hierbei sind die Anteile, die aus dem Gallecholesterin stammen, die im Angebot überwiegen, ungleich größer als jene aus dem Angebot an Nahrungscholesterin. Im *Lehrbuch der Physiologie* von Klinke u. Silbernagel 1994 heißt es hierzu, daß ein Großteil des im Dünndarm absorbierten Cholesterins aus der Galle stamme. Da die Rückresorption beschränkt ist, geht täglich insgesamt mehr Cholesterin in Form von *Koprosterin* (Abbauprodukt des Cholesterins) mit dem Stuhlgang verloren, als im Durchschnitt durch die Nahrung zugeführt werden könnte.

Beim *gesunden Menschen* ist die Rückresorption von Cholesterin insgesamt beschränkt und steht in einem *ausgewogenen Gleichgewicht* (Lang 1979) mit der Neusynthese in der Leber. Das schließt selbstverständlich nicht aus, daß auch sog. *„freies"* Nahrungscholesterin neben dem *„freien"* Cholesterin aus der Galle mit resorbiert wird, aber entsprechend dem Megenangebot an beiden nur in beschränkter Form. Dabei kann nach Lang (1979) der Anteil an *„freiem"* Cholesterin aus der Nahrung anteilig an der gesamten resorbierten Menge bis zu 27% ausmachen. Beim Gesunden wird grundsätzlich insgesamt nicht mehr Cholesterin resorbiert als endogen benötigt wird. Es besteht ein ausgeglichenes Gleichgewicht zwischen Zufuhr und Neusynthese (Lang 1979). Bei einer Mehrzufuhr wird die endogene Synthese gedrosselt. Geht die endogene Synthese zurück, kann die Resorption ansteigen. Dieser Tatbestand besagt, daß stets eine ausreichende Cholesterinsynthese auch ohne jede Nahrungszufuhr besteht und daß weder eine übermäßige Cholesterinzufuhr noch der Entzug eine direkte Wirkung auf den Serumcholesterinspiegel haben können.

Die Mehrzahl der Autoren ist sich seit jeher darüber einig, daß ein Nahrungscholesterinentzug keine oder nur eine geringe Wirkung auf den Serumcholesterinspiegel hat. Bei dieser Gelegenheit möchten wir auf eine bereits in den 50er Jahren durchgeführte wissenschaftliche Arbeit von G. Schettler (später Heidelberg) hinweisen, der bereits damals den Nachweis führte, daß eine *„cholesterinfreie" Diät unwirksam ist*.

Schettler beschrieb bereits 1955 im *Handbuch der Inneren Medizin*, daß *„die Zulage von 650 mg Cholesterin bemerkenswerterweise das Blutcholesterin praktisch unverändert"* (Tabelle 25.6) läßt. Dabei sei es *„gleich, ob pflanzliche Öle oder tierische Fette verabreicht werden"*. Das *„Nahrungscholesterin"* habe *„keinen sicheren bleibenden Einfluß auf die Höhe des Blutcholesterinspiegels"*. Schettler kommt zu dem Schluß: *„Der Cholesteringehalt der Nahrung ist für das Blutcholesterin ohne praktische Bedeutung"*.

Dagegen bewirke „die Reduktion von Fett von 110 g täglich auf 11 g eine Abnahme des Serumcholesterins um rund 64 mg%, die Ein-

Tabelle 25.7. Blutcholesterin [mg%] von Normalpersonen (20 – 40 Jahre alt) während der Jahre 1943, 1947, 1949. (Aus Schettler 1955, S. 690). Während der Periode von 1947 – 1949 herrschte in Deutschland die schlimmste Hungersnot nach dem 2. Weltkrieg. In der 101. Zuteilungsperiode wurden 1947 974,7 kcal/Tag auf Lebensmittelkarten zugeteilt (vgl. Holtmeier 1986, S. 91). Unter Hungerzuständen senken sich der z. B. Ruhegrundumsatz um ca. 33% ebenso der Serumcholesterinspiegel und stellen sich auf ein neues Niveau ein. Ursache hierfür ist die Abnahme eines Schlüsselenzyms für die Biosynthese von Cholesterin

	Mittelwert von	Gesamt-Cholesterin	Freies Cholesterin	Verestertes Cholesterin
1943	4 Männer	$196 \pm 6{,}7$	$69 \pm 2{,}7$	$127 \pm 5{,}9$
	9 Frauen	$206 \pm 4{,}0$	$69 \pm 1{,}5$	$137 \pm 3{,}1$
1947	60 Männer	$161 \pm 2{,}3$	$60 \pm 2{,}1$	$101 \pm 2{,}5$
	40 Frauen	$172 \pm 2{,}9$	$59 \pm 2{,}0$	$112 \pm 3{,}0$
1949	50 Männer	$194 \pm 6{,}0$	$62 \pm 2{,}1$	$132 \pm 6{,}9$
	50 Frauen	$201 \pm 6{,}0$	$63 \pm 3{,}0$	$138 \pm 6{,}6$

schränkung des Fettes auf 68 g um etwa 27 mg%". Hierbei dürfte es sich im wahrsten Sinne des Wortes um eine *„indirekte Wirkung"* auf den Serumcholesterinspiegel über den Fetthaushalt handeln. Diesbezüglich sind zahlreiche indirekte Einflußmöglichkeiten bekannt (vgl. mit S. 330). Die Reduktion der Fettzufuhr auf 11 g/Tag entspricht einer extremen Fetteinschränkung in der Ernährung, wie sie z.B. nur in den *Hungerzeiten des 2. Weltkrieges* um 1947 (Sperling 1955) eintrat. Die Abnahme des Serumcholesterinspiegels unter der Hungerzeit 1947/49 hat Schettler 1955 in Tabelle 25.7 aufgezeigt. Hierbei ist zu beachten, daß in Hungerzeiten nicht allein die Fettzufuhr, sondern die gesamte Ernährung eingeschränkt ist. Unter *Hunger* wird nach Lang (1979) auch die Cholesterinsynthese eingeschränkt. Ursache ist eine Abnahme der β-Hydroxy-β-methylglutaryl-CoA-Reduktase, die als Schlüsselenzym die Biosynthese von Cholesterin begrenzt.

Streß erhöht den Cholesterinspiegel

Früher war in einigen Laboranweisungen für Cholesterinbestimmungen vermerkt: *„Man beachte den Einfluß psychogener Effekte"*. Damit wollte man sagen, daß sehr leicht durch Unruhezustände, z. B. infolge von Stimmungen, der Cholesterinspiegel symptomatisch erhöht sein könnte.

Schwankungen können bis zu ca. 60 mg% ausmachen. Wenn heute gelegentlich aus einigen Kliniken (z. B. Rehabilitationskliniken) gemeldet wird, daß man im Vergleich zur anfänglichen Blutentnahme am 1. oder 2. Tag nach der Einlieferung bereits nach 2 Wochen Therapie mit einer cholesterinarmen Diät etc. ein Absinken des Cholesterinspiegels beobachtet hätte, so geht dies häufig auf Kosten des Abbaus der psychogenen Einflüsse. Denn es gibt so gut wie niemanden, den nicht die Aufnahme in eine Klinik bewegen würde. Im Grunde genommen dürfte man deshalb die Serumcholesterinabnahme erst am 3. Tag nach der Ankunft durchführen. Somit ist es kein Wunder, wenn sich der Spiegel einige Zeit nach der Anfangsabnahme in ganz natürlicher Weise wieder normalisiert, d.h. absinkt. Solche Effekte kann man auch im Alltag in *jeder Praxis* beobachten, besonders wenn für den Patienten die Anreise beschwerlich und der Aufenthalt im Wartezimmer lang waren. Man sollte in Zweifelsfällen stets einen zunächst scheinbar pathologischen Wert in Ruhe kontrollieren.

Nahrungscholesterin

Die Resorption aus der Nahrung erfolgt *nur* in Form des *freien Cholesterins*. Tabelle 25.8 gibt (Lang 1979) einen Überblick über den Anteil an freiem und an verestertem Cholesterin in Nahrungsmitteln wieder. 100 g Speck enthalten z.B. 254 mg Cholesterinester, aber nur 61 mg freies Cholesterin, Rindfleisch enthält 85 mg Ester, aber nur 31 mg freies Cholesterin. Ester werden enzymatisch gespalten und, soweit sie nicht resorbiert werden, überwiegend mit dem Stuhlgang ausgeschieden. Gallensäuren begünstigen die Cholesterinresorption und die enzymatische Spaltung der Ester. Feine Emulgierung und die Anwesenheit von Galle sind nach Lang 1979 Voraussetzungen für eine rasche Resorption.

Angebot an Nahrungscholesterin

Wahrscheinlich wurde die Höhe der Cholesterinzufuhr über die Nahrung früher mit ca. 700 mg/Tag zu hoch eingeschätzt, weil diese Berechnungen nach Statistischen Jahrbüchern, aber nicht nach dem tatsächlichen Verzehr und getrennt nach Altersgruppen und Geschlechtern vorgenommen wurden (s. Kap. 3 „Berechnung des Nahrungsverzehrs"). Die Höhe der Zufuhr wird stets von den individuellen Nahrungsgewohnheiten abhängen. Letztendlich stellt sich jedoch die entscheidende Frage, wieviel Nahrungscholesterin überhaupt resorbiert werden kann.

Über die Höhe der möglichen *Nahrungszufuhr an Cholesterin* gibt es verschiedene Aussagen. Tabelle 25.7 gibt die Berechnung der Cholesterin-

Tabelle 25.8. Cholesteringehalt von Lebensmitteln. (Nach Kritchevsky u. Tepper 1961, zit. nach Lang 1979)

	Cholesterin [mg%]		
	Gesamt	Frei	Ester
Rindfleisch	116	31	85
Rinderleber	262	136	126
Kalbfleisch	85	80	5
Schaffleisch	83	38	45
Schafleber	118	50	68
Schweinefleisch	98	27	71
Schinken	126	29	97
Speck	215	61	254
Hühnerfleisch	93	28	65
Hühnerleber	200	79	121
Truthahn	110	50	60
Muscheln	122	113	9
Schellfisch	43	34	9
Flunder	41	22	19
Haddock	45	27	18
Salm	112	62	50
Thunfisch	52	46	6
Auster	112	62	50
Shrimps	138	127	11
Butter	187	85	102
Käse	140–170	120–150	20
Milch	28	28	0
Eier	1862	1484	356
Schmalz	143	74	69

zufuhr für verschiedene *Bedarfsgruppen* wieder, die bereits in Tabelle 4.8 (S. 66) aufgeführt sind. Danach liegt die Nahrungscholesterinaufnahme bei 220–300 mg beim *Erwachsenen* und 120–300 mg/Tag bei *Kindern und Jugendlichen*, wenn sie die anerkannten Regeln einer gesunden Ernährung befolgen. Lang (1979) nennt für die alte BRD eine durchschnittliche Zufuhr von 346 mg/Tag. Die DGE, „Ernährungsbericht" 1992, nennt auf Seite 28/29 für die ehem. BRD eine durchschnittliche Zufuhr von 456 mg/Tag und für die ehem. DDR von 478 mg/Tag. Bei den Berechnungen (auf S. 28 und 29 des Ernährungsberichtes 1992), die nicht vom tatsächlichen Verzehr von Nahrungsmitteln, sondern von statistischen Angaben ausgehen, ging man, laut eigener Anmerkungen der DGE u.a. vom

Tabelle 25.9. Cholesterinzufuhr aus tierischen Nahrungsmitteln Tagesrationen verschiedener Bedarfsgruppen (Berechnungen nach Daten der Tabelle 4.8, S. 66)

Bedarfsgruppe	Gesamtenergie-aufnahme kcal (kJ)	Cholesterin-aufnahme mg	Fleisch g	Milch g	Käse g	Ei g	Butter g
Kleinstkinder, 1–3 Jahre	1200 (5000)	120	20	400	10	10	15
Kleinkinder, 4–6 Jahre	1600 (6700)	140	30	500	10	10	15
Schulkinder, 7–9 Jahre	1850 (7750)	160	50	500	20	10	15
Schulkinder, 10–12 Jahre	2290 (9600)	220	80	500	20	15	20
Schulkinder, 13–14 Jahre	2570 (10700)	260	80	500	25	25	20
Jugendliche, 15–18 Jahre	2800 (11700)	300	80	500	30	25	30
Leichtarbeiter	2400 (10000)	220	80	300	20	15	25
Schwangere	2540 (10600)	250	100	600	20	15	20
Stillende	2730 (11400)	270	100	800	20	15	20
ältere Menschen	2100 (8800)	190	80	250	20	15	20
mittlerer Schwerarbeiter	3050 (12800)	300	80	500	30	25	30
Schwerarbeiter	3670 (15300)	370	100	500	30	25	50
Schwerstarbeiter	4120 (17200)	400	120	700	30	25	50
laktovegetabile Kost	2500 (10450)	200	–	300	30	20	25

Durchschnittlicher Cholesteringehalt, bezogen auf 100 g Nahrungsmittel: Fleisch 70, Milch 13, Käse 70, Ei 470, Butter 240
Die obigen Berechnungen beziehen sich auf die Tabelle für die dort genannten verschiedenen Bedarfsgruppen. Wer die in der Tabelle genannten Richtlinien befolgt erhält nicht mehr Cholesterin, als in dieser Tabelle angegeben ist. In einer normalen ausgewogenen Ernährung überschreitet die Cholesterinzufuhr in der Regel nicht 300 mg/Tag

reinen *Schlachtgewicht* aus (beinhaltet das Skelett, die Haut, Innereien, von denen 70% ins Tierfutter gehen, den Darminhalt usw.) und berücksichtigt weder Alter noch Geschlecht der Personen. Insofern sind solche Angaben über die Cholesterinzufuhr kaum zu gebrauchen.

Tabelle 25.10 zeigt die Berechnung von *3 Tagesmahlzeiten*, eine mit 80 g Fleisch, eine mit *200 g Fleisch, 1 Ei und 400 g Milch täglich* und eine

322 Cholesterin

Tabelle 25.10. Versorgungsbeispiele mit unterschiedlicher Zusammenstellung der Grundnahrungsmittel. Durchschnittliche Tagesmengen bei einer Zufuhr von 2600 kcal

Grundnahrungsmittel	Beispiel I (80 g Fleisch)	Beispiel II (hoher tierischer Eiweißanteil) 200 g Fleisch	Beispiel III (streng vegetarisch)
1. Fleisch, Fisch	80	200	–
2. Ei	15	50	–
3. Milchsorten	300	400	–
4. Käse bis 45%	20	75	
5. Quark	20	75	30 (Sojamehl)
6. Pflanzenöl	20	20	30 (Nüsse)
7. Butter o. Margarine	25	25	45
8. Brotsorten	300	150	–
9. Getreideprodukte	70	70	300
10. Hülsenfrüchte	10	10	100
11. Kartoffeln	250	100	10
12. Gemüse	400	100	300
13. Obst	400	250	400
14. Zucker	50	50	400
15. Konfitüre	25	25	50
			25

Inhaltsstoff	Analysierte Werte/Tag	Analysierte Werte/Tag	Analysierte Werte/Tag	Empfohlene Werte
Energie	2595,7 kcal	2592,8 kcal	2624,1 kcal	2597,5 kcal
Eiweiß	87,0 g	119,1 g	71,8 g	55,0 g
Kohlenhydrate	358,7 g	250,0 g	374,8 g	408,0 g
Fett	75,5 g	108,7 g	78,5 g	75,5 g
mehrfache ungesättigte Fettsäuren	15,8 g	16,1 g	31,6 g	10,0 g

Ballaststoffe	51,5 g	28,3 g	63,7 g	30,0 g
Natrium	2045,5 mg	1807,6 mg	1671,7 mg	2000,0 mg
Kalium	5380,5 mg	3584,1 mg	5629,0 mg	3500,0 mg
Magnesium	658,3 mg	425,8 mg	759,7 mg	350,0 mg
Kalzium	1024,9 mg	1320,3 mg	652,7 mg	800,0 mg
Phosphor	2057,5 mg	2166,9 mg	1876,8 mg	800,0 mg
Eisen	20,4 mg	16,6 mg	23,3 mg	12,0 mg
Zink	16,3 mg	20,3 mg	13,4 mg	15,0 mg
Vitamin A	600,7 µg	727,0 µg	242,8 µg	1000,0 µg
Vitamin E	15,6 mg	13,9 mg	30,7 mg	12,0 mg
Folsäure	169,5 µg	147,8 µg	202,6 µg	160,0 µg
Vitamin B_1	1,7 mg	1,5 mg	1,9 mg	1,4 mg
Vitamin B_2	1,8 mg	2,3 mg	1,2 mg	1,7 mg
Vitamin B_6	2,6 mg	2,1 mg	2,7 mg	1,8 mg
Vitamin C	335,2 mg	110,8 mg	337,8 mg	75,0 mg
Wasser	1387,1 g	1073,0 g	1078,3 g	–
Cholesterin	*215,1 mg*	*471,6 mg*	*0,0 mg*	–
Alkohol	0,0 g	0,0 g	0,0 g	–
Purine	298,4 mg	252,6 mg	312,0 mg	–
tierisches Eiweiß	36,6 g	90,2 g	0,4 g	–
Vitamin D	0,9 µg	2,2 µg	0,0 µg	–
Verteilung der Hauptnährstoffe				
Eiweiß	14,1%	19,3%	11,5%	12,3%
Kohlenhydrate	58,1%	40,6%	60,0%	57,7%
Fett	27,8%	40,0%	28,5%	30,0%
Anteil tierisches Eiweiß	42,1%	75,7%	–	45,0%

Tabelle 25.11. Versorgung mit „essentiellen" Aminosäuren. (Berechnung zu Tabelle 25.10)

Inhaltsstoff	Beispiel I (80 g Fleisch) Analysierte Werte/Tag	Beispiel II (200 g Fleisch) Analysierte Werte/Tag	Beispiel III (vegetarische Ernährung) Analysierte Werte/Tag	Mindestbedarf [g/Tag]	Empfohlene Zufuhr [g/Tag]**
Energie:	2595,7 kcal	2592,8 kcal	2624,1 kcal		
Eiweißgehalt	87,0 g	119,1 g	71,8 g		
L-Isoleucin	3,9 g	5,9 g	2,9 g	0,7 g	1,4 g
L-Leucin	6,5 g	9,8 g	4,9 g	1,1 g	2,2 g
L-Lysin	4,8 g	8,2 g	3,0 g	0,8 g	1,6 g
L-Methionin ⎫	1,6 g	2,6 g	1,0 g	1,1 g	2,2 g
L-Cystin ⎭***	1,1 g	1,3 g	1,0 g		
L-Phenylalanin ⎫	3,8 g	5,3 g	3,2 g	1,1 g	2,2 g
L-Tyrosin ⎭**	2,8 g	4,5 g	2,1 g		
L-Threonin	3,2 g	4,9 g	2,5 g	0,5 g	1,0 g
L-Tryptophan	1,0 g	1,4 g	0,8 g	0,25 g	0,5 g
L-Valin	4,6 g	6,9 g	3,5 g	0,8 g	1,6 g

* Essentielle Aminosäuren sind unersetzbare Bestandteile der Nahrung, da der Körper diese Aminosäuren nicht oder nicht in ausreichender Menge zu synthetisieren vermag. Neben den angeführten, für den Menschen essentiellen Aminosäuren sind für Ratte und Hund noch Histidin und Arginin essentiell
** Für werdende und stillende Mütter ist eine noch höhere Zufuhr angebracht
*** Der Bedarf an Phenylalanin kann zu 70–75% durch Tyrosin, der von Methionin zu 80–89% durch Cystin gedeckt werden

streng vegetarische Kost. Selbst beim *Beispiel II* erreicht die *Cholesterinzufuhr* nur ca. *471 mg/Tag*. Wir möchten an dieser Stelle anmerken, daß Eier ein hochwertiges Nahrungsmittel sind, gegen dessen Verzehr nichts einzuwenden ist. (Näheres vgl. S. 117).

Es gibt keinen isolierten Nahrungscholesterinentzug

Jeder diätetische Nahrungscholesterinentzug ist von einer Änderung zahlreicher Einzelstoffe in der Nahrung begleitet. Werden tierische Nahrungsmittel (nur diese enthalten Cholesterin) in Form von Eiern, Fleisch, Fisch, Innereien, Milch- und Milchprodukte u. a. eingeschränkt, treten an ihre Stelle zwangsläufig Kohlenhydratträger und Fette und damit eine geänderte Zufuhr an Inhaltsstoffen, die sich in einer Reduktion an Kalzium, Vitamin D und Mehrzufuhr an Magnesium usw. bemerkbar machen. Wenn man die Wirkung einer cardiovasopathogenen Experimentalkost aufheben will, werden genau diese Maßnahmen getroffen: Verringerung von Vitamin D und Kalzium im Futter und reichliche Zufuhr von Magnesium. Auch wird die Zufuhr an biologisch hochwertigen essentiellen Aminosäuren, Fettsäuren, Faser- und Ballaststoffen usw. verändert. Auch zieht die Änderung der Fettzufuhr generelle Stoffwechseleinflüsse nach sich.

Letztendlich kann niemand mit Gewißheit sagen, welcher Einzelstoff welchen Effekt bewirkt hat.

Bewegungen im Serumcholesterinspiegel können ebensogut indirekter Natur und durch eine Änderung der Gesamternährung ausgelöst sein. Eine cholesterinfreie Diät ist immer eine an Vegetabilien reiche Kost, die ihrerseits bereits alleine zu einer Erniedrigung des Cholesterinspiegels führt.

26 Synthese und Stoffwechsel des Cholesterins

Cholesterin ist kein „essentieller" Wirkstoff wie z. B. die Vitamine, die durch die Nahrung von außen zugeführt werden müssen. Der Organismus deckt den Bedarf aus der Eigensynthese (ca. 1000–1500 mg/Tag). Durch die Nahrung wird ein weit geringerer Anteil zugeführt (ca. 350 mg/Tag), wovon wiederum je nach Umständen nur ein Bruchteil resorbiert wird (Kasper 1985, McNamara 1987). Nur ca. 20% des Cholesterinumsatzes bzw. der Rückresorption stammt aus der Nahrung (Samuel et al. 1983).

Cholesterin wird aus der selben Ursubstanz wie die Fettsäuren synthetisiert. Es handelt sich um das Azetat (Acetyl-CoA) welches End- und Ausgangsprodukt zahlreicher Stoffwechselvorgänge ist (Abb. 26.1).

So fällt beim Abbau aller drei Grundnahrungsbestandteile (Kohlenhydrate, Proteine und Fette) Acetyl-CoA an. Als Hauptsubstrat im Zitratzyklus werden aus Acetyl-CoA die Ausgangssubstanzen für (Abb. 26.1) Aminosäuren, Kohlenhydrate und Porphyrine gebildet und in einem anderen Syntheseweg die Fettsäuren. Das ubiquitäre Acetyl-CoA ist ebenfalls Grundbaustein der Steroide, von denen das Cholesterin der Hauptvertreter ist. Ein wichtiges Schlüsselenzym der Cholesterinbiosynthese ist die HMG-CoA-Reduktase. Auch dieses Enzym unterliegt einem Rückkoppelungsmechanismus. Eine Hemmung dieses Schlüsselenzyms macht man sich auch bei der medikamentösen Therapie der Hypercholesterinämie zu nutzen (Lovastatin). Die *Arzneimittelkommission der deutschen Ärzteschaft* warnte im Deutschen Ärzteblatt 1994 (91, 3) vor der Gefahr des Auftretens von *Potenzstörungen* unter Gabe von *Lovastatin*- und *Pravastin*-haltigen Medikamenten (Abb. 27.4). Es sei eine negative Beeinflussung der Steroidhormonsynthese anzunehmen, da Cholesterin eine wichtige Vorstufe in Hoden und Nebenhoden darstelle. Dem *BGA* lägen zu allen Stoffen der Gruppe der HMG-CoA Reduktasehemmer Berichte über Potenzstörungen vor. Das Präparat *Simvastatin* erwähne bereits diese Nebenwirkung. Cholesterin ist bekanntlich Ausgangssubstanz anderer lebenswichtiger Stoffe wie Hormone, Gallensäuren, Zellmembranen usw. Eine medikamentöse Beeinflussung der Cholesterinsynthese muß durch die Verknüpfung der Stoffwechselwege untereinander immer auch große Wirkungen auf andere Stoffwechselvorgänge haben. Eine isolierte Hem-

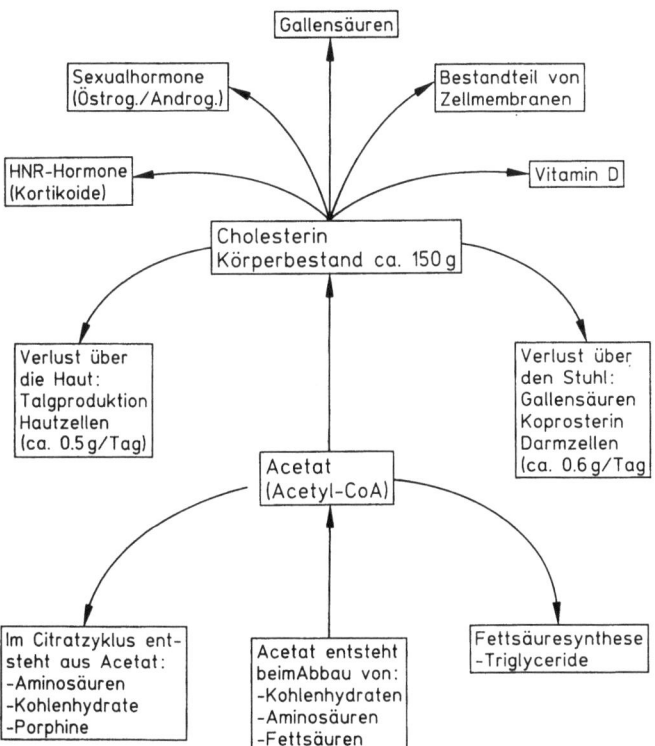

Abb. 26.1. Stoffwechsel des Cholesterins und des Acetats

mung der Cholesterinbiosynthese ist überhaupt nicht möglich, ohne daß erhebliche Nebenwirkungen resultieren.

Wie bereits oben erwähnt, ist im Prinzip jede Zelle in begrenztem Umfang zur Cholesterinbiosynthese befähigt, jedoch meist nicht in ausreichendem Maße. Der Gesamtbestand des Körpers an Cholesterin beträgt etwa 150 g. Das Hauptorgan der Cholesterinbiosynthese ist die Leber, die ca. 80% des Gesamtcholesterins synthetisiert und damit die extra-

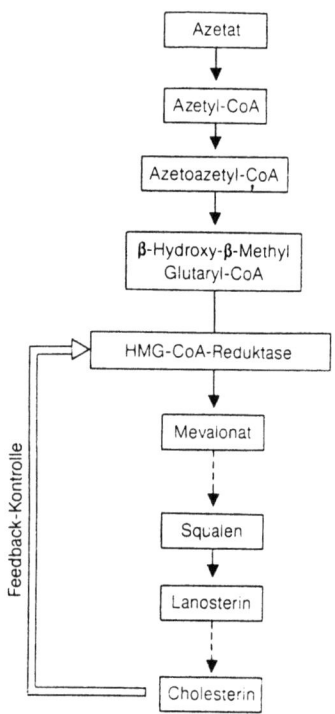

Abb. 26.2. Schematische Darstellung wesentlicher Schritte in der Biosynthese von Cholesterin. (Aus: Kasper 1985, S. 69)

hepatischen, peripheren Zellen versorgt. Es folgt der Darm mit 10% und die Haut mit 6%. Je nach Bedarf reguliert die Leber die Cholesterinneusynthese durch komplizierte Rückkoppelungsmechanismen. Je mehr Nahrungscholesterin aufgenommen wird, um so geringer ist die Eigensynthese bzw. um so weniger Cholesterin wird aus dem Intestinaltrakt resorbiert.

Es sind eine Reihe von Einflüssen bekannt, die den Cholesterinspiegel senken. Dies ist angesichts der Tatsache, daß dieser Stoff fast in jeder Zelle gebildet werden kann, kein Wunder. Da ein Hauptsyntheseort die Leber ist, schlagen sich zahllose Störungen in diesem Organ ebenfalls auf den Serumcholesterinspiegel nieder. Dies ist z. B. bei der biliären Leberzirrhose der Fall oder wenn in der Leber über eine erhöhte Zufuhr von Linolsäure vermehrt Gallensäuren aus Cholesterin gebildet und ausgeschüttet werden, wodurch indirekt der Serumspiegel leicht gesenkt wird. Interessanterweise fand Hepner (1979) ein Sinken des Cholesterinspiegels bei Gabe der tierischen Produkte Milch und Joghurt! Bonanome et al. (1988) zeigten, daß Palmitinsäure (gesättigte FS) den Cholesterinwert um ca. 20% steigert, während eine andere gesättigte tierische Fettsäure, die Stearinsäure (18 C-Atome) dagegen keinen Einfluß auf den Cholesterinspiegel hat. Bekannterweise kann der Serumcholesterinspiegel indirekt unter zahlreichen Einflüssen leicht absinken, worauf wir bereits eingangs hingewiesen haben.

Wir werden an späterer Stelle (S. 330) zeigen, daß alle die genannten diversen Auswirkungen auf den Serumcholesterinspiegel symptomatischer bzw. indirekter Natur sind und Folge von Einwirkungen auf die endogene Biosynthese von Cholesterin z. B. in der Leber.

27 Verhalten des Serumcholesterinspiegels

Lang (1979) hat in seinem Buch *Biochemie der Ernährung* nachfolgende wichtige Aussagen getroffen, die man auch heute noch dringend beachten sollte:

> „Die *Höhe des Plasmacholesterinspiegels* ist die *Resultante vieler Stoffwechselreaktionen*: Alimentäre Aufnahme, Biosynthese, Ausscheidung, Abbau, Ausbildung von Gleichgewichtszuständen mit dem Cholesterin der Organe, insbesondere Äquilibrierung mit der Leber. Auch aus diesem Grunde haben Plasmacholesterinbestimmungen allein einen *nur begrenzten Aussagewert*, vor allem unter pathologischen Bedingungen. Dies gilt insbesondere für den Bereich Plasmacholesterin-Arteriosklerose, über den eine große, unübersichtliche, in sich teilweise recht widerspruchsvolle und teilweise bemerkenswert unkritische Literatur besteht."
>
> „Langfristige Beobachtungen haben gezeigt, daß der *Plasmacholesterinspiegel* des Menschen große und *unregelmäßige Schwankungen* aufweist.
>
> Streßsituationen können mitunter kurzfristig Schwankungen von 60 mg/100 ml und mehr bewirken. Die Abhängigkeit des Plasmacholesterinspiegels von den vielen exogenen und endogenen Faktoren macht die Deutung von Einzelbefunden häufig sehr schwierig, vor allem dann, wenn sie in der Nähe der Grenze der physiologischen „Normalwerte" gelegen sind. Daher ist auch große Vorsicht bei der Bewertung etwaiger diätetischer und anderweitiger therapeutischer Maßnahmen vonnöten."

Serumcholesterin als Symptom

Kein Mensch kann ohne Temperatur leben. Fieber ist u. U. ein Symptom, aber nicht die Ursache der Krankheit (diese sind Infektionskrankheiten, Krebs usw.). Eine erhöhte Blutkörperchensenkungsgeschwindigkeit ist nur ein Symptom. Niemand kann ohne Blutdruck leben. Der erhöhte Blutdruck ist nur ein Symptom, aber nicht Ursache der Krankheit. *LDL-, HDL-, VLDL- und Gesamtcholesterin* sind in der Regel nicht die Ursache eines Leidens, sondern nur *ein Symptom*.

Eine *Ausnahme* bilden allerdings die Störungen im Cholesterinstoffwechsel bei den angeborenen familiären Hyperlipoproteinämien, bei denen es infolge eines Defektes am Chromosom 19 zu einer verminderten Bildung von LDL-Rezeptoren und einem gestörten Umsatz kommt (vgl. S. 359). In der Überzahl der anderen Fälle sprechen wir von den sog. *sekundären* oder *symptomatisch* ausgelösten *Hyperlipoproteinämien* (Tabelle 27.1). Auch die verschiedenen Lipoproteinfraktionen (HDL, LDL usw.) reagieren ggf. sekundär und symtomatisch auf zahlreiche Einflüsse, wie dies Tabelle 27.2 zeigt.

Bevor eine primäre Hyperlipoproteinämie diagnostiziert wird, müssen Erkrankungen und Zustände ausgeschlossen werden, die den Blutfettspiegel erhöhen können und eine sekundäre Hyperlipoproteinämie verursachen. Nach Beseitigung der Ursache normalisieren sich die Blutfette wieder.

Im bekannten Buch „*Labor und Diagnose*" (Thomas 1992), welches der Bewertung von Laborbefunden dient und welches unter Mitwirkung einer Großzahl deutscher Laborleiter und -chemiker ins Leben gerufen wurde, heißt es: „Eine dreiminütige Venenstauung kann eine *Erhöhung der Cholesterinwerte von bis zu 10%* bewirken. Eine ähnliche *Zunahme* wird bei *stehenden Probanden* gegenüber dem liegenden gefunden".

Symptomatische Schwankungen können ausgelöst werden durch: Änderung der Ernährung (z. B. einseitig kohlenhydrat- oder eiweißreich), die Art der Fettzufuhr, Körpergewicht, Hunger, Streß (Schwankungen bis zu 65 mg %), Koffein, Alter, Geschlecht, körperliche Aktivität, Anlagen, infolge natürlicher Schwankungen (z. B. Tagesschwankungen, Klima, Schwangerschaft, Hormonstatus), Antibabypille, Medikamente wie Thyreostatika, Saluretika, Kortikoide, durch katecholamininduzierte Lipolyse, primäre biliäre Leberzirrhose, Alkoholismus, Gicht, Diabetes mellitus, nephrotisches Syndrom, Pankreatitis, Porphyrien, Urämie, Infektionskrankheiten, Krebs usw.

Tabelle 27.1. Sekundäre Hyperlipoproteinämien in der Reihenfolge ihrer Häufigkeit (Wiss. Tab. Geigy, Basel, 1985)

Grundkrankheit	Lipoproteinelektrophorese	Konzentrationsanstieg			
		Triglyzeride	Cholesterin	Phospholipide	Freie Fettsäuren
Diabetes mellitus	Prä-β-Lipoproteine	Leicht	Leicht	Leicht	Mäßig
Ketoazidotisches Koma	Prä-β-Lipoproteine	Mäßig	Keiner	Keiner	Stark
Nephrotisches Syndrom	β-Lipoproteine	Stark	Mäßig	Mäßig	Leicht
Chronische Niereninsuffizienz	Prä-β-Lipoproteine	Leicht	Keiner	Leicht	Keiner
Primäre biliäre Zirrhose	Obstruktives Lipoprotein (LP-X)	Leicht	Stark	Exzessiv	Leicht
Intra- und extrahepatische					
Cholestase	Prä-β-Lipoproteine	Leicht	Stark	Stark	Leicht
Zieve-Syndrom	β-Lipoproteine und	Stark	Mäßig	Mäßig	Leicht
Hypothyreose	β-Lipoproteine Prä-β-Lipoproteine	Mäßig	Stark	Stark	Normal
Pankreatitis	Prä-β-Lipoproteine	Stark	Leicht	Mäßig	Normal
Glykogenosen	Prä-β-Lipoproteine	Stark	Mäßig	Mäßig	Normal

Tabelle 27.2. Einfluß verschiedener Diätregimes auf die Lipoproteinfraktionen des Plasmas (Quelle s. Tabelle 27.1)

Diättyp	Reaktion des Lipoproteinspektrums	
Kohlenhydratreich	Prä-β-Lipoproteine	↑
	β-Lipoproteine LDL	↓
Fettreich	*β-Lipoproteine LDL*	↑
	Prä-β-Lipoproteine	↓
Langkettige gesättigte Fette	*β-Lipoproteine LDL*	↑
Mehrfach ungesättigte Fette	β-Lipoproteine LDL	↓
	Prä-β-Lipoproteine	↓
	Chylomikronen	↓
MCT-Fette	Prä-β-Lipoproteine	↑
	β-Lipoproteine LDL	↓
	Chylomikronen	↓
Hyperkalorisch	Prä-β-Lipoproteine	↑
Reduktionskost	Prä-β-Lipoproteine	↓
	Chylomikronen	↑
Akute Fettbelastung	Chylomikronen	↑
Akute Alkoholbelastung	Prä-β-Lipoproteine	↑
	α-Lipoproteine HDL	↓
	(Chylomikronen ↑ bei gleichzeitiger Fettzuführung)	

(HDL wurden früher als α-Lipoproteine, LDL als β-Lipoproteine bezeichnet, VLDL als Prä-β-Lipoprotein)

Ab wann liegt eine Hyperlipidproteinämie vor?

Bei der Festlegung der Normalwerte von Blutparametern hat man sich in der Naturwissenschaft empirisch darauf geeinigt, die unteren und oberen 5% einer Verteilungskurve als pathologisch einzustufen (Abb. 27.1). Zu beachten ist dabei, daß sich unter den Extremwerten auch Menschen befinden, bei denen ein solcher Wert normal ist. Nicht jeder Mensch, der Werte über dem 95. Perzentil aufweist, ist automatisch krank. Je weiter jedoch ein Wert von der mittleren Verteilung entfernt ist, um so größer ist die Wahrscheinlichkeit, daß es sich um einen pathologischen Wert handelt. Wie auch die Körpergröße der Menschen variiert, so sind auch die Cholesterinwerte der Menschen sehr unterschiedlich. Einen Menschen, der 1,95 m groß ist, betrachten wir ja auch nicht als krank, obwohl er auf dem 95. Perzentil liegt. Es besteht jedoch die Möglichkeit, daß ein hypophysärer Riesenwuchs eines 12jährigen vorliegt.

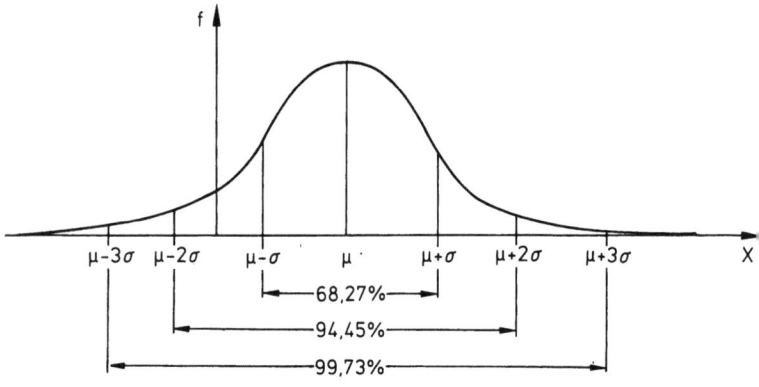

Statistische stetige Wahrscheinlichkeitsverteilung, definiert durch die Funktion:

$$F(x) = \frac{1}{\sigma\sqrt{2\pi}} \exp\left[-\frac{1}{2}\left(\frac{x-y}{\sigma}\right)^2\right]$$

(mit dem Mittelwert μυ. und der Standardabweichung σ als Parameter ergibt sich immer dann, wenn eine Zufallsvariable der Wirkung zahlreicher Variationsfaktoren ausgesetzt ist und die Abweichungen durch diese Faktoren voneinander unabhängig und von derselben Größenordnung sind.
Graphische Darstellung als sogenannte „Glockenkurve"
1σ, 2σ- u. 3σ-Intervalle der Normalverteilung

Abb. 27.1. Normalverteilung nach Gauß (Aus: Holtmeier, 1992, S. 95)

Per definitionem liegt also nur dann eine *Hypercholesterinämie* vor, wenn die 95. Perzentile überschritten wird. Wie alle natürlichen Blutparameter, so ergibt auch die Cholesterinverteilung der Gesamtbevölkerung eine Grauß-Glockenkurve. Als Normbereich gelten also Werte, die zwischen 5% und 95% der Verteilungskurve liegen (Abb. 27.1). Es kann nicht mit rechten Dingen zugehen, wenn die Normbereiche eigenhändig neu festgelegt werden (Consensus Conference 1985, European Ath. Consensus Conference 1987), weil angeblich die Durchschnittswerte einer Gesamtbevölkerung zu „hoch" sind und somit *70% der Menschen künstlich „krank" gemacht werden.*

Ab wann kann man von einer echten Hyperlipoproteinämie sprechen? An dieser *Kardinalfrage* scheiden sich die Geister, wenn man nicht den physiologisch bedingten und für Deutschland absolut sicher erwiesenen *Altersanstieg* des *Serumcholesterin- und LDL-Wertes* akzeptiert und be-

Ab wann liegt eine Hyperlipidproteinämie vor? 335

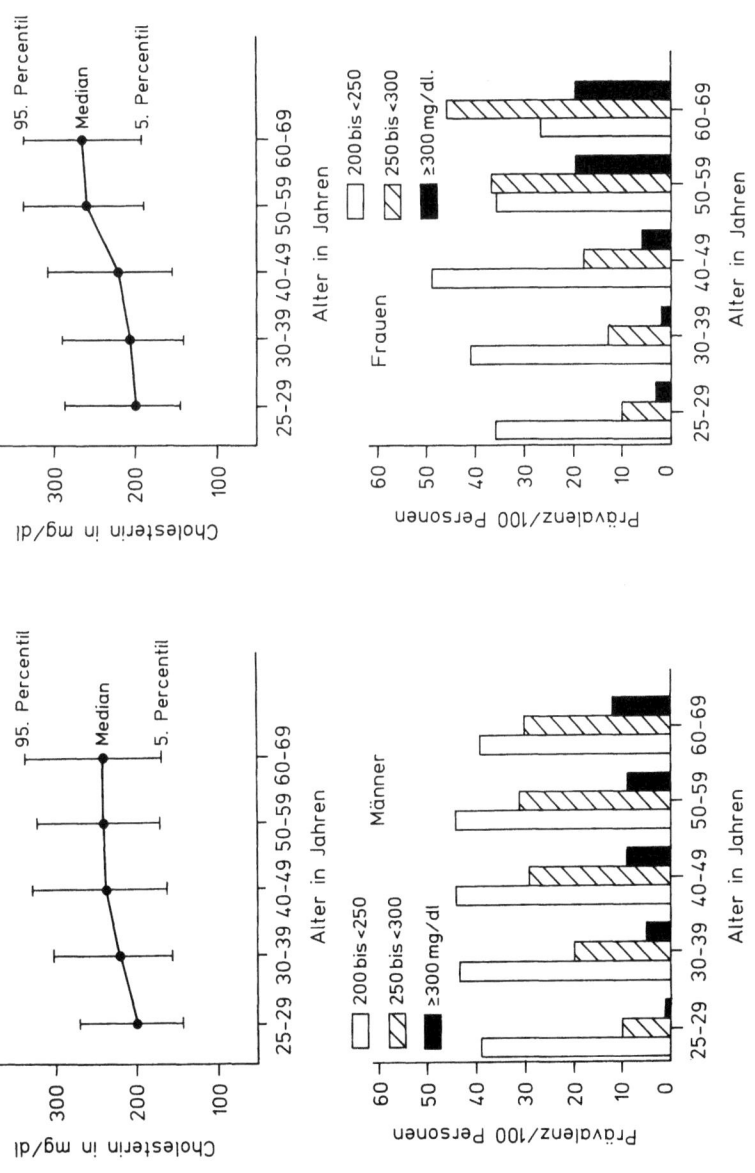

Abb. 27.2. DHP – Nationaler Untersuchungssurvey 1984–1986. (Aus: Daten des Gesundheitswesens, 1989, Bd. 159)

Als Faustregel gilt:

> *Junge Leute unter 20 Jahren haben naturgemäß einen niedrigen Serumcholesterinspiegel um 175 mg% und ebenso einen niedrigen LDL-Serumspiegel um 50−170 mg% (Tabelle 27.6, 27.7 und Abb. 27.2). Sie haben naturgemäß selten tödliche Koronarkrankheiten. Deshalb korrelieren niedrige Serumwerte mit der Jugend und ihrer Infarktarmut.*
>
> *Erwachsene um das 50.−60. Lebensjahr leiden häufiger an Koronarkrankheiten als junge Leute. Ihre Cholesterin- und LDL-Serumwerte liegen im Alter höher als in der Jugend (Tabelle 27.4, 27.6 und Abb. 27.2). Der Serumcholesterinspiegel liegt um 245 mg% und der LDL-Spiegel um 80−210 mg%. Zwischen der Zunahme des Cholesterins und LDL-Spiegels einerseits und der Zunahme des Koronarversagens andererseits besteht eine Korrelation, aber kein kausaler Zusammenhang.*
>
> *Da der Cholesterinspiegel (einschließlich seiner Streubereiche) mit dem Alter ansteigt (Abb. 27.2), gibt es nur noch sehr wenige lebende Erwachsene mit einem Serumwert von unter 160 mg% (Tabelle 27.6, Abb. 27.2). Tabelle 27.7 zeigt, daß nur noch 2,5% der Männer ab 35 Jahren und älter 160 mg% erreichen können. Ein so niedriger Spiegel ist der Jugend vorbehalten, die jedoch selten am Herzinfarkt leidet.* (Niedrige Serumspiegel kommen allenfalls bei Infektionskrankheiten und Krebs usw. vor).

rücksichtigt, daß etwa jenseits des 69. Lebensjahres die Cholesterinwerte wieder leicht abfallen (Tabelle 27.8) und eine Rassenabhängigkeit anerkennt (S. 353). Die meisten Fehldeutungen über einen angeblich zu hohen Cholesterinspiegel bei uns beruhen darauf, daß die physiologisch bedingte Zunahme des Serumcholesterins und des LDL-Spiegels mit dem Alter nicht berücksichtigt werden (Tabelle 27.4 und 27.6, Abb. 27.2).

Als Lehr- oder Lernstück mag hierzu Tabelle 27.3 dienen, welche die altersabhängige Verteilung der *Cholesterinwerte aus der DHP-Studie* (Tabelle 27.4) aus 1984−86 wiedergibt. In der *Altersgruppe der 25- bis 29jährigen* liegt der *Mittelwert* für das Serumcholesterin bei *ca. 198 mg%* (Tabelle 27.4). Der obere Streuwert (95. Perzentil) endet bei ca. 270 mg% (Abb. 27.2). Tabelle 27.3 zeigt, daß in dieser Altersgruppe zwischen 36 und 39% der jungen Leute einen Serumwert von 200−249 mg% aufweisen und Werte darüber äußerst selten vorkommen. Das entspricht ganz dem Verteilungsmuster in der Jugend (Tabelle 27.6, 27.8). Anders ist dies in der *Altersgruppe der 50- bis 59jährigen*, deren physiologischer *Mittelwert* für Cholesterin physiologischerweise höher, und zwar bei *238−256 mg%* (Tabelle 27.4 u. 27.6) liegt. Nach Abb. 27.2 reicht der obere Streuwert (95. Perzentil) bis etwa 330 mg% herauf. Nach Tabelle 27.3 fallen 31−37% über den genannten *Mittelwert*, also auf den Bereich von 250−299 mg% und ein fast ebenso großer Anteil von 36−44% unter den *Mittelwert* auf den Bereich von 200−249 mg%. Naturgemäß entfallen 9−20% auf Se-

Tabelle 27.3. Tabelle 27.3. Prävalenz erhöhter Cholesterinwerte in der Deutschen Herz-/Kreislauf-Präventionsstudie, Nationaler Untersuchungssurvey 1984−1986 (n = 4796) (Aus: Assmann, 1970)

Alter (Jahre)	25−29	30−39	40−49	50−59	60−69
Cholesterin 200−249 mg/dl					
Männer	39%	43%	44%	44%	39%
Frauen	36%	41%	49%	36%	27%
Cholesterin 250−299 mg/dl					
Männer	10%	20%	29%	31%	30%
Frauen	10%	13%	18%	37%	46%
Cholesterin ≧300 mg/dl					
Männer	1%	5%	9%	9%	12%
Frauen	3%	2%	6%	20%	20%
Cholesterin ≧200 mg/dl					
Männer	50%	68%	82%	84%	81%
Frauen	49%	56%	73%	93%	93%

Tabelle 27.4. Gesamtcholesterin nach Geschlecht, Alter und Erhebungsphase. DHP – Nationaler Untersuchungssurvey 1984–1986 und 1987–1989. (Aus: Bundesministerium für Gesundheit 1991, Bd. 3, S. 61)

					Männer									
Gesamtcholesterin [mg/dl]	Gesamt		Männer		25–29 Jahre		30–39 Jahre		40–49 Jahre		50–59 Jahre		60–69 Jahre	
	1985	1988	1985	1988	1985	1988	1985	1988	1985	1988	1985	1988	1985	1988
Fallzahl	4640	5174	2271	2519	339	376	530	589	634	701	486	540	283	314
25. Perzentil	198,4	200,6	197,6	201,0	171,3	175,5	188,7	191,8	209,2	209	213,1	213,4	210,7	218,8
50. Perzentil (Median)	227,7	231,2	226,2	232,4	198,0	199,5	215,4	221,5	237,8	238	238,2	244,0	241,7	244,3
75. Perzentil	262,9	264,1	258,7	262,9	222,3	226,9	249,4	252,8	266,4	266	266,0	270,2	273,4	276,8
Mittelwert	232,4	234,8	230,7	234,2	199,8	202,8	221,2	224,9	240,0	240	241,6	244,0	245,8	247,6
Standardabweichung	49,5	48,5	48,3	47,3	38,1	38,9	46,4	47,4	47,0	47,0	44,5	45,0	51,9	42,7
Prävalenz/100 Personen:														
<200 [mg/dl]	26,5	24,7	27,0	24,3	52,1	51,5	35,4	32,3	18,8	14,4	16,5	16,5	18,0	12,4
200 bis <250 [mg/dl]	40,3	40,0	41,8	40,3	37,9	39,0	40,1	39,9	44,4	42,3	44,5	38,7	39,2	40,6
≥250 [mg/dl]	33,2	35,3	31,2	35,4	10,0	9,5	24,5	27,8	36,8	43,3	39,0	44,7	42,8	47,0

Gesamtcholesterin [mg/dl]	Gesamt		Frauen		25–29 Jahre		30–39 Jahre		40–49 Jahre		50–59 Jahre		60–69 Jahre	
	1985	1988	1985	1988	1985	1988	1985	1988	1985	1988	1985	1988	1985	1988
Fallzahl	4640	5174	2369	2655	313	354	502	569	620	687	516	576	417	469
25. Perzentil	198,4	200,6	198,7	199,9	177,5	178,6	180,6	182,5	198,4	201,4	231,2	226,9	237,0	237,8
50. Perzentil (Median)	227,7	231,2	228,8	230,0	197,6	199,1	206,1	207,6	220,4	226,6	256,7	256,3	266,4	266,8
75. Perzentil	262,2	264,1	266,4	266,0	226,2	226,9	231,2	228,1	249,0	255,9	293,1	285,3	293,1	302,7
Mittelwert	232,4	234,8	234,0	235,3	203,6	202,9	208,9	208,6	225,7	230,9	261,1	257,1	266,2	271,9
Standardabweichung	49,5	48,5	50,5	49,6	41,8	38,4	40,9	36,2	43,1	44,3	47,0	45,1	46,4	47,2
Prävalenz/100 Personen:														
<200 [mg/dl]	26,5	24,7	26,0	25,1	52,7	52,5	44,0	41,4	26,8	24,0	7,0	10,1	6,7	4,5
200 bis <250 [mg/dl]	40,3	40,0	38,0	39,7	34,2	37,4	41,2	46,9	49,1	46,9	35,9	43,1	27,6	29,2
≥250 [mg/dl]	33,2	35,3	35,2	35,2	13,1	10,1	14,8	11,6	24,1	29,0	57,1	55,7	65,7	66,3

Tabelle 27.5. HDL-Cholesterin nach Geschlecht, Alter und Erhebungsphase. DHP – Nationaler Untersuchungssurvey 1984–1986 und 1987–1989. (Aus: Bundesministerium für Gesundheit, 1991, Bd. 3, S. 62)

HDL-Cholesterin [mg/dl]	Gesamt		Männer											
					25–29 Jahre		30–39 Jahre		40–49 Jahre		50–59 Jahre		60–69 Jahre	
	1985	1988	1985	1988	1985	1988	1985	1988	1985	1988	1985	1988	1985	1988
Fallzahl	4255	5127	2086	2488	303	372	485	582	579	692	453	532	265	310
25. Perzentil	45,2	44,8	40,6	40,2	41,4	41,7	41,0	40,2	40,2	40,6	40,6	40,2	39,4	39,0
50. Perzentil (Median)	55,3	54,5	48,7	47,9	49,1	49,1	50,3	48,3	47,6	47,9	49,5	47,5	41,7	46,0
75. Perzentil	68,4	66,5	58,4	57,2	59,5	56,8	58,8	56,4	58,4	57,2	58,0	57,2	46,8	57,2
Mittelwert	57,8	56,8	50,8	49,6	51,4	50,2	51,2	49,5	51,2	49,7	51,0	49,7	48,6	46,0
Standardabweichung	17,5	16,8	15,0	13,4	14,5	12,2	14,8	13,4	16,1	13,2	14,6	13,8	13,4	14,6
Prävalenz/100 Personen:														
≥35 [mg/dl]	93,5	93,2	88,9	88,2	91,2	90,6	89,5	88,1	89,5	89,1	88,7	87,6	84,3	84,2
<35 [mg/dl]	6,6	6,9	11,1	11,8	8,8	9,4	10,5	11,9	10,5	10,9	11,3	12,4	15,7	15,8

HDL-Cholesterin [mg/dl]	Gesamt		Frauen		25–29 Jahre		30–39 Jahre		40–49 Jahre		50–59 Jahre		60–69 Jahre	
	1985	1988	1985	1988	1985	1988	1985	1988	1985	1988	1985	1988	1985	1988
Fallzahl	4255	5127	2170	2639	284	354	463	565	566	683	478	570	379	468
25. Perzentil	45,2	44,8	52,6	51,4	54,1	52,2	53,4	52,2	52,2	52,5	52,6	51,0	49,9	48,3
50. Perzentil (Median)	55,3	54,5	62,6	61,4	64,6	62,6	62,6	61,8	63,4	64,1	63,8	61,8	58,4	58,3
75. Perzentil	68,4	66,5	75,0	73,8	76,2	72,3	75,0	73,0	76,2	76,5	75,0	75,0	72,3	68,8
Mittelwert	57,8	56,8	64,5	63,5	66,8	64,1	64,9	63,7	64,7	64,9	65,3	63,7	61,2	60,3
Standardabweichung	17,5	16,8	17,1	16,9	15,7	16,6	16,8	16,4	16,8	17,1	18,1	16,6	17,5	17,2
Prävalenz/100 Personen:														
≥36 [mg/dl]	93,5	93,2	97,9	98,0	100,0	98,8	99,2	98,2	97,9	98,8	98,5	97,9	94,2	96,3
<35 [mg/dl]	6,5	6,8	2,1	2,0	–	1,2	0,8	1,8	2,1	1,2	1,5	2,1	5,8	3,7

rumwerte von über 300 mg%. Auch das entspricht der altersgemäßen Verteilung im Erwachsenenalter. Alles in allem besagen Tabelle 27.3 wie auch die Tabellen 27.4 und 27.6, daß sich die Serumcholesterinwerte alters- und geschlechtsabhängig ändern. Von einer beängstigenden „Erhöhung" der Cholesterinwerte, von der die Autoren sprechen, kann keine Rede sein.

Die Beantwortung der Frage, *ab wann eine Hyperlipoproteinämie vorliegt,* ist unzweifelhaft vom *Alter und Geschlecht* abhängig und ergibt sich demnach für die deutsche Bevölkerung aus den Ergebnissen der nach standardisierten statistischen Untersuchungsmethoden durchgeführten DHP-Studie für das *Gesamtcholesterin* aus Abb. 27.2 und für das *HDL-Cholesterin* aus Abb. 27.3. Beide Abbildungen geben eine „*Vertrauensgrenze*" (der Begriff entspricht dem *Perzentil*) von 95% und von 5% an. Die Angaben kommunizieren in etwa mit jenen von Fredrickson u. Levy in Tabelle 27.6, der jedoch eine Vertrauensgrenze von 10% berücksichtigt (10% der Werte werden nicht erfaßt). Nach Tabelle 27.6 sollte bei jungen Leuten bis zum 19. Lebensjahr eine Obergrenze von ca. 230 mg% für das *Gesamtcholesterin* nicht überschritten werden. Beim *LDL*-Cholesterin läge nach Tabelle 27.6 die obere Grenze bei 170 mg% und für das *HDL*-Cholesterin für Mädchen bei 75 mg% und für Jungen bei 70 mg%. Einen ähnlichen Trend zeigen auch Abb. 27.2 und Abb. 27.3 auf, wobei Mittelwerte und Streubereiche für das Gesamtcholesterin und das HDL-Cholesterin nach den Ermittlungen der DHP-Studie in Tabelle 27.4 und 27.5 deutlich werden.

Gegenüber diesen Werten existieren Empfehlungen der *Europäischen Atherosklerosegesellschaft* (EAS) und anderen Gremien, die einen *Grenzwert* von 200 mg/dl als noch „normal" (also als Obergrenze) festlegen (s. Zitat S. 346), den es nicht geben kann, weil keine Altersabhängigkeit berücksichtigt wird. Dieser Grenzwert mag in etwa für Jugendliche zutreffen, nicht aber für Erwachsene, bei denen der Serumcholesterinspiegel ansteigt.

In der älteren wissenschaftlichen Literatur, z. B. im *Handbuch der Inneren Medizin,* ist durchweg die altersabhängige Verteilung der Cholesterinserumwerte berücksichtigt worden. Mit dem Vordringen der sog. „*Lipidtheorie*" als Ursache der Atherosklerose in den letzten Jahrzehnten stellte sich langsam ein merkwürdiger Wandel in den Anschauungen da. Einige Autoren, z. B. Vogelberg et al., erwähnen noch 1977 korrekt im *Handbuch der Inneren Medizin,* daß „von den meisten Untersuchern eine deutliche Altersabhängigkeit nachgewiesen" wurde, daß die „Cholesterinkonzentration mit dem Alter zunimmt", daß „bei Männern jenseits des 60. Lebensjahres ein geringer Abfall der Cholesterinkonzentration registriert wird" und die „Streuung der absoluten Werte in allen Altersklassen ziemlich groß" ist. Diese und andere Autoren geben eine Normalverteilung

Ab wann liegt eine Hyperlipidproteinämie vor? 343

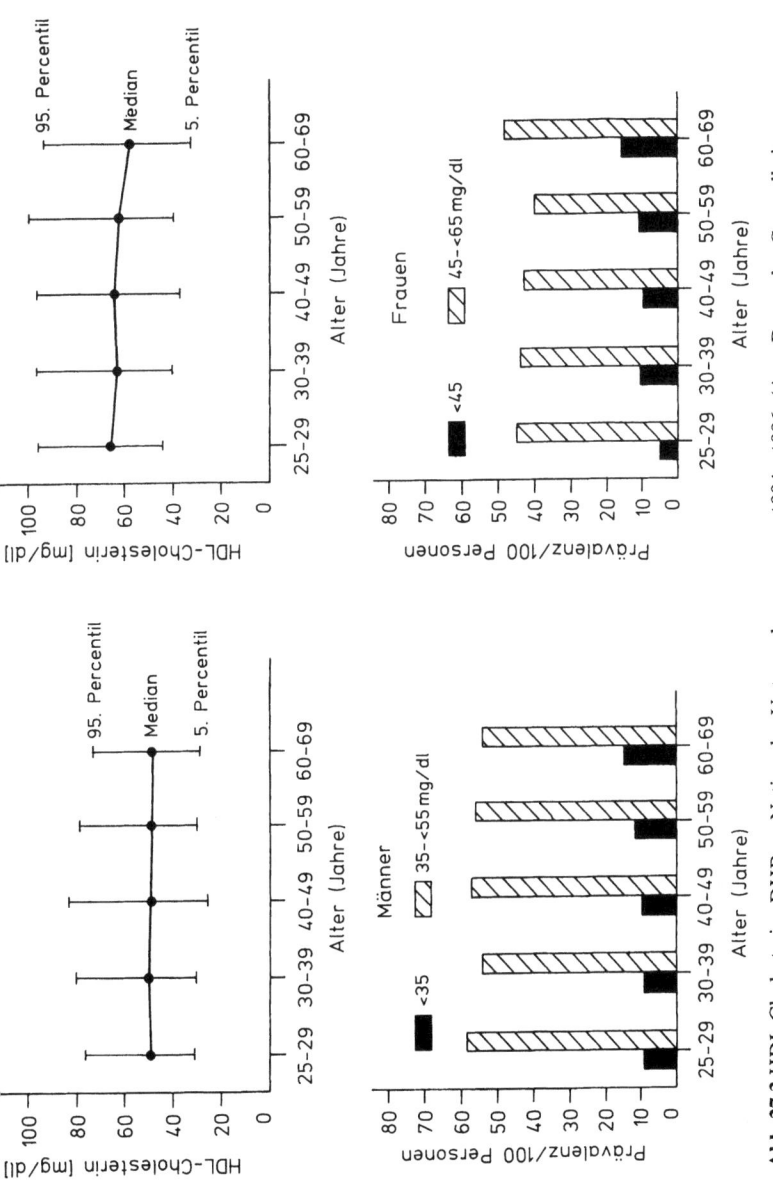

Abb. 27.3. HDL-Cholesterin. DHP – Nationaler Untersuchungssurvey 1984–1986. (Aus: Daten des Gesundheitswesens, 1989, Bd. 159)

Tabelle 27.6. 90% — „Vertrauensgrenze" für Plasmalipide, basierend auf Untersuchungen an Bevölkerung in den USA (nach: Wiss. Tat. Geigy, Basel, 8. Aufl., 4. Nachdruck, 1985, S. 116)

Alter	Triglyzeride		Gesamtcholesterin		LDL-Cholesterin [mg %]	HDL-Cholesterin	
	[mmol/l]	[g/l]	[mmol/l]	[mg %]		Männer [mg %]	Frauen
Neugeborene, Nabelschnur	0,14–0,70	0,12–0,62	1,4–2,4	74 (56–92)	24–38	24–50	[b]
0–19 Jahre	0,11–1,6	0,10–1,4	3,1–5,9	175[a] (120–230)	50–170	30–65	30–70 [c]
20–29 Jahre	0,11–1,6	0,10–1,4	3,1–6,2	180[a] (120–240)	60–170	35–70	35–75 [c]
30–39 Jahre	0,11–1,7	0,10–1,5	3,6–7,0	205[a] (140–270)	70–190	30–65	35–80 [c]
40–49 Jahre	0,11–1,8	0,10–1,6	3,9–8,0	230[a] (150–310)	80–190	30–65	40–85 [c]
50–59 Jahre	0,11–2,1	0,10–1,9	4,1–8,5	245[a] (160–330)	80–210	30–65	35–85 [c]

[a] Mittelwert für 50% der entsprechenden Altersgruppe
[b] Kwiterovich et al. (1973)
[c] Fredrickson u. Levy, in Stanbury et al. (Hrsg.) (1973)

zwischen 167–316 mg/100 ml usw. Der „absolute Unterschied zwischen Nichtadipösen und Adipösen hätte im Durchschnitt aller Altersklassen nur 10 mg/100 ml" für das Serumcholesterin betragen. In einem Kollektiv von 1369 gesunden normal- und übergewichtigen Personen hätte sich eine schwach positive Korrelation zwischen den Gruppen, das Cholesterin betreffend, befunden.

Unverständicherweise schreiben die Autoren später, *daß die „ermittelten Normalwerte Konzentrationen erreichen, die den Anforderungen der prophylaktischen Medizin keineswegs gerecht werden. Die prophylaktisch medizinische Beurteilung der Serumlipidkonzentrationen weicht also von den nach den Regeln der klinischen Chemie ermittelten Normalwerten ab". Für die Serumlipidkonzentration würden „ähnliche Vorraussetzungen wie für das Körpergewicht, bei dem ebenfalls „ideale" oder „wünschenswerte" Bereiche aus prophylaktischen Gründen definiert wurden" gelten. Die oberen Grenzwerte der „wünschenswerten" Serumlipidkonzentration betrügen „für Cholesterin bis 250 mg/100 ml ... und zwar unabhängig von Alter, Geschlecht oder Gewicht."*

Diese Denkweise könnte u. a. auch bei der Consensus Conference 1985 und der *Europäischen Atherosklerosegesellschaft* (EAS) bei der Consensus Conference 1987 eine Rolle gespielt haben. Eine solche Anschauung ist deshalb unhaltbar, weil sie nicht wissenschaftlichen Daten, Messungen und Beweisen folgt, sondern dem *Wunschdenken* über die unanfechtbare Richtigkeit der „Lipidtheorie" in der Genese der Atherosklerose und über die mit dieser Lehre verbundene angeblich gefahrbringende Rolle des Cholesterins. Daß diese Vermutung zutrifft, beweist folgender Auszug (S. 346) aus der Schriftenreihe des Bundesministers für Gesundheit (1991). Dort gilt für alle Altersklassen und Geschlechter nur noch ein *Grenzwert* bis zu *200 mg%* Serumcholesterin als *„normal"!*

Daß die Obergrenze von 200 mg%, die noch als „normal" bezeichnet wird, nicht zutreffen kann, geht allein zwingend aus der Altersabhängigkeit des Serumcholesterinspiegels hervor. Die Altersabhängigkeit des Serumcholesterinspiegels ist für die deutsche Bevölkerung unbestritten (Tabelle 27.4, 27.6 und Abb. 27.2). Das heißt, daß die Mehrzahl der Jugendlichen unter 20 Jahren einen (Tabelle 27.6) Serumcholesterinspiegel um 175 mg% besitzt und Erwachsene zwischen 50–60 Jahren einen um 250 mg% (Tabelle 27.4 und 27.6). Es ist auch allgemein bekannt, daß sich nicht nur der Cholesterinspiegel, sondern auch verschiedene andere Parameter auf den jeweiligen Ernährungszustand einer Bevölkerung einstellen können und daß sich z. B. unter Hungerzuständen der Grundumsatz, das Serumcholesterin usw. auf niedrigere Werte (Tabelle 25.5) absenken, ohne daß man daraus einen unmittelbaren Zusammenhang etwa zwischen Cholesterin und koronarer Herzkrankheit herstellen kann, denn unter solchen

BMG in „Daten des Gesundheitswesens" 1991:

> „*Serumcholesterin*
>
> Zwischen der Höhe des Serumcholesterinspiegels und dem Risiko, eine koronare Herzkrankheit (KHK) zu erleiden, besteht ein enger positiver Zusammenhang. In Übereinstimmung mit den Empfehlungen der European Atherosclerosis Society (EAS) von 1986 wurden hier die folgenden Prävalenzklassen für den Risikofaktor Hypercholesterinaemie festgelegt:
>
> <200 mg/dl normal 200 bis <250 mg/dl risikoverdächtig
> >250 mg/dl erhöhtes Risiko
>
> Es ist deutlich ein unterschiedlicher Altersgang des Cholesterinspiegels bei Männern und Frauen erkennbar. Die Cholesterinwerte zwischen der ersten und zweiten Untersuchung zeigen einen ungünstigen Trend für die Bevölkerung der Bundesrepublik Deutschland, der sowohl bei den Mittelwerten (+1,1%) als auch bei den Risikoprävalenzen (+6,3%) festzustellen ist.
>
> Das Serumcholesterin besteht bekanntlich aus mehreren Fraktionen (HDL-, LDL-Cholesterin, VHDL), die für sich genommen unterschiedlich mit dem Risiko koronarer Herzkrankheit korrelieren. So erbrachten viele epidemiologische Studien den Befund, daß hohe Serumspiegel an HDL-Cholesterin ein vermindertes Risiko anzeigen. Eine genaue Grenzkonzentration für die protektive Wirkung von HDL-Cholesterin steht zwar bislang nicht fest, als absolute Untergrenze jedoch wird übereinstimmend ein Wert von 35 mg/dl genannt.
>
> Auffällig ist, daß Männer niedrigere HDL-Cholesterinwerte haben als Frauen. Im Gegensatz zu Gesamtcholesterin zeigt HDL-Cholesterin nur eine geringe Altersabhängigkeit; bei beiden Risikofaktoren ist jedoch in der bundesdeutschen Bevölkerung eine ungünstige Entwicklung festzustellen."

Extrembedingungen verringern sich auch zahlreiche andere Risikofaktoren, die als auslösende Ursachen z. B. für die Koronarkrankheit in Frage kämen, z. B. die Zuckerkrankheit, die essentielle Hypertonie usw. Im übrigen sind Vergleiche mit dem Körpergewicht nicht zulässig, da es sich hierbei nicht um einen physiologisch vorkommenden Blutparameter handelt. Es gibt durchaus Fettsüchtige, welche die „richtigen" Gene aufweisen, die keine Anlage für eine durch Übergewicht auslösbare Krankheit, wie die „essentielle" Hypertonie, die Zuckerkrankheit usw. besitzen und bis in ihr hohes Alter gesund bleiben. Übergewicht gilt nach Hort et al. (1975) heute allein nicht einmal mehr als eigenständiger Risikofaktor für die koronare Herzkrankheit (CHD), wie dies noch unmittelbar nach den Hungerzeiten des 2. Weltkriegs vermutet wurde, sondern nur noch als potenzierender Faktor bei bestehender „essentieller" Hypertonie und Zuckerkrankheit usw. (vgl. S. 282), Leiden, die in der Regel ohne Erbanlagen nicht auftreten.

Tabelle 27.7. 97,5% – „Vertrauensgrenze" für Gesamtcholesterin (Aus: Wiss. Tab., Geigy, Basel, 4. Nachdruck, 1985)

	Gesamtcholesterin [mg %]					
	Anzahl	2,5%	5%	*50%*	95%	97,5%
Männer, 15–24 Jahre	148	121	142	*187*	259	278
Männer, 25–34 Jahre	379	147	162	*211*	294	312
Männer, 35–44 Jahre	494	160	176	*237*	331	354
Männer, 45–54 Jahre	497	161	177	*245*	334	349
Männer, 55–64 Jahre	301	175	183	*254*	328	355

Tabelle 27.8. Mittleres Serumcholesterin [mg/dl] (aus Framinghamstudie/USA)

Alter (Jahre)	Männer	Frauen
35–39	223	204
40–44	232	219
45–49	235	234
50–54	234	245
55–59	231	253
60–64	230	256
65–69	229	258
70–74	224	255
75–79	220	246
80–84	215	239

Tabelle 27.4 zeigt die nach standardisierten Untersuchungsmethoden an einer Großzahl von Gesunden festgestellte *Normalverteilung* für das *Serumcholesterin* in den alten Bundesländern und Abb. 27.2 die dazugehörigen Mittelwerte und Streubereiche (5.–95. Perzentil). Tabelle 27.5 zeigt die Werte für das *HDL-Cholesterin* und Abb. 27.3 die dazugehörigen Mittelwerte und Streubereiche. Tabelle 27.6 zeigt vergleichbare Befunde von Fredrickson et al. (1972). Auf die Wiedergabe weiterer Befunde wird wegen des hohen Verläßlichkeitsgrades der Befunde für deutsche Verhältnisse in Tabelle 27.4 zunächst verzichtet. Wer an der Altersabhängigkeit der Serumcholesterinwerte zweifelt, möge Tabelle 27.8 betrachten, die besagt, daß bereits ab dem 35.–44. Lebensjahr an nur noch 2,5% der Menschen einen Serumspiegel von 160 mg% erreichen können.

Wenn man die Prozentsatzzahlen der Personen, die einen Cholesterinserumspiegel von über 200 mg% hätten, die der untersten Rubrik von Tabelle 27.3 zu entnehmen sind, ernst nehmen wollte, dann wären 82% der über 40jährigen, 84% der über 50jährigen und 81% der über 60jährigen *risikoverdächtig* und könnten das Auftreten einer evtl. tödlichen verlaufenden Koronarkrankheit erwarten. Diese Vorstellung ist als absurd zu bezeichnen. Die damit verbundene Angst erklärt aber wahrscheinlich mit den hohen Umsatz an Lipidsenkern (Tabelle 28.1).

Abb. 27.2 zeigt, daß nach den standardisierten statistischen Erhebungen bei *Männern* und *Frauen* ein physiologischer altersabhängiger *Anstieg des Serumcholesterinspiegels besteht*. Junge Leute haben einen niedrigen Cholesterinspiegel und naturgemäß selten Koronarleiden (weil sie jund sind), ältere haben einen höheren Cholesterinspiegel und naturgemäß häufiger Herzinfarkte als Junge (Korrelation, aber kein Beweis). Frauen haben einen höheren Cholesterinspiegel als Männer. Jenseits des 69. Lebensjahres sinkt der Spiegel wieder leicht ab (Tabelle 27.8).

Abb. 27.3 zeigt, daß *Männer* nach standardisierten statistischen Untersuchungen einen physiologischen *HDL- Wert* nahe bei *30 mg%* haben. Die Behauptung, daß der Normalwert sich nach unten nur bis maximal 35 mg% erstrecke, stimmt nicht. Andernfalls wäre die Mehrzahl der gesunden Männer als risikoverdächtig einzustufen. Frauen haben einen höheren HDL-Wert als Männer.

Anstieg des Serumcholesterins und Rückgang der Koronarmortalität

Der eindeutige *Rückgang an koronaren Todesfällen* in der ehemaligen BRD ist anhand der standardisierten Sterbeziffern seit ca. 1979 in Tabelle 2.5 und 2.6 in Kap. 2 *„Wandel von Krankheiten und Todesursachen"* exakt belegt. Der Rückgang geht weiterhin aus den Tabellen 2.7 bis 2.8 auf S. 37–40 klar hervor. Der Rückgang wird auch im *„Ernährungsbericht 1992" der DGE* auf S. 48 erwähnt. Diesbezügliche Ausführungen finden sich in unserem Buch auf S. 25 und in Abb. 2.5.

Im Gegensatz zur Feststellung eines Rückgangs an koronaren Todesfällen stellt der Ernährungsbericht 1992 der DGE auf S. 94 unter Hinweis auf eine Arbeit von Thiel et al. (1991) eine Zunahme des Serumcholesterinspiegels fest. Dort heißt es:

> Die in hohem Maße ernährungsabhängigen *Serumcholesterinmittelwerte* sind in den letzten 15 Jahren bei den Männern um 15–20 mg% und bei den Frauen um 10–15 mg% angestiegen. Von 1984–1988/89 gab es bei den Männern keine Veränderungen der mittleren Serumcholesterinwerte (235 bzw. 234 mg%) und bei den Frauen einen tendenziellen Rückgang (233 bzw. 229 mg%).

Genauere Daten sind der dem DGE-Bericht beigefügten Tabelle über die *Änderungen* der *Cholesterinbefunde* für die besonders „herzinfarktgefährdeten Jahrgänge" zu entnehmen. Danach nahm nach der *Monika-Studie* (ehemaligen DDR) von 1983/94 der Wert in der Altersgruppe von 45- bis 54jährigen Männern von 28,6 bis 1988/89 auf 29,8 zu, in der Gruppe der 55- bis 64jährigen von 28,6 auf 29,8 und in „allen" Altersstufen („gesamt") von 24,3 auf 24,6. Bei den Frauen, die in diesen Jahrgängen sowieso ungleich seltener vom Koronartod befallen sind, nahmen die Werte bei den 45- bis 54jährigen von 27,5 auf 28,1 zu und bei den 55–64jährigen von 41,2 auf 40,0 ab.

Zu einem ähnlichen Ergebnis kommt der DHP-Nationaler Untersuchungssurevey 1984–86 im Vergleich zu 1987–89 in „*Daten des Gesundheitswesens*" 1991 des Bundesministeriums für Gesundheit, Bonn, die in diesem Buch in Tabelle 27.4 und 27.5 (S. 338 ff.) dargestellt sind (Näheres s. dort). Im Originalbericht heißt es auf S. 59:

„Die Cholesterinwerte zwischen der *ersten* (gemeint ist *1985*) und der *zweiten Untersuchung* (gemeint ist *1988*) *zeigen einen ungünstigen Trend für die Bevölkerung* der Bundesrepublik Deutschland, der sowohl bei den Mittelwerten (+1,1%) als auch bei den Risikoprävalenzen (+6,3%) festzustellen ist (vgl. Tabellen 27.4 u. 27.5)."

Das Studium der Tabellen 27.4 und 27.5 zeigt, daß z.B. bei den *40- bis 49-jährigen Männern* der Mittelwert des Cholesterinspiegels von 1985 bis 1988 von *237,8* auf *238,0 mg%* (+0,2 mg%) zugenommen hat, bei den 50- bis 59jährigen von *238,2* auf *244,0 mg%* (+5,8 mg%) und bei den 60- bis 69jährigen von *241,7* auf *244,3 mg%* (+2,6 mg%).

Gleichzeitig nahmen (Tabelle 2.8, S. 39) die Sterbefälle am „*akuten Myokardinfarkt*" bei Männern in den zuvor genannten Altersstufen drastisch ab: in der Gruppe von *40–45 Jahren um −38,4%, von 45–50 um −48,4% von 50–55 um −51,6% von 55–60 um −49,4%, von 60–65 um −38,8%, von 65–70 um −39%, und von 70–75 um −38,6%*! Der Cholesterinspiegel stieg an, der tödliche Herzinfarkt ging gleichzeitig drastisch zurück!

Damit steht fest, daß es weder einen Beweis, geschweige denn eine Korrelation (allenfalls eine negative), zwischen dem Rückgang an koronaren Todesfällen und dem „ungünstigen Trend" der Entwicklung der Serumcholesterinwerte gibt.

Prognose: Rückgang der Koronarmortalität aufgrund einer erfolgreichen Umstellung der Ernährung

Für den Kenner der Materie besteht kein Zweifel darüber, daß einige herrschende „Meinungsbildner" in absehbarer Zeit versuchen werden der Öffentlichkeit zu verkünden, daß die *großen Erfolge auf dem Gebiet der Bekämpfung von Fettstoffwechselstörungen (einschließlich des Cholesterins) endlich zum langersehnten Erfolg, dem Rückgang an koronaren Todesfällen geführt hätten.* Unsere Ausführungen belegen, daß der Rückgang an koronaren Todesfällen, bereits seit ca. 1979 voll eingesetzt hat und auf ganz anderen Ursachen beruht.

Nichts spricht für Lipidsenker als Ursache für den Rückgang an Todesfällen an Koronarkrankheiten

a) Trotz eines *Umsatzes von derzeit fast 1 Mrd. DM* (Tabelle 28.1) und einer zunehmenden Anwendung seit ca. 1986 (Abb. 27.4) *an Lipidsenkern*, nahm in den alten Bundesländern in Deutschland der *Serumcholesterinspiegel* nach einer repräsentativen Stichprobe nach standardisierten Untersuchungsmethoden (1984–1986 im Vergleich zu 1987–1989) *nicht ab, sondern zu* (vgl. mit Erklärungen des Bundesgesundheitsministeriums 1991 in Übereinstimmung mit der „Europäischen Atherosklerosegesellschaft" (EAS) auf Seite 346). Die Beweise hierfür liefern Tabelle 27.4 und Abb. 27.2 etc. Die allgemeine Zunahme des Serumcholesterinspiegels schließt logischerweise eine positive therapeutische Wirkung von Lipidsenkern aus. Der Rückgang an Todesfällen an KHK ist ein langfristiger Prozeß und vollzieht sich bereits seit 1979 und davor (vgl. Abb. 2.3 und 2.4), dies ohne eine allgemeine Senkung des Serumcholesterinspiegels in der Bevölkerung. Das Gegenteil ist der Fall.

b) Die oben erwähnten *Erhebungen* über die *Zunahme des Serumcholesterinspiegels* wurden nach Angaben des Bundesgesundheitsministeriums 1991 mittels Anwendung von statistischen Methoden hohen Ranges an tausenden von Gesunden gewonnen und besitzen einen hohen Genauigkeitsgrad. „Die Auswahl der Erhebungseinheiten erfolgte in einer mehrfach geschichteten zweistufigen Zufallsstichprobe mit gleichen Auswahlwahrscheinlichkeiten, die Ausschöpfungsrate entsprach 67% bzw. 71%" (Tabelle 27.4 und Abb. 27.2).

c) Das Ausmaß des *Rückganges an Todesfällen* an „ischämischen Herzkrankheiten" in Tabelle 2.7 und an akutem Herzinfarkt in Tabelle 2.8 von ca. 1979 bis 1992 läuft in den verschiedenen Altersklassen (jung bzw. alt)

Anstieg des Serumcholesterins und Rückgang der Koronarmortalität 351

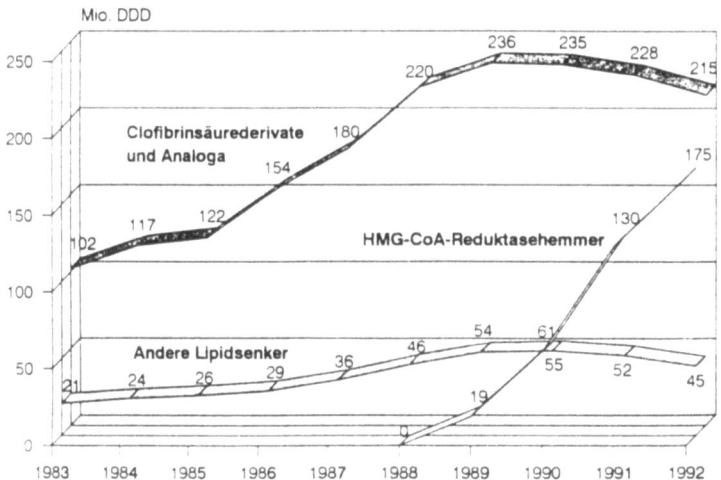

Abb. 27.4. Verordnungen von lipidsenkenden Mitteln 1983 bis 1992. Gesamtverordnungen nach rechnerischen mittleren Tagesdosen. (Aus: Klose u. Schwabe in Schwabe u. Paffrath, 1993, S. 260)

sehr *unterschiedlich ab.* Die Todesfälle nehmen um so dramatischer ab, je jünger der Personenkreis ist. Sie nehmen um das 70–75. Lebensjahr nur noch langsam ab und konzentrieren sich schließlich massiv am Lebensende auf das Greisenalter. Ein derart differenter Ablauf läßt sich mit der Wirkung von Lipidsenkern nicht in Einklang bringen.

Warum geht die Koronarmortalität zurück?

Man sollte zunächst beachten, daß seit Anfang der 70er Jahre (Abb. 2.6) ein erheblicher Rückgang in der Gesamtsterblichkeit eingesetzt hat. Betroffen sind u.a. auch die Koronarkrankheiten. Die *Ursachen sind* stets *multifaktorell* und nicht auf einen Einzelfaktor zurückführbar (z. B. Cholesterin). Die *DGE* hat im Ernährungsbericht 1992 erwähnt (hier auf S. 41), daß seit den 70er Jahren bei Männern ein Rückgang der Gesamtsterblichkeit von 17% und bei Frauen von 21% zu verzeichnen sei. Das stelle einen „sehr guten Wert" dar (Abb. 2.6).

Unzweifelhaft haben die Erfolge der Medizin zu einem weitgehenden *Rückgang der Gefährdung durch viele Risikokrankheiten* geführt. Nach den standardisierten Sterbeziffern (Tabelle 2.5 und 2.6) sind z. B. Sterbefälle infolge von *Hypertonie* und Hochdruckkrankheiten seit 1979 bis 1992 von 36,5 auf 18,9 zurückgegangen (um *48,3%!*). Ähnlich liegen die Verhältnisse bei verschiedenen anderen Risikokrankheiten für das Auftreten von Herzinfarkt z. B. besseren Therapiemöglichkeiten beim Diabetes mellitus, der Gicht usw. Die hervorragenden Erfolge auf allen Gebieten der Medizin (einschl. der Notfallmedizin), auch der gebesserten Operations- und Narkosemethoden, Hygiene, Besserung der Ernährung und allgemeinen Lebensweise (Besserung des Sozialstatus und des Bruttosozialeinkommens in der Masse der Bevölkerung), der drastische Rückgang an körperlicher Schwerst- und Schwerarbeit, der Rückgang an alkoholischen Getränken (seit ca. 1975/76 von 262,2 kcal/Tag und Kopf bis 1987 auf 255,3 kcal/Tag und Kopf, vgl. Stat. Jahrbuch der BRD 1990), der Anstieg an alkohlfreien Getränken, die erfolgreichen Bemühungen um die Entgiftung der Umwelt (Luft, Wasser usw.), der Genuß besser geschützter Nahrungsmittel infolge von Verboten, strengerer Gesetzgebungen und Kontrollen, das Verbot bestimmter Nahrungszusatzstoffe, die Einführung von Höchstmengenverordnungen für gefährliche Stoffe usw. usw. (vgl. Kap. über „Vergiftete Umwelt", S. 1). Die Liste ist unvollständig und könnte erweitert werden. Selbstverständlich haben auf einigen anderen Gebieten Schäden zugenommen und haben Umschichtungen im Verhalten von Frauen und Männern eingesetzt (z. B. vermehrtes Rauchen bei Frauen usw.). Aber alles in allem gesehen sind die Erfolge ungleich größer, was sich u. a. auch in der Zunahme der allgemeinen Lebenserwartungen ausdrückt (Seite 6). Nicht zuletzt bestehen seit jeher Unwägbarkeiten allgemeiner Natur, da bis heute unklar ist, warum auch auf anderen Gebieten einige Krankheiten extrem stark zurückgingen.

Weltweit: unterschiedliche Höhe des Serumcholesterinspiegels

Es wird zu wenig darauf verwiesen, daß die Höhe des Serumcholesterinspiegels bei den Völkern der Welt aus *genetischen Gründen* unterschiedlich hoch sein kann. Dies geht u. a. aus Tabelle 27.6 nach Sabine (1977) hervor. Auch Weizel u. Liersch (1976) verweisen auf diesen Umstand. Ich kann also nicht ohne weiteres Befunde von z. B. *Bantustämmen* (Rural) mit den Serumwerten von *Holländern* vergleichen. Auch bestehen Unterschiede zwischen den Serumwerten in den USA und bei uns in Deutschland. Der sog. Normalwert von Cholesterin kann sich auf bestimmte äußere Einflüsse hin in anderen Bereichen einspielen. So sinkt er bei Hungerzuständen in niedrigere Bereiche ab und regelt sich in einem neuen physiologischen Gleichgewicht nach einer Verteilungskurve nach Gauß ein. Unter Hunger senkt sich bekanntlich auch der Grundumsatz um ca. 33% und spielt sich in einem neuen Gleichgewichtszustand ein. Nach Weizel u. Liersch gilt in den westlichen Ländern ein *Anstieg* des Serumcholesterins *mit dem Alter* als gesichert. Dieser Anstieg fehle bei einigen Völkern vollständig. So hätten die Massai niedrige Werte (Ho et al., 1971) um 135 mg%, die nach dem 16. Lebensjahr nicht mehr anstiegen. Ähnliches gelte für jemenitische Juden in Israel (Brunner et al., 1959).

Tabelle 27.9 zeigt *Mittelwerte des Serumcholesterinsspiegels* von *0–30 Jahren* in verschiedenen Ländern. Der *Mittelwert* liegt im Durchschnitt, durch die Einbeziehung Gruppe der über 20–30 Jahren alten Personen oberhalb von 175 mg%, die Fredrickson in Tabelle 27.6 für die Altersgruppe von Jugendlichen von 0–19 Jahren angibt. Ebenso liegt der *Mittelwert* in der Gruppe der über 30jährigen in Tabelle 27.9 unterhalb des Mittelwertes von Fredrickson, der für die Gruppe der 50- bis 59jährigen einen Wert

Tabelle 27.9. Serumcholesterin bei unterschiedlichen Völkern. (Nach: Sabine, 1977)

Bevölkerungsgruppe	Lebensstil	Cholesterin		
		Neugeborene	0 – 30 Jahre	> 30 Jahre
Australien	städtisch	70	175	223
New Guinea	ländlich	68	137	130
Holland	städtisch		183	246
Surinam	ländlich		134	139
Südafrika				
Weiße	städtisch		185	242
Inder	städtisch		213	
Bantu	städtisch		197	197
Bantu	ländlich			143
Botswana	ländlich			(130)[a]
USA	städtisch		191	231
Cap Verde	städtisch		193	226
Cap Verde	ländlich		131	155
Eskimo	städtisch		137	
New York City	ländlich		215	235
Italiener	städtisch			221
Juden	städtisch			238

[a] Alter: 20 – 74 Jahre

von 245 mg% angibt, weil die Gruppe der 30- bis 50jährigen mit im Durchschnitt niedrigeren Mittelwerten mit einbezogen wurde.

Normalverteilungen Gesunder lassen sich nicht aus Krankenbefunden ableiten

Jedes Krankheitsbild (Tabelle 27.1) kann mit typischen und sehr unterschiedlichen Abweichungen des Cholesterinspiegels von der Norm einhergehen. Deshalb ist es nicht zulässig, aus der Verteilung symptomatisch bedingter Serumspiegel bei Krankheiten auf die physiologische Normalverteilung bei Gesunden zu schließen. Im Falle von bösartigen Krankheiten (Abb. 29.1, S. 374) müßte man, ausgehend von niedrigen Werten im Krankheitsfall, physiologische Normalwerte eher im oberen und bei Koronarkrankheiten eher in niedrigeren Bereichen fordern, wollte man aus Krankheitswerten auf Normalwerte für Gesunde schließen. Die Normalverteilung des Serumcholesterins kann *für Gesunde nur aus Untersuchungen an Zehntausenden von gesunden Personen* in verschiedenen Alters- und Bevölkerungsgruppen nach Geschlecht usw. und anerkannten statistischen Gesichtspunkten, aufgezeigt z. B. an Hand der *Glockenkurve nach Gauß*, ermittelt werden (Abb. 27.1). Danach erstrecken sich 50% der Normalwerte vom Scheitel der Kurve aus beginnend nach der rechten und 50% nach der linken Seite, wobei die Anzahl derer, die jeweils am „Ende der Kurve" noch als normal einzustufen sind, immer geringer wird (Extrembereiche). Auch für diese geringe Anzahl kann letzlich der Wert noch normal sein.

Fraglicher Grenzwert von 200 mg%

Die heute postulierte Obergrenze von 200 mg% Serumcholesterin (S. 346) für alle Erwachsene ist wissenschaftlich unbegründet. *Eine solche Grenze gibt es* nach der Gauß-Glockenkurve *überhaupt nicht*, denn es gibt nur Normalbereiche oder Mittelwerte mit Streubereichen.

Die Normalverteilung nach der Gauß-Kurve erstreckt sich stets nach beiden Seiten und liegt bei den unter 20jährigen (Tabelle 27.6) im Mittel (Scheitel der Glockenkurve) um 175 mg%. Der linke abnehmende Schenkel der Gauß-Glockenkurve erstreckt sich bis ca. 120 mg% und der rechte bis ca. 230 mg%. Im Alter von 50–60 Jahren liegt der Scheitel der Glockenkurve bei der Vertrauensgrenze von 90% bei ca. 245 mg% und der rechte Schenkel steigt bis 330 mg% an, der linke fällt bis ca. 160 mg% ab.

Der oft empfohlene *Oberwert von 200 mg%* entstammt der Ansicht, daß „unter 160 mg% Gesamtcholesterin koronare Herzkrankheiten selten vorkommen, aber mit ca. 220 mg% ein Schwellenwert erreicht wird, jenseits dessen das Krankheitsrisiko linear ansteigt" (vgl. Thomas 1992, S. 202, vgl. damit „Daten des Gesundheitswesens", S. 346).

Dieses Standardwerk deutscher Laborärzte, welches den Normalwert für Cholesterin offensichtlich *nur noch* aus dem Serumverhalten *einer einzigen Krankheit*, dem koronaren Todesfall, *ableitet* (als wenn es nicht noch andere Krankheiten gäbe) oder aus der Betrachtung einer einzelnen Risikogruppe übersieht, daß es sich um die Erfassung reiner Korrelationen und die irrtümliche Bewertung von symptomatisch auftretenden Serumcholesterinwerten bei koronarer Herzkrankheit handelt. Im Laufe des Lebens steigt das Serumcholesterin in ganz physiologischer Weise an (Tabelle 27.8), um im Alter wieder abzufallen. Parallel zum physiologischen Anstieg des Serumcholesterins häufen sich naturgemäß mit dem Altern, besonders bei Männern, die Versagenszustände der feinen Koronargefäße unter dem Bild des Koronartodes (Tabelle 2.7 und 2.8), die es bei jungen Leuten so gut wie noch nicht gibt. Gleichzeitig gibt es unter den Älteren kaum noch Personen, die physiologischerweise einen niedrigen Cholesterinspiegel von „unter 160 mg%" haben können, welcher vorwiegend der Jugend vorbehalten ist. Nach der Gauß-Glockenkurve fallen Werte von 160 mg% im Alter von 50–59 Jahren in den physiologischen Extrembereich des linken abfallenden Schenkels (vgl. Tabelle 27.6 nach Fredrickson u. Levy).

Mit zunehmendem Alter werden Cholesterinwerte in unteren Bereichen extrem selten. Nur noch *2,5% der Männer* im *Alter von 35–44 Jahren* erreichen (Tabelle 27.7) einen unteren Normalwert von *160 mg%*. In allen Altersklassen darüber liegen die unteren Normalwerte sogar höher. So erreichen nur noch *2,5% der 45- bis 54jährigen* einen unteren Wert von *1,61 mg%*. Ebenso erreichen nur noch *2,5% der 55- bis 64jährigen* einen unteren Normalwert von 175 mg%.

Von seiten der Laborchemiker wird antgegengehalten, man müsse die absoluten und die relativen Cholesterinwerte, das Vorkommen von koronaren Todesfällen betreffend, betrachten. Tatsächlich kämen in den Bereichen eines niedrigen Serumcholesterinspiegels viel seltener Herzinfarkte vor als in höheren Bereichen. Nach der *Framingham-Studie* lagen *10%* der tödlichen Herzinfarkte um 114 bis 193 mg%, *59% um 244 mg%* und nur *31%* bei 259–290 mg%. Über 290 mg% waren die Todesfälle selten. Das Vorkommen von koronaren Todesfällen richtet sich, seine Verteilung betreffend, ebenfalls nach der Glockenkurve von Gauß. Es ist somit unmöglich zu sagen, je höher der Serumcholesterinspiegel, desto häufiger die koronaren Todesfälle. Die Verteilung in der ehemaligen BRD ist ausführlich in Tabelle 2.7 und 2.8 S. 37 ff. geschildert.

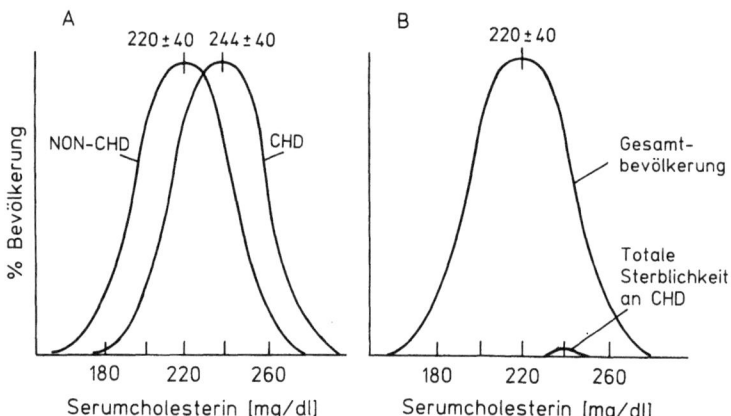

Abb. 27.5. Vergleich von Serumcholesterinverteilung in der Gesamtbevölkerung und bei Koronarkranken (*CHD* Coronary Heart Disease). *A* Verteilung im Verhältnis der jeweiligen Bevölkerungsgruppe, *B* Verteilung im Verhältnis zur Gesamtbevölkerung. (Aus: Bidlack in Morley et al., 1990, S. 49)

Im Bereich von unter 160 mg% Serumcholesterin dürfte es nur noch relativ wenige lebende Erwachsene geben, dafür aber um so mehr junge Leute, die nur selten den Koronartod erleiden.

Zur Normalverteilung des Serumcholesterinspiegels

Tabelle 27.6 bis 27.7 geben die *Normalverteilung* in verschiedenen Altersgruppen wieder. Dabei bestätigt Tabelle 27.6 deutlich den *Altersanstieg* des Serumcholesterins. *Junge Leute* haben im Alter von 0–19 Jahren überwiegend einen Cholesterinspiegel von *unter 200 mg%* (Streubereich 120–230 mg%). Dabei kann ohne weiteres mit dem absteigenden Schenkel der Gauß-Kurve (nach rechts gerichtet) auch noch ein Wert von über 200 mg% normal sein. Bei Verdacht auf eine Hyperlipoproteinämie oder auf andere Krankheit sollte man eine Lipidelektrophorese anfertigen und gezielte Untersuchungen durchführen lassen. Die meisten *Erwachsenen* im Alter von 50–59 Jahren haben einen *Normalwert um 245 mg%* (Streubereich 160–330 mg%). Alle Wertangaben beziehen sich auf eine „Vertrauensgrenze" (Perzentile) von 90%. Nicht selten kann man beobachten, daß sich auch im Hinblick auf die Höhe des Serumcholesterinspiegels Erbanlagen bei den Familienmitgliedern durchsetzen. Die oben genannten

Werte kommunizieren gut mit den Durchschnittswerten in Tabelle 27.3 der Deutschen Herz-, Kreislauf-Präventionsstudie 1984 bis 1986 und Tabelle 27.4 (Daten des Gesundheitswesens).

Interessanterweise *sinkt der Serumcholesterinspiegel im höheren Alter* ungefähr jenseits des 65. Lebensjahr *wieder* langsam *ab* (Tabelle 27.8). Die Ursachen hierfür sind unbekannt. Dies geht u. a. aus den Befunden der Framingham-Studie hervor. Aber erst nach dem 65. Lebensjahr ist bei uns die wesentliche Zunahme an koronaren Todesfällen besonders beim männlichen Geschlecht zu beobachten (Tabelle 2.7 und 2.8). In diesem Alter fehlt jede Beziehung zwischen dem Anstieg an den koronaren Todesfällen und Cholesterin.

Jede Diagnostik, die nicht die Altersabhängigkeit der Serumwerte von Cholesterin, HDL- und LDL-Cholesterin usw. berücksichtigt, ist wertlos.

Für die Praxis resultiert daraus als grober Richtwert, daß Cholesterinserumwerte bei *Erwachsenen* über 40 Jahren von *300 mg%* und darunter (Tabelle 27.6) in der Regel als *harmlose Normalwerte* einzustufen sind. Die Masse der Normalwerte wird sich nach Tabelle 27.6 jeweils am Scheitel der Glockenkurve befinden, d. h. im Alter von 40–49 Jahren bei ca. 230 mg%, im Alter von 50–59 Jahren bei ca. 245 mg% usw.

Tabelle 27.6 gibt auch die *Normalverteilung* für das *LDL- und HDL-Cholesterin* wieder. Auch diese Werte dürfen nur altersabhängig interpretiert werden. Junge *Männer* von 0–19 Jahren können einen HDL-Wert von 30–60 mg%, *Mädchen* von 30–70 mg% haben und einen LDL-Wert von 50–170 mg%. Erwachsene *Männer* von 50–59 Jahren dürfen ein HDL-Wert von 30–65 mg% und *Frauen* von 35–85 mg% haben. Der LDL-Wert liegt in diesem Alter zwischen 80–210 mg% im Normbereich. Wer die an zehntausenden von Gesunden ermittelten Normbereiche nicht akzeptiert und „neue" Normalbereiche erfindet, die aus Beobachtungen an Krankheiten stammen, (s. entsprechendes Kapital) macht Gesunde „krank".

28 Cholesterinstoffwechselstörungen und Krankheiten

Nachfolgend möchten wir beispielhaft einige Stoffwechselstörungen herausgreifen, die möglicherweise bereits in der Jugend auftreten können.

Primäre Hyperlipoproteinämien

Die primären Hyperlipoproteinämien sind genetisch determiniert und werden nicht durch äußere Einflüsse hervorgerufen. Die Grenzen zwischen Anlage und Umwelt sind jedoch fließend, da eine genetische Disposition zur Hyperlipoproteinämie vorliegen kann, die sich durch Fehlernährung erst manifestiert (s. unten).

Nach Frederikson unterscheidet man die Hyperlipoproteinämien Typ I–V. Diese Einteilung basiert ausschließlich auf dem jeweiligen Lipoproteinanteil, der durch die Lipoproteinelektrophorese bestimmt worden ist. Klinische Gesichtspunkte und auch das angeblich prognostisch günstige HDL bleiben jedoch unberücksichtigt, so daß diese Einteilung für die Praxis ungeeignet ist. In vielen Fällen ist der genaue genetische Defekt noch unbekannt.

Typisierung nach Frederikson	Erhöhte Lipoproteinfraktion	Erhöhter Lipidanteil
Typ 1	– Chylomikronen	– Triglyzeride
Typ 2a	– LDL	– Cholesterin
Typ 2b	– LDL und VLDL	– Cholesterin u. Triglyzeride
Typ 3	– Chylomikronenreste („chylomicron remnants")	– Cholesterin u. Triglyzeride
Typ 4	– VLDL	– Triglyzeride
Typ 5	– VLDL und Chylomikronen	– Triglyzeride u. Cholesterin

Familiäre Hypercholesterinämie (Typ 2a)

Die häufigste Form der Hyperlipoproteinämien ist die familiäre Hypercholesterinämie, die dem Typ 2a und z.T. auch 2b nach Frederikson entspricht. Als Ursache hierfür wurde ein LDL-Rezeptordefekt gefunden. Brown u. Goldstein erhielten 1985 den Nobelpreis für die strukturelle Aufklärung dieses Rezeptors. Ungefähr einer von 500 Personen besitzt diesen genetischen Defekt in heterozygoter Form. Diese Personen verfügen etwa über halb so viele LDL-Rezeptoren wie der Rest der Bevölkerung. Dadurch können weniger cholesterinhaltige LDL-Moleküle von den Zellen aus dem Blutstrom eliminiert werden, so daß der Cholesterinspiegel auf Werte zwischen 350 und 600 mg/dl ansteigt.

Zusätzlich ist der Rückkoppelungsmechanismus aufgrund des geringen Cholesteringehaltes in den Zellen gestört, wodurch die Cholesterinsynthese in den Zellen „angekurbelt" wird. (Das Cholesterin gelangt ja nicht in die Zelle!).

Selten liegt eine homozygote Form der Hypercholesterinämie vor (1:1 000 000), bei der die Anzahl der LDL-Rezeptoren massiv verringert ist bzw. die Rezeptoren ganz fehlen, so daß ein 6- bis 10facher Cholesterinspiegel resultiert. Diese Menschen sterben schon in früher Kindheit am Verschluß der Herzkranzgefäße.

Bei den homozygoten Formen können *hohe Cholesterin- und LDL-Cholesterinkonzentrationen* im Plasma auftreten, oft mit Werten von 650–1000 mg%, die *bereits bei der Geburt bestehen.* Es kommt zu einer regulären „Überschwemmung" und Schädigung des Organismus durch Cholesterin, wodurch bereits in jungen Jahren *Xanthome* in Haut und Gewebe usw. entstehen (Xanthoma tuberosum und planum, Xanthelasmen, Sehnenxanthome usw.). Reguläre *Xanthome* können auch *im Endokard* und in den *Blutgefäßen* auftauchen. Eine kardiovaskuläre Xanthomatose kann unter dem Bild der Mitralinsuffizienz, Mitralstenose und Koronarinsuffizienz und -stenose (Schettler 1955) verlaufen und mit einem plötzlichen Herztod enden. Bei den homozygoten Formen kann es zu schwersten allgemeinen Atheroskloseerscheinungen unter Einschluß der Aorta, der Koronar-, Pulmonal- und Zerebralgefäße u.a. kommen (Abb. 28.1 und 28.2). Die meisten Xanthome bestehen bei dieser Krankheit bereits im 1. Lebensjahrzehnt. Die hereditäre Natur dieses Leidens wurde schon im vergangenen Jahrhundert beschrieben. Schettler (1955) erwähnt, daß *Koronarveränderungen* gehäuft auftreten. Unter 404 untersuchten Fällen hätte bei 227 ($\triangleq 56\%$) eine *Angina pectoris bestanden.* Der Prozentsatz von Gefäßkranken dürfte noch höher liegen. Ob die Gefäßveränderungen bei der essentiellen Hypercholesterinämie mit der „gewöhnlichen" Atherosklerose identisch wären, ist nach Schettler (1955)

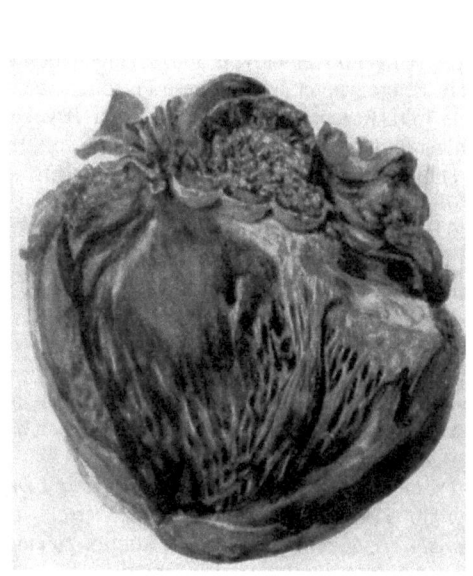
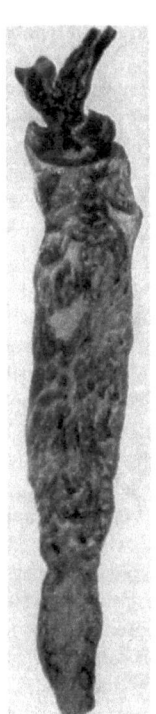

Abb. 28.1 **Abb. 28.2**

Abb. 28.1. Xanthomatöse Endokardveränderungen. 19jähriges Mädchen (Fall Hess). (Aus: Schettler, 1955)

Abb. 28.2. Schwere atherosklerotische Aortenveränderungen bei essentieller xanthomatöser Hypercholesterinämie. 19jähriges Mädchen (Fall Hess). (Aus: Schettler, 1955). Dieses Bild gleicht nicht dem Bild der „gewöhnlichen" Arteriosklerose (vgl. Linzbach, S. 281)

„noch umstritten". Er verweist auf Tannhauser, der beide Formen voneinander trennt. Unter einer modernen Gentherapie wird dieses Leiden bald zu heilen sein, ebenso mittels einer Lebertransplantation, da die Leber ausreichende Mengen an LDL-Rezeptoren enthält.

Die Frage, ob man die massiven Gefäßwandveränderungen unter der „essentiellen" Hypercholesterinämie im Hinblick auf Entstehung und Ablauf dem Bild einer "gewöhnlichen" Atherosklerose gleichsetzen darf, muß allerdings auch heute noch unverändert angezweifelt werden. Infolge des totalen Fehlens an LDL-Rezeptoren besteht, wie bereits gesagt, bei der Geburt eine schwere toxische Überschwemmung des Organismus mit Cholesterin, die man nach Anitschkow (1912) auch als „*Cholesterinsteatose*" bezeichnen könnte. Daß sich weder ein Gendefekt mit seinen Auswirkungen noch die beschriebenen massiven Gefäßwandschädigungen bei der familiären Hyperlipidämie homozygoten Typs auf Gesunde übertragen lassen noch diese Art der Gefäßwandschädigung als Vorbild für die Entstehung einer „gewöhnlichen" menschlichen Atherosklerose dienen kann, bedarf nach unserer Meinung keiner Frage.

Therapie der Hypercholesterinämie

Der mögliche Einfluß von Diätmaßnahmen ist naturgemäß schlecht (s. S. 315 über cholesterinarme Diät). Man wird sich also auf die Gabe von geeigneten *Lipidsenkern* (Tabelle 28.1) etc. und der Beachtung der allgemeinen Regeln der gesunden Lebensweise und Ernährung beschränken müssen. Die Methode der Wahl wäre die Lebertransplantation oder die Gentherapie.

Wer auf dem *Seziertisch* das Gefäßsystem einer *familiären Hypercholesterinämie* gesehen hat, wird an die Beschreibung von Nobbe 1965 über einen 56jährigen Todesfall erinnert: „die Aorta und ihre großen Äste sind mit plattenförmigen arteriosklerotischen Beeten schon in der Aorta ascendens und im Bogen befallen. Es bestehen dichtstehende konfluierende Beete in der gesamten absteigenden Aorta mit Geschwüren im Bogen und im Bauchteil. In den beiden Arteriae iliaca, in den Schlüsselbein- und Halsschlagadern bestehen flächenhafte Ulzerationen, ebenso in der distalen Bauchaorta. Fast sämtliche Hirnarterien sind mit konfluierenden Beeten beginnend bei den großen Hirnbasisgefäßen sowie in den beiden Arterien cerebri mediae befallen. Herde bestehen in den feinen peripheren Ästen aller Hirnschlagadern. Es bestehen *starke Ablagerungen von Cholesterinestern in den Beeten* und eine schwere Koronarsklerose mit fortlaufender knotiger Wandverdickung und Stenose aller Äste". Man versteht die Lehrmeinung von *Tannhauser 1950* u. a. Pathologen, daß diese Form der Zerstörung vom Bild der „gewöhnlichen" Arteriosklerose abzutrennen ist. Die Bezeichnung „Cholesterinsteatose" wäre angebrachter.

Die genetisch bedingte Hypercholesterinämie geht in der Regel mit pathologisch erhöhten Cholesterinwerten (über 350 mg%) und einem stark erhöhten LDL-Cholesterin (über 400 mg%) einher, wobei besonders die Prognose der homozygoten Form schlecht ist. Die Störungen können heute hinreichend durch geeignete Maßnahmen diagnostisch geklärt werden.

Cholesterinstoffwechselstörungen und Krankheiten

Tabelle 28.1. Verordnungen von lipidsenkenden Mitteln 1992. Angegeben sind die verordnungshäufigsten Präparate mit Verordnungsrang, Verordnungen und Umsatz 1992 sowie den prozentualen Veränderungen gegenüber 1991. (Aus: Schwabe u. Paffrath, 1993)

Rang	Präparat	Verordnungen		Umsatz	
		1992 in Tsd.	Veränd. in %	1992 in Mio. DM	Veränd. in %
110	Cedur	1147,7	−13,8	153,0	−9,8
184	Mevinacor	851,9	+3,2	180,4	+12,4
287	Denan	608,5	+18,4	111,6	+35,9
344	Sedalipid	533,5	−15,8	23,8	−9,4
447	Zocor	425,4	+24,0	81,8	+52,6
492	Gevilon	391,6	−11,7	35,6	−3,9
667	Lipo-Merz	280,3	−16,7	38,7	−7,9
747	Lipanthyl	255,0	−32,7	33,7	−26,4
779	Pravasin	241,8	+35,5	49,9	+58,4
873	Duolip	211,9	−10,4	26,3	+1,8
882	Bezafibrat-ratiopharm	210,1	+410,2	13,1	+928,3
982	Fenofibrat-ratiopharm	182,7	+1,3	11,1	+6,9
1106	Sito-Lande	153,6	+3,8	11,5	+7,2
1132	Quantalan	148,2	−0,9	32,2	+8,9
1139	Liprevil	147,4	+87,5	30,6	+122,6
1257	Normalip N	129,4	−4,0	16,2	+9,3
1319	Olbemox	118,7	−32,5	10,6	−25,7
1344	Beza-Lande	115,8	+121,3	4,8	+140,2
1438	Durafenat	105,8	+32,6	6,4	+56,0
1662	Lipostabil 300/500 N	83,7	−7,5	5,5	−6,6
1706	Sapec	80,2	+20,4	3,6	+21,3
1719	Carisano	79,3	−2,2	3,6	+14,3
1999	Clofibrat 500 Stada	60,3	−25,5	1,7	−25,5
Summe:		6562,9	−0,3	885,6	+12,2
Anteile an der Indikationsgruppe:		95,6%		97,3%	
Gesamte Indikationsgruppe:		6868,5	+0,0	*910,0*	*+11,5*

Welche Personengruppen sollten getestet werden?

Empfehlungen, daß alle Kinder schon nach ihrer Geburt oder besser noch vor ihrer Geburt auf ihren Cholesterinwert gescreent werden, ist abzulehnen. Die American Heart Association empfiehlt, ab dem Alter von 2 Jahren einen *Test nur bei bestimmten Personengruppen* durchzuführen:

- *Positive Familienanamnese* mit vorzeitigen Herzinfarkten und Xanthomen,
- unerklärliche postbrandiale *Schmerzen*,
- *Adipositas* und *sehr große Kinder.*

Ist eine *familiäre Hypercholesterinämie* bekannt, so kann schon vor der Geburt aus der Umbilikalvene Blut entnommen werden.

Indikationen zur Therapie

Eine medikamentöse Therapie sollte nur bei Personen indiziert sein, deren Cholesterinspiegel über 300 mg/dl liegt. Bei unter 20jährigen sind auch geringere Werte von über 250 mg/dl zu hoch, so daß eine familiäre Hypercholesterinämie ausgeschlossen werden sollte und bei Bedarf aggressiv behandelt werden muß. Ein Wert von 300 mg/dl bei einer älteren Dame von über 60 Jahren ist ein *normaler Wert*, der keiner Therapie bedarf (s. Tabelle 27.7 bezüglich Cholesterinverteilung).

Der menschliche Organismus kann mit dem Biosystem der Natur verglichen werden. Eine einzige Änderung in der Natur kann eine Kettenreaktion hervorrufen, die vorher nicht abzusehen ist und zur Katastrophe führt. So mag eine Senkung des Cholesterinspiegels zwar die Herzinfarktrate senken, gleichzeitig steigen dafür jedoch andere Todesursachen wie Krebs und Infektionen an, deren Mechanismen wir noch nicht ausreichend verstehen. Dugdale (1987) zeigt diese Korrelation an der australischen Bevölkerung auf und befürchtet, daß durch eine Cholesterinsenkung nur eine Verschiebung der Todesfälle hin zu den Krebserkrankungen bewirkt wird. Nach ihm sollten nur die Patienten mit extrem hohen Cholesterinwerten behandelt werden und empfiehlt, daß man den Rest der Bevölkerung in Ruhe läßt und ihm nicht die Freude am Essen nimmt. McCormick u. Skrabanak (1988) befürchten sogar, daß durch die großen Bevölkerungsinterventionen mit Cholesterindiät und Lipidsenkern ein großer Schaden zugefügt wird und die nachfolgenden Generationen nach den Schuldigen fahnden werden. Klose u. Schwabe berichteten im *Arzneiverordnungsreport '91* (S. 273 ff), daß 3- bis 4mal so viele Menschen in den alten Bundesländern mit Lipidsenkern (Tabelle 28.1) behandelt wurden, wie es statistisch gesehen geben dürfte. Aufgrund der statistischen Daten können nur etwa 350000 Menschen in den alten Bundesländern unter einer genetisch bedingten Hyperlipidämie leiden. Verschrieben wurden tatsächlich 342 Mio. Tagesdosen, die ausreichen, um 940000 Patienten zu behandeln.

Kurze Schilderung der Therapiemaßnahmen

Wir können hier nur einen kurzen Überblick über einige therapeutische Möglichkeiten geben und verweisen im übrigen auf die Fachliteratur der Medizin. Es werden angewandt:

a) Beachtung von Regeln der *gesunden Ernährung und Lebensweise*. Die Wirkung einer cholesterinarmen Diät ist sehr beschränkt.

b) Förderung der Cholesterinausscheidung durch Unterbrechung des enterohepatischen Kreislaufs (Hemmung der Rückresorption). Hierzu werden *Anionenaustauschharze* verwendet, die die Gallensäure binden und so vermehrt im Stuhl ausscheiden (Colestyramin, Colestipol).

c) Die Leber produziert jedoch reaktiv vermehrt Cholesterin, so daß zusätzlich Hemmer der Cholesterinsynthese eingesetzt werden. Es handelt sich um die *HMG-CoA-Reduktasehemmer* (Lovastatin, Simvastatin, Pravastatin) (Nebenwirkungen u. a. S. 326).

d) Eine weitere Medikamentengruppe steigert die LDL-Aufnahme in die Zellen, hemmt die VLDL-Synthese und aktiviert die Lipoproteinlipasen. Dieses bewirkt die *Gruppe der Fibrate:* Clofibrat, Gemfibrozil, Bezafibrat u. a.

e) *Nikotinsäurederivate* hemmen die Lipolyse im Fettgewebe. Dadurch werden weniger Fettsäuren freigesetzt, die zur Leber gelangen können und dort indirekt die VLDL-Produktion ankurbeln.

f) *Probucol* verhindert die chemische Modifikation von LDL, wie z. B. die Autooxidation. Diesen veränderten LDL-Molekülen wird ja eine vermehrte Atherogenität nachgesprochen (Kapitel „Autooxidation"). Durch Probucol soll also die vermehrte Aufnahme in Makrophagen und deren Einlagerung im Gefäßendothel verhindert werden.

g) Bei schwersten Formen der familiären Hypercholesterinämie kann durch eine extrakorporale *LDL-Apherese* LDL aus dem Plasma entfernt werden.

Bei der medikamentösen Therapie wird der LDL-Plasmaspiegel durch verschiedene Mechanismen gesenkt, wodurch die Zellen nicht mehr mit Cholesterin übersättigt sind und deshalb reaktiv ihre LDL-Rezeptorendichte ansteigt und LDL in höherem Maße aus dem Blutkreislauf eliminiert wird. Die Nebenwirkungen dieser Präparate sind jedoch enorm (s. Tabelle 28.2 der Schweizerischen Stiftung für Cardiologie!), so daß der vermeintliche Nutzen dem Schaden gegenüberzustellen ist. Wie bereits besprochen, ist aufgrund der Verknüpfung vieler Stoffwechselwege eine isolierte Hemmung der Cholesterinsynthese überhaupt nicht möglich.

Nebenwirkungen von Medikamenten

Diese *Übermedikamentation an Lipidsenkern* bescherte der Pharmaindustrie eine Umsatzsteigerung innerhalb eines Jahres von über 25%! Der Umsatz an Lipidsenkern betrug 1991 816,2 Mio. DM, 1992 bereits ca. 920 Mio. DM (s. Tabelle 28.1).

Obwohl die Rolle des Cholesterins in der Ätiologie der Arteriosklerose immer noch nicht geklärt ist, empfehlen Gesundheitsorganisationen (Consensus Development Panel 1985) eine *cholesterinreduzierte Diät* für die gesamte Bevölkerung und sogar für *Kinder ab dem 2. Lebensjahr* (30% Fett, <10% gesättigte FS, <250–300 mg/Tag Cholesterin). Niedrige Cholesterinspiegel können aber die Zusammensetzung der Zellmembranen verändern und das Immunsystem schwächen. Es ist ein Wunder, daß nicht schon ein größerer Schaden am Menschen verursacht worden ist. Wahrscheinlich ist es mal wieder Ausdruck dafür, was der Mensch „an ärztlicher Kunst so alles aushalten kann". Nur den großen Adaptionsvorgängen und Syntheseleistungen (Cholesterin) unseres Körpers haben wir dies zu verdanken. Der Schaden an heranwachsenden Kindern und den Immungeschwächten, alten Leuten, die besonders empfindlich sind, ist dagegen wohl noch nicht abzusehen. Goldstein u. Brown (1987) stellten fest, daß ein und dieselbe Diätmaßnahme für den einen Menschen notwendig ist, während sie einem anderen dagegen Schaden zufügen kann.

Sehr bezeichnend für diese Problematik ist folgender Satz von Voltaire (1768): *„Die Ärzte bekämpfen Krankheiten, die sie nicht kennen, indem sie Drogen, die sie nicht kennen, in Körper bringen, die sie erst recht nicht kennen."*

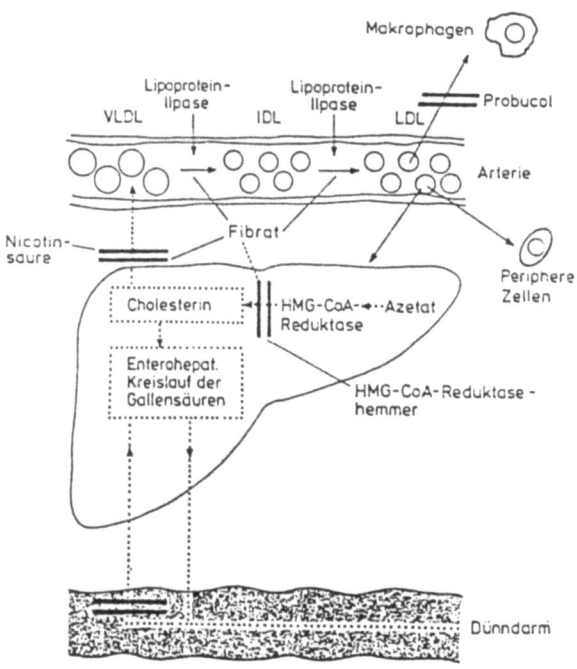

Abb. 28.3. Wirkungsmechanismen antilipidämischer Medikamente. (Aus: Schwabe u. Paffrath, 1991, S. 126)

Bewertung von Interventionsstudien

Keiner einzigen Interventionsstudie mit Lipidsenkern ist es bisher überzeugend gelungen, Leben zu retten (Oliver 1988). Zwar konnte in einigen Fällen die Herzinfarktrate gesenkt werden, oft lag dabei aber die Gesamtmortalität der behandelten Gruppe höher als die der Kontrollgruppe. Die behandelte Gruppe verstarb häufiger an Krebs, aber auch an Unfällen und Selbstmord. Eine überzeugende Erklärung gibt es hierzu noch nicht. Geradezu vernichtend war ein Artikel von Strandberg et al. (1991), in dem er die Behandlungsgruppe einer finnischen Interventionsstudie (an 3490 Patienten mit Fibraten, 1974–1980) noch ca. 10 Jahre *nach* Abschluß der Studie (Mittinen 1985) verfolgte. Die damaligen Ergebnisse wiesen bei Studienende (1980) eine deutliche Reduktion der Herzinfarktrate der be-

Tabelle 28.2. Wirkungen und Nebenwirkungen lipidsenkender Medikamente

	Wirkungen auf Lipide			Unerwünschte Wirkungen/Bemerkungen
	Cholesterin	Triglyzeride	HDL-Chol.	
Ionenaustauscher	↓ 10 – 30%	↑ 0 – 20%	↑ 0 – 10%	Häufig Magen-Darm-Störungen: Nausea, Flatulenz, Obstipation. Erhöhung der Transaminasen und der alkalischen Phosphate möglich; Verminderung fettlöslicher Vitamine, wenn eine hochdosierte Behandlung über lange Zeit erfolgt. Durch medikamentöse Interaktion kann es zur verminderten Resorption anderer Medikamente kommen.
Fibrate	↓ 10 – 20%	↓ 25 – 60%	↑ 0 – 30%	Selten milde Magen-Darm-Störungen: Nausea, Diarrhö; Myalgien, Impotenz und Erhöhung des Gallensteinrisikos. Erhöhung der Transaminasen, bzw. CK, Verminderung der alkalischen Phosphatase möglich. Medikamentöse Interaktion: Wirkungsverstärkung der koagulanzien vom Kumarin-Typ. Bei Niereninsuffizienz: Reduktion der Dosis.
Nikotinsäure-Derivate	↓ 15 – 25%	↓ 20 – 35%	↑ 15 – 20%	Flush zu Beginn der Behandlung, Pruritus, Schmerzen im Epigastrum, Erbrechen, Diarrhö. Erhöhung der Transaminasen und Harnsäure möglich. Verminderung der Glukosetoleranz.
Probucol	↓ 10 – 15%	0%	↓ 0 – 30%	Selten milde Magen-Darm-Störungen: Nausea, Flatulenz, Diarrhö. Myositis. Mäßige Eosinophilie möglich. QT-Verlängerung im Ei. Sehr lange biologische Halbwertszeit.
HMG-CoA Reduktase-Hemmer	↓ 25 – 35%	↓ 10 – 30%	↑ 0 – 15%	Sehr selten Magen-Darm-Störungen: Nausea, Unwohlsein im Abdomen. Erhöhung der Transaminasen, bzw. CK möglich (Myopathierisiko). Über medikamentöse Interaktionen ist zur Zeit noch wenig bekannt. Kombination mit Fibraten oder Nikotinsäure ist zu vermeiden.

Tabelle 28.3. Todesfälle während der Studie und nach Studienende (1974 – 1989)

Todesursache	Behandelte Gruppe	Kontrollgruppe
Herzinfarkte	34	18
Krebs	13	21
Unfälle (Verbrechen)	13	1
Verschiedenes	7	10
Insgesamt	67	46

handelten Gruppe auf (46%). Nach Studienende wurden die Patienten nicht mehr behandelt und sich selber überlassen. Zehn Jahre nach Studienende sah die Sache aber schon ganz anders aus. In der 5jährigen Studienzeit und 10 Jahre nach Studienende (1974 – 1989) gab es insgesamt 67 Todesfälle in der Behandlungsgruppe und nur 46 Tote in der Kontrollgruppe. In der *Behandlungsgruppe* lag die Herzinfarktrate sogar fast doppelt so hoch wie in der Kontrollgruppe!! Die Ursache der hohen Anzahl von Todesfällen durch Unfälle, Selbstmorde und Gewalttätigkeiten in der Behandlungsgruppe (13 : 1), läßt sich noch nicht erklären. Einen Einfluß der Lipidsenker auf die psychische Verfassung der Patienten kann jedoch nicht mehr ausgeschlossen werden. Strandberg (1991) folgerte aufgrund dieser überraschenden Daten, daß die Indikation zur primären Prävention von Herzinfarkten mit Lipidsenkern neu überdacht werden müsse.

Tabelle 28.4 und 28.5 geben über einige Interventionsstudien nähere Auskunft.

Die *Mehrzahl* aller *Interventionsstudien* sind „*multifaktorell*" angelegt (Tabelle 28.3). Gleichzeitig werden eine Unzahl von Maßnahmen eingeleitet wie Rauchverbot, Bekämpfung des Bluthochdrucks und von Übergewicht usw. Die Bekämpfung jeder Einzelmaßnahme führt bereits zu einer Minderung des Vorkommens von Koronarleiden. Während der beiden Weltkriege hat Deutschland in den Hunger- und Notjahren die Erfahrung gemacht, daß das Verschwinden aller Risikofaktoren zu einem Rückgang an allen Wohlstandskrankheiten auch am Herzinfarkt geführt hat. Multifaktorell angelegte Studien sagen nichts über das Thema Cholesterin aus.

Auch gibt es keine Studie, die einen Beweis für die alleinige präventive Wirkung einer *cholesterinarmen Diät* erbracht hätte, ganz abgesehen davon, daß eine solche Diätmaßnahme mit einer Änderung zahlloser anderer Nahrungsinhaltsstoffe verbunden, also auch multifaktorell, angelegt ist.

Schwandt (1990) hat hierzu ausgeführt: „Aus ethischen und finanziellen Gründen wurde (und wird) in der Tat keine präventive Studie durchgeführt, die die Wirkung einer diätetischen Cholesterinreduktion auf die koronaren Herzkrankheiten untersucht. Eine Vielzahl epidemiologischer Daten läßt an diesen Zusammenhängen dennoch keinen Zweifel."
Die eine Aussage widerspricht der anderen.

Framingham-Studie

Daß pauschal alle Cholesterinwerte über 200 mg/dl als erhöhtes Risiko eingestuft werden (vgl. S. 346), entzieht sich jeder Logik. Der Nutzen einer Cholesterinsenkung im Grenzbereich von 250–350 mg/dl konnte bisher nicht überzeugend nachgewiesen werden. Oft lag die Gesamtmortalität der behandelten Gruppe über der der Kontrollgruppe. Ein Zigfaches der Menschen weist hohe Cholesterinspiegel (250–350 mg/dl) auf und verstirbt nicht am Herzinfarkt, während ein nicht unerheblicher Teil (10% der Herzinfarkte) trotz niedriger (Abb. 27.5) Cholesterinwerte (<190 mg/dl) am Herzinfarkt stirbt (Anderson 1987).

In einer Langzeitbeobachtung der Framingham-Studie erhob Anderson (1987) an 1045 Personen folgende Befunde:

– 9% der Herzinfarkttoten hatten eine Cholesterinwert *unter* 190 mg/dl.
– 31% der Herzinfarkttoten wiesen einen Cholesterinwert über 260 mg/dl auf.

Bidlack u. Smith werteten die Daten der Framingham-Studie unter anderen Gesichtspunkten aus: Die Population der Infarkttoten wies einen mittleren Cholesterinspiegel von 240 mg/dl ±40, die der übrigen Population dagegen 220 mg/dl ±40. Anhand der Grafik sieht man, wie groß die Überlappung (Tabelle 27.8) beider Gruppen ist. Setzt man die beiden Populationen auch noch in eine Größenrelation zueinander, so sieht man, daß weit mehr Menschen trotz hoher Cholesterinwerte (>240 mg/dl) keinen Herzinfarkt erleiden. Auch die Population der Herzinfarkttoten ergibt eine Gauß-Verteilungskurve, wobei überraschenderweise der mittlere Cholesterinwert nur bei ca. 240 mg/dl liegt und nicht sehr viel höher, wie man glauben möchte.

Interventionsstudien mit multiplen Risikofaktoren

Tabelle 28.4. Interventionsstudien mit multiplen Risikofaktoren. (Nach: Cormick u. Skrabanek, 1988). Der größte Unsicherheitsfaktor ergibt sich aus der Tatsache, daß unzählige Maßnahmen gleichzeitig gestartet wurden, wie Diät, gesunde Ernährung, Gewichtsabnahme, Rauchverbot, Bluthochdruckbekämpfung, körperliche Bewegung usw. und niemand weiß, wer was bewirkt hat.

Studie	Stichprobengröße	Altersgruppe (Jahre)	Dauer (Jahre)	Intervention	KHK Todesfälle		Todesfälle Gesamt	
					I	K	I	K
WHO	60881	40–59	6	D, S, BP, E, W	428	450[a]	1325	1341[a]
Göteborg	30000	47–55	12	D, S, BP	462	461	1293	1318
MRFIT	12866	35–57	7	D, S, BP	115	124	265	260
Helsinki	1222	40–55	5	D, S, BP, E, W	4	1	10	5
Oslo	1232	40–49	5	D, S	6	13[a]	16	23[a]
Gesamt	106201		828000 Pers./Jahre		1015	1049	3009	2947

D Diät, *S* Rauchen, *BP* Blutdruck, *E* körperliches Training, *W* Gewichtsreduction, *KHK* koronare Herzkrankheit

[a] Bereinigt um die Unterschiede der Stichprobengröße in den Interventions- (*I*) und Kontrollgruppen (*K*)

Interventionsstudien mit einzelnen Risikofaktoren

Interventionsstudien mit einzelnen Risikofaktoren zeigt Tabelle 28.5. Die LRC-CPPT-Studie ist auf Gesunde nicht übertragbar, weil ihr überwiegend ein genetischer Defekt am Chromosom 19 mit LDL-Rezeptoren zugrunde liegt. Die WHO-Studie ergab unter Gabe des *Lipidsenkers Clofibrat* 54 Todesfälle und in der nichtbehandelten Gruppe nur 48 Tote infolge von Koronarleiden. Insgesamt starben in der mit Clofibrat behandelten Gruppe 162 Fälle, in der nicht behandelten 127. In der *Helsinki-Studie* starben unter insgesamt 4081 erfaßten Personen unter der Therapie mit dem *Lipidsenker Gemfibrozil* von 2951 behandelten Personen 6 Fälle ($\hat{=} 2,9\%$) und in der nichtbehandelten Gruppe von 2030 Personen 8 Fälle ($\hat{=} 3,9\%$), insgesamt eine sehr geringe Zahl an Todesfällen überhaupt. Die Differenz von 1%, also zwischen 3,9% und 2,9% zwischen den beiden Gruppen veranlaßte die Industrie zu der sagenhaften Werbeaussage, es

Tabelle 28.5. Interventionsstudien mit einzelnen Risikofaktoren. (Nach: Cormick u. Skrabanek, 1988). Im Gegensatz zu Tabelle 28.4 wurden hier als einzelne Risikofaktoren nur das Verhalten des Serumcholesterinspiegels unter der Gabe eines Lipidsenkers und das Verhalten von koronaren Todesfällen (z. B. in der WHO-, -LRC-CPPT- und Helsinki-Studie) untersucht oder der alleinige Einfluß des Rauchens usw.

Studie	Stichprobengröße	Altersgruppe (Jahre)	Dauer (Jahre)	KHK Todesfälle		Todesfälle Gesamt	
				I	K	I	K
Cholesterin							
WHO (Clofibrat)	15 745	30 – 59	5,3	54	48	162	127
LRC-CPPT (Cholestyramin)	3 806	33 – 59	7	32	44	68	71
Helsinki (Gemfibrozil)	4 081	40 – 55	5	6	8	45	42
Gesamt			115 176 M/Jahr	*92*	*100*	*275*	*240*
Rauchen							
Whitehall Staatsbeamte	1 445	40 – 59	10	49	62	123	128
Hypertonie							
8 gemeindegebundene Studien	17 314	–	153 757 M/Jahr	a	a	784	887
MRC	9 048 M 8 306 F	–	85 572 Pers./Jahr	106	97	248	253

a Gruppenverhältnis = 0,92 (95%-Konfidenzintervall 0,78 – 1,08)
I Interventionsgruppe, *K* Kontrollgruppe

wären „*34% weniger an Herzinfarkten*" unter Gemfibrozil *gestorben*. Andere wählen die 8 Todesfälle als 100% und sprechen im Vergleich zu den 6 Todesfällen (wei Todesfälle Unterschied) unter der Gemfibrozilbehandlung von *25% weniger Todesfällen* an Herzkranzgefäßleiden.

Dies ist zwar ein Unterschied von 25%, bei einer Studiengröße von über 4000 Personen ist dies jedoch geradezu lächerlich. Die Gesamtmortalität der behandelten Gruppe lag im übrigen bei 45 Personen gegenüber 42 in der Placebogruppe. Ähnliche Zahlen finden sich auch in der LRCP-CPPT („coronary primary prevention trial" mit Cholestyramin), der WHO-Studie und der Honolulu-Heart-Studie (1985).

In der MRFIT-Studie („multiple risk faktor intervention trial") an über 12000 Patienten wurde die diätetische Therapie mit einem Rauchverbot kombiniert. Obwohl unwissenschaftlicherweise 2 Parameter gleichzeitig verändert wurden, lag kein Unterschied in der Gesamtmortalität beider Gruppen vor.

Stellt man nun noch die Kosten (1992 alte Bundesländer: 920 Mio. DM!!) dem vermeintlichen Nutzen gegenüber, so wird deutlich, welch wichtige finanzielle Ressourcen verschwendet werden und wieviele Menschenleben an anderen Stellen damit gerettet werden könnten.

29 Cholesterin, Infektionskrankheiten und Krebs

Erniedrigte Cholesterinspiegel bei Krebs und Infektionen

Einige Beobachtungen haben in den letzten Jahren zunehmend das Interesse auf *Zusammenhänge* zwischen der Immunabwehr des Organismus gegen *Infektionskrankheiten, Krebs* einerseits und der Rolle des *Cholesterinhaushaltes* andererseits gelenkt. Hierzu zählt die Beobachtung, daß die Mehrzahl der Infektionskrankheiten in zunehmendem Stadium mit einem *teils erheblichen Absinken des Serumcholesterinspiegels* einhergehen. Ganz *besonders stark* und verbreitet ist die Abnahme des Serumcholesterinspiegels bei bösartigen Krankheiten also *bei Malignomen*. Man stelle sich einmal vor, jemand käme aus präventiven Überlegungen beim Herzinfarkt auf die Idee, aus diesen Beobachtungen heraus Rückschlüsse auf eine notwendige Änderung der Normalverteilung für das Serumcholesterin zu ziehen, in der Vorstellung, man könne dadurch der Krebskrankheit vorbeugen. Die Empfehlungen würden dann sicher Werte von über 300 mg% Serumcholesterin favorisieren.

Die Absenkung des Serumcholesterins haben u. a. Isles et al. mit statistischer Signifikanz 1989 nachgewiesen (Abb. 29.1). Bei Erwachsenen können langfristig anhaltende Erniedrigungen auf Werte von 90–100 mg% Serumcholesterin auftreten. Einige Kranke können solche Werte mehrere Jahre nach einer erfolgreichen Krebsoperation z. B. bei Mammakrebs beibehalten. Bei einigen wurden tiefe Werte zufälligerweise bereits vor dem Ausbruch des Malignoms gemessen. Man könnte *hypothetisch meinen*, daß die Aktivierung, die Aufrechterhaltung der Immunabwehr und die Bildung von Abwehrzellen *die ohne Cholesterin nicht entstehen können*, auf die Lieferung von Cholesterin nachhaltig angewiesen sind. Keine Zellmembran und damit keine Zelle kann ohne Cholesterin gebildet werden.

Der Bedarf an Cholesterin könnte für *mehrere Prozesse* erforderlich sein, für die Mobilisierung der Zellen für die *Immunabwehr*, aber auch für die Bildungsmöglichkeiten von neuem *bösartigem Gewebe* (Metastasen etc.), welche nicht ohne Cholesterin geschehen kann. Letztendlich könnte es unter dem starken Absinken des Serumcholesterins, welches von einem zellulären Mangel begleitet sein dürfte, zwangsläufig zu einem Erliegen

374 Cholesterin, Infektionskrankheiten und Krebs

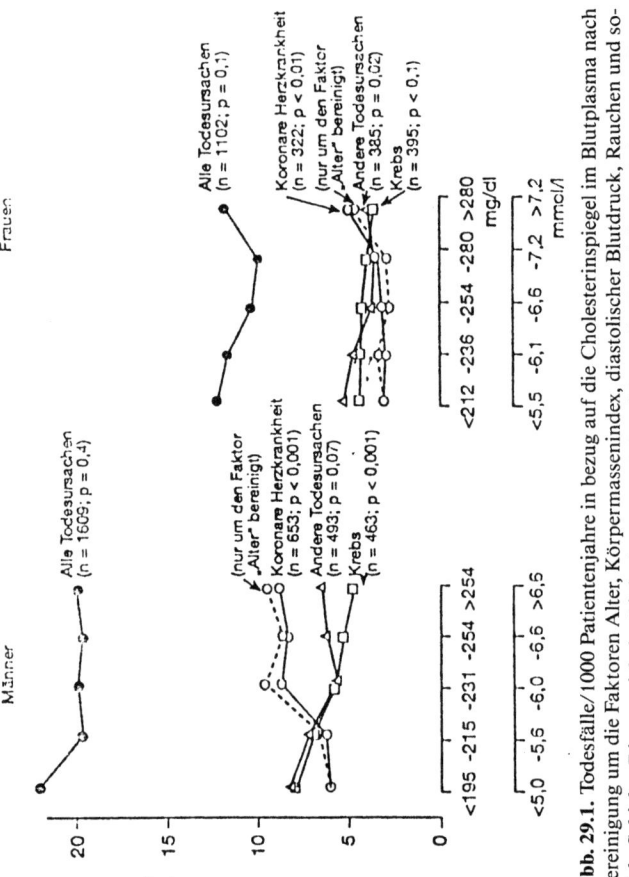

Abb. 29.1. Todesfälle/1000 Patientenjahre in bezug auf die Cholesterinspiegel im Blutplasma nach Bereinigung um die Faktoren Alter, Körpermassenindex, diastolischer Blutdruck, Rauchen und soziale Schicht. Die gestrichelte Linie (○ – – – ○) bezeichnet die Todesfälle durch koronare Herzkrankheit; die Werte wurden nur um den Faktor „Alter" bereinigt, eine weitere Bereinigung um die Faktoren Körpermassenindex, diastolischer Blutdruck, Rauchen und soziale Schicht hatte nur geringfügige Auswirkungen. (Aus: Isles et al., 1989, S. 920–924)

der Immunabwehr kommen, da Abwehrzellen nicht mehr ausreichend gebildet werden könnten. Das Absinken des Cholesterinserumspiegels bei diesen Vorgängen könnte bedeuten, daß der in Not befindliche Organismus einen hohen bzw. unzureichenden Bedarf an diese Substanz hätte. Deswegen ist es nicht unsinnig vorzuschlagen, bei Infektionskrankheiten und Karzinomen usw. Cholesterin intravenös zu spritzen. Von einer oralen Cholesterinsubstitution wäre kaum ein Erfolg zu erwarten. Schließlich gab es schon einmal in der Geschichte der Medizin eine Periode, in der als *„Chemotherapeutikum"* Cholesterin *intravenös* in hohen Dosen, 2–3 g täglich *gespritzt* wurde.

Intravenöse Cholesterininjektionen

1901 hatte Ransom Tieren eine tödliche Dosis einer 0,1%igen Saponinlösung gespritzt. In einer zweiten Versuchsanordnung spritzte er vorab Cholesterin intravenös, mit dem Erfolg, daß kaum mehr ein Tier verstarb. Dieser Befund wurde später von Leupold und Bogendörfer unter einer tödlichen Gabe von Diphtherietoxinen tierexperimentell um 1922 bestätigt. Es verstarben kaum mehr Tiere, wenn diese zuvor intravenös Cholesterin erhalten hatten.

1910 beschrieb Grimm den positiven Einsatz von 3 g Cholesterin intravenös bei Schwarzwasserfieberpatienten. Zur gleichen Zeit wurden in Italien und Spanien Cholesteringaben i. v. bei Infektionskrankheiten wie Tuberkulose, Tetanus usw. empfohlen.

1924 empfahlen Dörle u. Sperling Cholesterin als allgemeines „Kräftigungsmittel" nach Krankheiten zu spritzen.

Millionen menschlicher Zellen besitzen ein Zellgerüst aus einer sog. „Cholesterinphospholipidmembrandoppelschicht" (nach Nicholson). Der die Zelle am Leben haltende Stoffwechsel muß die cholesterinhaltige Membran passieren, die sich übrigens bei einigen Tieren im Winter mehr verflüssigen und im Sommer verfestigen kann. Nach Bhakdi (1984) kann jede Infektionskrankheit zu einer Störung der Durchlässigkeit und damit der Schutzwirkung der cholesterinhaltigen Membran führen, bis hin zur Lochbildung und der Gefahr des Durchtritts von Toxinen, aber auch von Bakterien und Viren. Die Bayer-Werke Leverkusen brachten um 1910 das intravenös zu spritzende Cholesterinpräparat *„Lipochol"* auf den Markt (Patentschrift Nr. 236080), welches als Antibiotikum bezeichnet wurde und weltweite Verbreitung fand. Es wurde bei Diphtherie und anderen Infektionskrankheiten gespritzt und hat wahrscheinlich zu einer *Abdichtung* der Cholesterinschicht der *Zellmembran* geführt, die dadurch gegen das Durchdringen von Toxinen, Bakterien und Viren usw. undurchlässiger wurde. Wegen der großen Bedeutung für die Aktivierung des Immunsystems und von Abwehrkräften des Menschen werden bei Infektionskrankheiten und Krebs in großen Mengen Cholesterinreserven mobilisiert.

Bhakdi et al. (1984) beschreiben am Beispiel des S. Aureus-α-Toxins, daß dieses die Phospholipid-Cholesterin-Lipiddoppelschicht der biologischen Zellmembranen direkt schädigt. Unter bestimmten Bedingungen kann es hierbei zur Einlagerung in der Lipiddoppelschicht, zum Prozeß einer Lochbildung in der Zellmembran, zu transmembrösen Kanälen kommen und zu einem Zusammenbruch der Permeabilitätsbarriere der Membran.

Das native α-Toxin ist ein Polypeptid und gutes Immunogen. Selbst bei banalen Infektionen sind spezifische Antitoxinantikörper beim Erwachsenen nachweisbar. Grundsätzlich würden die Toxine die Membranen aller Säugetierzellen angreifen. Durch die Zusammenlagerung von jeweils 6 Toxinmolekülen kommt es zur Bildung von Ringstrukturen in der Membran und zur Bildung transmembranöser Poren, in schweren Fällen zu einem irreversiblen Schadvorgang. „Schwache" Angriffe könnten von kernhaltigen Zellen repariert werden. Wegen des Fehlens eines Membranrezeptors bleibt die Bindungseffizienz des Toxins an Zielzellen u. U. gering. Sind spezifische Antikörper in genügender Konzentration vorhanden, so werden alle Wirkungen der Toxine neutralisiert und unterbunden. Offensichtlich vermag das *Plasma-LDL als Toxininaktivator zu funktionieren.*

LDL-Cholesterin vermag sich mit α-Toxin zu einem unlöslichen Komplex zu verbinden. Die Bindung sei spezifisch mit LDL und nicht mit HDL-Cholesterin möglich. Der aufgezeigte Pathogenitätsablauf wird praktisch von allen S. Aureusstämmen geübt. Diese Untersuchungen zeigen, welche zentral wichtige Rolle die Membranstabilität und -abdichtung gegen äußere Schadstoffe spielt und wie bedeutsam LDL-Cholesterin ist.

Nach heutigen Kenntnissen kann jeder banale Infekt zur mehr oder weniger ausgeprägten Lochbildung in der Zellmembran führen, zu transmembranösen Kanälen und in schweren Fällen zum Zusammenbruch der Permeabilitätsbarriere der Membran, welchem der Tod des Zellkerns folgt. Dieser Gesichtspunkt sollte heute erneut aufgegriffen werden, und man sollte überlegen, ob nicht neben der Anwendung moderner Antibiotika die intravenöse Gabe von Cholesterin eine hochwirksame Methode zur Abdichtung der Zellmembran ist, um Menschen gegen das Findringen von Toxinen, Viren usw. zu schützen.

Was liegt näher, als sich auf diese natürliche Weise über eine Membranstabilisierung zu schützen, ohne daß damit selbstverständlich eine echte antivirale Wirkung verbunden wäre.

Es wurde bekannt, daß Membranen von Leukämiezellen fluider sind als die von normalen Lymphozyten. Auch Patienten mit chronisch lymphatischer Leukämie sollen einen verringerten Cholesterinspiegel zeigen.

30 Immunologie und Zellstoffwechsel

Wie bereits besprochen, spielen die Fettsäuren und das Cholesterin als Bausteine der Membrane eine große Rolle im Zellstoffwechsel. Da eine intakte Zellmembran Voraussetzung für die Erhaltung der Zelle und damit auch für die Immunabwehr ist, wird im folgenden genauer auf diesen Mechanismus eingegangen.

Aufbau und Funktion der Zellmembran

Die tierische (damit auch die menschliche) Zelle ist von einer Membran umgeben, die nicht nur zur Erhaltung der Zellstrukturen beiträgt, sondern auch den vielfältigsten Aufgaben des Stofftransportes und der Abwehr gegen toxische Stoffe und Erreger gerecht werden muß. Aber auch subzelluläre Partikel, wie z. B. die Mitochondrien und das endoplasmatische Retikulum, sind von Membranen umgeben, die die Zelle in unterschiedliche Kompartimente unterteilt und so erst verschiedene Stoffwechselvorgänge ablaufen können.

> Funktionen der Zellmembran:
> - Abschirmung und Abdichtung der Zelle gegenüber dem Extrazellulärraum,
> - kein Durchlassen von toxischen Stoffen und Erregern,
> - Strukturerhaltung und Kompartimentierung der Zelle,
> - Stofftransporte durch die Membran: Carriermechanismen, passive und aktive Transportmechanismen, Diffusion, usw.,
> - Erkennen von Stoffen (z. B. Hormone) über Rezeptoren,
> - Aneinanderheften der Zellen und Informationsaustausch untereinander.

Noch immer ist die genaue Funktion und Struktur der Zellmembran unzureichend erforscht. Das beste Membranmodell wurde von Singer u. Nicolson (1972) entwickelt, und als „fluid-mosaic model" bezeichnet. Nach diesem Modell ist die tierische Zelle von einer Doppelmembran (8 nm)

Aufbau und Funktion der Zellmembran 379

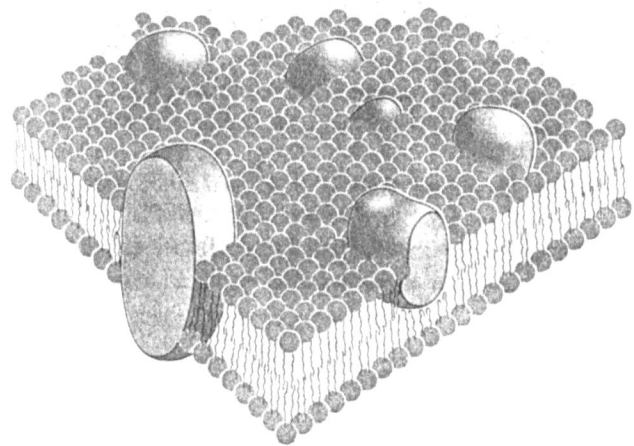

Abb. 30.1. Modell des flüssigen Mosaiks nach Singer und Nicolson. Sie entwarfen 1972 ein Model für die Organisation biologischer Membranen. Danach sind Membranen zweidimensionale Lösungen gerichteter globulärer Proteine und Lipide. Die Membran dient als Lösungsmittel und als Permeabilitätsbarriere. (Aus: Stryer 1990)

umgeben („bilayer"), die aus einer Lipid-Protein-Mosaikstruktur besteht und eine flüssige kristalline Matrix bildet (Abb. 30.1). Die Doppelmembran besteht wiederum aus Phospholipiden, zwischen denen Proteinmoleküle (z. B. Rezeptoren, Kanäle) „schwimmen" (Abb. 30.1). Die polaren Anteile der Membran sind dabei nach außen zur wäßrigen Umgebung gekehrt, während die hydrophoben, apolaren Anteile nach innen weisen. Dieses Mosaik aus Proteinen und Lipiden ist nicht starr, sondern flexibel und die Bestandteile können sich frei herumbewegen. Die Viskosität der Doppelmembran soll das 100- bis 1000fache des Wassers betragen (Lehninger 3/1985, S. 248). Die Zellmembranen enthalten etwa 40% Lipide und 60% Proteine, deren Lipidanteil je nach Membrantyp jedoch stark variieren kann.

Aus der Zellmembranoberfläche ragen oft Oligosaccharidketten hervor, die Teil von Glykolipiden und Glykoproteinen sind, aus denen wiederum Rezeptoren aufgebaut sind. Durch die spezielle Struktur dieser Zuckerketten ist ein spezifisches Erkennen von Stoffen möglich (z. B. Hormone).

Die Membranlipide bestehen überwiegend aus Phospholipiden, deren apolarer Teil sich aus zwei Fettsäureresten und Cholesterin zusammen-

SCHEMATISCHE DARSTELLUNG DER LIPID-PROTEIN-MOSAIKSTRUKTUR VON MEMBRANEN

Abmessungen und Form der Proteine, Glykoproteine, Lipide und Kohlenhydrate entsprechen nicht den wirklichen Verhältnissen.

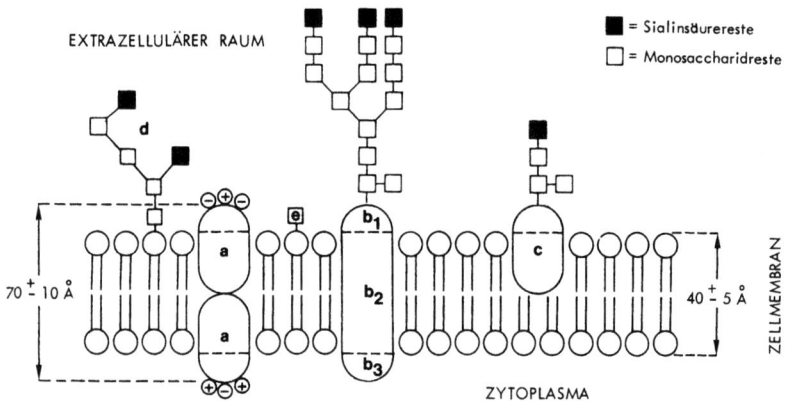

a = Membranproteine mit polaren, außerhalb der Membran liegenden und apolaren, mit den Membranlipiden in Kontakt tretenden Bereichen

b = transmembranöses Glykoprotein mit Ektodomäne (b_1), transmembranösem (apolarem) Bereich (b_2) und zytosolischer Domäne (b_3)

c = Glykoprotein mit Oligosacchariden als prosthetischer Gruppe, d = Gangliosid, e = Cerebrosid

ᑭ = Membranlipide (Phospholipide) mit polarem Anteil (O) und zwei Fettsäurereste (||). Der apolare (hydrophobe) Bereich der Membran enthält auch Cholesterin.

Abb. 30.2. Schematische Darstellung der Lipid-Protein-Mosaikstruktur von Membranen. (Aus: Buddecke 7/1985). Abmessungen und Form der Proteine, Glykoproteine, Lipide und Kohlenhydrate entsprechen nicht den wirklichen Verhältnissen

setzt. Aber auch Phosphoglyzeride, Sphingolipide und Triglyzeride sind in dieser Fettfraktion enthalten. Das molare Verhältnis der Lipide in der Membran ist höchstwahrscheinlich genetisch determiniert, während die Fettsäurekomponenten und der Cholesteringehalt der einzelnen Lipide je nach Angebot variieren können, so daß die Membraneigenschaften, wie z. B. die Fluidität (Viskosität) verändert wird. Anders ausgedrückt, ist die Anzahl der Lipide festgelegt, während die Bestandteile, aus denen die Lipide aufgebaut sind (Fettsäuren, Cholesterin), erheblich variieren können. Je nachdem, ob mehr langkettige oder kurzkettige Fettsäuren vorkommen, bzw. je nach Anteil der gesättigten und ungesättigten Fettsäuren (und des Cholesteringehaltes), verändern sich die Membranfluidität und andere Eigenschaften (s. Kap. „Fettsäuren").

Einfluß von Fettsäuren auf die Immunabwehr

Im vorherigen Abschnitt wurde ausgeführt, daß je nach Nahrungsangebot die Membranlipide einen unterschiedlichen Gehalt an ungesättigten und gesättigten Fettsäuren aufweisen können. Zum Verständnis dieses Abschnitts wird die Lektüre des Kapitels über Fettsäuren empfohlen. Forschungen haben gezeigt, daß ein hoher Anteil an ungesättigten Fettsäuren, wie er in einem hohen Prozentsatz in pflanzlicher Nahrung vorhanden ist, zu einer Immunsuppression führen kann (Broitman et al. 1977). Dies leuchtet ein, wenn man sich vergegenwärtigt, daß auch alle Blutzellen, und damit auch die Abwehrzellen, Zellmembranen besitzen. Membrane sind an allen Vorgängen der zellulären Immunität beteiligt (Steinberg 1987).

An Fütterungsversuchen an Ratten mit hohen Anteilen von ungesättigten Fettsäuren (hoher Anteil in Pflanzen) konnte gezeigt werden, daß sich die Fluidität der Zellmembranen erhöhte (d. h. flüssiger wurde). Dies führte zu einer abgeschwächten mitogenen Antwort der Abwehrzellen, aus der wiederum eine erniedrigte zytolytische Aktivität gegenüber Bakterien resultierte (Heiniger 1981).

Cholesterin und Immunabwehr

In den letzten Jahren konnten mehrere Studien einen Zusammenhang zwischen niedrigem Cholesterinspiegel und Infektionskrankheiten bzw. Krebs aufweisen. Darunter befanden sich auch Studien, die sogar niedrige Cholesterinspiegel schon 6–10 Jahre *vor* der Krebsentstehung dokumentieren konnten (Schatzkin et al. 1987). Somit nahm man an, daß der Krebs selber Ursache des Cholesterinabfalles war. Daß maligne Erkrankungen im Endstadium den Cholesterinspiegel senken, wird nicht bezweifelt. Man weiß heute, daß in jedem Menschen Krebszellen entstehen, die aber normalerweise erfolgreich von dem Immunsystem beherrscht werden, wie dieses auch bei den Infektionserregern der Fall ist. Da Cholesterin ein wesentlicher Bestandteil der Zellmembranen und damit auch der Abwehrzellen ist, leuchtet es ein, daß extrem niedrige Cholesterinspiegel, wie sie bei einer medikamentösen lipidsenkenden Therapie auftreten können (physiologische Regulationsmechanismen werden außer Kraft gesetzt), zu einer unzureichenden, fehlerhaften Zellmembranbildung führen können. Besonders die Zellen, die einer hohen Teilungsrate unterworfen sind (Blutzellen, insbesondere Abwehrzellen), wären an ihrer Zellteilung gehindert. Weiterhin beeinflußt Cholesterin die Permeabilität der Zellmembran erheblich. Ein geringer Cholesteringehalt der Zellmembran führt zur vermehrten Durchlässigkeit (erhöhte Fluidität) bis hin zur Zerstörung von Zellstrukturen.

In-vitro-Versuche an Zellkulturen, die cholesterinfrei ernährt wurden, führten zu einem Aufzehren der Cholesterindepots von >95% innerhalb von 48 h. Einen Tag später schwollen die Zellen an, und es kam zu einem Verlust der Microvilli. Ein Teil der Zellen zeigte gar eine Loslösung der membrangebundenen Bestandteile und der intrazellulären Kompartimente. Daraus wird ersichtlich, daß die Zelle selber zur Membransynthese ohne exogene Cholesteringabe nicht befähigt ist und es zu einer Zerstörung der Zellstrukturen kommt (Pace u. Esfahani 1987).

Folgende Studien unterstützten die Hypothese, daß eine ausreichende Anwesenheit von Cholesterin für eine adäquate Immunabwehr erforderlich ist:

– Erhöhte Cholesterinanteile in der Lipidmembran *verringern* die Membranfluidität, wodurch die Immunogenität von Krebszellen erhöht werden soll (Ludes et al. 1990). Das heißt, daß die entarteten Zellen vom Immunsystem leichter erkannt und somit auch zerstört werden können.
– Durch die verringerte Membranfluidität wird die Zellmembran undurchlässiger. Die Zelle wird dadurch besser vor toxischen Stoffen und Krankheitserregern abgeschottet.
– Niedrige Cholesterinspiegel können nach Shintzky et al. (1988) zu einer Loslösung der Tumorzellen aus einem Zellverband führen, da die Zellverbindungen nicht so haltbar sind.
– Weiterhin scheint die endogene Cholesterinsynthese Vorbedingung der DNA-Synthese und Zellmembranbildung zu sein, wie sie bei einer Lymphozytenproliferation infolge einer Immunantwort erforderlich ist (Chen 1979).
– Durch eine medikamentöse Hemmung der Cholesterinbiosynthese wird die Zellteilungsgeschwindigkeit herabgesetzt (Meade u. Mertin 1978) und auch die Zytotoxizität der Abwehrzellen verringert (Heiniger 1978). Dagegen steigt die Zellteilungsfähigkeit bei erhöhten Cholesterinspiegeln an (Ip et al. 1980).

Vor der Ära der Penicillinantibiotika (1910) wurde von der Firma Bayer ein Cholesterinpräparat („Lipochol", Patentschrift Nr. 236080) vertrieben, das bei Infektionskrankheiten parenteral gespritzt wurde und begrenzt wirksam war. Man erklärte sich die „chemotherapeutische" Wirkung mit der Stabilisierung und Abdichtung der Zellmembran. Heute wird deutlich, daß wohl auch andere Mechanismen, wie die Unterstützung der körpereigenen Immunabwehr durch eine erhöhte Zellteilungsrate der Abwehrzellen, ausschlaggebend waren. Trotz der damals häufigen Anwendungen wurden keine Nebenwirkungen wie etwa Arteriosklerose beschrieben. Denkbar ist, daß selbst heutzutage im Zeitalter der High-tech-Medizin, zur unterstützenden Therapie bei kachektischen Patienten (Aids- und

Krebspatienten), die einen niedrigen Cholesterinspiegel aufweisen, Cholesterin intravenös verabreicht wird. Cholesterin könnte vermehrt in die Zellmembranen eingebaut werden, die Zellteilungsrate erhöhen und somit die Widerstandskraft verstärken. Der Wirkungsmechanismus einer solchen Therapie ist zwar noch nicht wissenschaftlich bewiesen, leitet sich jedoch aus den obig genannten Tatsachen ab und sollte durch eine klinsiche Studie geprüft werden.

Anhang: Umrechnungstabelle (kcal → J)

1 kcal = 4,184 kJ   1 kJ = 0,24 kcal

[kcal]	[J]	[kcal]	[J]	[kcal]	[J]
1	4,184	30	125,520	59	246,856
2	8,368	31	129,704	60	251,040
3	12,552	32	133,888	61	255,224
4	16,736	33	138,072	62	259,408
5	20,920	34	142,256	63	263,592
6	25,104	35	146,440	64	267,776
7	29,288	36	150,624	65	271,960
8	33,472	37	154,808	66	276,144
9	37,656	38	158,992	67	280,328
10	41,840	39	163,176	68	284,512
11	46,024	40	167,360	69	288,696
12	50,208	41	171,544	70	292,880
13	54,392	42	175,728	71	297,064
14	58,576	43	179,912	72	301,248
15	62,760	44	184,096	73	305,432
16	66,944	45	188,280	74	309,616
17	71,128	46	192,464	75	313,800
18	75,312	47	196,648	76	317,984
19	79,496	48	200,832	77	322,168
20	83,680	49	205,016	78	326,352
21	87,864	50	209,200	79	330,536
22	92,048	51	213,384	80	334,720
23	96,232	52	217,568	81	338,904
24	100,416	53	221,752	82	343,088
25	104,600	54	225,936	83	347,272
26	108,784	55	230,120	84	351,456
27	112,968	56	234,304	85	355,640
28	117,152	57	238,488	86	359,824
29	121,336	58	242,672	87	364,008

Anhang: Umrechnungstabelle (kcal→J)

1 kcal = 4,184 kJ   1 kJ = 0,24 kcal

[kcal]	[J]	[kcal]	[J]	[kcal]	[kcal]
88	368,192	93	389,112	98	410,032
89	372,376	94	393,296	99	414,216
90	376,560	95	397,480	100	418,400
91	380,744	96	401,664		
92	384,928	97	405,848		

Literatur

a) Zitierte Literatur

Agner E, Hansen PF (1983) Fasting serum cholesterol and triglycerides in a ten-year prospective study in old age. Acta Med Scand 214:33–41
Ahrens EH (1985) Thie diet-heart question in 1985: has it really been settled? Lancet I:108–587
Alpers DH, Ray EC, Stenson WF (1988) Manual of nutritional therapeutics. Little, Brown, Bosten Toronto
Altura BT, Brust M, Bloom S, Barbour RL, Stempak JG, Altura BM et al. (1990) Magnesium dietary intake modulates blood lipid levels and atherogenesis. Proc Natl Acad Sci (USA) 87/5:1840–1844
American Heart Association Position Statement (1986) Diagnosis and treatment of primary hyperlipidemia in childhood. Circulation 78:521–525
Anitschkow N (1913) Über die Veränderungen der Kaninchenaorta bei experimenteller Cholesterinsteatose. Beitr Pathol Anat Allg Pathol 56:379–404
Anitschkow N (1922) Über die experimentelle Atherosklerose der Aorta beim Meerschweinchen. Beitr Pathol Anat Allg Pathol 70:265–281
Anitschkow N (1924) Zur Ätiologie der Atherosklerose. Arch Pathol Anat 249:73–82
Anitschkow N (1925) Das Wesen und die Entstehung der Atherosklerose. Ergbn Inn Med Kinderheilkd 28:146
Anitschkow N (1928) Über die Rückbildungsvorgänge bei experimenteller Atherosklerose. Verh Dtsch Pathol Gesellsch 23:473–478
Anitschkow N, Chalatow S (1912) Über experimentelle Cholesterinsteatose und ihre Bedeutung für die Entstehung einiger pathologischer Prozesse. Zentralbl Allg Pathol/Pathol Anat 24:1–9
Armstrong NL, Emory DW (1971) Morphology and distribution of diet-induced atherosclerosis in Rhesus monkeys. Arch Pathol 92:395–401
Assmann G (1982) Lipidstoffwechsel und Atherosklerose. Schattauer, Stuttgart
Assmann G (1980) Polyensäurereiche Diät nur für Stoffwechselkranke. Ärztl Prax 28:985–986
Assmann G (1990) Nationale Cholesterininitiative. Dtsch Ärztebl 87:991–1010
Assmann G (1990) Die nationale Cholesterininitiative. Die deutsche Kampagne zur Prävention der Atherosklerose und ihre Folgekrankheiten (zit. in: Ärztezeitung vom 24. 4.; 75:14)
Assmann G, Schulte H (1993) Ergebnisse der prospektiven kardiovaskulären Münster-(PROCAM-)Studie. Dtsch Ärztebl 90/42:1866–1871

Barndt R, Blankenhorn DH, Crawford DW, Brooks SH (1977) Regression and progression of early femoral atherosclerosis in treated hyperlipoproteinemic patients. Ann Inten Med 86/2:139

Beneke FW (1862) Cholesterin im Pflanzenbereich aufgefunden. Ann Chem 122:249–255

Beneke FW (1866) Über das Cholesterin. Arch Verein Wiss Heilkd 2:432–446

Beneke FW (1876) Zur Cholesterinfrage. Arch Pathol Anat 66:126–128

Bersin Th (1963) Biochemie der Mineralstoffe und Spurenelemente. Akademische Verlagsgesellschaft, Frankfurt am Main

Bertelsmann-Stiftung (1992) Mineralstoffe und Spurenelemente. Leitfaden für die ärztliche Praxis. Bertelsmann, Gütersloh

Bhakdi S, Suttorp N, Seeger W, Fussle R, Tranum-Jensen J (1984) Molekulare Grundlage für die Pathogenität des Staphy-lococcus-aureus-Alphatoxins. Immun Infekt 12:279–285

Berns MA, Vries JH de, Katan MB (1988) Determinants of the increase of serum cholesterol with age: A longitudinal study. Int J Epidemiol 17/4:789–796

Bidlack WR, Smith CH (1988) Nutritional requirements of the aged. Crit Rev Food Science Nutr 27/3:189–218

Bidlack WR (1990) Nutritional requirements of the elderly. In: Morley JE, Glick Z, Rubenstein Z (Hrsg) Geriatric nutrition. Raven Press, New York

Bierman EL (1991) Atherosclerosis and other forms of arteriosclerosis. In: Wilson JD (ed) Harrison's principles of internal medicine, 12th edn. McGraw-Hill, New York, pp 992–1001

Bonanome A, Scott M, Grundy M (1988) Effect of dietary acid on plasma cholesterol and lipoprotein levels. N Engl J Med 318:1244–1248

Bondjers G, Bjorkerud S (1975) Transfer of cholesterol in vitro between normal arterial smooth muscle tissue and serum lipoproteins of normolipidemic rabbits. Atherosclerosis 22/3:379–387

Broitman SA, Vitale JJ, Vavrousek-Jakuba E, Gottlieb LS (1977) Polyunsaturated fat, cholesterol and large bowel tumorigenesis. Cancer 40/5:2455–2463

Brown M, Goldstein L (1985) Arteriosklerose und Cholesterin – die Rolle der LDL-Rezeptoren. Spektrum Wiss 1:96–106

Brown M, Goldstein L (1991) The hyperlipoproteinemias and other disorders of lipid metabolism. In: Wilson JD (ed) Harrison's Principles of internal medicine, 12th edn. McGraw-Hill, New York, pp 1814–1825

Buddecke E (1985) Grundriß der Biochemie, 7. Aufl. De Gruyter, Berlin New York

Buddecke E (1989) Grundriß der Biochemie, 8. Aufl. De Gruyter, Berlin New York

Bundesministerium für Jugend, Familie und Gesundheit (Hrsg) (1963, 1965, 1970, 1974) Das Gesundheitswesen der Bundesrepublik Deutschland, Bd 1, 2, 4, 5. Kohlhammer, Stuttgart

Bundesministerium für Jugend, Familie und Gesundheit (Hrsg) (1980, 1983, 1985, 1987, 1989) Daten des Gesundheitswesens, Bd 151, 152, 154, 157, 159. Kohlhammer, Stuttgart

Bundesministerium für Jugend, Familie und Gesundheit (Hrsg) (1991) Daten des Gesundheitswesens, Bd 3. Nomos, Baden-Baden

Bundesministerium für Forschung und Technologie (Hrsg) (1991) Die Nationale Verzehrstudie. Materialien zur Gesundheitsforschung, Bd 18

Bürger M (1957) Altern und Krankheit, 3. Aufl. Thieme, Stuttgart

Charlatow S (1912) Über das Verhalten der Leber gegenüber den verschiedenen Arten von Speisefett. Arch Pathol Anat 207:452–469

Chevreul ME (1816) Recherches chimiques sur les corps gras, et particulièrement sur leurs combinaisons avec les alcalis. Ann Chim 95:550, bes. 710 (5e mémoire, 1815). 6e mémoire: Ann Chim Phys 2:339–372, bes. 346

Chen SS (1979) Enhanced sterol synthesis in concanavalin A-stimulated lymphocytes: correlation with phospholipid synthesis and DNA synthesis. J Cell Physiol 100/1:147–157

Ciba Geigy AG (1052–1978) Wissenschaftliche Tabellen (Dokumenta Geigy). Selbstverlag, Basel

Committee of Principal Investigators (1978) A cooperative trial in the prevention of ischemic heart disease using clofibrate. Br Heart J 40:1069–1118

Consensus Development Panel (1985) Lowering blood cholesterol to prevent heart disease. JAMA 253/14:2080–2086

Coronary Heart Disease (1988) In: The Surgeon General's report on nutrition and health. DHHS Publication No. 88-50210:83–138

Dahl LK (1960) Der mögliche Einfluß der Salzzufuhr auf die Entwicklung der essentiellen Hypertonie. In: Bock KD, Cottier P (Hrsg) Essentielle Hypertonie. Springer, Berlin Göttingen Heidelberg

Dahlen G, Ericson C, Faire U de, Iselius L, Lundmann T (1983) Genetic and environmental determinants of cholesterol and HDL cholesterol concentrations in blood. Int J Epidemiol 12/1:32–35

Davis JW, Shelton L, Eigenberg DA (1985) Effects of tobacco and non tabacco cigarette smoking on endothelium and platelets. Clin Pharmacol Ther 37/5:529–533

Deutsche Gesellschaft für Ernährung (DGE) (1975) Nahrungsaufnahme und Leistungsbereitschaft. Umschau, Frankfurt am Main

Deutsche Gesellschaft für Ernährung (DGE) (1975) Internationale Tagung für Schulverpflegung. Karlsruhe

Deutsche Gesellschaft für Ernährung (DGE) (1985, 1992) Ernährungsbericht 1985, 1992. Umschau, Frankfurt am Main

Deutsche Gesellschaft für Ernährung (DGE) (1991) Empfehlungen für die Nährstoffzufuhr, 5. Überarbeitung. Umschau, Frankfurt am Main

Doerr W (1985) Pathologisch-anatomische Definition in Arteriosklerose (Hrsg: Schettler G, Gross R). Deutsch Ärzteverlag, Köln-Lövenich

Dörle M, Sperling R (1924) Über den Einfluß von Cholesterin auf Blut und Körpergewicht. Klin Wochenschr 3:1530–1532

Droese W, Stolley H (1979) Die Ernährung des Kleinkindes und Schulkindes. Der Kinderarzt Nr 6, 7, 8, 9, 12

Dugdale AE (1987) Serum cholesterol and mortality rates. Lancet I/7:155–156

European Atherosclerosis Society (1987) Strategies for the prevention of coronary heart disease: A policy statement for the European Atherosclerosis Society. Eur Heart J 8:77–88

Faber WM (1982) [zit in: Morley JE, Glick Z, Rubenstein LZ (1990) Geriatric nutrition, a comprehensive review. Raven Press, New York, p 280]

Family Heart Study Group (1994a) British family heart study its design and method and prevalence of cardiovascular risk factor. Brit J Gen Pract 44:62–67

Family Heart Study Group (1994b) Randomised controlled trial evaluating cardiovascular screening and intervention in general practice: principal results of British family heart study. Brit Med J 308:313–320

Farias RN, Bloj B, Morero RD, Sineriz F, Trucco RE (1975) Regulation of allosteic membrane-bound enzymes through changes in membrane lipid composition. Biochem Biophys Acta 415/2:231–251

Flynn MA, Nolph GB, Flynn TC, Kahrs R, Krause G (1979) Effect of dietary egg on human serrum cholesterol and triglycerides. Am J Clin Nutr 32/5: 1051–1057

Farbenfabriken vorm. Friedr Bayer u. Co. in Elberfeld (1910) Verfahren zur Darstellung von zur Injektion geeigneten Cholesterinpräparaten vom 11. Juni 1910, Kaiserliches Patentamt, Patenschrift Nr. 236080

Flint A (1862) Stercorin and cholesteraemia. NY Med J 44:749–754

Flynn MA, Nolph GB, Flynn TC, Kahrs R, Krause G (1979) Effect of dietary egg on human serum cholesterol and fatty acids on plasma lipoproteins. Am J Clin Nutr 32:1050–1057

Fogelman AM, Shechter I, Seager J, Hokom M, Child JS, Edwards PA (1980) Malondialdehyde alteration of low density lipoprotein leads to cholesterol accumulation in human monocyte-macrophages. Proc Natl Acad Sci (USA) 77/4:2214–2218

Forette B, Tortrat D, Wolmark Y (1989) Cholesterol as risk factor for mortality in elderly women. Lancet I/22:868–870

Fredrickson DS, Levy RI, Lees RS (1967) Fat transport in lipoproteins – an integrated approach to mechanisms and disorders. N Engl J Med 276:148–156

Fredrickson DS, Levy RI (1973) The dietary management of hyperlipoproteinemia: A handbook for pysicians and dieticiants. Washington/DC Government Printing Office

Frick MH, Elo O, Haapa K (1987) Helsinki heart study: Primary prevention trial with gemfibrozil in middle aged men with hyperlipidaemia. N Engl J Med 317:1237–1245

Frost H (1974) Arterielle Verschlußkrankheiten – Kurzmonographien Sandoz Bd 10. Selbstverlag Sandoz AG, Nürnberg

Geigy AG (1952–1978) Wissenschaftliche Tabellen (Dokumenta Geigy). Selbstverlag, Basel

Gibbins RL, Rücy M, Brimpla P (1993) Effectiveness of programe for reducing cardiovascular risk for men in one general practice. Brit Med J 306:1652–1656

Glomset JA (1968) The plasma lecithin: cholesterol acetyltransferase reaction. J Lipid Res 9:155

Goldstein JL, Ho YK, Basu SK, Brown MS (1979) Binding site on macrophages that mediates uptake and degradation of acetylated low density lipoprotein, producing massive cholesterol deposition. Proc Natl Acad Sci (USA) 76/1: 333–337

Goldstein JL, Brown MS (1987) Regulation of low density lipoprotein receptors: implications for pathogenesis and therapy of hypercholesterolemia and atherosclerosis. Circulation 76/3:504–507

Gordon T, Castelli WP, Hjortland MC, Kannel WB, Dawber TR (1977) High density lipoprotein as a protective factor against coronary heart disease. The Framingham Study. Am J Med 62/5:707–714

Grimm A (1910) Theoretische Betrachtungen über Cholesterin bei Schwarzwasserfieber als Heilmittel, mit praktischem Versuch. Dtsch Med Wochenschr 36:175–176

Hansen AE, Stewart RA, Hughes G, Soderkjelm L (1963) Role of linolic acid in infant nutrition. Pediatrics 31:171

Heiniger HJ, Brunner KT, Cerottini JC (1978) Depletion of L-cell sterol depresses endocytosis,. Proc Natl Acad Sci (USA) 75:5683–5687

Heiniger HJ (1981) Cholesterol and its biosynthesis in normal and malignant lymphocytes. Cancer Res 41/9:3792–3794

Heiniger HJ, Brunner KT, Cerottini JC (1978) Cholesterol is a critical cellular component for T-lymphocyte cytotoxicity. Proc Natl Acad Sci (USA) 75/11:5683–5687

Hepner G, Fried R, Jeor S, Fasetti L, Morin R (1979) Hypercholesterolemic effect of yogurt and milk. Am J Clin Nutr 32/1:19–24

Hessler JR, Morel DW, Lewis LJ, Chilsolm GM (1983) Lipoprotein oxidation and lipoprotein induced cytotoxicity. Arteriosclerosis 3:215

Holtmeier HJ (1965) Gefäßsystem und Hochdruck. In: Heilmeyer L, Holtmeier HJ (Hrsg) Hochdruckforschung. Thieme, Stuttgart, S 97

Holtmeier HJ (1978) Der Schwindel mit dem Cholesterin in der Butter. Med Tribune 13:33–42

Holtmeier HJ (1983) Die große Wende in der bisherigen Bewertung der Risikofaktoren für den Tod an Herzkranzgefäßkrankheiten. Dtsch Milchwirtsch 29:965–969

Holtmeier HJ (1983) Risikofaktor und Koronarsterblichkeit. Ist das ein Irrtum? Der Kassenarzt 48:34–49

Holtmeier HJ (1986) Diät bei Übergewicht und gesunde Ernährung, 8. Aufl. Thieme, Stuttgart

Holtmeier HJ (1986) Überlebensernährung. Nymphenburger Verlagshandl, München

Holtmeier HJ (1988) Das Magnesiummangelsyndrom. Hippokrates, Stuttgart, S 19

Holtmeier HJ (1988) Cholesterin. Zur Physiologie und Pathophysiologie des Cholesterinstoffwechsels. Cardiol Angiol Bull 4:73–85

Holtmeier HJ (1988) Gesunde Ernährung aus ärztlicher Sicht. Cardiol Angiol Bull 1:921

Holtmeier HJ (1990) Gesunde Ernährung von Kindern und Jugendlichen, 2. Aufl. Thieme, Stuttgart

Holtmeier HJ (1990) Kochsalzbelastung in der Bundesrepublik Deutschland und Hypertonie. Cardiol Angiol Bull 2:2334

Holtmeier HJ (1990) Zur Entwicklung der Koronarsterblichkeit in der Bundesrepublik Deutschland. Cardiol Angiol Bull 2:2325

Holtmeier HJ (1991) Was ist eine vernünftige Ernährung? Z Kardiol 80 (Suppl 9): 41–47

Holtmeier HJ (1992) Cholesterin, Glauben und Wissen. Biol Med 21/5:327–340

Holtmeier HJ (1992) Ernährungsrichtlinien für ältere Menschen. Der Praktische Arzt (Österr Z Allgemeinmed) 658/46:79–15

Holtmeier HJ (Hrsg) (1992) Die Bedeutung von Natrium und Chlorid für den Menschen. Springer, Berlin Heidelberg New York Tokio (Symposienband der Gesellschaft für Mineralstoffe und Spurenlemente, Hannover)

Holtmeier HJ (1993) Cholesterin, Glauben und Wissen. Österreich Z Allgemeinmed 47:159–187

Holtmeier HJ, Holtmeier W (1991) Ernährung des alternden Menschen, 6. Aufl. Wissenschaftliche Verlagsgesellschaft, Stuttgart

Holtmeier HJ (1994) Das Kalziummangelsyndrom in Holtmeier HJ (Hrsg.) in Magnesium und Kalzium, Physiologie, Pathophysiologie und Klinik. Wiss Verlagsgesellschaft, Stuttgart

Hort W, Nauth HF (1975) Die Risikofaktoren der koronaren Herzkrankheit aus pathologisch-anatomischer Sicht. In: Holtmeier HJ, Siegenthaler W (Hrsg) Koronarinsuffizienz. Thieme, Stuttgart, S 516

Humphries GMK, McConnell HM (1979) Potent immunosuppression by oxidized cholesterol. J Immunol 122/1:121–126

Hunninghake DB, Stein EA, Dujovne CA, Harris WS, Feldman EB, Miller VT, Tobert JA, Laskarzewski PM, Quiter E, Held J, Taylor AM, Hopper S, Leonard SB, Brewer BK (1993) The efficacy of intensive dietary therapy alone or combined with Lovostatin in outpatients with Hypercholesterolemia. New Engl J Med 328:1213–1219

Huth K, Kluthe R (1986) Lehrbuch der Ernährungstherapie. Thieme, Stuttgart

Ignatowski A (1909) Über die Wirkung des tierischen Eiweißes auf die Aorta und die parenchymatösen Organe der Kaninchen. Arch Pathol Anat 198:248–270

Imperial Cancer Research Fund Oxcheck Study Group (1994) Effectiveness of health checks conducted by nurses in primary care: results of the OXCHECK study after one year. Brit Med J 308:308–312

Internationale Klassifikation der Krankheiten (ICD) (1968) 8. Revision, Band I, Systematisches Verzeichnis, S. 283. Kohlhammer, Stuttgart Mainz

Internationale Klassifikation der Krankheiten (ICD) (1979) 9. Revision, Band I, Teil A, Systematisches Verzeichnis. Kohlhammer, Stuttgart Berlin Mainz

Ip SHC, Abraham JC, Cooper RA (1980) Enhancement of blastogenesis in cholesterol-enriched lymphocytes. J Immunol 124/1:87–93

Isles CG, Hole DJ, Gillis CR, Hawthorne VM, Lever AF (1989) Plasma cholesterol coronary heart disease and cancer in the Renfrew and Paisley survey. Br Med J 289(6678):920–924

Iso H, Jacobs DR, Wentworth D (1989) Serum cholesterol levels and six year mortality from stroke in 350977 men screened for MRFIT. N Engl J Med 320:904–910

Kaltenbach M (1989) Kardiologie-Information, 2. Aufl. Steinkopff, Darmstadt, S 46

Kaltenbach M (1992) Serumcholesterin und Koronarsklerose. Fortschritte in der Medizin. Urban & Vogel, München

Kanell WB (1986) Nutritional contributors to cardiovascular disease in the elderly. J Am Geriatr Soc 34/1:27–36

Kannel WB (1987) Metabolic risk factors for coronary heart disease in women. Perspective from the Framingham Study. Am Heart J 114/2:413–419

Kaunitz H (1970) Unortodoxe Überlegungen über Arteriosklerose. Wien Klin Wochenschr 82:825–828

Kasper H (1985) Ernährungsmedizin und Diätetik. Urban & Schwarzenberg, München

Keller W, Wiskott A (1984) In: Betke K, Künzer W (Hrsg) Lehrbuch der Kinderheilkunde, 5. Aufl. Thieme, Stuttgart

Keys A, Michelson O, Miller EW, Chapman CB (1950) The relation in man between cholesterol levels in the diet and in the blood. Science (Lancaster/Pa) 112:79

Keys A, Anderson JT, Grande F (1965) Serum cholesterol responses to change in the diet. Metabolism 14:747–758

Klose G, Schwabe U (1991) Lipidsenkende Mittel. In: Schwabe U, Paffrath D (Hrsg) Arzneiverordnungsreport 1991. Fischer, Stuttgart (1991: S 273 und 1992: S 270)

Kofranyi E, Jekat J (1964) Die Wertigkeit gemischter Proteine. Hoppe Seyler Z Physiol Chem 2/335:174

Kofranyi E, Wirths W (1987) Einführung in die Ernährungslehre, 10. Aufl. Umschau, Frankfurt am Main

Kos WL, Loria RM, Snodgrass MJ, Cohen D, Thorpe TG, Kaplan AM (1979) Inhibition of host resistance by nutritional hypercholesteremia. Infect Immun 26/2:658–667

Kragel AH, Reddy SG, Wittes JT, Roberts WC (1989) Morphometric analysis of the composition of atherosclerotic plaques in four major epicardial coronary arteries in acute myocardial infarktion and in sudden coronary death. Circulation 80:1747–1756

Kritchevsky D (1963, 1985) (zit. in Morley JE, Glick Z, Rubenstein LZ (1990) Geriatric nutrition, a comprehensive review. Raven Press, New York, p 280)

Krupski WC, Olive GC, Weber CA, Rapp JH (1987) Comparative effects of hypertension and nicotine on injury-induced myointimal thickening. Surgery 102/2:409–415

Kwiterovich P (1987) Disorders of lipid and lipoprotein metabolism. In: Rudolph AM, Hoffman JIE (eds) Pediatrics, 18th edn. Appleton & Lange, Norwalk/CT, p 303

Lang K (1979) Biochemie der Ernährung, 4. Aufl. Steinkopff, Darmstadt

Lang F (1987) Pathophysiologie und Pathobiochemie, 3. Aufl. Enke, Stuttgart, S 270

Leupold D, Bogendörfer L (1922) Die Bedeutung des Cholesterins bei Infektionen. Dtsch Arch Klin Med 140:28–38

Linzbach AJ (1958) Die Bedeutung der Gefäßwandfaktoren für die Entstehung der Arteriosklerose. Verh Dtsch Ges für Pathol, 41. Tag, S 24

Lipid Research Clinics, Population Studies Data Book (1987) In: Alpers DH, Clouse RE, Stenson WF (eds) Manual of nutritional therapeutics, 2nd edn. Little Brown, Boston Toronto, p 355 ff

Lipid Research Clinics Program (1984) The lipid research clinics coronary primary prevention trial results II. The relationship of reduction in incidence of coronary heart disease to cholesterol lowering. JAMA 251:365–374

Ludes B, Staedel C, Jacqmin D, Cremel G, Hubert P, Bollack C, Beck JP (1990) Increased immunogenicity of human renal carcinoma cells following treatment with cholesterol derivates. Europ Urol 17/2:166–172

Lynen F (1972) Cholesterol und Arteriosklerose. Naturwiss Rundsch 25:382–387

Malinow RM (1984) Atherosclerosis: Progression, regression and resolution. Am Heart J 108/6:1523–1537

Maschlanka C (1985) Einflüsse auf den Cholesterinspiegel und Beziehungen zu Herz-Kreislauf-Krankheiten. Dipl.-Arbeit, Universität Hohenheim (Stuttgart)

McCormick J, Skrabanek P (1988) Coronary heart disease is not preventable by population interventions. Lancet II:839–841 (dt. Ausg: Koronare Herzkrankheit kann durch Interventionsmaßnahmen in der Bevölkerung nicht verhindert werden). Lancet 1989/3:39–42

McNamara DJ (1982) Diet and hyperlipidemia: a justifiable debate. Arch Intern Med 142:1121–1124

McNamara DJ (1987) Heterogenity of cholesterol homeostasis in man. J Clin Invest 79/6:1729–1739

McNamara DJ (1990) Akademische Ernährungsempfehlungen sind für das praktische Leben zwecklos (Symposion Deutscher Kassenarztverband). Notabene medici, notamed, Bad Homburg

Meade CJ, Mertin J (1978) Fatty acids and immunity. Adv Lipid Res 16:127–165

Menden E (1990) Die Ernährung. Meyers Lexikonverlag, Mannheim Wien Zürich

Miettinen TA, Huttunen JK, Naukkarinen V, Strandberg T, Mattila S, Kumlin T, Sarna S (1985) Multifactorial primary prevention of cardiovascular diseases in middle aged men. JAMA 254/15:2097–2102

Morel DR, DiCorleto PE, Chisolm GM (1984) Endothelial and smooth muscle cells alter low density lipoprotein in vitro by free radical oxidation. Atherosclerosis 4/4:357–364

Morley JE, Glick Z, Rubenstein LZ (1990) Geriatric nutrition. A comprehensive review. Raven Press, New York, p 49

Multiple Risk Factor Intervention Trial (1982) Risk factor changes and mortality results. JAMA 248/12:1465–1477 (Multiple Risk Factor Intervention Trial Research Group, MRFIT)

Nationale Verzehrstudie (1991) Bundesministerium für Forschung und Technologie, Bonn (Hrsg) Materialien zur Gesundheitsforschung, Bd 18

Netter FH, Krämer G (1989) Farbatlanten der Medizin. Band VI, Nervensystem II, Klin Neurologie. Thieme, Stuttgart

Neuhausen Th (1977) Das Cholesterin, Vorstellungen über seine Rolle im Körper. Kölner medizinhistorische Beiträge, Bd 6, Institut für Geschichte der Medizin, Universität Köln. Kohlhauer, Feuchtwangen

Nobbe F (1965) Familiäre Hypercholesterinämie und Hochdruck. Beitr path Anat und allg Path, S. 450–481. Fischer, Stuttgart

Oh Sy, Miller LT (1985) Effect of dietary egg on variability of plasma cholesterol levels and lipoprotein cholesterol. Am J Clin Nutr 42:421–431

Oliver MF (1981) Serum cholesterol, the knave of hearts and the joker. Lancet II:1090–1095

Oliver MF (1988) Reducing cholesterol does not reduce mortality. JACC 12:814–817

Oliver MF (1991) Cholesterol and coronary disease outstanding questions. Z Kardiol 80 (Suppl 9):57–62

Olsson AG (1983) Subclinical atherosclerosis in asymptomatic hyperlipidemic humans and its reversibility (John C Higgins Memorial Lecture. Beaverton, Oregon, October 25)

Pace E, Esfahani J (1987) The effects of cholesterol depletion on celular morphology. Anat Rec 219/2:135–143

Porter NW, Yamanaka W, Carlson SD, Flynn MA (1977) Effect of dietary ess on serum cholesterol an triglyceride of human males. Am J Clin Nutr 30/4:490–495

Quinn MT, Parthasarathy S, Steinberg D (1985) Endothelial cell-derived chemotactic activity for mouse peritoneal macrophages and the effects of modified forms of low density lipoprotein. Proc Natl Acad Sci (USA) 82/17:5949–5953

Quinn MT, Parthasarathy S, Fong LG, Steinberg D (1987) Oxidatively modified low density lipoproteins: A potential role in recruitment and retention of monocyte/macrophages during atherogenesis. Proc Natl Acad Sci (USA) 84/9:2995–2998

Ramm B, Hofmann G (1987) Biomathematik und medizinische Statistik, 3. Aufl. Enke, Stuttgart, S 121 ff

Ramsey LE, Yeo WW, Jackson PR (1991) Dietary Reduction of Serum Cholesterol Concentration: time to think again. Brit Med J 303:953–957

Ramsey LE, Yeo WW, Jackson PR (1994) Effective diets are unpalatable (letter). Brit Med J 308:1038–1039

Ransom F (1901) Saponin und sein Gegengift. Dtsch Med Wochenschr 27:194–196

Reblin T, Rath M, Niendorf K, Wolf K, Krebber J, Beisiegel U, Greten H (1990) Lipoprotein (a) [Lp(a)] ein neuer Risikofaktor für Atherosklerose. Der Kassenarzt 19:38–44

Rein H, Schneider M (1960) Einführung in die Physiologie des Menschen, 14. Aufl. Springer, Berlin Heidelberg New York

Renner E (1982) Milch und Milchprodukte in der Ernährung des Menschen. 4. Aufl. Volkswirtschaftlicher Verlag, München

Reuter H (1970) Vitamine, Chemie und Klinik. Hippokrates, Stuttgart

Riesen WR (1992) In: Thomas L (Hrsg) Labor und Diagnostik, 4. Aufl. Med Verlagsgesellschaft, Marburg, S 200

Robertson I, Phillips A, Mant D, Thorogood PH, Fowler O, Fuller A, Yudkin P, Woods F (1992) Motivational effect of cholesterol measurement in General practice health checks. Brit J General Practice 42:469–472

Rosenberg L, Kaufman DW, Helmrich SP, Shapiro S (1985) The risk of myocardial infarktion after quitting smoking in men under 55 years of age. N Engl J Med 313/24:1511–1514

Rosenberg L, Palmer JR, Shapiro S (1990) Decline in the risk of myocardial infarction among women: a separate case for treatment? N Engl J Med 322:213–217

Ross R (1993) The pathogenesis of Atherosclerosis: a perspective for the 1990s. Nature 362:801–809

Ross R, Glomset JA (1976) The pathogenesis of artherosclerosis (second of two parts). N Engl J Med 295/8:420–425

Rossouw JE, Jooste PL, Chalton DO, Jordaan ER, Langenhoven MJ, Jordaan PCJ, Steyn M, Swanepoel ASP, Rossouw LJ (1993) Community-Based Intervention: the Coronary Risk Factor Study (CORIS). Int J Epidem 22:428–438

Sabine JR (1977) Cholesterol. M. Dekker, New York

Samuel P, McNamara DJ, Shapiro J (1983) The role of diet in the etiology and treatment of atherosclerosis. Ann Rev Med 34:179–194

Schatzkin A, Hoover RN, Taylor PR et al. (1987) Serum cholesterol and cancer in the Nhanes I epidemiologc follow-up study. Lancet 8/2 (8554):298–301

Schettler G (1955) Lipidosen. In: Bergmann G, Frey W, Schwiegk H (Hrsg) Handbuch der Inneren Medizin, Bd VII/2, 4. Aufl. Springer, Berlin Göttingen Heidelberg

Schettler G (1974) Das Arterioskleroseproblem. Dtsch Ärztebl 74:735–742

Schettler G, Weizel A (Hrsg) (1974) Atherosklerosis III. Springer, Berlin Heidelberg New York Tokyo (Internat. Symposion, Heidelberg)

Schimert G, Schimmel W, Schwalb H, Eberl J (1960) Die Coronarerkrankungen. In: Handbuch der inneren Medizin, Bd IX/3, 4. Aufl. Springer, Berlin Göttingen Heidelberg

Shinitzky M, Shaharabani E, Skornick Y (1988) Possible correlation between tumor invasiveness and low serum cholesterol. Cancer Detect Prev 11/3–6: 157–161

Siegel D, Kuller L, Lazarus NB et al. (1987) Predictors of cardiovaskular events and mortality in the Systolic Hypertension in the Elderly Program Pilot Project. Am J Epidemiol 126/3:385–399

Singer SJ, Nicolson GL (1972) The fluid mosaic model of the structure of membranes. Science 175:720–731

Slater G, Mead J, Dhopeshwarkar G, Robinson S, Alfin Slater RB (1976) Plasma cholesterol and triglycerides in men with added eggs in the diet. Nutr Rep Int 14:249–260

Sleeswijk A, Outerdom E de (1953/54) Demographic Yearbook der Vereinten Nationen, Zit. aus: Holtmeier HJ (1988) Gesunde Ernährung aus ärztlicher Sicht. Cardiol Bull 1:12

Sperling H (1955) Die Ernährung in Physiologie und Volkswirtschaft. Verlag Duncker und Humbold, Berlin

Statistisches Bundesamt, Wiesbaden (1963/1965/1970/1974) In: Das Gesundheitswesen der Bundesrepublik Deutschland, Bd 1, 2, 4, 5. Kohlhammer, Stuttgart

Statistisches Bundesamt, Wiesbaden (1978) Mitteilung für die Presse 1977: Erstmals weniger Herzinfarkttote. Bericht 141/78
Statistisches Bundesamt, Wiesbaden (1991/1992/1993) Todesursachenstatistik (persönliche Mitteilungen)
Steinberg D (1987) Liproproteins and the pathogenesis of atherosclerosis. Circulation 76/3:508–514
Steinbrecher UP, Parthasarathy S, Leake DS, Witztum JL, Steinberg D (1984) Modification of low density lipoprotein by endothelial cells involves lipid peroxidation and degregation of low density lipoprotein phospholipids. Proc Natl Acad Sci (USA) 81/12:3883–3887
Steiniger U, Mühlendahl KE von (1991) Pädiatrische Notfälle. Fischer, Jena Stuttgart
Strandberg TE, Salomaa VV, Naukkarinen VA, Vanhanen HT, Sarna JS, Miettinen TA (1991) Long term mortality after 5-year multifactorial primary prevention of cardiovascular diseases in middle-aged men. JAMA 266/9:1225–1229
Streuli RA (1983) Die pathophysiologische Bedeutung oxidierter Sterole. Huber, Bern Stuttgart Wien
Strümpel A (1922) Lehrbuch der speziellen Pathologie und Therapie der Inneren Krankheiten, 24. Aufl. (Krankheiten der Gefäße, S. 543). Verlag von Vogel, Leipzig
Stryer L (1990) Biochemie. Spektrum der Wissenschaft, Heidelberg
Stuckey NW (1910) Über die Veränderungen der Kaninchenaorta bei der reichlichen tierischen Kost. Zentralbl Allg Pathol Anat 21:668
Stuckey NW (1910) Über die Veränderungen der Kaninchenaorta unter der Wirkung reichlicher tierischer Nahrung. Med Diss, Universität St. Petersburg
Surgeon General's Report (1990) The health benefits of smoking cessation; US Department of Health and Human Services, DHHS No. CDC 90–8416
Thannhauser SJ (1950) Lipidosen. Oxford Univ Press, New York
Thannhauser SJ, Magendantz H (1938) The differential clinical groups of xanthomatous diseases. Ann Int Med 11:1662
Tanner E, Kunze H (1984) (zit. im Beitrag Keller W, Wiskot A, In: Betke K von, Künzer W (Hrsg) Lehrbuch der Kinderheilkunde Thieme, Stuttgart
Thomas L (Hrsg) (1992) Labor und Diagnostik, 4. Aufl. Med Verlagsgesellschaft, Marburg
Virchow R (1857) Über die Erkenntnisse von Cholesterin. Arch Pathol Anat 12:101–104
Vogelberg KH, Gries FA, Jahnke K (1977) Diabetes mellitus und Hyperlipoproteinämie. In: Schwiegk H (Hrsg) Handbuch der inneren Medizin, 7. Bd, Teil 2 B. Springer, Berlin Heidelberg New York
Webb DR, Nowowiejski I (1981) Control of suppressor cell activation via endogenous prostaglandin. Cell Immunol 63/2:321–328
Weizel A, Liersch M (1976) Cholesterin, Chemie, Physiologie und Pathophysiologie. In: Schwiegk H (Hrsg) Handbuch der inneren Medizin, 7. Bd, Teil 4. Springer, Berlin Heidelberg New York, S 3796
Wenger R, Brandstetter M (1989) Eiweiß in Nahrung und Ernährung des Menschen. (Wissenschaftliche Schriftenlehre der Ernährungsgesellschaften Deutschland, Österreich, Schweiz). Wissenschaftliche Verlagsgesellschaft, Stuttgart

Wilson JD (1991) Hormones and hormone action in Harrison's principles of internal medicine. In: Wilson JD, Braunwald E, Isselbacher KJ et al. (Hrsg) Vol 2, 12th edn. McGraw-Hill New York, p 1647
Windaus A (1903) Über Cholesterin. Habilitationsschrift, Universität Freiburg i. Br.
Windaus A (1908) Untersuchungen über Cholesterin. Arch Pharm 246:117–149
Windaus A (1919) Die Konstitution des Cholesterins. Nachr Kgl Ges Wiss Göttingen, Math Physik Kl 237–254
Windaus A (1932) Über die Konstitution des Cholesterins und der Gallensäuren. Z Physiol Chem 210:268–281
Wollheim E, Zissler J (1960) Krankheiten der Gefäße und Arteriosklerose, Morphologie und Pathogenese. In: Bergmann G von, Frey W, Schwiegk H (Hrsg) Handbuch der inneren Medizin, Bd 9, 4. Aufl. Springer, Berlin Göttingen Heidelberg
Yano K, Reed DM, MacLean CJ (1989) Serum cholesterol and hemorrhagic stroke in the Honolulu Heart Program. Stroke 20:1460–1465

b) Lehrbücher

Alpers DH, Clouse RE, Stenson WF (1988) Manual of nutritional therapeutics. 2nd edn. Little Brown, Boston Toronto
Bamberger PH (1992) Lehrbuch der Kinderheilkunde, S. Hirzel, Stuttgart
Berner Datenbuch der Pädiatrie (1992) 4. Aufl. Fischer, Stuttgart Jena New York
Bersin T (1963) Biochemie der Mineral- und Spurenelemente. Akademische Verlagsgesellschaft, Frankfurt am Main
Böhles H (1991) Ernährungsstörungen im Kindesalter. Wissenschaftliche Verlagsgesellschaft, Stuttgart
Buddecke E (1985, ^{8}1989) Grundriß der Biochemie. De Gruyter, Berlin
Forth W, Henschler D, Rummel W (1987) Pharmakologie und Toxikologie, 5. Aufl. Wissenschaftsverlag, Mannheim
Hendriks KM, Walker WA (1990) Manual of pediatirc nutrition. 2nd edn. Decker, Toronto Philadelphia
Holtmeier HJ (1986) Diät bei Übergewicht und gesunde Ernährung, 8. Aufl. Thieme, Stuttgart
Holtmeier HJ (1988) Das Magnesiummangelsyndrom. Hippokrates, Stuttgart
Holtmeier HJ (1990) Ernährungslehre für Krankenpflegeberufe, 4. Aufl. Thieme, Stuttgart
Jährig K (1991) Das Kind in der Allgemeinpraxis, 2. Aufl. Fischer, Jena
Kasper H (1985) Ernährungsmedizin und Diätetik. Urban & Schwarzenberg, München
Klinke R, Silbernagel S (1994) Lehrbuch der Physiologie. Thieme, Stuttgart
Kofranyi E, Wirths W (1987) Einführung in die Ernährungslehre, 10. Aufl. Umschau, Frankfurt am Main
Lang F (1987) Pathophysiologie Pathobiochemie, 3. Aufl. Enke, Stuttgart

Lehninger AL (1977) Biochemie, 2. Aufl. (3. berichtigter Nachdruck 1985). VCH Verlagsgesellschaft, Weinheim
Menden E (1990) Die Ernährung. Meyers Lexikonverlag, Mannheim
Mutschler E (1981) Arzneimittelwirkungen, 4. Aufl. Wissenschaftliche Verlagsgesellschaft, Stuttgart
Mutschler E (1991) Arzneimittelwirkungen, 6. Aufl. Wissenschaftliche Verlagsgesellschaft, Stuttgart
Passmore R, Eastwood MA (1986) Hyperlipidaemia in: Davidson SP, Passmore R (eds) Human nutrition and dietetics, 8th edn. Churchill Livingstone, New York
Reuter H (1970) Vitamine, Chemie und Klinik. Hippokrates, Stuttgart
Riede UN, Wehner H (Hrsg) (1986) Allgemeine und spezielle Pathologie. Thieme, Stuttgart New York
Rosenberg SA (1992) Die veränderte Zelle. Goldmann, München
Schmidt RF, Thews G (1990) Einführungen in die Physiologie des Menschen, 24. Aufl. Springer, Berlin Heidelberg New York Tokyo
Schulte FJ, Spranger J (1988) Lehrbuch der Kinderheilkunde, 26. Aufl. Fischer, Stuttgart
Schwabe U, Paffrath D (1991) Arzneiverordnungsreport 91. Fischer, Stuttgart Jena
Schwabe U, Paffrath D (1993) Arzneiverordnungsreport 92. Fischer, Stuttgart Jena
Schwandt P, Richter WO (1992) Fettstoffwechselstörungen. Wissenschaftliche Verlagsgesellschaft, Stuttgart
Statistisches Jahrbuch über Ernährung, Landwirtschaft und Forsten (1988) (Hrsg) Bundesminister für Ernährung, Landwirtschaft und Forsten. Bonn, Landwirtschaftsverlag, Münster/Hiltrup
Silbernagel S, Despopoulos A (1983) Taschenatlas der Physiologie, 2. Aufl. Thieme, Stuttgart New York
Silbernagel S, Despopoulos A (1991) Taschenatlas der Physiologie, 4. Aufl. Thieme, Stuttgart New York
Steiniger U, Mühlendahl KE von (1991) Pädiatrische Notfälle. Fischer, Jena Stuttgart
Vollmer G, Josst G, Schenker D, Sturm W, Vreden N (1990) Lebensmittelführer, Bd 1 und 2. Thieme, Stuttgart
Wirths W (1972) Lebensmittellehre. Schöningh, Paderborn
Wirths W (1972) Lebensmittel in ernährungsphysiologischer Bedeutung. Schöningh, Paderborn

Sachverzeichnis

Abführmittel 81, 167
Abmagerungskur 167
Absterbekrankheit 28
Acetyl-CoA 96, 122, 326
Acetylcholin 78
Adipositas (s. auch Übergewicht) 162
Akrodermatitis enteropathica 274
Alkohol 92, 179
Alkoholismus 16
α-Amylase 73
Alter 3
ältere Menschen 67
Altersklassen 18
Alterspyramide 44
Aminosäuren 94, 97
  biologische Wertigkeit 98
  essentielle 97
  Bedarf 98, 99
Ammoniak 96
Anämie
  megaloblastäre 223
  perniziöse 218
Anazidität 213
Anionenaustauschharze 364
Anlagen, genetische 28
Antioxidanzien 296
Aortenbogen 277
Appetit 152
Arachidonsäure 124
Arbeitsumsatz 143
arme Länder 113
Arteriosklerose 7, 29, 36, 276–297
  Entstehung 280
  Pathogenese 290
  Regression 289
  Risikofaktoren 281, 282

Tierexperimente 284
Verletzungstheorie 288
Ascorbinsäure 229
Atherome 278
atomare Verseuchung 264
Avitaminose 190
Azidität, Nahrungsmittel 85

bakterielle Besiedlung, Gastrointestinaltrakt 90
Ballaststoffe 14, 134, 135, 137
Beri-Beri-Erkrankung 208
Bevölkerung 13
Biokost 3
Biotin 224
Blasengalle 81
  Zusammensetzung 84
Blei 2
Bluthochdruckkrankheit (s. auch Hypertonie) 36
Blutungsneigungen 206
Butter 277

China 9
Chlorid 231
Cholecystokinin 88
Cholesterin 122, 276–297, 304–325
  Abbau 308
  Aufgaben im Körper 306, 307
  Ausscheidung 82, 308
  über Galle 308
  Biosynthese 328
  endogen gebildetes 309
  freies 309, 317
  Gallecholesterin 309
  Gesamtcholesterin 338, 339, 344
  Grenzwert 345, 355

Cholesterin (Forts.)
  Hypercholesterinämie 359, 361–366
  Immunabwehr 382
  Nahrungscholesterin 309, 319
  Normalbereiche, Aufrechterhaltung 314
  Reduktion, diätische 369
  Rückresorption 311, 313
  Serumcholesterin, Altersabhängigkeit 292
  Serumcholesterinspiegel 330–357
  Kaninchen 285
  Stoffwechsel 326–329
  Synthese 326–329
  Umsatz 310
cholesterinarme Diät 315
Cholesterinbestand 304
Cholesteringehalt 320
Cholesterininjektion, intravenöse 375–377
Cholesterinkristalle 286, 287
Cholesterinspiegel
  bei Infektionen 373–377
  bei Krebs 373–377
Cholesterinstoffwechselstörungen 279, 358–372
Cholesterinzufuhr 321
Cholezystokinin 79
Chrom 255
Chylomikronen 299
CO-Hämoglobin 180
Cystin 249

Darmbewegung 88
  Anregung 134, 138
Darmflora 89
Darmsäfte, Bestandteile 87
denaturiert 8, 95
DGE, Nährstoffzufuhrempfehlung 54, 59
Diabetes mellitus 11, 282
  Sterbeziffern 12
Diät, cholesterinarme 315
diätische Cholesterinreduktion 369
Dickdarm 88

Drogenkonsum 179
Düngemethoden 5
Dünndarm 87
Dünndarmdrüsen 87
Dünndarmmotorik 88
Duodenum 74

Eier 117
Eiereiweiß 113
Eisen 256, 257
Eiweiß 46, 92, 94
  Futtermitteleiweiß 113
  Hühnereiweiß 225
  Mindesteiweißzufuhr, Jugendliche 164
Eiweißausnutzungsgrad 101
Eiweißbedarf
  Kinder und Jugendliche 105
  minimaler 106, 107
Eiweißgewinnung 111
Eiweißkalorien 93
Eiweißträger 76
  minderwertige 104
  pflanzliche 100
Eiweißverbrauch 111, 112
Eiweißverdauung 74
Eiweißwertigkeit, biologische 102
Eiweißzufuhr
  tierische 114
  überhöhte 108
Elektrolyte 232
  Ausscheidung 236
Elektrolytgehalt, Körperflüssigkeiten 236
Eltern als Vorbild 179
Embolie 291
Energie 46
Energiebedarf 146
  Alter 151
  Säuglinge 151
Energieverbrauch, verschiedene Tatigkeiten 153
Enterogastron 88
Entleerungszeiten 76
Enzyme 7
Ernährung, gesunde 29, 364

Ernährungsbericht 41
Ernährungsgewohnheiten 8, 165
„erste Streckung" 163
Erziehungsmaßnahmen 168
essentielle
  Aminosäuren 97
    Bedarf 98, 99
  Fettsäuren 124
    Bedarf 127
    Überdosierung 127
  Stoffe 16
Exraucher 295
extrakorporale LDL-Aphgerese 364

FAO/WHO, Nährstoffzufuhrempfehlung 54, 64
Faserstoffe 137
Fäzes (s. auch Kot) 88
Fermente 7
Fett(e) 92, 120
  Organfette 122
  pflanzliche 131
  Speisefette 132
  tierische 131
Fettbedarf 123
  Alter 131
Fettresorption 129
Fettsäuren
  essentielle 124
    Bedarf 127
    empfohlene Zufuhr 128
      Kinder und Jugendliche 130
  gesättigte 125, 126
  Immunabwehr 382
  ungesättigte 125, 126
  Überdosierung 127
Fettsäurenabbau 123
Fettverdauung 79
Fettzufuhr, DGE-Richtwerte 131
Fisch 116
Fleisch 114, 208
Fleischverbrauch 51
Fluor 258–262
Flüssigkeit
  interstitielle 232
  intrazelluläre 232

Flüssigkeitsbedarf 174, 175
Folsäure 222
Folsäureantagonisten 223
Food and Nutrition Board, Nährstoffzufuhrempfehlung 54, 62
Framingham-Studie 356, 369
Frühstück 172, 173
Füllungsdruck 134
Futtermitteleiweiß 113

Galle 130
  Cholesterinausscheidung 81
Gallecholesterin 309
Gallenblase 80
  als Ausscheidungsorgan 81
Gallenflüssigkeit, Inhaltsstoffe 83
Gallensäfte, Bestandteile 81
Gallensekretion 80, 81, 249
Gastrin 78
Gastrointestinaltrakt, bakterielle Besiedlung 90
Gefäßmembran 203
Gehirngefäße 8
Gehirngefäßleiden 29
Gemüse 140
genetische(r)
  Anlagen 28
  Defekt 9
Genußmittel 179–183
Geruchs- und Geschmackssinn 71
Gesamtcholesterin 338, 339, 344
Gesamtsterblichkeit 4, 41
  Rückläufigkeit 17, 18
Geschlechtsreife 166
Geschmack 163, 165
Geschmacksqualitäten 72
Gestaltwandlung 166, 167
gesunde Ernährung 29, 364
Getränke 171
Getreide 98
Getreidekorn, Aufbau 212
Getreideprodukte 138
Gewürze 140
Gicht 9
Gifte 2
  Gleichgewicht 5

Glukose 135
Glykolyse 136
Grundnährstoffe 94
Grundumsatz 143–147
　Berechnung 159
　Organe 145

Hämatopoese 222
Harnstoff 96
Hauptsterbeursachen 20
Hautfettfaltendicke 155
HCL-Sekretion 78
HDL 302
HDL-Cholesterin 340, 341, 343, 344
　Normalverteilung 357
Herzkrankheit (s. auch koronare Herzkrankheit)
　ischämische 25, 27, 36
　　Sterbefälle 37, 38
　Sterblichkeitsentwicklung 41
　Todesursache
　　Frauen 42
　　Männer 42
Herz-Kreislauf-Krankheiten 19
Herz-Kreislauf-Präventionsstudie 337
Herzinfarkt (s. auch Myokardinfarkt) 23
Herzkranzgefäßleiden 21
HMG-CoA-Reduktionshemmer 364
Hormone 97
Hühnereiweiß 225
Hülsenfrüchte 104, 139, 208
Hunger 13, 14
Hungersnöte 5
Hungerzeit, 2. Weltkrieg 113, 318
Hypercholesterinämie
　familiäre 359
　polygentische 361
　Therapie 361–366
Hyperlipidämie 11
Hyperlipoproteinämie 331, 358
　sekundäre 331, 332
Hyperparathyreoidismus 201
Hypertonie 11, 29, 282, 352
Hypovitaminose 190

IDL 300
Immunabwehr
　Cholesterin 382
　Fettsäuren 381, 382
Immunologie 378
Indianerfrauen 73
Infektionskrankheiten 13, 16
Innereien 115
interstitielle Flüssigkeit 232
Interventionsstudien 366–372
intrazelluläre Flüssigkeit 232
Intrinsicfactors 220
Ionogramm 237

Jod 262–264
Joghurt 120
Jugendliche 65, 66, 93, 105, 130, 141, 155–162, 164

Kalium 237
Kaliumbedarf 238
Kaliumjodatum 264
Kaliummangel, Symptome 239
Kalorienbedarf
　1.-18. Lebensjahr 149, 150
　25.-65. Lebensjahr 150
Kalorieneinnahme, Kinder und Jugendliche 65
Kalorienzufuhr
　Leichtarbeiter 144
　Mittelschwerarbeiter 144
　Schwerarbeiter 144
　Schwerstarbeiter 144
Kalzium 239, 240
Kalziumgehalt 241
Kaninchen, Serumcholesterinspiegel 285
Karies 141
Kariesbildung 171
Kariesprävention 260
Karnitin 230
Karotine 197
Kartoffel 139, 208
Käsesorten 119
Kauvorgang 74

Kinder und Jugendliche
  Kalorieneinnahme 65
  Proteineinnahme 65
Kinder 65, 93, 105, 130, 155–162
  lebhafte 168
  Schulkinder 66
  frühreife 166
  unruhige 168
Kleinkinder 66
Kleinstkinder 66
Knochen, Vitaminverluste 186
Knochenmark 220
Kobalt 265
Kochsalzempfindlichkeit 9
Kohlenhydratanteil, Kinder und Jugendliche 93
Kohlenhydrate 46, 92, 133
  Bedarf 137
Kohlenhydratspaltung 79
Körnerkost 277
koronare Herzkrankheit (s. auch Herzkrankheit)
  Risikofaktoren 11
Koronarmortalität 348, 351
Koronarsklerose 281, 293
Koronarversagen 12, 44
Körperflüssigkeiten, Elektrolytgehalt 235
Körpergewicht, Kinder und Jugendliche 155–159
Körpergröße und Körpergewicht 158
körperliche Arbeit, Rückgang 69, 70
Körperwachstum 166, 167
Kot, Bestandteile 89
Krebs 19
  Sterblichkeitsentwicklung 41
Krebsgebiete 9
Krebsgefährdung 177
Kreislaufkrankheiten, Sterbefälle 30–35
Krieg 16
Kupfer 266, 267

L-Aminosäuren 97
Laktasemangel 120
Langerhans-Inseln 78

LDL 300
  oxidiertes 296
LDL-Aphgerese, extrakorporale 364
LDL-Cholesterin 344
  Normalverteilung 357
Lebenserwartung 6
Lebensgrenze 2, 3
Lebensmittelgesetz 2
Lebensweise 2
Leber 96, 218
Lebergalle 81
  Zusammensetzung 84
Leberzirrhose 96
Leichtarbeiter 66, 69
  Kalorienzufuhr 144
Leistungsbereitschaft 170
Linolensäure 124
Linolsäure 124
Lipide 120
  Nervengewebe 121
  Zellmembran 121
Lipidkonzentration 285
lipidsenkende Mittel 362
Lipidsenker 350
Lipochol 383
Lipoproteine 298–303
Lipoproteinfraktionen, Diätregimes 333

Magen 74
Magenentleerungszeit 85
Magensaft 74
  Bestandteile 77
Magensaftsekretion, Regulation 77
Magensalzsäure, Anregung der Ausschüttung 76
Magerquark 104
Magnesium 244, 245
Magnesium-Sulfat 253
Magnesiumgehalt 247
Magnesiummangelsyndrom 246
Mahlzeiten 168
  Verteilung 169
Makrobiotik 5
Makrophagen 297
Mangan 267, 268

Margarine 277
Meeresluft 264
megaloblastäre Anämie 223
Membranlipide 379
Methionien 249
Milch 98, 104, 118
Muttermilch 182
Milchprodukte 118
Milchunverträglichkeit 119
Milliäquivalente 233
Mindesteiweißzufuhr, Jugendliche 164
Mineralstoffe 231−253
Mineralwasser 174, 177, 259
Mittagessen 169
Mittelschwerarbeiter 69
Kalorienzufuhr 144
Molybdän 269
Monosaccharide 133
Mosaik nach Singer und Nicolson 379
Mund, Verdauung 73
Mundwinkelrhagaden 216
Muttermilch 182
Myokardinfarkt, akuter 26, 36, 39, 40

Nährstoffe
Herkunft 114
Resorption 87
Nährstoffzufuhrempfehlung, unterschiedliche 54
Nahrung
Bedarf 7
Überzufuhr 7
Nahrungsangebot 46
Nahrungsbedarf 92−142
Nahrungscholesterin 309, 319
Nahrungsmittel
biologische Eiweißwertigkeit 102
Magnesiumgehalt 247
Nährwert 109
Totalazidität 85
Nahrungsmittelkombination 102, 110
Nahrungsstoffe, enzymatischer Abbau 86

Nahrungsverzehr 46
Nährwertrelationen 92
Wachstumsalter 93
Nationale Verzehrstudie 46, 49
Ergebnisse 51
Natrium 231
Naturkatastrophen 5
Nervengewebe 121
nichtessentielle Stoffe 7
Nickel 270
Nikotin 180
Muttermilch 182
Nikotinamid 216
Nikotinsäurederivate 364
Nitrat 176−178
Nitrit 176−178
Nitrosamin 177
Normalgewicht, Ermittlung 155
Not 13
Nukleinsäuren 222
O_2-Bindungsfähigkeit 180
Obst 140
Oligosaccharide 133
Organfette 122
Osteoblasten 242
Osteoblastenproliferation 200
Osteoid 200
Osteoklasten 242
Osteolyse 200
Osteomalazie 200
Oxidation 297
oxidiertes LDL 296

Pankreas 78
Pankreassäfte, Bestandteile 79
Pankreassekretion, Aktivierung 80
Pankreozymin 88
Pantothensäure 226
Pellagra 217
Peptide 96
perniziöse Anämie 218
Pest 5
pflanzliche Eiweißträger 100
Phosphor 240, 243
„Physiosklerose" 25, 28
Plasmalipide 344

„Platzbäuche" 8
Polysaccharide 134
Probucol 364
Protein(e)
  empfohlene Zufuhr 111
  Klassifizierung 95
Proteinbedarf 108
Proteineinnahme, Kinder und Jugendliche 65
Proteinsynthese 96
Pubertät 163

Quecksilber 2

Rachitis 200
Rauchen 282, 294
Riechen 71
Rindfleisch 113
Risikokrankheiten 352
Rohfaser 140
Ruhegrundumsatz 146

Säugling 163
  Energiebedarf 151
Säuglingssterblichkeit 5, 13
„Scheinsättigung" 170
Schilling-Test 221
Schlaf 168
Schlaganfall 23, 36
Schlankheitsdiät 16
Schluckakt 73
Schulfrühstück 171
Schulkinder 66
  frühreife 166
Schwangere 67
Schweiß 250
Schwerarbeiter 69
  Kalorienzufuhr 144
  mittlerer 67
Schwerstarbeit 14, 110
Schwerstarbeiter 67, 69
  Kalorienzufuhr 144
Seefisch 113
Sekretin 78, 79, 88
Selen 270, 271

Serumcholesterin
  Altersabhängigkeit 292
  Normalverteilung 347
Serumcholesterinspiegel 330–357
  Normalverteilung 356
Silizium 272
Skorbut 229
Somatogramm 156, 157
Speichelmenge 73
Speichelsäfte 73
Speisefette 132
Spinat 177
Sport 250
  Kalorienverbrauch 151
Spurenelemente 254–275
  essentielle 254
  nichtessentielle 254
Sterbefälle, Kreislaufkrankheiten 30–35
Sterbekrankheiten 24
Sterbeziffer(n) 12
  standardisierte 36
  Entwicklung 23
Stillende 67
Stoffe, nichtessentielle 7
Streß 318
Stuhlgang 90
stuhlgangwirksame Mittel, physiologische 81
Sulfat 248, 249
Süßigkeiten 141
Syphilis 5

Tabakkonsum 179
Taiwan 9
Thrombose 291
Tisch- und Eßgewohnheiten 168
Todesursachen 22
  Frauen 42
  Männer 42
Triglyzeride 344
Trinkflüssigkeit 170
Trinkwasser 174
Tuberkulose 5, 15

Überernährung 16

Übergewicht (Adipositas) 9–11
　Kinder und Jugendliche 160–162
Umweltgifte 1
Unterernährung 16

Vanadium 272
vegetarische Kost 99
Venen 277
Verdauung, Mund 73
Verdauungsphysiologie 71–91
Verdauungssäfte, Wirkung 75
Verzehrprofil
　Frauen 52
　Männer 52
Verzehrschwankungen, regionale 50
Vitamin(e) 184–230
　fettlösliche 192–206
　Resorption 193
　Klassifizierung 190, 191
　Überdosierung 184
　wasserlösliche 206
Vitamin A 192–198
Vitamin B_1 207
Vitamin B_2 209
Vitamin B_6 214
Vitamin B_{12} 77, 218
Vitamin B_{15} 230
Vitamin C 228
Vitamin D 7, 198–202
Vitamin E 202–204
Vitamin K 204–206
Vitamin P 230
Vitaminoide 230

Vitaminschutz 185
Vitaminverluste
　Knochen 186
　Mehlausmahlung 211
Vitaminzerstörung 184
VLDL 300
Vollkornprodukte 208
Vollwertkost 3

Wachstumsgeschwindigkeit 167
Wachstumsperioden 166
Wasser, Zufuhrrichtwerte 58
Wasserbedarf 175
Wohlstand 16
　Folgen 2
Wohlstandskrankheiten 10
Wurstsorten 116
Wurstwaren 115

Zahnfleischbluten 206
Zahnschäden (s. auch Karies) 141
Zahnschmelz 74
Zellmembran 279
　Funktion 378
Zigarettenanzahl 295
Zigarettenrauchen 11
Zink 273, 274
Zinn 275
Zuckerkrankheit (s. auch Diabetes
　mellitus) 9
Zunge 72
„zweite Streckung" 164, 166
Zwischenmahlzeiten 171

MIX
Papier aus verantwortungsvollen Quellen
Paper from responsible sources
FSC® C105338

If you have any concerns about our products,
you can contact us on
ProductSafety@springernature.com

In case Publisher is established outside the EU,
the EU authorized representative is:
**Springer Nature Customer Service Center GmbH
Europaplatz 3, 69115 Heidelberg, Germany**

Printed by Libri Plureos GmbH
in Hamburg, Germany